全国高等医药院校教材

供临床、麻醉、影像、口腔、检验、急救、预防、临床药学等专业用

医用有机化学

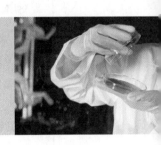

主　编　朱松磊　徐　洲
副主编　朱晓彤　燕小梅　罗人仕
编　委（以姓氏笔画为序）

朱松磊	徐州医科大学	房　芳	南方科技大学
朱晓彤	徐州医科大学	赵云洁	温州医科大学
刘燕妮	徐州医科大学	徐　洲	徐州医科大学
李俊波	长治医学院	徐恒瑰	大连医科大学
陆永超	徐州医科大学	唐晓栋	徐州医科大学
陈永正	遵义医科大学	谭晓虹	河北北方学院
罗人仕	赣南医学院	燕小梅	大连医科大学

人民卫生出版社
·北京·

图书在版编目（CIP）数据

医用有机化学 / 朱松磊，徐洲主编. —北京：人
民卫生出版社，2021.3（2024.7 重印）
ISBN 978-7-117-30999-8

Ⅰ. ①医…　Ⅱ. ①朱…②徐…　Ⅲ. ①医用化学－有
机化学－医学院校－教材　Ⅳ. ①R313

中国版本图书馆 CIP 数据核字（2020）第 270567 号

| 人卫智网 | www.ipmph.com | 医学教育、学术、考试、健康，购书智慧智能综合服务平台 |
| 人卫官网 | www.pmph.com | 人卫官方资讯发布平台 |

医用有机化学
Yiyong Youji Huaxue

主　　编：朱松磊　徐　洲
出版发行：人民卫生出版社（中继线 010-59780011）
地　　址：北京市朝阳区潘家园南里 19 号
邮　　编：100021
E - mail：pmph @ pmph.com
购书热线：010-59787592　010-59787584　010-65264830
印　　刷：中煤（北京）印务有限公司
经　　销：新华书店
开　　本：787 × 1092　1/16　印张：22
字　　数：549 千字
版　　次：2021 年 3 月第 1 版
印　　次：2024 年 7 月第 3 次印刷
标准书号：ISBN 978-7-117-30999-8
定　　价：65.00 元

打击盗版举报电话：**010-59787491**　**E-mail：WQ @ pmph.com**
质量问题联系电话：**010-59787234**　**E-mail：zhiliang @ pmph.com**

前　言

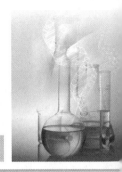

　　有机化学一直是医学、药学和生物学的重要基础课。特别是 21 世纪以来，分子生物学、蛋白组学、遗传组学和代谢组学等的相继出现和飞速发展，标志着生命科学的研究已经进入分子水平，因而有机化学的重要性日益突出。为适应课程改革和教学新形势的需要，我们学习研究了国内外化学先进教材，组织多年在教学一线有丰富经验的教师编写了本教材。

　　根据教学要求，本教材注重基本理论、基本知识和基本技能的加强，坚持思想性、科学性、先进性、启发性、适用性的统一，体现由浅入深、结合实际的要求，条理分明、语句简洁，适应教学对象，使教材选材适当、教师好教、学生易学。

　　本教材共分十六章：绪论，开链烃，环烃，立体异构，卤代烃，醇、酚和醚，醛和酮，羧酸及其衍生物，取代羧酸，含氮有机化合物，杂环化合物和生物碱，糖类，脂类，氨基酸和蛋白质，核酸，有机波谱学简介；并含有相应的小结、练习题及其参考答案。

　　本教材编委由国内众多医学院校的教师组成。本教材计划理论教学 50 学时左右，实验教学 30 学时左右。

　　感谢人民卫生出版社和编委所在院校的大力支持！

　　由于水平所限，本教材难免存在不足之处，请读者批评指正。

编者

2021 年 3 月

目 录

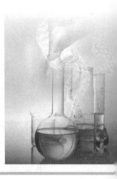

第一章 绪 论

一、有机化合物和有机化学

有机化学（organic chemistry）是关于有机化合物结构和性质变化规律的科学。从古至今，人们在日常生活、生产实践和科学研究过程中，积累了大量的从动植物有机体中提取和利用有机化合物的知识和技术。埃及在公元前 25 世纪，已经使用茜素、石蕊等天然染料；我国在公元前 21 世纪就能酿酒、制醋。到 18 世纪，很多重要的有机化合物如吗啡、尿素、草酸等都先后提取成功。有机化合物的大量发现，促进了物质科学分类的发展。当时人们把来源于岩石、土壤、海洋及空气中的一些物质，如矿石、金属、盐类等称作无机化合物或无机物；把来源于动植物的物质，称作有机化合物或有机物，两者在来源、组成和性质上有很大差别。早先人们用无机物为原料合成有机化合物的努力一直没有成功，因而产生了人工合成有机化合物是不可能的"生命力论"，并受其束缚。

1828 年，德国化学家维勒（Friedrich Wöhler）在用氰酸钾（KOCN）和氯化铵（NH$_4$Cl）制备氰酸铵（NH$_4$OCN）的实验中，无意中得到了尿素：

$$NH_4OCN \xrightarrow{\triangle} NH_2\overset{\overset{\displaystyle O}{\|}}{C}NH_2$$

尿素来源于哺乳动物，必须通过哺乳动物的肾脏才能获得。维勒的这一发现是有机化合物合成的里程碑。随后，化学家们在实验室内成功地合成了许多有机化合物，包括一些结构十分复杂的化合物，如脂肪、糖类、蛋白质、核酸等。"生命力论"被抛弃了，而"有机化学"这一名词却沿用至今。

1848 年，德国化学家葛梅林（L.Gmelin）和凯库勒（A.Kekule）把有机化合物定义为碳的化合物，这一定义至今仍在沿用。但 CO、CO$_2$、碳酸盐、金属氰化物等含碳的化合物，由于它们的组成和性质与无机物相似，故仍属于无机物的范围。组成有机化合物的元素除碳外，绝大多数含有氢，也常含有氧、硫、氮、卤素等。近代有机化学的奠基人之一德国化学家肖莱马（C.Schorlemmer）提出，可以把碳氢化合物（烃）看作有机化合物的母体，把含有其他元素的有机化合物看作烃的衍生物，因此他把有机化合物定义为"烃及其衍生物"。

有机化学研究的对象是有机化合物。它是研究有机化合物组成、结构、性质、合成、变化规律以及伴随这些变化所发生的一系列现象的一门学科。

1965 年，我国首先完成了结晶牛胰岛素的人工合成，这是世界公认的第一个具有全部

1

生物活性的蛋白质的人工合成,是一项具有诺贝尔奖意义的成果。1981 年 11 月 20 日,我国又成功合成了具有与天然分子相同结构和完整生物活性的酵母丙氨酸转移核糖核酸,标志着我国在人工合成生物大分子的研究方面继续居于世界先进水平。

有机化学是生物化学、分子生物学、药理学等医学课程的重要基础。医学研究对象是复杂的人体,组成人体的物质除了水和一些无机盐以外,绝大部分是有机化合物,它们在人体内有着不同的功能并进行一系列的化学变化,生物化学就是运用有机化学的原理和方法来研究这些变化的一门学科;药理学中的"构效关系"就是研究药物化学结构与药效的关系。21 世纪是生命科学的世纪,人们已经能够从分子和原子的水平上来认识许多生命现象,形成分子医学,因此医学院校的学生必须具备有机化学知识,以适应学习、研究和工作的需要。

二、有机化合物的特点

有机化合物所含元素的种类并不多,可是目前已知的有机化合物已超过 1 000 万种,这是有机化合物中碳原子的结构特点决定的。有机化合物中碳原子一般总是显示四价,绝大多数情况下以共价键方式与另一原子相结合;它既可以成长链,也可以成环;原子之间既可以单键结合,也可以重键结合;同分异构现象非常普遍,分子结构复杂。其特点如下:

1. 可燃性 绝大多数无机化合物不易燃烧而大多数有机化合物可以燃烧。碳氢化合物可以完全燃烧,最终生成二氧化碳和水。如含其他元素,则生成这些元素的氧化物。实验室中常用灼烧试验来初步区分有机化合物和无机物。

2. 熔点和沸点较低 典型的无机化合物是离子化合物,晶格能较大,需要较大的能量才能破坏晶格,故熔点较高,受热不易分解,如氯化钠的熔点为 800℃,沸点为 1 478℃。而以共价键结合的有机化合物是共价化合物,分子间的作用力较弱,熔点较低,常在 400℃ 以下。同样,有机化合物沸点也比较低。

3. 难溶于水 有机化合物一般为非极性或极性较弱的化合物,所以大多数不溶或者难溶于水,而易溶于有机溶剂。同样的理由,有机化合物在熔融或溶液状态下,一般不导电。

4. 反应慢且较复杂 无机反应一般都是离子反应,往往瞬间可以完成,产物亦较简单。有机反应多数是分子间反应,必须使分子中的某些键断裂才能进行,故需要一定时间,又因有机化合物分子结构复杂,能起反应的部位不局限于分子的某一部分,这就使得反应产物比较复杂。在主要反应的同时,还常伴随着一些副反应,故产率较低。为了加速反应或提高产率,常采用搅拌、加温、加压或加催化剂等措施。一般有机反应化学只写出主要产物。有机化合物与无机化合物之间并没有一条严格的界限,以上特点只是相对而言。自金属有机化合物及配合物出现以后,有机化合物和无机化合物的界限就更加不明显了。

三、有机化合物的分类

有机化合物一般有两种分类方法:根据分子中碳原子的连接方式(碳链的骨架)分类;根据决定分子主要化学性质的特殊原子或基团(称为官能团或功能基)分类。

(一)根据碳链骨架分类

1. 开链化合物(脂肪族化合物) 碳原子互相结合形成链状,两端张开不成环。例如:

$$CH_3CH_2CH_2CH_3 \qquad CH_3CH_2CH = CH_2$$

丁烷   1-丁烯

2. 碳环化合物　碳原子互相连接成环，它们又分为两种。

（1）脂环族化合物：这一类化合物的碳原子互相连接成环，其性质与开链化合物（脂肪族化合物）相似，所以实际上是脂肪族环状化合物。例如：

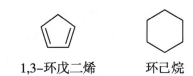

1,3-环戊二烯　　　　环己烷

（2）芳香族化合物：这类化合物经典的概念是指含有苯环的化合物，它们具有特殊的芳香性（aromaticity），与脂肪族化合物的性质有很大的不同。例如：

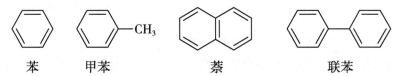

苯　　甲苯　　　　　　萘　　　　　　　联苯

3. 杂环化合物　碳原子和氧、硫、氮等其他元素原子（即杂原子）共同构成环状化合物。例如：

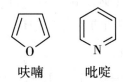

呋喃　　吡啶

（二）根据官能团分类

官能团（functional group）是集中表现有机化合物化学性质的基团，有机化合物的性质主要取决于所含官能团的性质，含有相同官能团的有机化合物表现出相似的化学性质。因此，按官能团将有机化合物进行分类是一种简便而有效的分类方法。表 1-1 是一些常见的官能团和有机化合物的类别。

表 1-1　常见官能团和有机化合物类别

官能团		有机化合物类别	化合物举例	
名称	基团结构			
碳碳双键	$\diagdown C=C \diagup$	烯烃	$H_2C=CH_2$	乙烯
碳碳三键	$-C\equiv C-$	炔烃	$H-C\equiv C-H$	乙炔
羟基	$-OH$	醇	CH_3-OH	甲醇
		酚	C_6H_5-OH	苯酚
羰基	$\diagdown C=O$	醛	$CH_3-\overset{O}{\overset{\|}{C}}-H$	乙醛
		酮	$CH_3-\overset{O}{\overset{\|}{C}}-CH_3$	丙酮
羧基	$-\overset{O}{\overset{\|}{C}}-OH$	羧酸	$CH_3-\overset{O}{\overset{\|}{C}}-OH$	乙酸
氨基	$-NH_2$	胺	CH_3-NH_2	甲胺

官能团		有机化合物类别	化合物举例	
名称	基团结构			
硝基	—NO_2	硝基化合物	C_6H_5—NO_2	硝基苯
卤素	—X	卤代烃	CH_3—Cl	氯甲烷
巯基	—SH	硫醇	C_2H_5—SH	乙硫醇
磺酸基	SO_3H	磺酸	C_6H_5—SO_3H	苯磺酸
氰基	—C≡N	腈	$CH_3C≡N$	乙腈
醚键	$-\overset{\vert}{\underset{\vert}{C}}-O-\overset{\vert}{\underset{\vert}{C}}-$	醚	CH_3CH_2—O—CH_2CH_3	乙醚

本书主要以官能团为基础,并结合碳架结构,对各类化合物的性质进行讨论。

四、有机化合物结构的表示方式

在无机化学中,习惯于用分子式来表示一个无机化合物。对于有机化合物来说,要用结构式来表示,如乙醇和甲醚具有相同的分子式 C_2H_6O,它们可分别用下列式子表示:

$$乙醇 \qquad 甲醚$$

乙醇和甲醚具有相同的分子组成,仅仅是因为原子互相连接的次序和方式不同,而成为两种性质完全不同的化合物,这是有机化学中非常普遍的同分异构现象。

上述表示乙醇和甲醚的式子称为结构式,为书写方便常简化为 CH_3CH_2OH 或 C_2H_5OH、CH_3—O—CH_3 或 CH_3OCH_3,简化后的式子称为结构简式或示性式。有时还采用更简单的键线式。如:

$$CH_3CH_2CH_2CHCHCH_2CH_3 \quad 简化为$$

$$CH_3CH=CHCH_2CHCH_2CH_3 \quad 简化为$$

$$简化为$$

键线式的骨架中不标出碳和氢的元素符号,键线的始端、末端、折角均表示碳原子。除此以外,线上若不标明其他元素,就认为它是被氢原子所相连。假如碳和其他原子或基团相连,则必须写出。如:

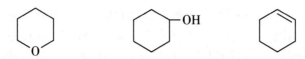

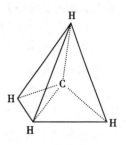

采用键线式既方便又清楚,特别是对于环状化合物来说更是如此。熟练地掌握各种有机化合物结构式的书写方法,是学习有机化学的一个最基本的要求。

对于一个有机化合物来说,通常只能用结构式而不能用分子式来表示。但上述各种结构式只反映出分子中各原子和基团相互连接的顺序和方式,并没有反映出分子中各原子和基团在空间的排布(称为构型)。因此,准确地说,上述各种结构式只能称为构造式,它只能是有机化合物分子立体模型的投影式。例如,甲烷的空间构型如图1-1所示碳原子处于正四面体的中心,它的4根价键指向正四面体的4个顶点(氢原子所在位置)。

图1-1 甲烷的正四面体构型

甲烷的结构式(构造式)通常书写为:$H-\underset{\underset{H}{|}}{\overset{\overset{H}{|}}{C}}-H$,实际上这只是甲烷立体构型的平面投影式。只有懂得这一点,我们才能理解二氯甲烷的下面3个结构式实际上代表同一种物质,并不是同分异构体。

$$H-\underset{\underset{H}{|}}{\overset{\overset{Cl}{|}}{C}}-Cl \qquad Cl-\underset{\underset{H}{|}}{\overset{\overset{Cl}{|}}{C}}-H \qquad H-\underset{\underset{Cl}{|}}{\overset{\overset{Cl}{|}}{C}}-H$$

（Ⅰ） （Ⅱ） （Ⅲ）

在本书中,我们仍然沿用习惯名称,将构造式称为结构式。关于构造、构型、结构的概念以及有机化合物立体图式的书写方法,将在第四章"立体异构"中进一步学习。

五、有机化合物化学键的特点

（一）共价键理论

有机化合物分子中的化学键主要是共价键(covalent bond),即原子间通过共用电子对的方式满足"八隅体"(原子外层满足8电子结构,氢原子外层满足2电子结构)可以生成共价键。通常在两原子间连一短线代表共价键共用的一对电子。共价键包括两类:σ键和π键。

σ键是指两个成键原子沿原子轨道对称轴方向互相重叠形成的化学键。此种键的轨道的重叠程度最大,其电子云集中于两核之间,围绕键轴呈圆柱形对称分布,可以"自由旋转"。有机化合物分子中的单键都是σ键。

π键是指两个成键原子的p轨道相互平行从侧面重叠形成的化学键。其电子云分布在键轴参考平面(节面)的上、下方。此种键的轨道重叠程度较小。π键不能自由旋转,当成键原子围绕单键旋转时,则π键断裂。π键的电子云易受外界影响而极化,反应活性比σ键高。原子之间的π键是依赖σ键而存在的。

（二）碳原子的杂化理论

按照单电子配对理论,碳原子应是2价,但大量事实证明有机化合物中碳原子都表现为4价,而且饱和化合物中碳的4个键是等同的。为此,1931年鲍林(Pauling)提出原子杂化轨道理论，该理论认为：成键时碳原子吸收能量，由基态转变成激发态，能量近似的原子轨道重新组合形成能量相同的新轨道，这个过程称为杂化（hybridization），形成的新轨道称为杂化轨道（hybrid orbital）。杂化轨道的数目等于参与杂化的原子轨道数目，杂化轨道的方向性强，更利于形成共价键。碳原子的杂化方式有以下三种：

1. sp^3 杂化轨道　碳原子的电子构型是 $1s^2 2s^2 2p_x^1 2p_y^1$（基态）。成键时，碳原子 $2s^2$ 上的一个电子激发到 $2p_z$ 空轨道上，形成 $1s^2 2s^1 2p_x^1 2p_y^1 2p_z^1$（激发态），能量近似的 $2s$ 和 $2p$ 轨道重新组合，形成 4 个能量相同的 sp^3 杂化轨道。每个 sp^3 杂化轨道中有 1/4 的 s 轨道成分和 3/4 的 p 轨道成分，其形状是一头大（原子轨道位相相同）、一头小（原子轨道位相相反），见图 1-2a。价电子理论认为：四个 sp^3 杂化轨道的对称轴在空间的取向相当于从正四面体的中心伸向四个顶点的方向，形成正四面体的空间构型，杂化轨道对称轴间夹角为 109.5°，见图 1-2b。这样 sp^3 杂化轨道之间的相互斥力最小，能量最低，体系最稳定。

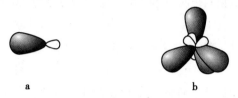

a   b

图 1-2　碳原子的 sp³ 杂化
a. sp^3 杂化轨道；b. 四个 sp^3 杂化轨道的空间构型。

2. sp^2 杂化轨道　碳原子激发态中的 $2s$ 轨道与二个 $2p$ 轨道重新组合，形成三个能量相同的 sp^2 杂化轨道。这三个 sp^2 杂化轨道的对称轴在同一平面上，杂化轨道对称轴间的夹角为 120°，构成了三角形的平面构型，见图 1-3a。碳原子上余下一个未参与杂化的 $2p$ 轨道，它的对称轴垂直于 sp^2 杂化轨道的平面，见图 1-3b。

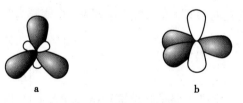

a   b

图 1-3　碳原子的 sp^2 杂化
a. sp^2 杂化轨道；b. sp^2 杂化轨道和 p 轨道。

3. sp 杂化轨道　碳原子激发态中的 $2s$ 轨道与一个 $2p$ 轨道组合形成两个能量相同的 sp 杂化轨道，该杂化轨道对称轴呈直线形构型，杂化轨道对称轴间的夹角为 180°，见图 1-4a。余下两个未参与杂化的 $2p$ 轨道与 sp 杂化轨道相互垂直，见图 1-4b。

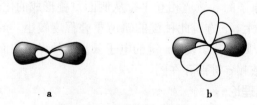

a   b

图 1-4　碳原子的 sp 杂化
a. sp 杂化轨道；b. sp 杂化轨道和 p 轨道。

（三）共价键的属性

1. 键长（bond length） 是指成键的两个原子核间的平均距离，其单位常用 pm 或 nm 表示。同一种键在不同化合物中，其键长的差别一般很小，如 C—C 键在丙烷中为 154pm，在环己烷中为 153pm。键长越长，越易受外界电场影响而发生极化，有时可以根据键长的长短来估计键的稳定性。

2. 键角（bond angle） 是指两个共价键之间的夹角。同种原子在不同分子中形成的键角不一定相同，这是由于分子中各原子间相互影响的结果。例如，水分子中 H—O—H 键角为 104.5°，而甲醚分子中 C—O—C 键角为 112°。键角对于研究有机化合物分子的立体结构和某些性质有着重要的意义。

3. 键能（bond energy） 是指在 101.3kPa，温度 298.15K 下，当 A、B 两个气态原子结合成 1mol 分子（气态）时所放出的能量，或将 1mol 气态分子 A—B 拆分为 A、B 两个气态原子时所需的能量。例如，将 1mol 氢气分解成氢原子需要吸收 436kJ 热量，这个数值就是氢分子的键能，即离解能（dissociation energy）。但是对于多原子分子来说，键能与离解能是不同的。如甲烷分子中的四个碳氢键依次断裂时，所吸收热量是不同的，四个碳氢键分解所吸收的总热量为 1 661.0kJ/mol，人们常简单地将其平均值 415.5kJ/mol 称为 C—H 键的键能。实际上各个 C—H 键的离解能是不相同的，由此多原子分子的键能是指多原子分子中几个相同类型共价键均裂时，这些键的离解能的平均值。

键能是表示共价键牢固程度的一种物理量。键能越大，该键的强度越大，断裂时所需能量也越大。

4. 键的极性 由两个相同原子形成的共价键，其电子云对称地分布在两个原子之间，正负电荷重心重叠在一起，这种键是无极性的，称为非极性共价键，如乙烷分子中的 C—C 键。由两个电负性不同原子形成的共价键，其电子云在两个原子之间分布不对称，偏移靠近其中电负性较强的原子，使其带部分负电荷，常用符号 δ^- 表示，另一原子带部分正电荷，常用符号 δ^+ 表示，这种键具有极性，称为极性共价键。

键的极性大小主要取决于成键原子电负性之差，也与相邻近的基团的电负性大小有关。例如，在 $CH_3CH_2CH_3$ 和 $CH_3CH_2NO_2$ 分子中，前者 C—C 键几乎无极性，后者 C—C 键极性就较大。键的极性大小可用偶极矩（键矩）μ 来表示。对于双原子分子来说，键的偶极矩就是分子的偶极矩；但是多原子分子的偶极矩不只决定于键的极性，还取决于各键在空间的矢量和。

5. 键的极化 有机化合物在外界电场作用下，共价键电子云的分布发生改变，即分子的极性状态发生变化。这种在外界电场影响下，键的极性发生改变的现象称为键的极化。不同的共价键受外界电场影响极化的难易程度是不同的，这种键的极化难易程度称为极化度。

共价键的极性和极化度是共价键的重要性质之一，与分子的物理性质和化学键的反应性能密切相关。

六、有机反应的基本类型与反应中间体

物质的化学变化就是原子间的重新组合、排列生成新分子的过程。讨论有机反应类型就要研究反应分子中的旧化学键是如何断裂和新化学键是怎样形成的，从而形成新分子。对反应过程的描述称为反应历程或反应机制（reaction mechanism）。根据共价键断裂和形成

的方式,反应类型可分为:游离基反应、离子型反应和协同反应。

均裂是指共价键断裂时,成键的一对电子由键合的两个原子各得一个,生成带单个电子的原子或基团,称为游离基或自由基(free radical),按均裂进行的反应称为游离基反应(free radical reaction)。异裂是指成键的一对电子由键合的两个原子中的一个得到,产生的是正离子(cabocation)或负离子(carbanion),按异裂进行的反应称为离子型反应或极性反应。

现以—C:A代表分子来说明共价键断裂的两种方式:

$$均裂: \quad -\overset{|}{\underset{|}{C}}\cdot \vdots\cdot A \xrightarrow{\text{能量}} -\overset{|}{\underset{|}{C}}\cdot + \cdot A$$
$$\text{碳游离基}$$

$$异裂: \quad -\overset{|}{\underset{|}{C}} \vdots : A \xrightarrow{\text{能量}} -\overset{|}{\underset{|}{C}}{}^{\oplus} + :A^{\ominus}$$
$$\text{碳正离子}$$

$$或 \quad -\overset{|}{\underset{|}{C}} : A \xrightarrow{\text{能量}} -\overset{|}{\underset{|}{C}}{}^{\ominus} : + A^{\oplus}$$
$$\text{碳负离子}$$

断裂的方式主要取决于反应物的分子结构和反应条件。若键合的两个原子的电负性相等或相差很小,光照(紫外线)、高温、催化剂(如过氧化物)、气相反应、非极性溶剂等条件,有利于均裂。若键合的两个原子电负性相差较大,在酸、碱或极性物质的作用下进行反应,则有利于异裂。

近年来研究发现某些有机反应不受溶剂极性或酸碱催化剂的影响,似乎表明共价键的断裂和生成是同时发生的,反应往往只有键变化的过渡态,没有反应中间体,所以既不是离子型反应也不是游离基反应,称为协同反应。

共价键断裂后生成的碳正离子、碳负离子和碳游离基等都非常活泼、不稳定,它们的存在大多很短促,只能作为反应的中间体。这些活泼的中间体是反应物形成的化学实体,它们继续作用就可以形成反应产物。

碳正离子外层只有 6 个电子,具有正电荷 3 价碳原子,以 sp^2 杂化轨道与其他 3 个原子或基团相结合,形成平面构型。一般简单烷基碳正离子均为此种构型(图 1-5)。

碳负离子是一个具有孤对电子的 3 价碳原子,简单的碳负离子以 sp^3 杂化轨道与 3 个原子或基团相结合,其几何构型为角锥形(图 1-6);有时也以 sp^2 杂化轨道出现。

碳游离基具有未配对电子的性质,最简单的如甲基游离基,碳原子外层有 7 个电子,它以 sp^2 杂化轨道与其他 3 个氢原子形成 3 个共价键,这 3 个键在同一平面上,p 轨道垂直于该平面,有一个未成键的单电子占据 p 轨道(图 1-7)。

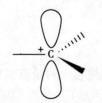

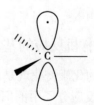

图 1-5 碳正离子的构型　　图 1-6 碳负离子的构型　　图 1-7 甲基游离基的构型

缺电子的碳正离子在反应时需与能供给电子（富有电子）的试剂作用，如 H_2O、ROH、OH^-、RO^-、Br^-、NH_3、RNH_2、CN^- 等，这些能供给电子的试剂称为亲核试剂。由亲核试剂的进攻而引起的反应称为亲核反应。

富有电子的碳负离子在反应时需要与缺电子试剂作用，如 H^+、Cl^+、Br^+、NO_2^+、RN_2^+、R_3C^+ 等带正电荷的试剂，这些缺电子试剂称为亲电试剂。由亲电试剂的进攻而引起的反应称为亲电反应。

应该指出，有机反应中的离子型反应不同于无机反应中的离子反应。因为后者是发生在离子之间的瞬间反应，而前者则发生在极性分子间，离子是通过共价键的异裂而产生的，反应是通过离子型的中间体来完成的。反应中共价键异裂常常是在其他反应物攻击作用下才能开始。习惯上，常把起进攻作用的反应物称作进攻试剂，遭到进攻的反应物称作底物或被作用物。一般来说，底物往往是有机分子或离子，而进攻试剂可以是无机或有机的分子或离子。

七、有机酸碱概念

酸碱是化学中的重要概念之一，在有机反应中也广泛涉及。酸碱理论视其对象的不同可给予不同的定义，其中用的普遍的是酸碱质子理论、酸碱电子理论。

（一）酸碱质子理论

布朗斯特 - 劳莱（Bronsted-Lowry）酸碱概念是指：凡能提供质子（H^+）的化合物为酸，即酸是质子的给予体；凡能接受质子的化合物为碱，碱是质子的接受体。酸给出质子后的酸根就是该酸的共轭碱，同理，碱接受质子后就是该碱的共轭酸。

酸的强度取决于其给出质子的能力。酸越强其共轭碱的碱性就越弱，反之亦然；同理，碱越强其共轭酸的酸性就越弱。例如，乙酸的酸性强于乙醇，故它们的共轭碱（乙酸根）的碱性比乙氧基负离子弱。

（二）酸碱电子理论

Lewis 酸碱理论：凡能提供电子对的化合物是碱，即碱是电子对的供体；凡能接受电子对的化合物是酸，酸是电子对的受体。因此，不仅质子是酸，而且许多其他化合物也是酸。以卤代烃与 $AlCl_3$ 反应为例，$AlCl_3$ 中铝的空的外层轨道可以接纳由 R—Cl 分子中的氯提供的一对电子。

$$AlCl_3 \; + \; RCl \rightleftharpoons [AlCl_4]^- \; + \; R^+$$
$$\text{Lewis酸} \quad \text{Lewis碱}$$

所以有机化学反应中的亲核试剂可以看作 Lewis 碱，如 NH_2^-、X^-、SH^-、RNH_2、ROH 等，它们都有未成键的孤对电子；而亲电试剂则可看作 Lewis 酸，如 H^+、BF_3、$AlCl_3$、$ZnCl_2$、$SnCl_4$、R^+、R_3C^+ 等，都有可容纳电子对的空轨道。

Lewis 酸碱理论所定义的酸碱物质范围相当广泛，把许多有机化合物与酸碱概念联系起来。大多数的有机反应可以归纳为电子理论的酸碱反应，几乎包括所有的离子型反应，特别是极性化合物之间的反应，都可以看作电子供体和电子受体之间的反应。

八、研究有机化合物的一般步骤

从事有机化学研究工作，不外乎由自然界取得或用人工方法合成所需的有机化合物，测定它们的结构、研究它们的性质等。首先，把得到的有机化合物提纯，提纯的方法有：重结晶、升华、蒸馏、色谱分离、离子交换等。其次，检验化合物的纯度，如测定熔点、沸点、相对密度、折射率等物理常数以确定其纯度。提纯后的有机化合物，进行元素定性与定量分析，求得实验式；进一步测定相对分子质量，从而确定分子式。最后，经过化学方法和现代物理学方法，如 X 射线分析、电子衍射、红外光谱、磁共振谱、质谱等，确定有机化合物的结构。因此，从事有机化学研究必须掌握合成及分析手段。

本 章 小 结

有机化学是研究有机化合物结构和性质变化规律的科学，把碳氢化合物（烃）看作有机化合物的母体，有机化合物定义为"烃及其衍生物"。

同无机化合物相比，有机化合物一般具有可以燃烧，熔沸点较低，难溶于水，反应慢且较复杂等特点。

有机化合物中碳原子一般总是显示四价，绝大多数情况下以共价键方式与另一原子相结合；它既可以成长链，也可以成环；原子之间既可以单键结合，也可以重键结合。

有机化合物分子中的化学键是共价键，共价键又分为 σ 键和 π 键。在形成分子时，同一原子内不同类型能量相近的原子轨道重新组合，形成新的原子轨道的过程称为杂化。σ 键是碳原子的 sp^3、sp^2 和 sp 杂化轨道之间或这些杂化轨道与氢原子的 s 轨道以及其他原子的 p 轨道重叠而成；π 键是碳原子或其他原子未参与杂化的 p 轨道彼此平行侧面重叠而成。

共价键的键长、键能、键角和键的极性等属性是描述有机化合物结构和性质的基础。

根据共价键断裂和形成的方式，有机反应类型可分为：游离基反应、离子型反应和协同反应。形成共价键的一对电子均裂得到自由基或游离基，按均裂方式进行的反应称为自由基反应；异裂是指形成共价键的一对电子由键合的两个原子中的一个得到，产生的是正离子或负离子，按异裂进行的反应称为离子型反应。

有机化学中的酸碱理论分为质子理论和电子理论。质子理论认为能提供质子的化合物称为酸，能接受质子的化合物称为碱；电子理论认为能提供电子对的化合物称为碱，能接受电子对的化合物称为酸。绝大多数的有机化学反应都可以归纳为电子理论的酸碱反应。

有机化合物按其骨架可分为链状化合物、碳环化合物和杂环化合物，碳环化合物又可分为脂环化合物和芳香族化合物。按其官能团可分为烷、烯、炔、醇、酚、醚、醛、酮和羧酸及其衍生物、胺等。有机分子结构变化复杂，同分异构现象非常普遍。

练 习 题

1. 与无机化合物相比，有机化合物性质有哪些特点？

2. 指出下列各化合物分子中所含官能团的名称和化合物的类别

(1) CH_3CH_2OH　(2) C_6H_5OH　(3) $C_6H_5NH_2$　(4) $CH_2{=}CH{-}COOH$　(5) CH_3CHO

3. 写出下列各分子式可能的结构式，并指出其所属化合物的类型

(1) C_3H_6　(2) C_2H_6O　(3) C_3H_6O

4. 比较下列各组化合物中 C 与 X、O、N 键的极性大小

(1) CH_3Cl　CH_3F　CH_3Br

（2）CH_3CH_2OH　　$CH_3CH_2NH_2$

5．指出下列各组化合物中哪些是 Lewis 酸，哪些是 Lewis 碱

（1）H^+　（2）NH_3　（3）BH_3　（4）$AlCl_3$　（5）$C_2H_5O^-$　（6）CH_3CH_2SH

6．指出下列各化合物分子中碳原子杂化状态

（1）$CH_3CH{=}CH_2$　（2）$H_2C{=}C{=}CH_2$　（3）$HC{\equiv}C{-}CH_2{-}CH{=}CH_2$

7．有机反应有哪些类型？分别说明其特点。

（朱松磊）

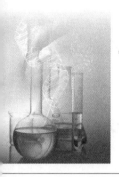

第二章 开 链 烃

由碳和氢两种元素组成的化合物称作碳氢化合物,简称为烃,其中包含环烃及芳烃。根据碳链的骨架以及碳原子之间化学键的不同,可以将烃进行如下分类:

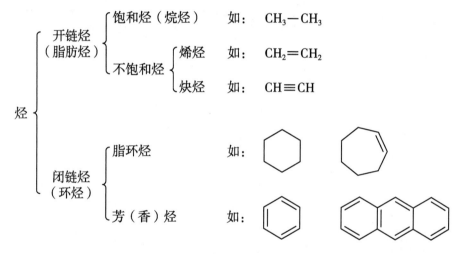

本章讲述开链烃。

第一节 烷、烯、炔的命名

一、普通命名法

通常把直链烷烃泛称为(正)某烷,"某"是指烷烃中碳原子的数目。按天干顺序甲、乙、丙、丁、戊、己、庚、辛、壬、癸分别表示 10 个以内的碳原子数目,10 个以上的碳原子数目就用中文数字十一、十二……表示。含支链的烷烃用异、戊、新等字来区别和表示。例如:

$$CH_3CH_2CH_2CH_3 \qquad 正丁烷$$

$$CH_3CHCH_2CH_2CH_3 \qquad 异己烷 \qquad\qquad CH_3-\overset{\overset{\displaystyle CH_3}{|}}{\underset{\underset{\displaystyle CH_3}{|}}{C}}-CH_3 \qquad 新戊烷$$
$$\qquad\ \ |$$
$$\qquad\ \ CH_3$$

这种命名方法只适用于碳原子数相对较少的烷烃。

二、碳原子的类型

烃分子中的碳原子可按照伯、仲、叔、季四种方式进行分类,以下列烷烃的结构为例来说明:

$$
\overset{6}{C}H_3 \\
\underset{1}{CH_3}-\overset{2}{C}-\overset{3}{CH}-\overset{4}{CH_2}-\overset{5}{CH_3} \\
\overset{7}{CH_2} \\
\overset{9}{CH_3}
$$

从结构式可看出,一个碳原子只与另外一个碳原子直接相连,式中的 C_1、C_5、C_6、C_7、C_9 称为伯碳原子(或一级碳原子);若一个碳原子与另外两个碳原子直接相连,如上式中的 C_4 和 C_8,通常称为仲碳原子(或二级碳原子);若一个碳原子与另外三个碳原子直接相连,如上式中的 C_3,则称为叔碳原子(或三级碳原子);此外,上式中的 C_2 碳原子与另外的四个碳原子直接相连,我们称为季碳原子(或四级碳原子)。它们分别可以用 $1°C$、$2°C$、$3°C$、$4°C$ 来表示。

三、烃基的命名

烃分子去掉一个氢原子剩下的基团称烃基,根据相应母体的名称来命名,脂肪烃基常用 R— 来表示。常见的烃基如下:

—CH₃	甲基	CH₃CH₂—	乙基	CH₃CH₂CH₂—	(正)丙基
>CH₂	亚甲基	≥CH	次甲基	CH₃CHCH₃	异丙基
CH₂=CH—	乙烯基	CH₂=CHCH₂—	烯丙基	CH₃CH=CH—	丙烯基
CH₃CHCH₂— 异丁基 CH₃		CH₃CHCH₂CH₃ 仲丁基			叔丁基 或第三丁基 或三级丁基

四、次序规则

命名有机化合物或标记有机化合物构型时,对于不同的取代基团,常需用"次序规则"(rules of priorities)确定其优先顺序,次序规则的主要内容如下:

1. 按取代基中直接相连原子的原子序数大小排序,原子序数大者优先。例如:

$$I > Br > Cl > O > N > C > H$$
$$-SH > -OH > -NH_2$$

2. 当两个基团的第一个原子完全一样时,就比较其次连接的原子,依此类推,直到比较出优先顺序为止。如—CH₃ 和—CH₂CH₃ 相比较时,在—CH₃ 中与碳相连的是 H、H、H,而—CH₂CH₃ 中与第一个碳相连的是 H、H、C,故—CH₂CH₃ 优先于—CH₃(—CH₂CH₃ > —CH₃)。

3. 当基团为不饱和基团时,不饱和基团可以看作与两个或三个相同的原子相连,即:

$C=A$ 与 $C\diagdown^A_A$ 相当,$C\equiv A$ 与 $C\diagdown^A_A$ 相当。例如,比较醛基 $-\overset{O}{\overset{\|}{C}}-H$ 与羟甲基 $-CH_2OH$ 优先顺序的大小时,前者的 C 相当于与 O、O、H 相连,后者的 C 相当于与 O、H、H 相连,故醛基 $-CHO$ 优先于 $-CH_2OH$。

根据顺序规则,一些常见原子和基团的优先顺序如下:$-I$、$-Br$、$-Cl$、$-SH$、$-F$、$-OCOR$、$-OR$、$-OH$、$-NO_2$、$-NR_2$、$-NHCOR$、$-NHR$、$-NH_2$、$-COOR$、$-COOH$、$-CONH_2$、$-COR$、$-CHO$、$-CR_2OH$、$-CH_2OH$、$-CN$、$-C_6H_5$、$-CHR_2$($R\neq-CH_3$)、$-CH=CH_2$、$-CH_2R$、$-CH_3$、D、H、孤对电子。

五、系统命名法

系统命名法是根据国际纯粹与应用化学联合会(IUPAC)制定的命名原则并结合我国文字的特点,由中国化学会制定的《有机化合物命名原则》,也称系统命名法。

(一)选择主链(母体)

烷烃中,选择最长的碳链作为主链,支链作为取代基,根据主链碳原子数称为某烷。在不饱和烃(烯烃、炔烃)中,选择含不饱和键(官能团)的最长碳链作为主链,根据主链碳原子数称为某烯或某炔。例如:

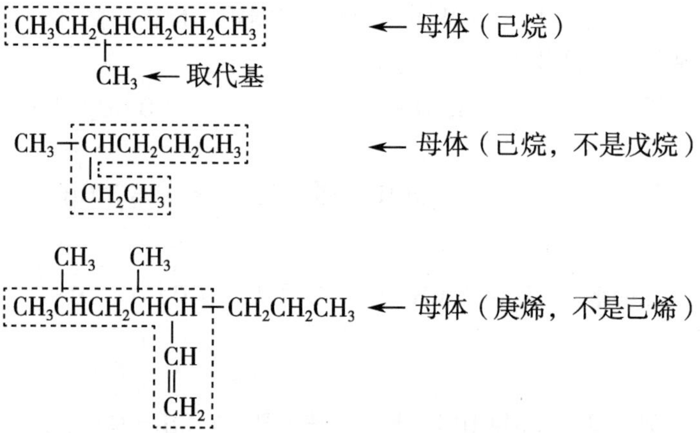

$$\boxed{CH_3CH_2\underset{\overset{|}{CH_3}\leftarrow \text{取代基}}{CH}CH_2CH_2CH_3} \quad\longleftarrow \text{母体(己烷)}$$

$$CH_3\boxed{\underset{\overset{|}{CH_2CH_3}}{CH}CH_2CH_2CH_3} \quad\longleftarrow \text{母体(己烷,不是戊烷)}$$

$$\boxed{CH_3\underset{\overset{|}{CH}}{CH}CH_2\underset{\overset{|}{CH}}{CH}CH}CH_2CH_2CH_3 \quad\longleftarrow \text{母体(庚烯,不是己烯)}$$

(二)主链的编号

编号的原则从靠近取代基的一端开始,将主链上的碳原子依次用阿拉伯数字 1、2、3…标出。在不饱和烃中,应使不饱和键(官能团)具有最低位次,其次考虑取代基具有最低位次。例如:

$$\overset{1}{CH_3}\overset{2}{CH_2}\overset{3}{CH}\overset{4}{CH_2}\overset{5}{CH_2}\overset{6}{CH_3} \qquad \overset{5}{CH_3}\overset{4}{CH}\overset{3}{CH_2}\overset{2}{CH}=\overset{1}{CH_2}$$
$$\qquad\quad\underset{CH_3}{|} \qquad\qquad\qquad\qquad\quad \underset{CH_3}{|}$$

3-甲基己烷(不是4-甲基己烷)   4-甲基-1-戊烯(不是2-甲基-4-戊烯)

取代基的位次用阿拉伯数字表示,名称与位次之间用短线"-"连接。不饱和烃中,须标明不饱和键的位次,把它写在母体名称之前并用"-"隔开。

（三）按优先次序规则编排

在两种不同编号中，两个不同的取代基位于相同的位次时，应使优先次序小的具有最低编号。在名称中，按优先次序规则由小到大的顺序列出。例如：

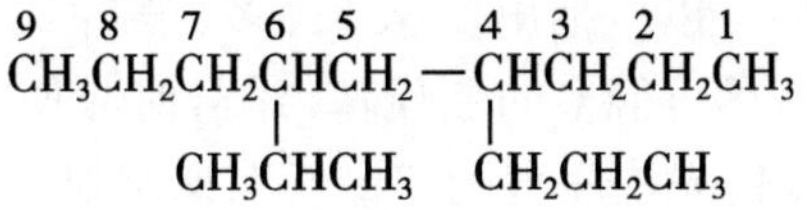

正确的命名为4-丙基-6-异丙基壬烷（而不是4-异丙基-6-丙基壬烷）

（四）最低系列原则

碳链从不同的方向编号时，得到两种不同编号系列，则顺次逐项比较两系列的不同位次，最先遇到的位次最小者，定为最低系列。例如：

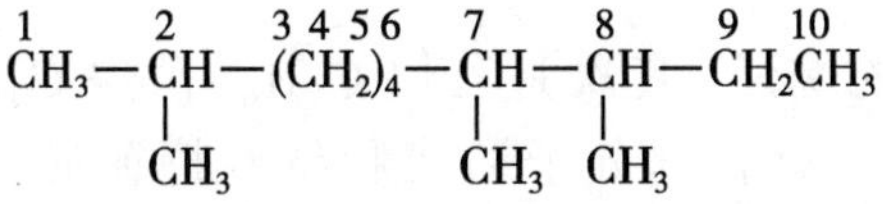

正确的命名为 2,7,8-三甲基癸烷（而不是3,4,9-三甲基癸烷）

我们首先比较这两种编号的第一个数字，前者为 2 后者为 3，故选择前者。如果第一个数字相同，我们就比较第二个数字，顺次逐项比较。

（五）取代基最多者为主链

如有若干条等长的碳链可供选择时，应选择取代基最多的为主链。例如：

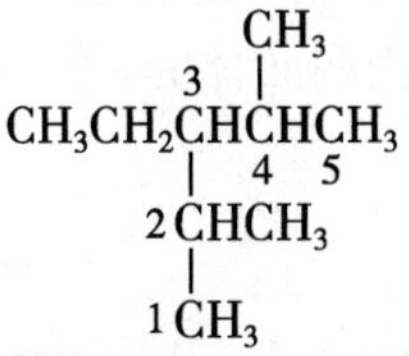

正确的命名为 2,4-二甲基-3-乙基戊烷（而不是2-甲基-3-异丙基戊烷）

（六）合并相同取代基

如果同一个碳原子或者其他碳原子上有相同的取代基，则需要把相同的取代基合并起来，用二、三……汉字表示取代基的数目，并写在取代基名称的前面，逐个注明位次，位次的数字之间要用“，”隔开。例如：

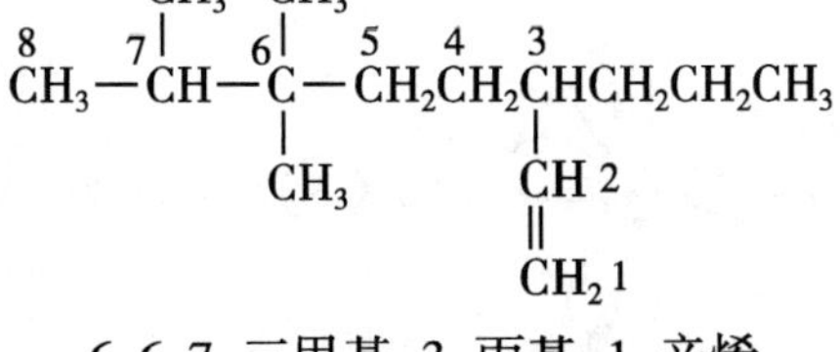

6, 6, 7-三甲基-3-丙基-1-辛烯

（七）当化合物同时含有 C=C 和 C≡C 时

选择含碳碳双键和碳碳三键的最长碳链为主链，母体称为几烯几炔。对主链碳原子编号应从靠近双键或三键的一端开始；当双键与三键处于同等位置时，编号应从靠近双键的一端开始。例如：

$$HC\equiv C-CH_2-CH=CH_2$$

正确的命名为 1- 戊烯 -4- 炔（而不是 4- 戊烯 -1- 炔）

当双键和三键处于不同编号位置时,按最低系列原则。如:

$$CH_3CH=CH-C\equiv CH$$

正确的命名为 3- 戊烯 -1- 炔(而不是 2- 戊烯 -4- 炔)

总结上述命名原则,我们可以概括出"含、长、多、低"四个字。即选择含有官能团的最长碳链为主链,使主链上连有尽可能多的取代基,编号时应使官能团具有最低位次,其次是取代基具有最低位次,并遵循优先次序规则和最低系列原则。

第二节 烷、烯、炔的结构

一、烷烃的结构

甲烷 CH_4 是最简单的烷烃,其次是乙烷 C_2H_6、丙烷 C_3H_8……,烷烃分子的通式为 C_nH_{2n+2}。像烷烃这样具有相同分子通式和结构特征的一系列化合物称为同系列(homologous series)。同系列中的各化合物互称为同系物(homologue),相邻两个同系物在组成上的不变差数 CH_2 称为同系差。同系列中的同系物结构相似,化学性质相近,物理性质随着碳原子数的增加而呈现规律性变化。

形成烷烃的碳原子都是 sp^3 杂化的碳原子,这种杂化轨道间的夹角是 $109°28'$。杂化轨道的轴在空间的取向,相当于从正四面体的中心伸向四面体的 4 个顶点。

甲烷分子中的碳原子以 4 个 sp^3 杂化轨道分别与 4 个氢原子的 $1s$ 轨道重叠,形成 4 个等同的碳氢 σ 键,键角为 $109°28'$,呈正四面体的空间结构,如图 2-1 所示。

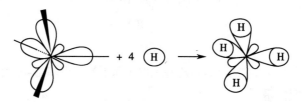

图 2-1 甲烷分子形成示意图

乙烷分子中两个碳原子各以 sp^3 杂化轨道重叠形成碳碳 σ 键,其余 sp^3 杂化轨道分别与 6 个氢原子的 $1s$ 轨道重叠形成 6 个碳氢 σ 键,如图 2-2 所示。

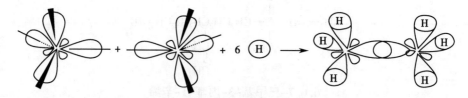

图 2-2 乙烷分子形成示意图

二、烯烃的结构

单烯烃的通式为 C_nH_{2n},乙烯 $CH_2=CH_2$ 是最简单的烯烃。乙烯分子中碳原子的杂化类型属于 sp^2 杂化。碳原子的 3 个 sp^2 杂化轨道的对称轴在同一个平面上,并以碳原子为中心指向正三角形的 3 个顶点。对称轴之间的夹角为 $120°$。剩下一个没有参加杂化的 $2p_z$

轨道，它的对称轴与三个 sp^2 杂化轨道所形成的平面垂直。乙烯分子形成的示意图如图 2-3 所示。

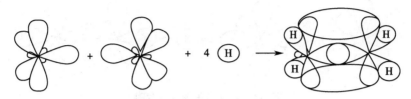

图 2-3　乙烯分子形成示意图

乙烯分子中，两个碳原子各以一个 sp^2 杂化轨道"头碰头"地重叠形成一个碳碳 σ 键（sp^2-sp^2），又各以 sp^2 杂化的轨道与氢原子的 $1s$ 轨道重叠，共形成 4 个碳氢 σ 键（sp^2-s），这 5 个 σ 键都在同一个平面上。每个碳原子余下的未参与杂化的 $2p_z$ 轨道，其对称轴相互平行，可"肩并肩"地侧面重叠，形成碳碳之间的第二个键，这就是 π 键。

所以，碳碳双键是由一个 σ 键和一个 π 键组成的。由于 π 键的存在，增加了原子核对电子的引力，缩短了两个原子核间的距离，使碳碳双键的键长（0.134nm）比碳碳单键的键长（0.154nm）短；双键的键能是 610.28kJ/mol，它不是单键键能 346.94kJ/mol 的 2 倍，而是 1.75 倍左右。说明 π 键的键能比 σ 键小，比较容易断裂。π 键的存在也使得双键不能自由旋转，因为旋转的结果会使两个 p 轨道的平行电子云重叠关系遭到破坏，以致键断裂。σ 键和 π 键的主要特点归纳如表 2-1 所示。

表 2-1　σ 键和 π 键的主要特点

鉴别点	分类	
	σ 键	π 键
键存在方式	可以单独存在，存在于任何共价键中	不能单独存在，只能在双键或三键中与 σ 键共存
轨道重叠方式	成键轨道沿键轴"头碰头"重叠，重叠程度较大，键能较大，键较稳定	成键轨道"肩并肩"平行重叠，重叠程度较小，键能较小，键较不稳定
电子云形状	电子云呈柱状，对键轴呈圆柱形对称。电子云密集于两原子之间，受核的约束大，键的极化性（度）小	电子云呈块状，通过键轴有一对称平面，电子云分布在平面的上下方，受核的约束小，键的极化性（度）大
成键原子旋转情况	成键的两个碳原子可以沿着键轴自由旋转	成键的两个碳原子不能沿着键轴自由旋转

三、炔烃的结构

单炔烃的通式为 C_nH_{2n-2}。最简单的炔烃是乙炔 CH≡CH。乙炔分子中的碳氢原子都分布在同一直线上，键角为 180°，碳碳三键的键长只有 0.120nm。其中两个是 π 键，一个是 σ 键，键能为 836kJ/mol，如图 2-4 所示。

根据杂化轨道理论，乙炔分子中的碳原子是 sp 杂化，2 个碳原子之间各用一个 sp 杂化轨道进行"头碰头"互相重叠形成一个 σ 键（$sp-sp$），又分别用一个 sp 杂化轨道与一个氢原子的 s 轨道形成 σ 键（$sp-s$），这 3 个 σ 键在一条直线上。2 个碳原子各自剩下 2 个 p_y 轨道平行，"肩并肩"重叠形成一个 π 键，2 个 p_z 轨道亦同样形成一个 π 键，这两个 π 键互相垂直，电子云进一步相互作用,形成围绕两个碳原子之间 σ 键的圆柱状对称分布。

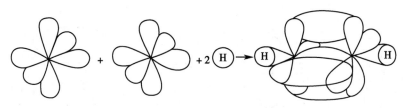

图 2-4　乙炔分子形成示意图

碳原子的上述 3 种杂化轨道类型(sp^3、sp^2 和 sp)说明了碳的价键问题,这也是有机化合物结构中最基本的 3 种杂化轨道构型。本书讨论的杂化轨道类型,一般不涉及 d 轨道和 f 轨道参与。这 3 种杂化轨道的类型及其特点如表 2-2 所示。

表 2-2　碳原子的 3 种杂化轨道类型

类别	实例	碳原子的杂化类型	用于杂化的原子轨道	杂化轨道的数目	杂化轨道的夹角	几何构型
烷	甲烷	sp^3	1 个 s,3 个 p	4 个 sp^3	109°28′	正四面体
烯	乙烯	sp^2	1 个 s,2 个 p	3 个 sp^2	120°	正三角形
炔	乙炔	sp	1 个 s,1 个 p	2 个 sp	180°	直线形

第三节　同分异构现象

具有相同的分子式而性质和结构不相同的化合物称为同分异构体(isomers),这种现象为同分异构现象。这是有机化学中普遍存在同时又十分重要的现象,它分为构造异构和立体异构两大类。

烷烃从丁烷开始出现同分异构现象:(正)丁烷和异丁烷。随着碳原子数的增加,同分异构体逐渐增多。例如,戊烷有正、异、新 3 个异构体,可以看出它们是由于组成分子的碳原子连接顺序不同而产生的,称为碳链异构,它是构造异构中的一种。

烯烃和炔烃的异构较烷烃复杂,除了具有构造异构外,有的烯烃还有顺反异构。

一、烯烃和炔烃的构造异构

例如:丁烯 C_4H_8 就有三种构造异构体。(Ⅰ)与(Ⅱ)的碳链骨架相同,但双键位置不同,这种异构现象称为位置异构。(Ⅰ)、(Ⅱ)分别与(Ⅲ)之间互为碳链异构。

C_4H_8　(Ⅰ)　$CH_3CH_2CH{=}CH_2$　　1-丁烯

　　　　　(Ⅱ)　$CH_3CH{=}CHCH_3$　　2-丁烯

　　　　　(Ⅲ)　$CH_3{-}\underset{\underset{CH_3}{|}}{C}{=}CH_2$　　2-甲基丙烯

由于三键碳原子是 sp 杂化的,其立体构型呈直线形,三键两端碳原子上总共能再连接两个额外的原子或基团(双键两端碳原子可以连接四个),因此碳原子数相同的炔烃比烯烃的异构体数目少。例如:丁炔只有 1- 丁炔与 2- 丁炔两种异构体,它们互为位置异构。

$$C_4H_6 \quad HC\equiv C-CH_2-CH_3 \quad 1-丁炔$$
$$CH_3-C\equiv C-CH_3 \quad 2-丁炔$$

二、烯烃的顺反异构

当烯烃分子中两个双键碳原子上同时连有两个不相等的原子或基团时,则会存在双键的顺反异构现象(属于立体异构),如 2-丁烯具有下列顺反式的两种异构体,而 2-甲基丙烯则没有立体异构体。

2-甲基丙烯(无顺反异构)

顺-2-丁烯 b.p. 3.5℃ 反-2-丁烯 b.p. 0.9℃

两个甲基(或两个氢原子)在双键同侧的称为顺 -2-丁烯;在双键两侧的称为反 -2-丁烯。它们的理化性质不同,是两种不同的物质。

从结构异构的观点看,上述两个结构式似乎应该代表同一物质(2-丁烯),但由于碳碳双键的不可旋转,使得双键碳原子上连接的基团在空间的位置是相对固定的,所以,顺 -2-丁烯和反 -2-丁烯的立体构型是不同的。这种由于分子中存在限制旋转的因素(双键、脂环)而使分子具有不同构型的现象称为顺反异构现象,不同构型的分子称顺反异构体。产生顺反异构必须具备以下两个条件:①分子中有限制旋转的因素(如双键、脂环)存在;②不能旋转的原子上必须连有两个不相同的原子或基团。例如,丙烯($CH_3CH\equiv CH_2$)和 2-甲基 -2-丁烯[$(CH_3)_2C\equiv CHCH_3$],分子中都有限制旋转的因素(双键)存在,但是其中一个双键碳原子连接两个相同的原子,都只有一种构型而不存在顺反异构现象。

炔烃由于三键的存在,炔烃只有构造异构而没有顺反异构。

顺反异构的分子中由于原子(或基团)在空间取向不同,因而导致其理化性质、生理活性都有很大差异。例如,2-丁烯顺反异构体的熔点、沸点、相对密度和偶极距等均有显著不同,见表 2-3。

表 2-3 2-丁烯顺反异构体的熔点、沸点、相对密度和偶极距对照表

异构体	熔点 /℃	沸点 /℃	相对密度 /[20℃/(g/cm³)]	偶极距 /(C·m)
顺式	−139.3	3.5	0.621 3	3.67×10^{-30}
反式	−105.5	0.9	0.604 2	0.0

第四节 烷烃的性质

一、烷烃的物理性质

烷烃的物理性质常随碳原子数的增加呈有规律的变化。表 2-4 列出了碳原子数 1~20 的正烷烃的一些物理常数。在 25℃和 101.311kPa 下,C_1~C_4 的正烷烃是气体,C_5~C_{17} 的正烷烃是液体,C_{18} 以上的正烷烃是固体。

沸点：正烷烃随相对分子质量增加沸点逐渐升高，但并非简单的线性关系，每增加一个 CH_2 所引起的沸点升高数值不同，一般相对分子质量越大增幅越小。

熔点：C_4～C_{14} 的正烷烃随相对分子质量增加熔点升高，但熔点曲线是一条上升的折线，这是由于偶数碳原子的烷烃每增加一个碳，熔点升高值大于奇数碳原子升高的值的缘故。C_{15} 以上的烷烃熔点随相对分子质量增加而升高不出现上述情况。

相对密度：随相对分子质量的增加而增加。

溶解度：烷烃是非极性分子，不溶于水，能溶于某些有机溶剂，如苯、氯仿、四氯化碳、石油醚等。

表 2-4　正烷烃的物理常数

名称	分子式	熔点 /℃	沸点 /℃	相对密度 /(g/cm³)
甲烷	CH_4	−182.5	−164.0	0.466
乙烷	C_2H_6	−183.3	−88.6	0.572
丙烷	C_3H_8	−189.7	−42.1	0.500 5
丁烷	C_4H_{10}	−138.4	−0.5	0.601 2
戊烷	C_5H_{12}	−129.7	36.1	0.626 2
己烷	C_6H_{14}	−95.0	68.9	0.660 3
庚烷	C_7H_{16}	−90.6	98.4	0.683 8
辛烷	C_8H_{18}	−56.8	125.7	0.702 5
壬烷	C_9H_{20}	−51.0	150.8	0.717 6
癸烷	$C_{10}H_{22}$	−29.7	174.0	0.729 8
十一烷	$C_{11}H_{24}$	−25.6	195.9	0.740 2
十二烷	$C_{12}H_{26}$	−9.6	216.3	0.748 7
十三烷	$C_{13}H_{28}$	−5.5	235.4	0.756 4
十四烷	$C_{14}H_{30}$	+5.9	253.7	0.762 8
十五烷	$C_{15}H_{32}$	10.0	270.6	0.768 5
十六烷	$C_{16}H_{34}$	18.2	287.0	0.773 3
十七烷	$C_{17}H_{36}$	22.0	301.8	0.778 0
十八烷	$C_{18}H_{38}$	28.2	316.1	0.776 8
十九烷	$C_{19}H_{40}$	32.1	329.7	0.777 4
二十烷	$C_{20}H_{42}$	36.8	343.0	0.788 6

二、烷烃的化学性质

一般情况下，烷烃的化学性质相当稳定，与强酸、强碱、常用氧化剂、还原剂均不发生反应。所以医药上常用液体石蜡（C_{18}～C_{24} 的液体烷烃混合物）作为滴鼻剂、喷雾剂的溶剂或基质，凡士林（C_{18}～C_{22} 的烷烃混合物）用作软膏的基质。烷烃在特殊条件下，可发生反应。

1. 氧化反应　烷烃充分燃烧后的产物是 CO_2 和 H_2O。

$$C_nH_{2n+2} + \frac{3n+1}{2}O_2 \longrightarrow nCO_2 + (n+1)H_2O + 热量$$

反应放出大量的热，且没有其他有害副产物的生成，所以低级烷烃是重要的能源。如汽油或柴油可作为内燃机的燃料；液化石油气（主要成分为丙烷、丁烷、丙烯、丁烯等）可供日常生活之用；煤油可作照明、燃料等。

低级烷烃的气体或蒸气与空气或氧气混合，会形成爆炸性的混合物，如矿井瓦斯。

烷烃在适当条件下也可发生部分氧化，生成各种含氧衍生物，如醇、醛、酸等。

2. 卤代反应　在高温或日光（紫外线）照射下，烷烃的氢原子被卤素取代的反应称为卤代反应（halogenation reaction）。氟、氯、溴、碘与烷烃反应的活性顺序为：氟>氯>溴>碘，氟代反应十分剧烈且难以控制，碘代反应非常困难，没有实际应用价值，故烷烃的卤代反应常指氯代和溴代反应。以甲烷氯化为例：

$$CH_4 + Cl_2 \xrightarrow{\text{日光}} CH_3Cl + HCl$$
一氯甲烷

$$CH_3Cl + Cl_2 \xrightarrow{\text{日光}} CH_2Cl_2 + HCl$$
二氯甲烷

$$CH_2Cl_2 + Cl_2 \xrightarrow{\text{日光}} CHCl_3 + HCl$$
三氯甲烷

$$CHCl_3 + Cl_2 \xrightarrow{\text{日光}} CCl_4 + HCl$$
四氯甲烷（四氯化碳）

通过控制反应条件，如调节氯气与甲烷的物质的量的比例，可使某一氯代产物为主要产物。

上述卤代反应的历程，目前认为是自由基反应。首先是氯分子吸收光能量，均裂为两个氯自由基：

$$Cl:Cl \xrightarrow{\text{日光}} 2Cl\cdot \qquad (1)$$

接着活泼的氯自由基引起链锁反应：

$$Cl\cdot + CH_4 \longrightarrow CH_3\cdot + HCl \qquad (2)$$

$$CH_3\cdot + Cl_2 \longrightarrow CH_3Cl + Cl\cdot \qquad (3)$$

$$CH_3Cl + Cl\cdot \longrightarrow \cdot CH_2Cl + HCl \qquad (4)$$

$$\cdot CH_2Cl + Cl_2 \longrightarrow CH_2Cl_2 + Cl\cdot \qquad (5)$$

除上述反应外，反应中的自由基还可以互相结合形成稳定的化合物，使反应终止：

$$Cl\cdot + Cl\cdot \longrightarrow Cl_2 \qquad (6)$$

$$\cdot CH_3 + \cdot CH_3 \longrightarrow CH_3 - CH_3 \qquad (7)$$

$$\cdot CH_3 + Cl\cdot \longrightarrow CH_3Cl \qquad (8)$$

这一系列反应称为链反应，通常包括链的引发（1）；链的增长（2）～（5）；链的终止（6）～（8）三个阶段。

烷烃的卤代反应是自由基类型的反应，它是因共价键的均裂而引起的。光照（紫外线）、高温、引发剂（如过氧化物）、气相反应、非极性条件等，都有利于这类反应的进行。

自由基（游离基）与医学的关系十分密切。由于自由基中间体的性质非常活泼，容易与体内的核酸、蛋白质、脂肪等有机化合物结合，使 DNA、RNA 的结构发生变化，对人体产生不良影响或毒副作用。"老年斑"就是人体内自由基对人体损害的一种表现。研究证明，人体患有某些疾病以及人体的衰老过程，都与人体内代谢过程中所产生的过氧化物自由基有关，因此如何有效抑制和阻止过氧化物自由基的产生，是人体保健和抗衰老的关键问题。

第五节　烯烃和炔烃的性质

一、烯烃和炔烃的物理性质

（一）烯烃的物理性质

烯烃的物理性质如熔点、沸点、相对密度、溶解度等与对应的烷烃相似，熔点、沸点随相对分子质量增加而升高，沸点比相应烷烃略低。常温下 $C_2 \sim C_4$ 的烯烃为气体，$C_5 \sim C_{18}$ 的烯烃为液体，C_{18} 以上的烯烃为固体。相对密度均小于 $1g/cm^3$，但比相应碳数的烷烃略高。烯烃难溶于水而易溶于有机溶剂，且可溶于浓硫酸中。表 2-5 中列出了一些烯烃的物理常数。

表 2-5　烯烃的物理常数

名称	结构式	熔点 /℃	沸点 /℃	相对密度 /（g/cm³）
乙烯	$CH_2{=}CH_2$	−169.2	−103.7	0.579 0
丙烯	$CH_3CH{=}CH_2$	−185.3	−47.4	0.51
1- 丁烯	$CH_3CH_2CH{=}CH_2$	−185.4	−6.3	0.595 1
1- 戊烯	$CH_3(CH_2)_2CH{=}CH_2$	−165.2	30.0	0.640 5
1- 己烯	$CH_3(CH_2)_3CH{=}CH_2$	−139.8	63.4	0.673 1
1- 庚烯	$CH_3(CH_2)_4CH{=}CH_2$	−119.0	93.6	0.697 0
1- 辛烯	$CH_3(CH_2)_5CH{=}CH_2$	−101.7	121.3	0.741 9
1- 壬烯	$CH_3(CH_2)_6CH{=}CH_2$	−81.0	146	0.730 0
1- 癸烯	$CH_3(CH_2)_7CH{=}CH_2$	−66.3	172.6	0.740 0

（二）炔烃的物理性质

与烷烃、烯烃相似，炔烃的熔点和沸点都随相对分子质量的增加而升高，常温下 $C_2 \sim C_4$ 的炔烃为气体，$C_5 \sim C_{15}$ 的炔烃为液体，C_{15} 以上的炔烃为固体。同碳数的炔烃，$C{\equiv}C$ 在中间的比 $C{\equiv}C$ 在末端的沸点、熔点都高。炔烃的相对密度都小于 1，但比对应的烯烃大。炔烃是弱极性化合物，在水中的溶解度很小，但易溶于有机溶剂。表 2-6 中列出了一些炔烃的物理常数。

表 2-6　常见炔烃的物理常数

名称	结构式	熔点 /℃	沸点 /℃	相对密度 /（g/cm³）
乙炔	$HC{\equiv}CH$	−82	−75	0.618
丙炔	$HC{\equiv}CCH_3$	−101.5	−23	0.671
1- 丁炔	$HC{\equiv}CCH_2CH_3$	−122	9	0.678
2- 丁炔	$H_3CC{\equiv}CCH_3$	−24	27	0.694
1- 戊炔	$HC{\equiv}CCH_2CH_2CH_3$	−98	40	0.695
1- 己炔	$HC{\equiv}CCH_2CH_2CH_2CH_3$	−124	72	0.791
3- 己炔	$H_3CCH_2C{\equiv}CCH_2CH_3$	−51	81	0.725
1- 庚炔	$HC{\equiv}C(CH_2)_4CH_3$	−80	100	0.733
1- 辛炔	$HC{\equiv}C(CH_2)_5CH_3$	−70	126	0.747
1- 壬炔	$HC{\equiv}C(CH_2)_6CH_3$	−65	151	0.763
1- 癸炔	$HC{\equiv}C(CH_2)_7CH_3$	−36	182	0.770

二、烯烃和炔烃的化学性质

烯烃、炔烃的化学性质由其官能团 C=C 和 C≡C 决定。不饱和键均由稳定的 σ 键和较不稳定的 π 键组成,由于 π 键的电子云重叠程度小,电子云分布于碳碳 σ 键所在平面的上下方,受核的束缚力较小,键能较小,易极化发生断裂,因而烯烃、炔烃的化学性质都较烷烃活泼,易发生加成、氧化、聚合等反应。

(一)加成反应

加成反应(addition reaction)是不饱和键中的 π 键打开,两个原子或基团分别加成到 π 键两端的碳原子上,形成两个新的 σ 键,这是烯烃、炔烃参与的主要反应。

烯烃、炔烃的几何形状及电子云分布,决定了烯烃、炔烃比较容易受亲电试剂的攻击,也就是说,它们在反应中容易给出电子,而进攻试剂则常常是缺电子的正离子或者是带有单个电子的游离基。

1. 催化加氢　不饱和碳碳键与氢气的催化加氢反应是工业上常见的反应之一,反应需要很高的活化能,在通常情况下反应是不会发生的,催化剂可使活化能降低,使反应容易进行。催化氢化反应的催化剂的种类很多,如贵重金属 Ni、Pt、Pd、Ru、Rh 以及一些较复杂的配合物。这一反应的机制,一般认为是氢和烯烃都被吸附于催化剂的表面进行反应。

过渡金属催化烯烃的氢化反应总是得到饱和烷烃化合物;由于 Pd、Pt、Ni 等催化剂活性太高,炔烃与两分子氢气反应生成饱和烷烃。为了增加炔烃氢化反应在有机合成化学中的用途,化学家们采取金属钯等催化剂的策略,可控地实现了炔烃与一分子氢气的加成反应。将钯附着于碳酸钙及氧化铅上(Lindlar 催化剂)可催化炔烃专一选择性地生成顺式烯烃,用液氨 - 碱金属体系还原炔烃化合物时则专一选择性地生成反式烯烃化合物。

$$R-CH=CH-R' \xrightarrow[\text{H}_2]{\text{Ni, Pt, Pd, Ru, Rh等}} R-CH_2-CH_2-R'$$

$$R-CH\equiv C-R' \xrightarrow[\text{H}_2]{\text{Ni, Pt, Pd等}} R-CH_2-CH_2-R'$$

$$R-CH\equiv C-R' \xrightarrow[\text{H}_2]{\text{Pd/PdO, CaCO}_3} \underset{\text{顺式烯烃}}{\overset{R\quad R'}{\underset{H\quad H}{C=C}}}$$

$$R-CH\equiv C-R' \xrightarrow[\text{NH}_3,\ -78℃]{\text{Li 或 Na}} \underset{\text{反式烯烃}}{\overset{R\quad H}{\underset{H\quad R'}{C=C}}}$$

2. 亲电加成反应　烯烃、炔烃能与卤素或卤化氢等试剂发生加成反应,生成卤代烃。

(1)加卤素:烯烃、炔烃与卤素在常温下能发生反应,生成相应的多卤代烷烃。烯烃与卤素加成得到邻二卤代烷烃,炔烃与两当量的卤素反应可得到四取代烷烃加成产物。炔烃与卤素发生亲电加成反应的活性要低于烯烃,有时甚至需要催化剂的使用,因此当双键与三键同时存在时,加成反应优先发生在双键上。

卤素与烯烃、炔烃的反应活泼性顺序为:$F_2 > Cl_2 > Br_2 > I_2$,氟反应活性太高,放热量大,反应难以控制,碘则难以反应。因而烯烃、炔烃通常与氯、溴发生加成反应。烯烃、炔烃与

含溴的四氯化碳溶液反应时,溴的红棕色迅速消失,所以常利用此方法鉴别有机化合物中碳碳不饱和键的存在。如下所示:

$$H_2C=CH_2 + Br_2 \longrightarrow BrCH_2CH_2Br$$
$$\text{红棕色}$$

$$HC\equiv CH + Br_2 \longrightarrow Br_2CHCHBr_2$$
$$\text{红棕色}$$

实验证实,烯烃与卤素的加成反应需要极性条件,而且加成反应不是简单地将双键打开,同时加上两个原子或基团,而是分步进行的。经研究,烯烃与 Br_2 的反应历程如下。

首先是 Br_2 分子在外电场(极性分子或极性溶剂以及极性的玻璃器皿等)或在烯烃 π 电子的作用下,极化为极性分子:

$$Br-Br \longrightarrow \overset{\delta^+}{Br}-\overset{\delta^-}{Br}$$

(δ 是有机化学中常用的符号,它表示局部的微量电荷,它的"+""−"是相对的)

极化的溴分子与烯烃接近发生下列变化:

$$\begin{matrix} CH_2 \\ \| \\ CH_2 \end{matrix} + \overset{\delta^+}{Br}-\overset{\delta^-}{Br} \longrightarrow \begin{matrix} CH_2 \\ \| \\ CH_2 \end{matrix} \cdots \overset{\delta^+}{Br}\cdots \overset{\delta^-}{Br} \longrightarrow \left[\begin{matrix} H_2C \\ | \\ H_2C \end{matrix} Br^+ \right] + Br^-$$

溴𬭩离子

溴分子带正电荷的部分靠近乙烯碳碳双键,受到 π 电子云的渗透,继续极化的结果是 π 键的断裂和溴分子的异裂,形成带正电荷的溴𬭩子和溴负离子。溴𬭩离子是一个三元环状中间体,其正电荷也可以表示在三员环的中间。

反应的第二步是溴负离子 Br^- 从背面进攻溴𬭩离子中间体中的两个碳原子之一,完成加成反应。

$$Br^- + \begin{matrix} H_2C \\ | \\ H_2C \end{matrix} Br^+ \longrightarrow \begin{matrix} CH_2-Br \\ | \\ Br-CH_2 \end{matrix}$$

整个反应是一个分步进行的亲电加成反应(electrophilic addition reaction)。这一反应历程已被实验事实所证明:当把乙烯通入含溴的氯化钠溶液中进行反应时,产物除了有 1,2-二溴乙烷外,还有 1-氯-2-溴乙烷生成。因为在反应的第二步,带正电荷的溴𬭩离子既能与 Br^- 反应,也能与氯化钠溶液中的 Cl^- 反应,所以反应得到两种加成产物。

由烯烃、炔烃与卤素发生加成反应得到的卤化物在有机合成中也有广泛应用,例如:邻二卤化合物在碱性条件下可以脱去卤化氢重新生成卤代烯烃或炔。

$$R-\underset{\underset{Br}{|}}{\overset{\overset{Br}{|}}{CH}}-CH-R' \xrightarrow{NaNH_2} \underset{Br}{\overset{R}{\diagdown}}C=C\underset{R'}{\overset{H}{\diagup}} \xrightarrow{NaNH_2} R\equiv R'$$

(2)加卤化氢:烯烃与卤化氢加成生成卤代烷,炔烃与卤化氢加成先形成卤代烯烃,进而生成偕二卤代烷。不同的卤化氢反应活性顺序为 $HI>HBr>HCl>HF$。例如:

$$H_2C=CH_2 + HBr \longrightarrow CH_3CH_2Br$$

$$HC\equiv CH \xrightarrow{HBr} H_2C=CHBr \xrightarrow{HBr} CH_3CHBr_2$$

烯烃与卤化氢同样发生分步的、亲电加成反应,但其中间体一般认为是碳正离子:

$$HX \rightleftharpoons X^- + H^+$$

$$\diagdown C=C\diagup + H^+ \longrightarrow \left[-\overset{+}{\underset{|}{C}}-\overset{|}{\underset{H}{C}}- \right] \xrightarrow{X^-} -\overset{X}{\underset{|}{C}}-\overset{|}{\underset{H}{C}}-$$

碳正离子

当一个不对称烯烃(如丙烯)与氯化氢(不对称试剂)发生加成反应时,有可能形成两种不同的产物。

$$CH_3CH=CH_2 + HCl \diagup^{\displaystyle CH_3\underset{\underset{Cl}{|}}{CH}CH_3 \quad (Ⅰ)}_{\displaystyle CH_3CH_2CH_2Cl \quad (Ⅱ)}$$

实验证明主要产物是(Ⅰ)。

1866 年俄国化学家马尔可夫尼可夫(Markovnikov)根据大量不对称烯烃与 HX 加成的实验事实总结出一个经验规律:不对称烯烃与极性试剂加成时,试剂中带正电荷部分总是加在含氢较多的双键碳原子上,带负电荷部分则加在含氢较少的双键碳原子上。该经验规则简称马氏规则(Markovnikov's Rule)。不对称炔烃与极性试剂加成时也遵循马氏规则。

马氏规则可从以下两方面进行解释:

1) 碳正离子的稳定性:

丙烯与 HCl 加成时,可能形成两种碳正离子中间体:

$$CH_3CH=CH_2 + H^+ \longrightarrow CH_3\overset{+}{C}HCH_3 + CH_3CH_2\overset{+}{C}H_2$$

仲碳正离子　　　　　伯碳正离子

由于 $CH_3\overset{+}{C}HCH_3$ 中的两个甲基的斥电子诱导效应较 $CH_3CH_2\overset{+}{C}H_2$ 中一个乙基的斥电子诱导效应强,使正电荷得以更加分散,内能更低,稳定性更好,更易于形成。许多研究证明:带正电荷的碳原子连有的烷基越多,+I 效应越强,使正电荷越分散,体系能量越低,碳正离子越稳定。不同类型的烷基碳正离子的稳定性顺序为:

$$R_3\overset{+}{C} \quad > \quad R_2\overset{+}{C}H \quad > \quad R\overset{+}{C}H_2 \quad > \quad \overset{+}{C}H_3$$

叔碳正离子　　　仲碳正离子　　　　伯碳正离子　　甲基碳正离子
3° 碳正离子　　　2° 碳正离子　　　　1° 碳正离子

2) 诱导效应:在多原子分子中,一个键的极性将影响到分子的其他部分,使分子中的电子云密度分布发生一定程度的改变,从而影响到分子的性质。例如,在氯丙烷分子中,由于 C_1、Cl 原子的电负性不同而使 C_1-Cl 键具有极性,C_1-Cl 键极性的影响通过 σ 电子的转移传递到 C_2 和 C_3 上,致使整个分子中的电子云密度分布发生了改变,每个碳原子上都带有不同量的正电荷。

$$H-\overset{\overset{\displaystyle H}{|}}{\underset{\underset{\displaystyle H}{|}}{C_3}} \overset{\delta\delta\delta^+}{\longrightarrow} \overset{\overset{\displaystyle H}{|}}{\underset{\underset{\displaystyle H}{|}}{C_2}} \overset{\delta\delta^+}{\longrightarrow} \overset{\overset{\displaystyle H}{|}}{\underset{\underset{\displaystyle H}{|}}{C_1}} \overset{\delta^+}{\longrightarrow} \overset{\delta^-}{Cl}$$

这种由成键原子电负性不同使成键电子对偏向一方引起键的极性改变，并通过静电引力沿分子链由近及远依次传递，致使分子的电子云密度分布发生改变的现象称诱导效应（inductive effect），也称 I 效应。

诱导效应的方向是以 C—H 键中的氢作为比较标准，其他原子或基团 X 或 Y 取代 C—H 键中的氢原子后，该键的电子云密度分布将发生一定程度的改变。若取代原子或基团 X 电负性大于氢原子，C—X 键电子云偏向于 X，与氢原子相比，X 具有吸电子性，称吸电子诱导基团，其引起的诱导效应称吸电子诱导效应，常以 $-I$ 表示。反之，若取代原子或基团 Y 电负性小于氢原子，C—Y 键的电子云偏向碳原子，与氢原子相比，Y 具有斥电子性，称斥电子诱导基团，其引起的诱导效应称为斥电子诱导效应，常以 $+I$ 表示。

$$\overset{|}{-C} \!\!\to\! X \qquad \overset{|}{-C}\!\!-\!H \qquad \overset{|}{-C}\!\!\leftarrow\! Y$$

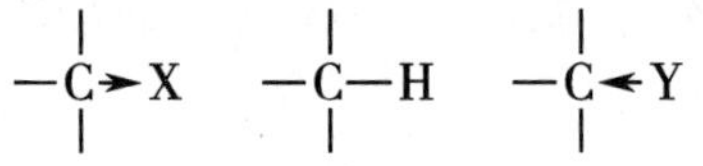

$$-I\text{效应} \qquad \text{比较标准} \qquad +I\text{效应}$$

根据实验结果，常见原子或基团的电负性大小顺序如下：

$-F > -Cl > -Br > -I > -OCH_3 > -OH > -NHCOCH_3 > -C_6H_5 > -CH\!=\!CH_2 > -H > -CH_3 > -CH_2CH_3 > -CH(CH_3)_2 > -C(CH_3)_3$

排序在 H 前面的原子或基团为吸电子诱导基团，排序在 H 后面的原子或基团为斥电子诱导基团（供电子基）。

诱导效应可沿分子链通过 σ 电子偏移由近及远依次传递，但随碳链的增长，这种效应会迅速减弱乃至消失，一般认为经过 3 个碳原子以后，可忽略不计，因此诱导效应是一种短程效应。

以丙烯为例：丙烯中的甲基（—CH₃）是一个斥电子基团，它的斥电子作用使双键的 π 电子云发生偏移，结果含氢较少的双键碳原子局部地带微量正电荷（δ⁺），另一个双键碳原子局部地带微量负电荷（δ⁻）。加成时 H⁺ 首先加到带 δ⁻ 的双键碳原子上（亲电性加成），形成一个碳正离子，然后卤素负离子加到带正电荷的碳原子上，在该反应中第一步为决速步。

$$HX \rightleftharpoons X^- + H^+$$

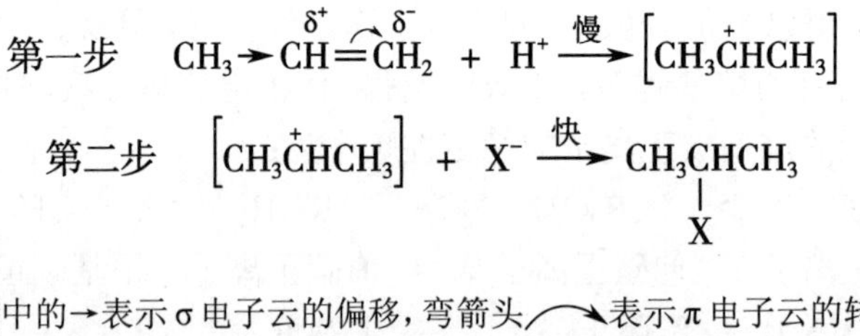

第一步　　$CH_3 \to \overset{\delta^+}{CH}\!\!=\!\!\overset{\delta^-}{CH_2} + H^+ \overset{\text{慢}}{\longrightarrow} [CH_3\overset{+}{C}HCH_3]$

第二步　　$[CH_3\overset{+}{C}HCH_3] + X^- \overset{\text{快}}{\longrightarrow} CH_3\underset{\underset{X}{|}}{C}HCH_3$

（丙烯中的 → 表示 σ 电子云的偏移，弯箭头 ⁀→ 表示 π 电子云的转移）

同理，在三氯丙烯分子中，由于三个氯原子的强吸电子性，使 C=C 双键中的 π 电子云分布不均匀，出现正、负电荷中心。试剂中带正电荷的 H⁺ 进攻分子中的负电中心是含氢较少的双键碳原子，通过形成较稳定的三氯丙基碳正离子，继而很快完成反应，生成的产物为 1，1，1，3-四氯丙烷，而不是氢加在含氢较多的双键碳原子上的 1，1，1，2-四氯丙烷。

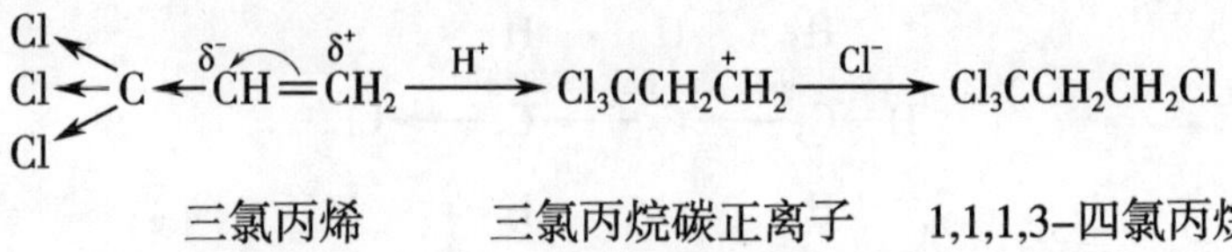

$$\underset{\underset{Cl}{|}}{\overset{\overset{Cl}{|}}{Cl\!\leftarrow\!C}}\!\!\leftarrow\!\overset{\delta^-}{CH}\!\!=\!\!\overset{\delta^+}{CH_2} \overset{H^+}{\longrightarrow} Cl_3CCH_2\overset{+}{C}H_2 \overset{Cl^-}{\longrightarrow} Cl_3CCH_2CH_2Cl$$

三氯丙烯　　　　三氯丙烷碳正离子　　　1，1，1，3-四氯丙烷综上所述，马氏规则的实质就是不饱和烃的亲电加成总是以形成较稳定的碳正离子中间体决定反应的主要产物。

（3）加水反应：烯烃与水在酸的催化下可发生加成反应生成醇，亦称烯烃的直接水合反应，它是工业上制备醇的常用方法之一。该类反应都经历了碳正离子中间体，因此也遵循马氏规则。例如：

$$CH_2{=}CH_2 \ + \ H_2O \xrightarrow{H^+} CH_3CH_2OH$$

$$CH_3CH{=}CH_2 \ + \ H_2O \xrightarrow{H^+} CH_3\underset{OH}{CH}CH_3$$

炔烃发生亲电加成反应的活性比相应的烯烃低，因此炔烃与水的加成反应在稀硫酸和硫酸汞共催化下才能进行，生成的烯醇型中间体再经过重排生成醛或酮。其中乙炔水合反应生成乙醛，其他末端炔烃水合产物为甲基酮化合物，该方法具有非常好的应用价值。

$$RC{\equiv}CH \ + \ H_2O \xrightarrow[H_2SO_4]{HgSO_4} \left[\underset{R-\underset{|}{C}{=}CH_2}{OH}\right] \xrightarrow{异构} \overset{O}{\underset{\parallel}{R-C-CH_3}}$$

（4）加成含氧无机酸的反应（H_2SO_4、HOX）：烯烃与 H_2SO_4 加成生成硫酸氢酯，再经水解生成相应的醇，该类反应亦称烯烃的间接水合反应。

$$RC{=}CH_2 \ + \ HOSO_3H \longrightarrow \left[\underset{OSO_3H}{R-\underset{|}{CH}-CH_3}\right] \xrightarrow{水解} \underset{OH}{R-\underset{|}{CH}-CH_3}$$

不同结构的烯烃，反应难易程度不同，生成的醇的种类也不同，越容易生成稳定碳正离子中间体的烯烃所需的酸浓度越低。例如：

$$CH_2{=}CH_2 \ + \ H_2SO_4\,(98\%) \longrightarrow CH_3CH_2OSO_3H \xrightarrow{H_2O} CH_3CH_2OH$$
伯醇

$$CH_3CH{=}CH_2 \ + \ H_2SO_4\,(80\%) \longrightarrow CH_3\underset{OSO_3H}{\underset{|}{CH}}CH_3 \xrightarrow{H_2O} CH_3\underset{OH}{\underset{|}{CH}}CH_3$$
仲醇

$$(CH_3)_2C{=}CH_2 \ + \ H_2SO_4\,(63\%) \longrightarrow (CH_3)_2\underset{OSO_3H}{\underset{|}{C}}CH_3 \xrightarrow{H_2O} (CH_3)_2\underset{OH}{\underset{|}{C}}CH_3$$
叔醇

溴或氯在稀的碱性水溶液或水溶液中可生成次卤酸 XOH，烯烃可进一步与 XOH 发生亲电加成反应，生成相应的卤代醇产物，反应也遵循马氏规则。例如：

$$X_2 \ + \ H_2O \longrightarrow XOH \ + \ HX$$

$$CH_2{=}CH_2 \ + \ XOH \longrightarrow XCH_2CH_2OH$$

$$RCH{=}CH_2 \ + \ XOH \longrightarrow RCH\underset{OH}{\underset{|}{}}CH_2X$$

（二）氧化反应

烯烃、炔烃具有 π 电子，因此它们也较烷烃更易被氧化，得到的氧化产物随氧化剂的种类、反应条件及底物分子结构等不同而有所差异。

1. 高锰酸钾（$KMnO_4$）氧化　烯烃、炔烃与酸性 $KMnO_4$ 溶液作用时，不饱和键中的 π 键、σ 键相继断裂，根据不饱和键碳原子上连接的基团不同，可得到各种不同产物。例如，在烯烃双键上有氢原子取代的碳经氧化得到羧酸产物，含两个氢原子的双键碳经氧化分解得到二氧化碳产物，不含氢原子取代的碳经氧化则得到酮产物。炔烃氧化得到的都是羧酸产物，末端炔烃因为有甲酸生成，甲酸氧化分解后得到二氧化碳产物。

$$\begin{array}{c} R \\ C=C \\ R \end{array} \begin{array}{c} R \\ H \end{array} + KMnO_4 \xrightarrow{H^+} \begin{array}{c} R \\ C=O \\ R \end{array} + \begin{array}{c} R \\ O=C \\ OH \end{array}$$

$$\begin{array}{c} R \\ C=C \\ R \end{array} \begin{array}{c} H \\ H \end{array} + KMnO_4 \xrightarrow{H^+} \begin{array}{c} R \\ C=O \\ R \end{array} + CO_2\uparrow$$

$$RC\equiv CR' + KMnO_4 \xrightarrow{H^+} \begin{array}{c} R \\ C=O \\ HO \end{array} + \begin{array}{c} R^1 \\ O=C \\ OH \end{array}$$

由于反应前后 $KMnO_4$ 的紫红色发生改变，因此可利用此反应检验不饱和碳碳双键和三键。通过对反应最终产物的分析，可以推测原来不饱和烃的结构。例如：某一不饱和烃化合物在 $KMnO_4$ 的氧化条件下得到正丙酸和乙酸两种产物，通过逆合成分析可以得出这一不饱和烃为 2-戊烯或 2-戊炔。一个简单的经验方法是：将产物中的氧去掉，在双键处连接起来，便是原来烯烃的结构。

$$\begin{array}{c} O \\ \parallel \\ CH_3CH_2C-OH \end{array} + \begin{array}{c} O \\ \parallel \\ CH_3-C-OH \end{array} \longrightarrow \begin{array}{c} CH_3CH_2 \\ C=C \\ H \end{array} \begin{array}{c} CH_3 \\ H \end{array}$$

$$或$$

$$CH_3CH_2-C\equiv C-CH_3$$

2. 臭氧氧化　臭氧（含 6%～8%O_3 的氧气）在低温下即能与烯烃迅速发生定量反应，生成臭氧化物。这个反应称为烯烃的臭氧化反应。

$$\begin{array}{c} R \\ C=C \\ H_3C \end{array} \begin{array}{c} H \\ CH_3 \end{array} \xrightarrow{O_3} \begin{array}{c} R \\ C \\ H_3C \end{array} \begin{array}{c} O \\ O-O \end{array} \begin{array}{c} H \\ C \\ CH_3 \end{array} \xrightarrow{Zn粉/H_2O} \begin{array}{c} R \\ C=O \\ H_3C \end{array} + \begin{array}{c} H \\ O=C \\ CH_3 \end{array}$$

臭氧化物

臭氧化物中的过氧键（—O—O—）很不稳定，容易发生爆炸。因此一般不将其分离，而是在臭氧化反应完成后就直接在溶液中进行水解，得到醛或酮或二者混合物。臭氧化物水解时会生成一分子过氧化氢，Zn 粉的作用是防止醛进一步被过氧化氢氧化成酸。

烯烃的臭氧化物在 Zn 粉存在下水解，断裂部位是原烯烃的 C=C 键处，所以可根据反应产物的结构推测原烯烃的结构。

炔烃也能被臭氧氧化，水解后得到羧酸。根据所得羧酸的结构，也可确定炔烃中三键位置。

$$R-C\equiv C-R' \xrightarrow[\text{2) 水解}]{\text{1) } O_3} R-COOH + R'-COOH$$

（三）烯烃的自由基反应

1. 加成反应　在过氧化物存在下，烯烃与溴化氢发生加成反应，得到反马氏规则的产物 1- 溴代烷。这种因过氧化物的存在而引起不对称烯烃与溴化氢反应不遵循马氏规则的加成反应称过氧化物效应（peroxide effect）。由于过氧化物分子中 O—O 键离解能小，易均裂成自由基，使加成反应按自由基加成机制进行。例如：在过氧醚的存在下，2- 甲基丙烯与溴化氢发生加成反应得到 2- 甲基 1- 溴丙烷产物。

$$CH_3-\underset{\underset{CH_3}{|}}{C}=CH_2 + HBr \xrightarrow{ROOR} H_3C-\underset{\underset{CH_3}{|}}{\overset{\overset{H}{|}}{C}}-\underset{\underset{Br}{|}}{C}H_2$$

过氧化物效应只存在于不对称烯烃与溴化氢的加成反应中，氟化氢、氯化氢、碘化氢等试剂都无过氧化物效应。

2. α-H 的卤代反应　烯烃、炔烃分子中与不饱和键直接相连的碳原子称为 α- 碳原子，该碳上的氢原子称为 α- 氢原子，由于受碳碳双键或三键的影响，α- 氢原子变得比较活泼，在适当的反应条件下可与卤代试剂发生 α- 自由基取代反应，生成相应的 α- 卤代不饱和烃。例如：丙烯与氯气在 400℃ 高温条件下就可以生成烯丙基氯，而丙炔在硝酸银作用下可与 N- 溴代丁二酰亚胺发生 α- 取代反应，生成炔丙基溴。

$$CH_3CH=CH_2 + Cl_2 \xrightarrow{400℃} ClCH_2CH=CH_2$$
烯丙基氯

$$CH_3CH\equiv CH + \text{（NBS）} \xrightarrow{AgNO_3} BrCH_2CH\equiv CH$$
炔丙基溴

N-溴代丁二酰亚胺
（NBS）

（四）末端炔烃的反应

三键碳上连有氢原子的炔烃称末端炔烃。由于三键碳原子是 sp 杂化，其电负性较 sp^2 和 sp^3 杂化的碳原子大，使得末端炔烃的氢的酸性比相应的烯氢的酸性强，因此末端炔烃能与一些金属离子发生反应生成不溶性的炔化物。

$$CH\equiv CH \quad v.s. \quad CH_2=CH_2$$
$$pK_a \approx 26 \qquad pK_a \approx 40$$

例如，将末端炔烃与硝酸银的氨溶液或氯化亚铜的氨溶液混合，则分别有白色的炔化银或砖红色的炔化亚铜沉淀生成。

$$RCH{\equiv}CH \ + \ Cu(NH_3)_2Cl \longrightarrow RCH{\equiv}CCu\downarrow \ + \ NH_3 \ + \ NH_4Cl$$
砖红色

$$RCH{\equiv}CH \ + \ Ag(NH_3)_2NO_3 \longrightarrow RCH{\equiv}CAg\downarrow \ + \ NH_3 \ + \ NH_4NO_3$$
白色

上述反应较为灵敏，且现象明显，常用来鉴别具有 $R-C{\equiv}CH$ 结构特征的炔烃，并可从混合物中将这种末端炔金属沉淀分离出来，再通过硝酸分解重新得到末端炔。这两种炔化物具有极强的爆炸性，在使用的时候需要极度小心。

末端炔烃在碱的作用下，形成具有亲核性炔基负离子，可与一系列亲电试剂发生加成反应、取代反应等，生成相应的高级炔烃，可用于合成中在炔烃末端延长碳链。

（五）聚合反应

在一定条件下，烯烃、炔烃分子中的 π 键断裂，彼此之间链式地互相加成结合，形成相对分子质量很大的高分子化合物，这种反应叫聚合反应。参与聚合反应的每个基本结构分子称为单体，最终的链式加成产物称为聚合物。这些高聚物具有良好的弹性、耐热性、气密性、绝缘性等，在材料化合物领域得到广泛的应用。

例如：乙烯的聚合反应需要在加热和高压的条件下进行，而当使用特殊的 $TiCl_4-R_3Al$ 类型的催化剂催化时，可使聚合反应在较低的温度和压力下进行。

$$n\,H_2C{=}CH_2 \xrightarrow[\text{高压}]{200\sim300\,^{\circ}\!C} {\left[\!\!\left. H_2C-CH_2 \right]\!\!\right._n}$$
乙烯（单体）   聚乙烯（聚合物）

$$n\,H_2C{=}\underset{\underset{\displaystyle CH_3}{|}}{CH} \xrightarrow[50\sim60\,^{\circ}\!C]{TiCl_4-R_3Al} {\left[\!\!\left. H_2C-\underset{\underset{\displaystyle CH_3}{|}}{CH} \right]\!\!\right._n}$$
丙烯（单体）   聚丙烯（聚合物）

相比于烯烃，炔烃聚合反应一般不生成高分子量的聚合产物，只得到简单的二聚、三聚、四聚反应产物。例如：

二聚

$$2CH{\equiv}CH \xrightarrow[NH_4Cl]{CuCl} CH_2{=}CH-C{\equiv}CH$$

三聚

$$3CH{\equiv}CH \xrightarrow{500\,^{\circ}\!C} \text{(苯环)}$$

第六节 二 烯 烃

二烯烃是含有两个碳碳双键的不饱和烃，具有与单炔烃相同的通式 C_nH_{2n-2}。根据二烯烃分子中两个 C=C 双键的相对位置，二烯烃可分为以下三类：

1. **聚集二烯烃（cumulated diene）** 两个 C=C 同时连在一个碳原子上，即含 $\backslash C{=}C{=}C\diagup$

结构体系的二烯烃，称为聚集二烯烃。例如，$CH_2=C=CH_2$（1，2-丙二烯）。此类化合物不多，也较难制备。

2. 隔离二烯烃（isolated diene）　两个 C=C 双键间相隔两个或两个以上单键，即具有

$$\overset{\diagdown}{\diagup}C=C{\overset{|}{\diagdown}}{\overset{|}{\big(}C{\overset{|}{\big)}}_n}C=C{\overset{\diagup}{\diagdown}}$$（$n \geq 1$）结构体系的二烯烃，称为隔离二烯烃。例如，

$CH_2=CHCH_2CH_2CH_2=CH_2$（1，5-己二烯）。此类二烯烃两个双键相隔较远，相互间基本无影响，化学性质类似单烯烃。

3. 共轭二烯烃（conjugated diene）　两个 C=C 双键间隔一个单键，即单、双键交替排列，含 $\overset{\diagdown}{\diagup}C=C{\overset{|}{-}}C=C{\overset{\diagup}{\diagdown}}$ 结构体系的二烯烃，称为共轭二烯烃。例如，$CH_2=CH-CH=CH_2$（1，3-丁二烯）。此类二烯烃结构、性质都比较特殊，因此在理论和实际应用上都比较重要，是本节介绍的重点。我们以 1，3-丁二烯为例来讨论它们的结构和性质。

一、共轭二烯烃的结构

1，3-丁二烯的 4 个碳原子都是 sp^2 杂化的，分子中所有的 σ 键（3 个碳碳 σ 键，6 个碳氢 σ 键）都在同一个平面上，4 个碳原子上的 4 个未杂化的 p 轨道垂直于该平面，相互平行重叠（图 2-5）。

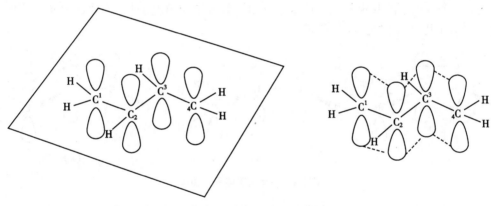

图 2-5　1，3-丁二烯分子示意图

可以看出，不仅 C_1—C_2 及 C_3—C_4 可形成两个 π 键，C_2—C_3 之间的 p 轨道亦可发生重叠，实际上 4 个 p 轨道电子的运动范围已经扩展到 4 个碳原子的周围，这种现象称为 π 电子的离域。这样形成的键称为大 π 键或共轭 π 键。

具有共轭双键的结构体系称 π-π 共轭体系，它是共轭体系中常见的一种。不仅在 1，3-丁二烯分子中，在单双键间隔的更长的分子链中都存在 π-π 共轭，像这样单双键间隔的链称为共轭链。

在共轭体系中，π 电子的离域使电子云密度平均化，即键长平均化。在 1，3-丁二烯中，碳碳双键键长 0.137nm，较一般烯烃的双键长；碳碳单键键长 0.146nm，较一般烷烃的碳碳单键键长短。电荷分散的结果还使体系的内能降低，所以共轭体系较相应的非共轭体系稳定。

二、共轭体系和共轭效应

（一）共轭体系

共轭体系是指含有共轭 π 键的体系，可以是分子的一部分或是整个分子。根据形成共轭 π 键的轨道类型不同，共轭体系有以下几种类型：

1. π-π 共轭 由形成两个以上 π 键的 p 轨道相互重叠而成的体系。凡含有双键、单键交替连接的结构都属此类型。例如：

$$CH_3CH{=}CH{-}CH{=}CHCH_3 \qquad CH_3CH{=}CH{-}CH{=}CH{-}CH_2$$

2,4-己二烯   1,3,5-庚三烯

2. p-π 共轭 由 p 轨道和 π 键重叠而成的体系。根据 p 轨道上容纳电子数的不同，p-π 共轭可分为以下三种情况：

（1）多电子 p-π 共轭：如溴乙烯 $CH_2{=}CHBr$，分子中溴原子以 σ 键直接和双键碳原子相连，由于溴原子具有孤对 p 电子，能与 π 键侧面重叠，形成以 C、C、Br 三原子为中心，包含 4 个 p 电子的共轭 π 键。由于成键的轨道数少于成键的电子数，因此这种 p-π 共轭称多电子或富电子 p-π 共轭，如图 2-6（a）所示。

（2）缺电子 p-π 共轭：如烯丙基碳正离子 $\overset{+}{C}H_2CH{=}CH_2$，该体系中的 3 个碳原子均为 sp^2 杂化，带正电荷的碳原子的 p 轨道无电子填充。该 p 轨道与 π 键发生侧面重叠，形成以 3 个碳原子为中心、包含两个 p 电子的共轭 π 键。由于成键轨道数多于成键电子数，因此这种 p-π 共轭称缺电子的 p-π 共轭，如图 2-6（b）所示。

（3）等电子 p-π 共轭：烯丙基自由基 $\dot{C}H_2CH{=}CH_2$ 类似烯丙基碳正离子，只是与双键相连的碳原子的 p 轨道上有一个单电子，该 p 轨道可与 π 键侧面重叠，形成以 3 个碳原子为中心、包含 3 个 p 电子的共轭 π 键。由于成键轨道数等于成键电子数，因此这种 p-π 共轭又称等电子的 p-π 共轭，如图 2-6（c）所示。

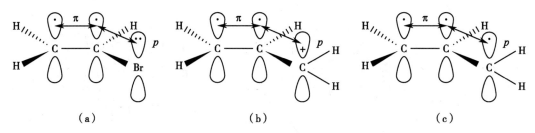

（a）   （b）   （c）

图 2-6 p-π 共轭体系示意图

3. 超共轭 为由碳氢 σ 键与 π 键或 p 轨道部分重叠而成的共轭体系。常见的有以下两种：

（1）σ-π 超共轭：丙烯 $CH_3CH{=}CH_2$ 分子中与双键碳原子相连的甲基碳原子上有 3 个碳氢 σ 键，由于氢原子体积较小，像是嵌在碳氢 σ 键电子云中，因此碳氢 σ 键类似有孤对电子，当碳碳单键自由旋转时可使碳氢 σ 键有机会与 π 键发生一定程度的侧面重叠，形成 σ-π 超共轭，如图 2-7（a）所示。

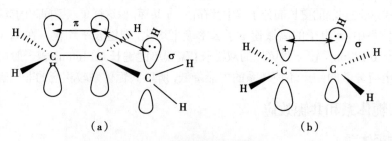

（a）   （b）

图 2-7   超共轭体系示意图

（2）σ-p 超共轭：乙基碳正离子 $CH_3\overset{+}{C}H_2$ 的带正电荷的 C 原子为 sp^2 杂化，并有一空 p

轨道，碳碳单键自由旋转，使甲基上的碳氢 σ 键有机会与该空 p 轨道发生一定程度重叠，形成 σ-p 超共轭，如图 2-7（b）所示。除甲基碳正离子外，烷基碳正离子一般都有此类共轭。

σ-p 超共轭效应常用来解释碳正离子的稳定性。带正电荷的碳原子连接的甲基越多，形成的 σ-p 超共轭效应的概率越高，σ-p 超共轭效应越强，电荷分散的程度越高，体系越稳定。所以常见的碳正离子的稳定性顺序是：

$$
\underset{\text{叔丁基碳正离子}}{CH_3-\overset{\overset{\displaystyle CH_3}{|}}{\underset{\underset{\displaystyle CH_3}{|}}{C}}+}
\qquad
\underset{\text{异丙基碳正离子}}{>CH_3-\overset{\overset{\displaystyle H}{|}}{\underset{\underset{\displaystyle CH_3}{|}}{C}}+}
\qquad
\underset{\text{乙基碳正离子}}{>CH_3-\overset{\overset{\displaystyle H}{|}}{\underset{\underset{\displaystyle H}{|}}{C}}+}
\qquad
\underset{\text{甲基碳正离子}}{>H-\overset{\overset{\displaystyle H}{|}}{\underset{\underset{\displaystyle H}{|}}{C}}+}
$$

综上所述，共轭体系的形成一般都具备以下特点：①形成共轭 π 键的原子必须共平面；②有一定数量的供成键用的 p 轨道电子和平行的 p 轨道。

（二）共轭效应

1. 共轭效应（conjugative effect） 是存在于共轭体系中的电子效应，即 π 电子离域对分子的影响。共轭效应分为静态共轭效应和动态共轭效应两种。

静态共轭效应是指共轭体系中由于 π 电子离域使体系（分子、离子、自由基）内能降低，具有键长平均化和静态极化作用，是分子内固有的效应。例如，在丙烯醛、丁烯酮分子中，由于氧的吸电子性，使整个分子电荷密度出现交替极化。箭头表示电子转移的方向。

$$
\underset{\text{丙烯醛}}{\overset{\delta^+}{CH_2}=\overset{\delta^-}{CH}-\overset{\delta^+}{\underset{\underset{\displaystyle H}{|}}{C}}=\overset{\delta^-}{O}}
\qquad\qquad
\underset{\text{丁烯酮}}{\overset{\delta^+}{CH_2}=\overset{\delta^-}{CH}-\overset{\delta^+}{\underset{\underset{\displaystyle CH_3}{|}}{C}}=\overset{\delta^-}{O}}
$$

2. 动态共轭效应 是指共轭体系受外界（电场、试剂等）作用时的极化现象。例如，1,3-丁二烯分子无静态极化作用，是非极性分子，但当受到亲电试剂（如 H^+）进攻时，分子发生极化，分子中电荷密度也出现交替极化。

$$
\overset{\delta^+}{CH_2}=\overset{\delta^-}{CH}-\overset{\delta^+}{\underset{\underset{\displaystyle H}{|}}{C}}=\overset{\delta^-}{CH_2}\;+\;H^+
$$

必须指出：诱导效应建立在定域基础上，是一种短程效应。共轭效应则是建立在离域基础上，是一种远程效应。一个分子中可同时存在两种效应，通常共轭效应的影响大于诱导效应。例如，溴乙烯（$CH_2=CHBr$）分子中同时存在诱导效应和共轭效应，与 HBr 加成时，主要得到 1,1-二溴乙烷，这是共轭效应作用的结果。

$$
\underset{-I\text{效应}}{\overset{\delta^+}{CH_2}=\overset{\delta^-}{CH}\rightarrow Br}
\qquad\qquad
\underset{p\text{-}\pi\text{共轭效应}}{\overset{\delta^-}{CH_2}=\overset{\delta^+}{CH}-\ddot{B}r}
$$

三、共轭二烯烃的特性

（一）1,2-加成与 1,4-加成

共轭二烯烃除了能发生一般烯烃的化学反应如加成、聚合等，还能发生一些特殊的反

应。例如，1,3-丁二烯与溴化氢发生亲电加成反应时就有 1,2-加成和 1,4-加成两种产物生成。

$$CH_2=CH-CH=CH_2 + HBr \begin{array}{l} \xrightarrow{1,2-\text{加成}} CH_3CHBrCH=CH_2 \\ \xrightarrow{1,4-\text{加成}} CH_2BrCH=CHCH_3 \end{array}$$

从机制上进行分析：在 1,3-丁二烯分子中，由于共轭效应，π 电子云会按箭头所示的方向偏移，使共轭链上出现交替极化的现象。如果反应的第一步 H^+ 进攻碳链中间的一个 $C^{\delta-}$ 时，生成热力学上较不稳定的伯碳正离子，反应不易进行；只有 H^+ 进攻碳链末端的一个 $C^{\delta-}$ 时，生成热力学上较稳定的烯丙基碳正离子，反应易进行。两种烯丙基碳正离子之间可以互相异构，反应的第二步中两种烯丙基碳正离子被溴负离子捕捉，生成相应的 1,2-加成和 1,4-加成产物。整个过程如下所示：

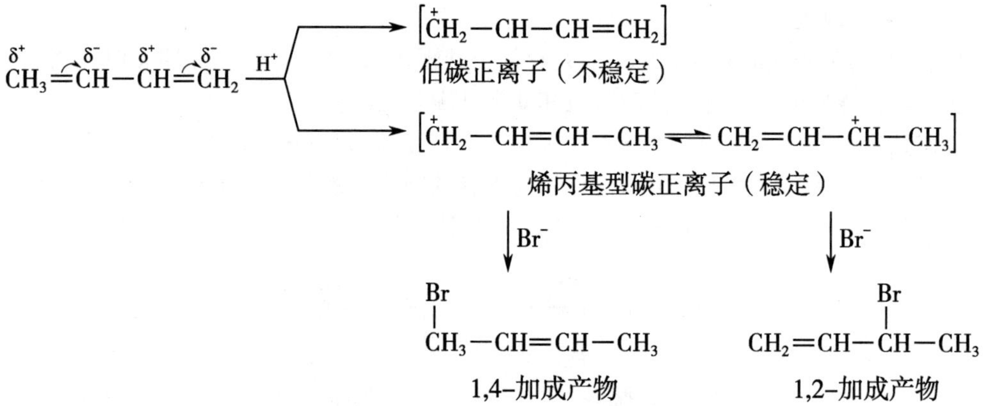

（二）狄尔斯-阿尔德(Diels-Alder)反应(4+2 环加成反应)

共轭二烯烃可与亲二烯体发生 1,4-加成反应生成环状化合物（通常为六元环），这个反应称 Diels-Alder 反应或双烯合成，该类反应在有机合成中得到非常广泛的应用，它是一步构建六元环骨架最有效的方法。

亲二烯体是指含有一个活泼双键或活泼三键的化合物。乙烯及其衍生物是一类广泛使用的亲二烯体。例如：乙烯与 1,3-丁二烯反应生成环己烯产物，但是该反应条件比较苛刻，需要高温高压。而当使用乙烯分子中含有吸电子基团的衍生物顺丁烯二酸酐作亲二烯体时，反应条件就变得非常的温和。

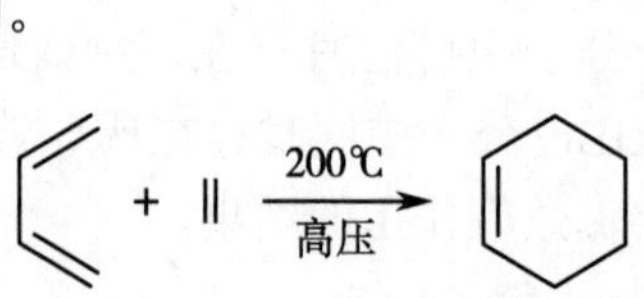

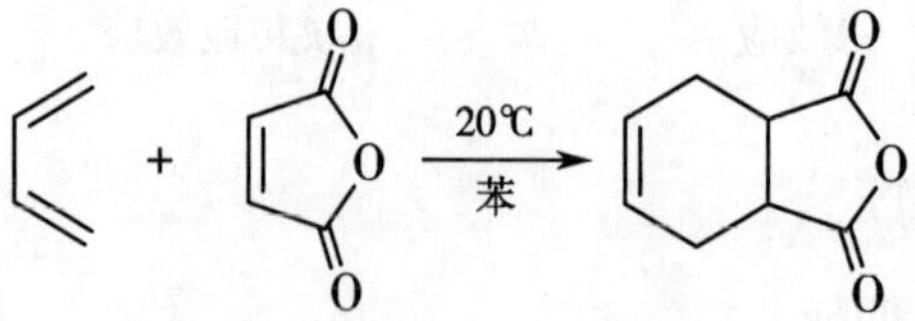

吸电子基团为醛羰基、酮羰基、酯基、氰基、硝基、卤原子等,都可以很好地活化亲二烯体。

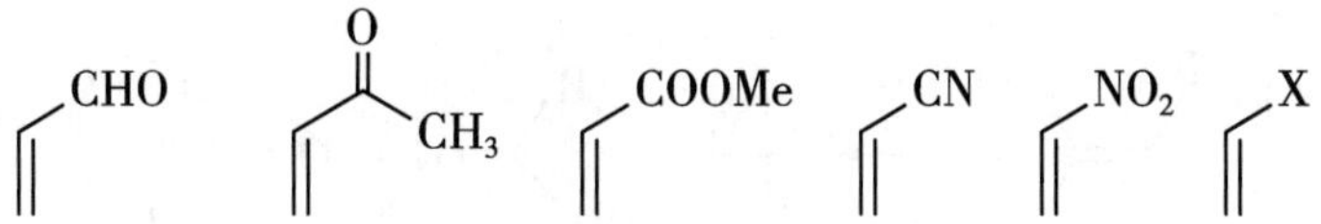

双烯合成是共轭二烯烃重要的特性反应之一,这是一个协同反应的例子,反应的机制比较复杂,反应历程中化学键的断裂和生成协同在同一步中完成。反应不太受溶剂极性的影响,不被酸碱催化,也不受引发剂或抑制剂的影响。

本 章 小 结

一、烷烃的反应

1. 氧化反应(燃烧反应)

$$C_nH_{2n+2}+\frac{3n+1}{2}O_2 \longrightarrow nCO_2+(n+1)H_2O+热量$$

2. 卤代反应

$$RH+X_2 \xrightarrow{光照或加热} RX+HX$$

例如:

$$CH_4+Cl_2 \xrightarrow{光照} CH_3Cl+HCl$$

二、烯烃的反应

1. 加成反应

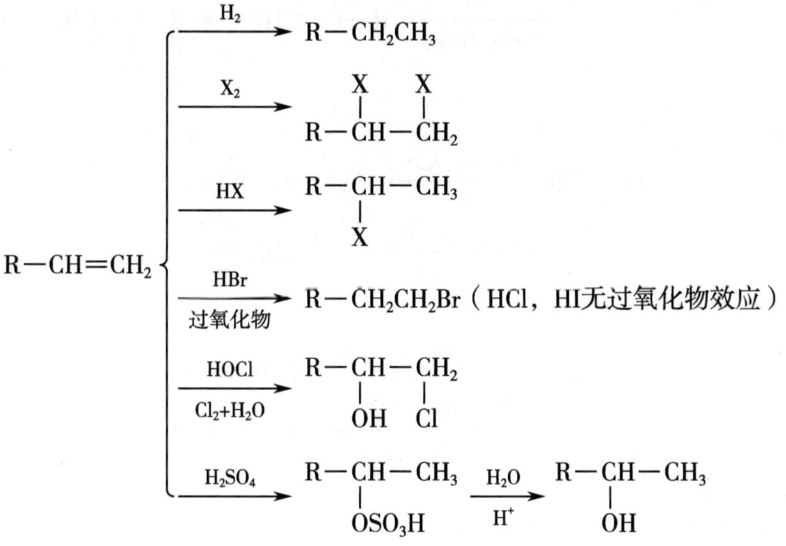

2. 氧化反应

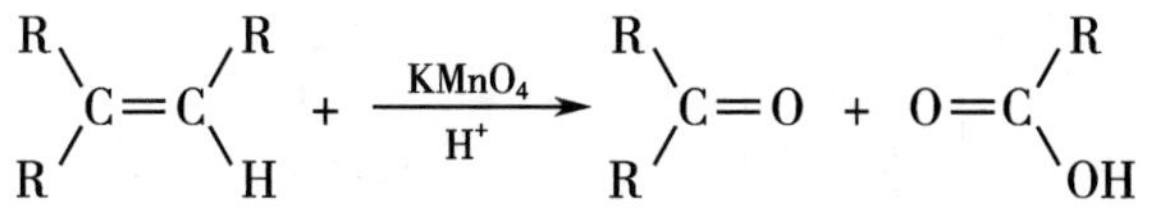

$$\underset{R}{\overset{R}{\diagdown}}C=C\underset{H}{\overset{H}{\diagup}} + \xrightarrow[H^+]{KMnO_4} \underset{R}{\overset{R}{\diagdown}}C=O + CO_2\uparrow$$

$$\underset{CH_3}{\overset{R}{\diagdown}}C=C\underset{CH_3}{\overset{R'}{\diagup}} \xrightarrow[H_2O]{O_3 \quad Zn粉} \underset{CH_3}{\overset{R}{\diagdown}}C=O + O=C\underset{CH_3}{\overset{R'}{\diagup}}$$

3. α-H 活泼性

$$R-CH_2-CH=CH_2 \begin{cases} \xrightarrow[\triangle]{X_2} R-\underset{X}{\overset{|}{CH}}-CH=CH_2 \quad X:Cl, Br \\ \xrightarrow{NBS} R-\underset{Br}{\overset{|}{CH}}-CH=CH_2 \end{cases}$$

三、炔烃的反应

1. 加成反应

$$R-C\equiv CH- \begin{cases} \xrightarrow{X_2} R-\underset{X}{\overset{\overset{\displaystyle X}{|}}{C}}=CH \xrightarrow{X_2} R-\underset{X}{\overset{\overset{\displaystyle X}{|}}{C}}-CHX_2 \\ \xrightarrow{HX} R-\underset{}{\overset{\overset{\displaystyle X}{|}}{C}}=CH \xrightarrow{HX} R-CX_2CH_3 \\ \xrightarrow[HgSO_4,\ H_2SO_4]{H_2O} R-\underset{}{\overset{\overset{\displaystyle OH}{|}}{C}}=CH_2 \rightleftharpoons R-\underset{\underset{\displaystyle O}{\|}}{C}-CH_3 \end{cases}$$

2. 氧化反应

$$RC\equiv CR' \xrightarrow[H^+]{KMnO_4,\ H_2O} RCOOH + R'COOH$$

$$RC\equiv CH \xrightarrow[H^+]{KMnO_4,\ H_2O} RCOOH + CO_2$$

3. 末端炔烃的性质及其应用

$$R-C\equiv C-H \begin{cases} \xrightarrow{Ag(NH_3)_2NO_3} R-C\equiv CAg\downarrow \\ \xrightarrow{Cu(NH_3)_2Cl} R-C\equiv CCu\downarrow \end{cases}$$

四、共轭二烯的反应

1. 亲电加成反应：1, 2- 加成和 1, 4- 加成

2. Diels-Alder 反应

练 习 题

1. 选择题

(1) 下列烯烃的名称**不**符合系统命名法的是

    A. 2,3-二甲基-2-丁烯   B. 3,3-二甲基-1-丁烯

    C. 2-乙基-2-戊烯   D. 4,4-二甲基-1-戊烯

(2) 下列名称正确的是

    A. 3,3-二甲基-5-异丙基庚烷

    B. 3,3,6,7-四甲基-5-乙基辛烷

    C. 2,3,6,6-四甲基-4-乙基辛烷

    D. 2-甲基-2,4-二乙基-5-异丙基己烷

(3) 假定甲基自由基的构型是 sp^2 杂化的,其单个电子处于什么轨道

    A. $2s$ B. $2p$

    C. sp D. sp^2

(4) 下列各基团中 +I 效应最强的是

    A. C_6H_5- B. C_2H_5-

    C. $(CH_3)_3C-$ D. CH_3-

(5) 下列 -I 效应最强的是

    A. $-Cl$ B. $-C_6H_5$

    C. $-OCH_3$ D. $-OH$

(6) 按照次序规则,基团 ①$-COOCH_3$;②$-OH$;③$-NH_2$;④$-CH_2OH$;⑤$-C_6H_5$ 的优先顺序为

    A. ①>②>③>④>⑤   B. ②>③>①>④>⑤

    C. ②>③>④>⑤>①   D. ⑤>④>③>②>①

(7) sp^2 杂化轨道的夹角是

    A. 180°   B. 120°

    C. 109°28′   D. 90°

(8) 1-戊烯-4-炔与 1mol Br_2 反应后主要产物为

    A. 3,5-二溴-1-戊烯-4-炔   B. 4,5-二溴-1-戊炔

    C. 1,2-二溴-1,4-戊二烯   D. 4,5-二溴-1-戊烯

(9) 下列化合物中,碳原子在一条直线上的是

    A. 正丁烷   B. 异丁烷

    C. 2-丁炔   D. 2-丁烯

2. 用系统命名法命名下列化合物

(1)   (2)

$$(3)\ CH_2=\overset{\underset{\displaystyle CH_3}{|}}{C}-CH=CH_2$$

$$(4)\ CH_3-\overset{\underset{\displaystyle CH_2CH_2CH_3}{|}}{\overset{\displaystyle CH_2CH_3}{\overset{|}{C}}}-CH_2CH_3$$

$$(5)\ \underset{H_3C}{\overset{CH_3CH_2}{>}}C=C\underset{H}{\overset{CH_2CH_3}{<}}$$

$$(6)\ CH_3CH_2\overset{\underset{\displaystyle CH=CH_2}{|}}{CH}CH_2CH_3$$

$$(7)\ HC\equiv C-CH_2\overset{\underset{\displaystyle CH_3}{|}}{CH}CH_3$$

$$(8)\ CH_3CH=\overset{\underset{\displaystyle CH_3}{|}}{C}-C\equiv CH$$

3. 写出下列化合物的结构式

(1) 2,3-二甲基戊烷

(2) 2-甲基-2-丁烯

(3) 2,3,5-三甲基-4-乙基庚烷

(4) 1,4-己二炔

(5) 2,3,3,4-四甲基戊烷

(6) 异丁烯

(7) 2,5-二甲基-3-己炔

(8) 1-丁烯-3-炔

4. 完成下列反应式

$$(1)\ CH_3CH_2\overset{\underset{\displaystyle CH_3}{|}}{C}=CH_2\ +\ HBr \longrightarrow$$

$$(2)\ CCl_3CH=CH_2 + HCl \longrightarrow$$

$$(3)\ CH_3CH=CH_2 + H_2SO_4 \longrightarrow$$

$$(4)\ CH_3-\overset{\underset{\displaystyle CH_3}{|}}{C}=CH_2\ \xrightarrow[H^+]{KMnO_4}$$

(5) $CH_3CH_2-C\equiv CH + AgNO_3$（氨溶液）$\longrightarrow$

(6) $CH_3C\equiv CH + 2Br_2 \longrightarrow$

(7) $CH_3CH_2C\equiv CH + H_2O \xrightarrow[HgSO_4]{H_2SO_4}$

5. 用简便易行的化学方法区别下列各组化合物

(1) 2-甲基丁烷　3-甲基-1-丁烯　3-甲基-1-丁炔

(2) 1-戊炔　2-戊炔　戊烷

6. 推测结构式

(1) 分子式为 C_5H_{10} 的化合物 A、B。A 经臭氧氧化后，再用锌水处理得到等摩尔丙酮和乙醛；B 经相同条件反应得到等摩尔的 2-甲基丙醛和甲醛。试分别写出 A、B 的结构式。

(2) 一个碳氢化合物 C_5H_8，能使 $KMnO_4$ 溶液和溴的四氯化碳溶液褪色；与银氨溶液生成白色沉淀；与 $HgSO_4$ 的稀 H_2SO_4 溶液生成一个含氧化合物。写出该碳氢化合物所有可能的结构式。

(3) 四种化合物 A、B、C、D 都具有分子式 C_6H_{10}。它们都能使溴的四氯化碳溶液褪色。A 能与 $AgNO_3$ 的氨溶液作用生成沉淀，B、C、D 则不能。当用热的酸性 $KMnO_4$ 氧化时，A 得 CO_2 和戊酸（$CH_3CH_2CH_2CH_2COOH$）；B 得乙酸和 2-甲基丙酸 $[(CH_3)_2CHCOOH]$；C 只得丙酸；D 得 2-甲基丙二酸（$\underset{\underset{\displaystyle CH_3}{|}}{HOOCCHCOOH}$）和 CO_2。试写出 A、B、C、D 的结构。

7. 讨论题

（1）简述 σ 键和 π 键的异同点。

（2）简述诱导效应和共轭效应的产生和作用。

（3）简述开链烃在生产、生活、临床上的应用。

（陈永正）

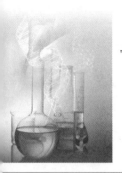

第三章 环 烃

具有环状结构的碳氢化合物称为环烃（cyclic hydrocarbon）。根据其结构和性质不同，环烃又可分为脂环烃和芳香烃两大类。

第一节 脂 环 烃

脂环烃（alicyclic hydrocarbon）及其衍生物广泛分布于自然界中，如石油中含有的环戊烷、环己烷的衍生物，植物挥发油和色素中含有的萜类化合物，动物体内的甾体激素等。脂环烃的性质与开链烃相似。

一、脂环烃的分类及命名

（一）分类

根据脂环烃中碳环数目分为单环、双环和多环脂烃。单环脂烃可根据成环碳原子数有小环（$C_3 \sim C_4$）、普通环（$C_5 \sim C_6$）、中环（$C_7 \sim C_{11}$）和大环（C_{12} 以上）之分。单环脂烃也可根据是否含有不饱和键分为饱和脂环烃与不饱和脂环烃两类。其中，饱和脂环烃又称为环烷烃。在双环或多环脂烃中，两环共用一个碳原子（螺原子）称为螺环烃，两环共用两个或更多个碳原子称为桥环烃，所共用的碳原子称为桥头碳原子。

（二）命名

1. 单环脂烃　通式为 C_nH_{2n}，命名与烷烃相似，根据环上碳原子数目，称为环某烷。英文命名则在相应链烃名称前加词头 cyclo。例如：

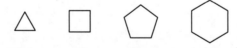

环丙烷　环丁烷　环戊烷　环己烷

若环上有取代基，编号应使取代基的位次最小；如有不同取代基时，从连有优先次序最小的取代基的碳开始编号，编号方向按"最低系列"原则。例如：

1,3-二甲基环己烷　　　1-甲基-3-异丙基环己烷环烯烃的命名与烯烃相似,含双键的碳环称环某烯,环上碳原子的编号,从双键的两个碳原子编起,即双键碳原子为1、2号,在此基础上,编号方向由"最低系列"原则决定,例如:

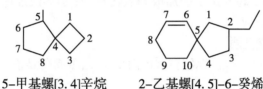

4-甲基-1-环己烯　　　　5-甲基-1,3-环己二烯

不饱和脂环烃中环炔烃较少见,其命名不在此介绍。

2. 多环脂烃

(1) 螺环烃(spiro hydrocarbon):螺环烃的命名是根据成环碳原子的总数称螺某烃,并在螺字后的方括号内用阿拉伯数字标示除螺原子外每个环上碳原子的个数,由小到大排列,数字间在右下角用圆点隔开。螺环烃的编号是从螺原子邻位的碳开始,从小环经螺原子编到大环,如有取代基或C=C,编号使其位次最小。例如:

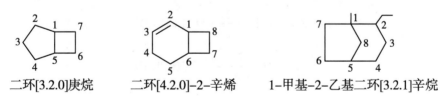

5-甲基螺[3.4]辛烷　　　　2-乙基螺[4.5]-6-癸烯

(2) 桥环烃(bridged hydrocarbon):根据桥环烃的环数用二环、三环等作词头(可通过将桥环烃断裂两条或三条C—C键转变成相应开链烃来确定为二环或三环),以桥环烃成环碳原子总数为母体链烃。紧接词头后的方括号内,用阿拉伯数字按由大到小的次序标明各桥路(主桥)所含碳原子数目,数字间在右下角用圆点隔开,方括号后是母体链烃的名称。编号顺序是从一个桥头碳(共用碳)开始,沿最长桥路到第二个桥头,再从次长桥路回到起始桥头,最后编最短桥路,编号时应注意使C=C或取代基位次最小。例如:

二环[3.2.0]庚烷　　　　二环[4.2.0]-2-辛烯　　　　1-甲基-2-乙基二环[3.2.1]辛烷

二、脂环烃的物理性质

脂环烃的物理性质与链烃相似,在常温下,小环为气体,普通环为液体,中环和大环为固体。环烷烃的沸点、熔点和相对密度都比相应的开链烃高,这是因为脂环烃分子具有一定的对称性和刚性。几种环烷烃与相应烷烃的物理常数见表3-1。

表3-1　几种环烷烃与相应烷烃的物理常数

化合物	沸点/℃	熔点/℃	相对密度/(g/cm³)
丙烷	-42	-187	0.580[①]
环丙烷	-33	-127	0.689[①]
丁烷	-0.5	-138	0.579[②]

化合物	沸点 /℃	熔点 /℃	相对密度 /(g/cm³)
环丁烷	13	−90	0.689[②]
戊烷	36	−130	0.626
环戊烷	49	−94	0.746
己烷	69	−95	0.659
环己烷	81	6.5	0.778
庚烷	98	−90.5	0.684
环庚烷	119	−8	0.810

注：①在 −40℃测定；②加压下测定。

三、脂环烃的化学性质

脂环烃的化学性质与相应的链烃相似。环烷烃与烷烃一样，主要起自由基取代反应；环烯烃与烯烃一样，主要起双键上的加成和氧化反应；小环烷烃因环的张力，内能高不稳定，容易发生开环加成反应。

（一）环烷烃的化学性质

1. 自由基型取代反应　环烷烃与烷烃相似，在光照或高温条件下，可发生自由基型取代反应。例如：

$$\triangle + Cl_2 \xrightarrow{光照} \triangle\!-Cl$$

$$\pentagon + Br_2 \xrightarrow[或300℃]{光照} \pentagon\!-Br$$

2. 加成反应　小环的环烷烃因环的张力大而不稳定，易发生开环加成反应。

（1）加氢

$$\triangle + H_2 \xrightarrow[80℃]{Ni} CH_3CH_2CH_3$$

$$\square + H_2 \xrightarrow[200℃]{Ni} CH_3CH_2CH_2CH_3$$

（2）加卤素、卤化氢

$$\triangle + Br_2 \xrightarrow{常温} BrCH_2CH_2CH_2Br$$

$$\triangle + HBr \xrightarrow{常温} CH_3CH_2CH_2Br$$

取代环丙烷与氢卤酸的加成反应，遵循马氏规则：卤化氢的氢原子加在含氢较多的碳原子上，而卤原子则加在含氢较少的碳原子上。例如：

$$\underset{\substack{H_3C\\|\\HC-CH_2\\ \diagdown\!C\!\diagup\\ /\ \ \backslash\\H_3C\ \ CH_3}}{} + HBr \longrightarrow H_3C-\underset{\substack{|\\Br}}{\overset{\substack{CH_3\\|}}{C}}-\underset{}{\overset{\substack{CH_3\\|}}{CH}}-CH_3$$

环丁烷与卤素或卤化氢的加成比环丙烷要难,常温下一般不反应,环戊烷或环己烷与卤素不发生加成反应,而是在高温或日光下与卤素发生自由基型取代反应。

（二）环烯烃的化学性质

中等或大环烯烃与烯烃一样,主要起双键上的加成和氧化反应。例如:

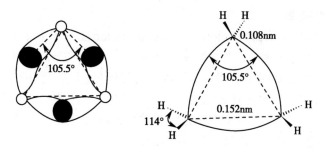

环丙烷及其烷基衍生物容易与卤素发生开环加成反应,而一般的烷烃不具有这样的性质,由此可以用红棕色溴溶液鉴别这两者;环丙烷及其烷基衍生物虽然类似于烯烃能起加成反应,但在室温下不与 $KMnO_4$ 发生氧化反应,因此可以用紫红色 $KMnO_4$ 溶液鉴别这两者。

四、环烷烃的结构

环丙烷为什么不稳定呢?因为环丙烷的碳碳键形成时,因三角形的几何关系不能沿轨道的对称轴实现最大程度的重叠,而是为了成环只能在两原子核连线的外侧重叠,形成弯曲的碳碳 σ 键,使整个分子像拉紧的弓一样有张力(即一种趋向于原子轨道实现最大重叠的力量),如图 3-1 所示。碳碳键的键角只有105.5°,偏离了 sp^3 杂化轨道的键角(109°28′)。另外,这种弯曲 σ 键的电子云在两原子核连线的外侧,受核的束缚力较小,易受到亲电试剂如卤素、卤化氢等的进攻,发生开环加成反应。

图 3-1　环丙烷碳碳键的形成

环丁烷的结构与环丙烷类似,碳碳键也是弯曲的 σ 键,但其弯曲程度低,重叠的程度较大,因而比环丙烷稳定。研究证明环丁烷的四个碳原子并不在同一个平面上。五碳以上的环烷烃,因成环原子增多,成环的原子完全可以不在一个平面上,碳碳键的键角已接近或等于109°28′,环的张力很小甚至没有,所以五碳以上的环烷烃都比较稳定。

环烷烃分子能量的高低和稳定性的大小还可通过燃烧热推测,燃烧热是指 1mol 有机化合物完全燃烧生成 CO_2 和 H_2O 时所释放出的热量(表 3-2)。因此比较每个 CH_2 单元的平均

燃烧热 ΔH 可以衡量环的相对稳定性（一般以 CH_2 燃烧热 658.6kJ/mol 为标准）。

$$(CH_2)_n + \frac{3n}{2}O_2 \longrightarrow nCO_2 + nH_2O$$

表 3-2　环烷烃的燃烧热（ΔH）

名称	分子式	$\Delta H_c/(kJ/mol)$	$\Delta H_c/n/(kJ/mol)$
环丙烷	C_3H_6	2 091.3	697.0
环丁烷	C_4H_8	2 744.1	686.2
环戊烷	C_5H_{10}	3 320.1	664.0
环己烷	C_6H_{12}	3 951.7	658.6
环庚烷	C_7H_{14}	4 636.7	662.3
环辛烷	C_8H_{16}	5 313.9	664.2
环十二烷	$C_{12}H_{24}$	7 905.6	658.8
环十五烷	$C_{15}H_{30}$	9 884.9	659.0
链状烷烃	C_nH_{2n+2}	—	658.6

表 3-2 数据表明，从环丙烷到环己烷，每个 CH_2 燃烧热绝对值逐渐降低，表明分子内能降低，稳定性增高。环丙烷中 CH_2 燃烧热绝对值最大，分子内能最高，稳定性最差。六元环以上环烷烃中 CH_2 的燃烧热绝对值都较低，都具有较高的稳定性。

综上所述，环的稳定性与环的张力和几何形状（构象）有关。通常所说的环张力（ring strain）源于三种情况。原子在成键时都倾向于使其键角与成键轨道的角度相近，sp^3 杂化碳原子的键角是 109°28′，任何与正常键角出现偏差就产生角张力（angle strain）。两个相连的碳原子，都力图使它们的键处于最稳定的交叉式构象，任何与交叉式的偏差都会产生扭转张力。非键合原子或基团之间的空间距离大于它们的范德华（Van der Waals）半径之和时，就相互吸引，小于范德华半径之和时，就彼此排斥，从而产生范德华张力，即空间张力或跨环张力。

五、环烷烃的构象

（一）环戊烷的构象

环戊烷的优势构象是信封式（envelope conformation），分子中 4 个碳原子在一个平面上，另一个碳原子伸出平面外，与平面距离约 50pm，通过 C—C σ 键的转动，时而在上，时而在下，呈动态平衡。平面环戊烷的键角也很接近自然键角，几乎无角张力，但相连的每对碳原子均呈全重叠式，具有较高的扭转张力。为了避免较高的扭转张力，环戊烷通过 C—C σ 键的旋转，转换成交叉式构象，使 C—H 键的扭转张力降低，因此环戊烷信封式能量比平面式能量低，较稳定，是环戊烷的优势构象（图 3-2）。

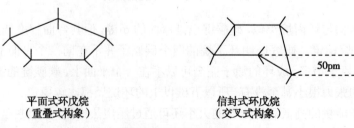

平面式环戊烷　　　　　　　　　　信封式环戊烷
（重叠式构象）　　　　　　　　　（交叉式构象）

图 3-2　环戊烷构象

（二）环己烷的构象

1. 环己烷的椅式和船式构象　环己烷通过成环 C—C 键的扭转，可以形成两种曲折碳环——椅式构象（chair conformation）和船式构象（boat conformation），如图 3-3 所示。环己烷的椅式构象和船式构象是各种构象中的极限构象，他们之间经过键的旋转，可以相互转变。

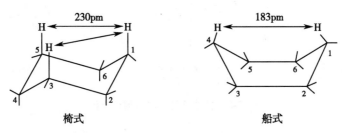

图 3-3　环己烷构象

在椅式构象中，任何相邻的两个碳原子间形成了类似于正丁烷的邻位交叉式构象，扭转张力很低（图 3-4 的椅式 Newman 投影式）。处于竖直方向上的相间氢原子（图 3-3 椅式中，C_1、C_3、C_5 构成竖直向上的 3 条 C—H 键，C_2、C_4、C_6 构成垂直向下的 3 条 C—H 键）距离约为 230pm，与氢原子的范德华半径之和 240pm 相近，无范德华斥力，即没有空间张力。概言之，椅式环己烷是一个既无角张力，又几乎无扭转张力和空间张力的环，是一种广泛存在于自然界的稳定性极高的优势构象。

环己烷的船式构象，虽然也无角张力，但处于"船底"的 4 个碳原子，C_2 与 C_3 或 C_5 与 C_6，每相邻 1 对碳原子为重叠式构象（图 3-4 的船式 Newman 投影式），具有较大的扭转张力。另外，处于船头、船尾碳原子（图 3-3 船式中的 C_1 与 C_4）上的氢，相距 183pm，小于它们的范德华半径之和 240pm，表现出空间张力。

通过两种环己烷构象的综合分析，说明椅式构象比船式构象稳定。后者的能量较前者高出 29.7kJ/mol，即使在常温下由于分子的热运动，也很容易克服这个能量差值，使船式和椅式构象互相转变，因此不能拆分出这两种构象的纯净物。经研究证实在室温下 99.9% 的环己烷是以椅式构象存在，若升高温度，船式构象的百分比将会增加。

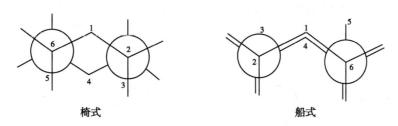

图 3-4　环己烷的 Newman 投影式

2. 椅式构象中的直立键和平伏键　在椅式环己烷中，C_1、C_3、C_5 共平面，C_2、C_4、C_6 处在另一个平面上，两个平面相互平行，距离为 50pm。因此可将椅式构象看成一个厚度为 50pm 的平面，通过分子平面中心点的垂线即分子的对称轴。将 12 个 C—H 键分为两类，与对称轴平行的 6 个 C—H 键称为直立键或 a 键（axia bond），其中三个直立键相间分布于分子平面上，另三个直立键相间分布于分子平面下。其余 6 个 C—H 键与对称轴成 109.5° 的夹角（与分子平面大致平行），伸向环外，称为平伏键或 e 键（equatorial bond），如图 3-5 所示。环中每一个碳原子都同时连有 1 个 a 键和 1 个 e 键，其空间取向对分子平面而言为一上一下的关系。

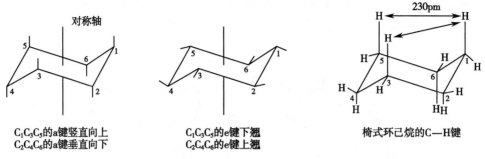

图 3-5 椅式环己烷的 a 键和 e 键

第二节 芳 香 烃

芳香烃简称芳烃，是芳香族化合物的母体。由于它们最初是从具有芳香气味的树脂和香精油中提取得到的，而且研究发现它们大多含有苯环结构，所以称它们为芳香族化合物。事实上某些芳香族化合物不但无芳香气味，而且具有难闻气味，因此，"芳香"一词已失去原有的含义。后来通过大量研究证明，所谓芳香性是指化学性质上表现为：环具有特殊稳定性，不容易破裂，容易发生取代反应，难以发生加成和氧化反应。

根据分子中是否含有苯环，可将芳烃分为苯系芳烃和非苯系芳烃两大类。苯系芳烃是指具有苯环结构的芳烃；非苯系芳烃是指不具有苯环结构而具芳香性的化合物。

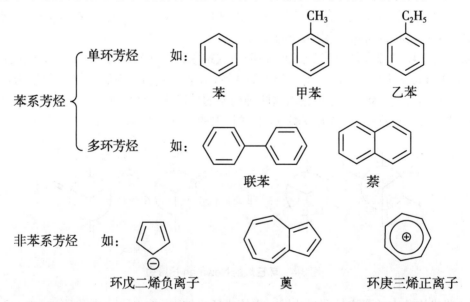

一、单环芳烃

（一）近代苯分子结构的概念

1865 年凯库勒（Kekulè）从苯的分子式 C_6H_6 出发，提出了苯的结构式，即苯的凯库勒式（图 3-6）：

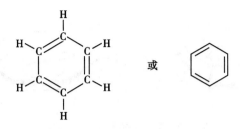

图 3-6 苯的凯库勒式

苯的凯库勒式说明了苯分子的结构组成及原子间的连接次序，但它不能很好地解释为什么苯分子中有三个双键，但实际不易起类似于烯烃的加成和氧化反应，而容易起取代反应。

另外，它也不能很好地解释苯的邻位二元取代物只有一种，但按苯的凯库勒式，它应有下列两种异构体（两取代基可以相同，也可以不同）：

到 20 世纪 30 年代，由于理论物理及实验方法的进步，对苯分子的结构作了深入的研究，才有了近代的苯分子结构的概念，现归纳如下：

1. 苯分子结构数据 近代物理方法证明，苯分子 6 个碳原子和 6 个氢原子都在一个平面上，6 个碳原子组成一个正六边形，所有键角都是 120°，各碳碳键的键长均为 0.140nm，碳氢键长为 0.110nm，如图 3-7 所示。

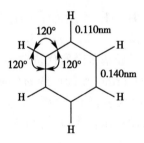

图 3-7 苯分子的骨架

2. 苯分子结构解释 按照杂化轨道理论，苯分子中的 6 个碳原子均以 sp^2 杂化的原子轨道相互重叠形成碳碳 σ 键，又以同样的杂化轨道与氢原子的 1s 轨道重叠形成 6 个碳氢 σ 键，由于是 sp^2 杂化，因此所有键角都是 120°，并且所有 6 个碳原子和 6 个氢原子都是在同一平面上相互连接起来的，由此构成如图 3-7 所示的苯分子的骨架。苯分子的每个碳原子还有一个垂直于苯分子平面的 2p 轨道，每个 p 轨道上有一个未配对的 p 电子，p 轨道都能从侧面与相邻的 p 轨道彼此重叠，结果形成了一个包含 6 个碳原子在内的闭合的大 π 键，π电子云均匀、对称地分布于分子平面上方和下方（图 3-8）：

3. 苯环的稳定性 苯分子的环状大 π 键是由 6 个 p 轨道重叠而成的，因而每一个 π 键电子都受到 6 个碳原子核的共同吸引，π 电子受核的束缚力较大，键较牢固，所以苯环具有特殊的稳定性，体现在化学性质上，苯分子不容易发生破坏苯环的加成和氧化反应。

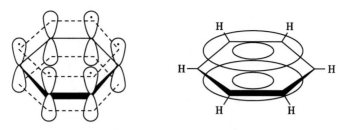

图 3-8　苯分子的 π 轨道（大 π 键）

　　苯分子大 π 键的 6 个 π 电子高度离域，π 电子云完全平均化，使体系中没有单双键之分，6 个碳碳键都一样，所以，苯的邻位二元取代物也不会有两种异构体。

　　苯的特殊结构至今还无一个很好的表示方法，目前除仍然采用凯库勒式以外，还用 ⬡ 表示苯的结构，其中圆圈代表环状的大 π 键。

（二）苯的同系物的命名和异构

　　1. 苯的同系物及通式　苯是最简单的芳烃，苯的烷基取代物为苯的同系物。苯及其同系物的通式为 C_nH_{2n-6}（$n\geq6$）。苯的同系物按取代的烃基数目可分为一烃基苯、二烃基苯和三烃基苯等。

　　2. 芳烃的同分异构及命名

　　（1）简单芳烃

　　1）苯的一元取代物：由于苯环上的 6 个氢原子是等同的，所以苯的一元取代物没有因位置不同而引起构造异构。命名时，通常以苯为母体，侧链上的基团为取代基，称为某苯。例如：

$$C_6H_5CH_3 \quad C_6H_5CH_2CH_3 \quad C_6H_5CH(CH_3)_2 \quad C_6H_5CH{=}CH_2$$
　　　　　甲苯　　　　　乙苯　　　　　　异丙苯　　　　　苯乙烯

　　2）苯的二元或三元取代物：二烃基苯因取代位置不同有 3 种异构体，这种异构体也称位置异构。命名时，可用邻位或 o（ortho-）、间位或 m（meta-）、对位或 p（para-）表示两个取代基的相对位置，也可以用阿拉伯数字表示两个取代基的位次；若苯环上所连的两个取代基不同，而其中一个是甲基，则可用甲苯作为母体，例如：

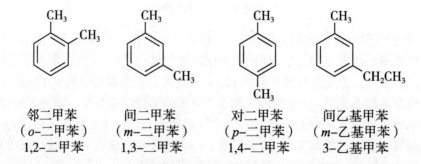

　　邻二甲苯　　　　间二甲苯　　　　　对二甲苯　　　　　间乙基甲苯
　（o-二甲苯）　　（m-二甲苯）　　（p-二甲苯）　　（m-乙基甲苯）
　1,2-二甲苯　　　1,3-二甲苯　　　　1,4-二甲苯　　　　3-乙基甲苯

　　三烃基苯如 3 个烃基相同，则有 3 种位置异构体。命名时常用连、偏、均来分别表示 3 个取代基所处的相连、偏、对称的位置，也可以分别用 1,2,3-、1,2,4-、1,3,5- 表示。例如：

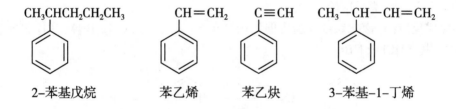

1,2,3-三甲苯　　　1,2,4-三甲苯　　　1,3,5-三甲苯
（连三甲苯）　　　（偏三甲苯）　　　（均三甲苯）

当烃基不同时，烷基名称的排列顺序应按次序规则，优先基团后列出，其他基团按顺序排列，苯环的编号以最简单烃基为 1 位，并以位置数总和最小原则进行命名。例如：

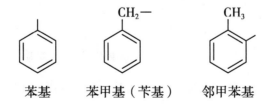

1-甲基-5-丁基-2-异丙基苯

（2）复杂芳烃：苯环上连接有复杂烃基或不饱和烃基时，以苯环为取代基，侧链为母体进行命名。例如：

CH₃CHCH₂CH₂CH₃　　　CH＝CH₂　　　C≡CH　　　CH₃—CH—CH＝CH₂

2-苯基戊烷　　　苯乙烯　　　苯乙炔　　　3-苯基-1-丁烯

（3）芳烃基的命名：芳烃分子失去一个氢原子而成的基团称作芳烃基，简称芳基，常见的芳基有：

CH₂—　　　CH₃

苯基　　　苯甲基（苄基）　　　邻甲苯基

芳基可用—Ar 符号表示，而其中苯基又可用符号—ph 或 φ 表示。

（三）苯及同系物的性质

1. 物理性质　苯及其低级同系物都是无色液体，有芳香气味，比水轻，难溶于水，而溶于石油醚、四氯化碳、乙醚等有机溶剂，液态的芳烃自身也是一种良好的有机溶剂。芳烃燃烧时产生带烟的火焰。苯及同系物有毒，长期吸入它们的蒸气会损坏造血器官及神经系统。表 3-3 列举了苯及其同系物的部分物理常数。

表3-3 苯及其同系物的部分物理常数

名称	熔点 /℃	沸点 /℃	相对密度 /(g/cm³)
苯	5.5	80.1	0.876 5
甲苯	−9.5	110.6	0.866 9
邻二甲苯	−25.0	144.4	0.880 2
对二甲苯	13.2	138.4	0.861 0
间二甲苯	−47.9	139.1	0.864 1
乙苯	−93.9	136.2	0.866 7
连三甲苯	<−15.0	176.1	0.894 2
偏三甲苯	−57.4	169.4	0.875 8
均三甲苯	−52.7	164.7	0.865 1
正丙苯	−101.6	159.2	0.862 0
异丙苯	−96.9	152.4	0.861 7

2. 化学性质　如前所述,苯环是一个非常稳定的体系,所以苯及其同系物与烯烃性质有显著区别,具有特殊的芳香性。主要表现在易发生亲电取代反应,反应时苯环体系不变;加成与氧化反应一般不易进行,除非在高温、催化剂、加压或某些特殊的条件如紫外线作用下方可发生。

(1)苯环的取代反应:取代反应是芳烃重要的化学性质,单环芳烃重要的取代反应有卤代、硝化、磺化、傅 - 克反应等。

1)卤代反应:在卤化铁或铁粉等催化剂存在下,苯与卤素(Cl_2、Br_2)作用,生成氯苯或溴苯,同时生成 HCl 或 HBr。

2)硝化反应:苯与浓硝酸和浓硫酸(工业上称"混酸")作用,苯环上的氢原子被硝基取代,生成硝基苯。

硝基苯在过量的混酸存在下能够继续被硝化,生成间硝基苯。但第二次硝化反应要比第一次慢得多,且需要较高的温度。

烷基苯比苯容易硝化，如甲苯在低于 50℃ 时就可以硝化，生成的主要产物是邻硝基甲苯和对硝基甲苯。

3）磺化反应：苯与 98% 的浓硫酸在 75～80℃ 时发生作用，苯环的氢原子被磺酸基（—SO$_3$H）取代生成苯磺酸。在有机化合物分子中引入磺酸基的反应称为磺化反应。磺化反应是一个可逆反应，反应中生成的水可以使苯磺酸水解成苯。

甲苯比苯容易磺化，它与浓硫酸在常温下就可以进行反应，主要产物是邻甲苯磺酸和对甲苯磺酸。

4）傅 - 克（Friedel-Crafts）反应

傅 - 克烷基化反应（alkylation）：在无水 AlCl$_3$ 的催化下，苯能与卤代烷反应生成苯的烷基衍生物。

Fridel-Crafts 酰基化反应（acylation）：苯与酰卤在无水 AlCl$_3$ 催化下，相互作用，在芳环引入一个酰基，生成酰基苯（芳酮）。

当苯环上已有硝基、磺酸基、羰基等吸电子基团时，傅 - 克反应难以发生，这与苯环取代反应历程有关。

（2）苯环的氧化反应：苯环较难被氧化，但在剧烈的条件下也能被氧化，如工业上用下列方法制备顺 - 丁烯二酸酐：

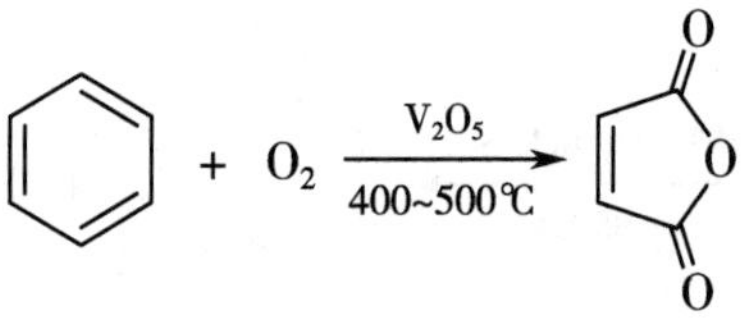

顺-丁烯二酸酐

（3）苯环的加成反应：此反应需要较高的或特殊的反应条件，例如：

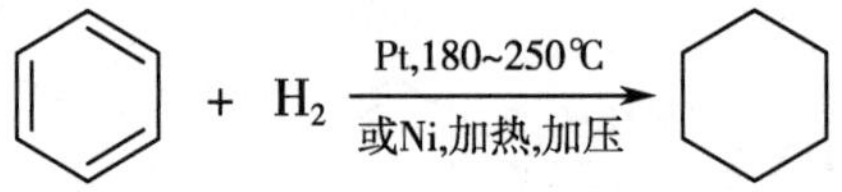

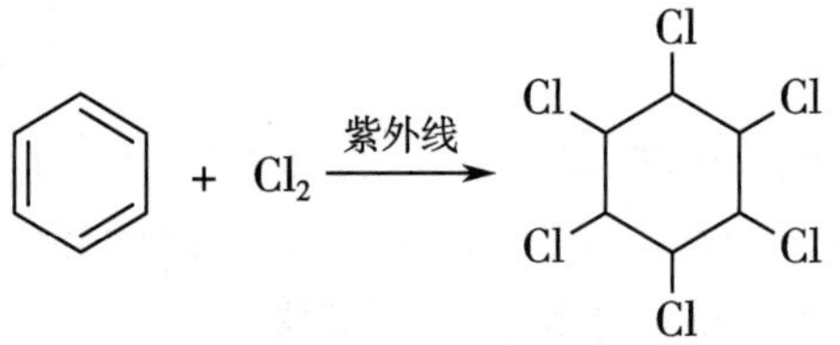

（4）苯环侧链的反应：苯环上的烷基（或其他烃基）称为侧链。侧链受苯环影响，性质较活泼，尤其是 α-C 上的 H，易发生卤代和氧化反应。

1）卤代反应：在日光照射下，将氯气通入沸腾的甲苯中，甲基上的氢原子逐个被氯原子取代：

$$C_6H_5CH_3 \xrightarrow[\text{日光}]{Cl_2} C_6H_5CH_2Cl \xrightarrow[\text{日光}]{Cl_2} C_6H_5CHCl_2 \xrightarrow[\text{日光}]{Cl_2} C_6H_5CCl_3$$
氯（化）苄　　　　　氯化亚苄　　　　　氯化次苄

若为含有多碳烷基的芳烃，卤代时先取代 α-C 上的氢原子，例如：

$$C_6H_5CH_2CH_3 \xrightarrow[\text{日光，热}]{Br_2} C_6H_5CHBrCH_3 + HBr$$

芳烃侧链卤代的机制与烷烃卤代一样，属于自由基型取代反应，而芳环上的卤代为离子型亲电取代。

2）氧化反应：苯环的结构相当稳定，常用的氧化剂（如高锰酸钾、重铬酸钾、浓硫酸、硝酸等）都不能氧化苯。但连有 α- 氢侧链的烃基苯可被这些氧化剂氧化。氧化反应的特点是：反应发生在烃基侧链上，无论侧链长短，只要具有活泼 α- 氢的碳原子，最终均会氧化成苯甲酸。例如：

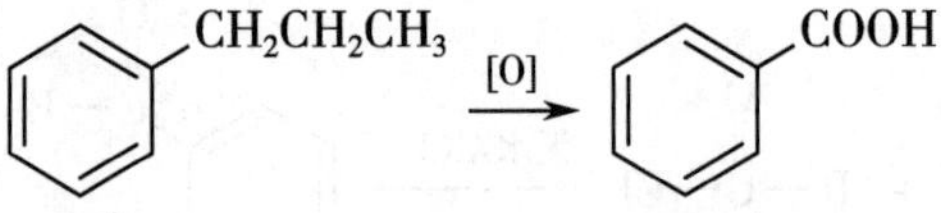

丙苯　　　　　　　　　　苯甲酸

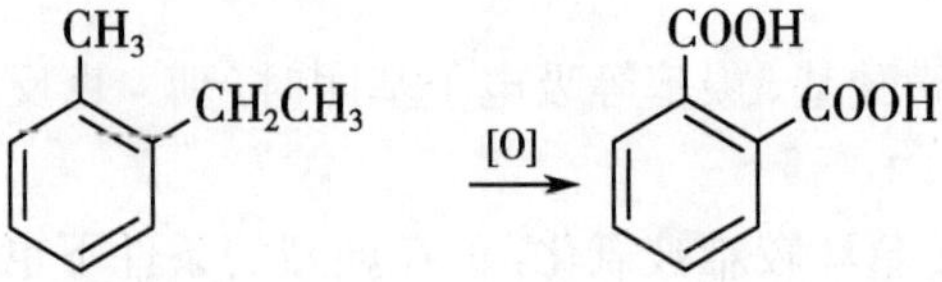

邻乙基甲苯　　　　　　　邻苯二甲酸

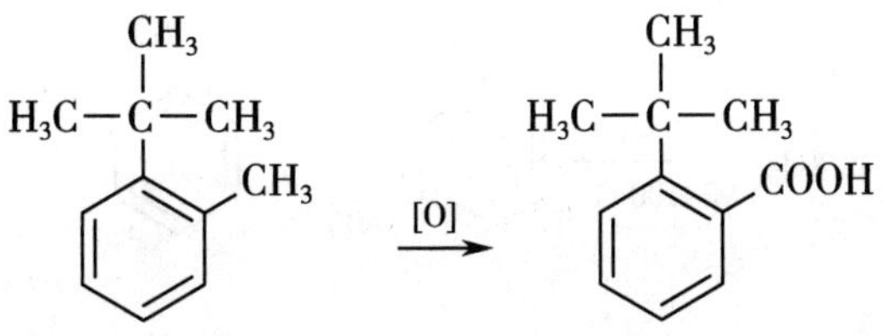

邻叔丁基甲苯　　　　　　　邻叔丁基苯甲酸

（四）苯环的亲电取代反应历程

苯及其同系物的取代反应是亲电取代反应（electrophilic substitution reaction），进攻试剂是亲电试剂（electrophile）。反应中由苯环上的 π 电子提供电子给亲电试剂，反应包括以下几步：

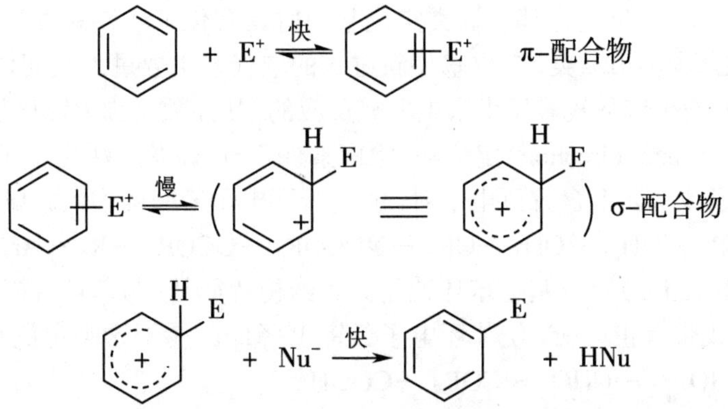

反应的第一步是在适当的催化剂作用下，亲电试剂离解出 E^+。E^+ 很快和苯环中的 π 电子形成 π- 配合物，仍然保持苯环的结构。然后 π- 配合物中 E^+ 借助苯环上的一对 π 电子与苯环的一个碳原子结合，形成碳正离子中间体——σ- 配合物，苯环的共轭体系得到部分破坏。反应的第二步：σ 配合物随即迅速失去一个 H^+，重新恢复苯环的 6 电子共轭体系，生成取代产物。在这一步反应中 Nu^- 起着碱的作用，帮助质子离去。一般来说，生成 σ 配合物的反应较慢，是决定整个反应速率的一步。为了简化起见，常将反应中 π- 配合物这步省略不写。

（五）苯环上亲电取代反应定位效应及解释

1. 定位效应　当苯环上已有取代基，再进行亲电取代时，苯环上原有取代基将会对反应的难易程度及新取代基进入苯环上的位置产生影响。例如，苯、甲苯、硝基苯的硝化反应：

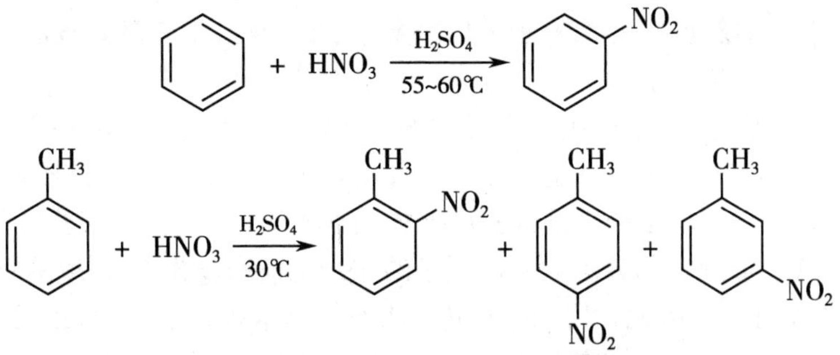

59%　　　　　　37%　　　　4%

$$93.3\% \qquad 6.4\% \qquad 0.3\%$$

以上硝化反应的例子说明：甲苯的硝化反应条件较苯的硝化条件温和，反应较易，主要得到邻位和对位的取代产物；而硝基苯的硝化反应，则较苯难，主要以间位取代产物为主。

由此可见，苯环上原有的取代基既有影响苯环亲电取代反应难易的作用，也可以支配新取代基进入苯环的位置。苯环上原有的取代基称为定位基（orienting group），定位基的这种作用称为定位效应（orienting effect）。

根据定位效应的不同，将定位基分为两类：第一类，定位基使新引进的基团主要进入其邻位和对位，称为邻、对位定位基。这类定位基同时具有使苯环较易发生亲电取代反应的作用，又称为活化基团；第二类，定位基使新进入的取代基主要进入其间位，称为间位定位基。此类定位基具有使苯环较难发生亲电取代反应的作用，故又称为钝化基团。

邻、对位（ortho, para direction）定位基（除卤素外）一般使苯环活化。其结构特征是与苯环直接相连的原子或基团多含有孤电子对，能使苯环电子云密度增大。属于这类定位基的有：$-NR_2$，$-NHR$，$-NH_2$，$-OH$，$-OR$，$-NHCOR$，$-OCOR$，$-R$，$-Ar$，$-X(Cl, Br, I)$。

间位（meta direction）定位基使苯环钝化。其结构特征是：与苯环直接相连的原子一般含有双键或三键或带有正电荷，使苯环电子云密度降低。属于这类定位基的有：$-NR_3^+$，$-NO_2$，$-CN$，$-SO_3H$，$-CHO$，$-COR$，$-COOH$。

上述两类定位基的定位效应各不相同。其反应速率和产物收率不仅与定位基的结构、电子效应、空间效应有关，而且与进攻的亲电试剂的种类、结构、性质以及反应条件等都有关系。总之，能够供给苯环电子的基团使苯环活化；能够减少苯环电子的基团使苯环钝化。

苯的多元取代基的定位规律可归纳如下：

（1）活化基团的作用大于钝化基团。

（2）取代基的作用具有加和性。

（3）第三取代基一般不进入 1,3- 二取代苯的 2 位。

应用定位规律可以合理选择反应路线，得到预期产率较好的产物。

2. 定位效应的解释 苯环是一个电子云分布非常均匀的闭合大 π 体系，当苯环上连接一个取代基时，这个取代基就能使苯环原有的电子云分布发生改变。邻、对位定位基（除卤素外）能使苯环电子云密度增高，尤其是定位基的邻位和对位电子云密度增加更为显著。所以邻、对位定位基（除卤素外）有利于苯环的亲电取代反应，对苯环有致活作用，且亲电试剂容易进攻邻、对位的碳原子。

例如，甲苯，甲基对苯环的供电子诱导效应（+I），使电子云从甲基向苯环转移。另外，甲基的 C—H σ 键与苯环上的大 π 键有 σ-π 超共轭效应（+C）。甲苯中诱导效应与共轭效应的方向是一致的，都使苯环上的电子云密度增加，但对苯环上每个碳原子的影响却不一样。根据量子力学计算，如规定苯分子的各碳原子的相对电荷密度为 1，则甲基邻、对位的碳原子电子云密度都大于 1。因此，甲苯的亲电取代作用比苯快，取代作用主要发生在甲基的邻、对位。用弯箭头表示共轭链交替极化方向，也能得出甲基的邻、对位带部分负电荷，电子云密度较间位大。

又如苯酚，苯酚分子中的羟基（—OH）对苯环具有吸电子的诱导效应（−I），因而使苯环上的电子云密度降低，但羟基氧原子的 p 轨道上的孤对电子又可以与苯环上的大 π 键发生 p-π 共轭效应（+C），使氧原子的孤对电子向苯环方向转移。p-π 共轭效应与诱导效应的方向相反，但在进行反应时，动态共轭效应占优势，总的结果使苯环上电子云密度增加，且共轭链出现交替极化，使羟基的邻、对位电子云密度增加更为显著。所以，苯酚进行亲电取代反应，比苯容易进行，且取代作用主要发生在羟基的邻位和对位。

其他的邻、对位定位基 O^-、—N（CH_3）$_2$、—NH_2、—OH、—OCH_3、—$NHCOCH_3$、—$OCOCH_3$、—X 等与苯环也有 p-π 共轭效应（+C），除了卤素，它们的 +C>−I。

间位定位基使苯环上电子云密度降低，因而不利于苯环的亲电取代反应，对苯环起了钝化作用。例如，硝基苯分子中的硝基是一个吸电子基，对苯环起着吸电子的诱导效应（−I），同时硝基中氮氧间的 π 轨道与苯环的大 π 键构成 π-π 共轭体系，由于氮氧的电负性比碳强，使共轭体系的电子云移向硝基（−C），诱导效应与共轭效应的方向一致，两者共同作用的结果，降低了苯环的电子云密度。按量子力学计算，硝基的邻、对位电荷密度比间位下降更多，使间位电子云密度相对显得高一些，因此，硝基苯进行亲电取代反应比苯困难，且主要产物是间位取代物。

对于苯环的取代定位规律，还可以按共振论的观点，通过比较反应历程中所形成的碳正离子中间体（σ- 络合物）的能量高低、稳定性大小来解释。以氯苯为例。

氯苯受到亲电试剂进攻生成碳正离子中间体，由于氯原子对苯环强烈的吸电子诱导效应（−I），增强了碳正离子的正电荷，从而降低了其稳定性，使反应变慢、苯环致钝，所以氯原子降低苯环的亲电取代活性是完全可以理解的。但为什么氯原子是邻、对位定位基而不是间位定位基呢？这一问题用共振论解释较杂化轨道理论更为合理。

对位进攻时所生成的碳正离子，是下列四种共振结构式所产生的共振杂化体（邻位进

攻时所生成的碳正离子,也可形成类似的四种共振结构式):

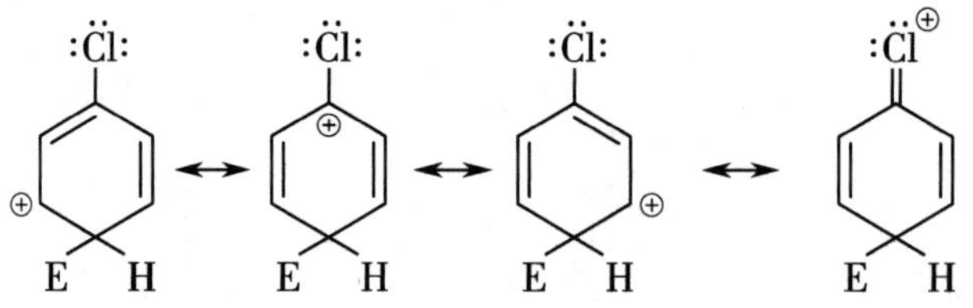

（Ⅰ）　　　（Ⅱ）　　　（Ⅲ）　　　（Ⅳ）（比较稳定）

间位进攻时所生成的碳正离子,是下列三种共振结构式所产生的共振杂化体:

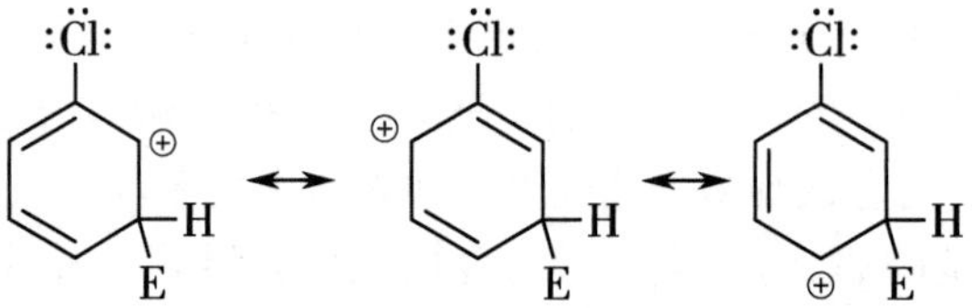

　　根据共振论,参与杂化的共振结构式越多,则共振杂化体越稳定;此外,对位进攻产生的碳正离子中间体的四种共振杂化体中,结构式 4 中的每一个原子都具有完整的八隅体结构,它最稳定,对共振杂化体的贡献最大(邻位进攻的情况与此类似,四种共振结构式中也有一个比较稳定),而间位进攻时所形成的三种共振结构式没有一个是稳定的。综上所述,进攻氯苯对位(或邻位)时所生成的碳正离子中间体,要比进攻间位时更稳定,所以氯原子是一个邻、对位定位基。

　　由此可见,卤原子是一类致钝苯环(因强烈的 –I 效应)的邻、对位定位基。

二、稠环芳烃

　　稠环芳烃是多环芳烃中的一类,它是由两个或两个以上的苯环以两个邻位碳原子并联在一起的化合物,比较常见的有萘、蒽、菲等,它们均存在于煤焦油的高温分馏产物中。

（一）萘(naphthalene)

　　1. 萘的结构和同系物的命名　萘为无色结晶,熔点为 80℃,沸点为 215℃,不溶于水,易溶于乙醇、苯、乙醚等有机溶剂中,易升华。以前市售的卫生丸就是用萘做成的,因对人体有害,已被禁止使用。

　　萘的分子式为 $C_{10}H_8$,是由两个苯环稠合而成,它的结构式及环上碳原子的编号表示如下:

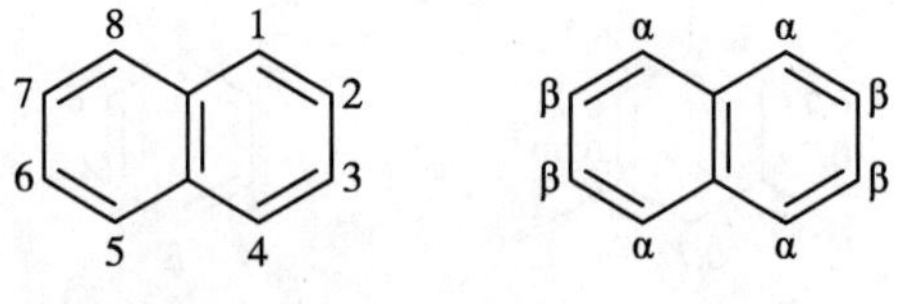

　　其中 C_1、C_4、C_5 和 C_8 的位置是完全等同的,称为 α- 碳原子;C_2、C_3、C_6、C_7 完全等同,称为 β- 碳原子,因此,萘的一元取代物有 α 和 β 两种异构体,如萘酚有 α- 萘酚和 β- 萘酚两种:

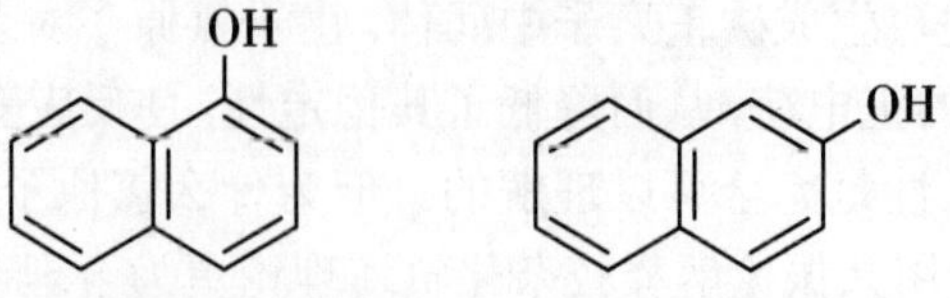

α-萘酚　　　　　　　　　β-萘酚

如果碳环上有两个或两个以上的取代基，命名时则用阿拉伯数字标明取代基的位置，连同取代基名称写于萘名之前。

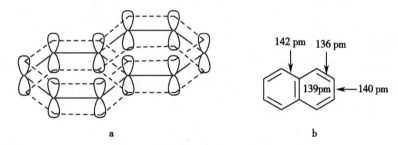

1,3-二甲基萘　　　　　　　　2-甲基-6-乙基萘

萘是平面型分子，具有与苯相似的结构。萘环中也有一个闭合共轭体系，但此共轭体系与苯的共轭体系不完全一样。苯分子中各碳原子的 p 轨道互相重叠都是均等的，而在萘分子中，9 位和 10 位两个碳原子的 p 轨道除了互相重叠外，还分别与 1、8 及 4、5 位碳原子的 p 轨道相重叠，使 π 电子云的分布不均匀。体现在环中 C—C 键的键长上，如图 3-9 所示。

图 3-9　萘分子轨道的结构和键长
a. 萘大 π 键的形成；b. 萘中 C—C 键。

从碳碳键长可看出，萘分子中的键长的平均化程度不如苯，它的稳定性也比苯差。

2. 萘的化学性质　由于萘分子中的电子云分布不均匀，使萘环上不同位置的碳原子具有不同的反应活性，一般 α 位比 β 位碳原子易起反应。

（1）取代反应：萘的卤代、硝化主要发生在 α 位上，磺化反应根据温度不同，反应产物可为 α-萘磺酸或 β-萘磺酸。例如：

（2）加成反应：由于萘的芳香性比苯差，只要用金属钠与醇作用产生的新生氢就可以使萘部分还原为四氢化萘，而苯是不能用新生氢还原的。

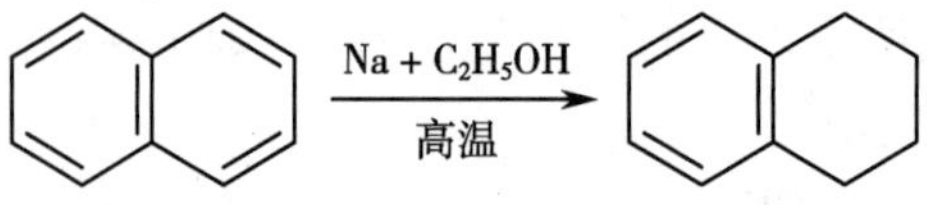

四氢化萘

四氢化萘中尚有一个完整的苯环，如需进一步氢化为十氢化萘，则必需使用 Pt 等催化剂才能达到目的。

（3）氧化反应：萘比苯容易被氧化，不同的反应条件可得不同的氧化产物。用 V_2O_5 作催化剂，萘蒸气在高温下，就可被空气氧化成邻苯二甲酸酐，后者是有机合成的重要原料。

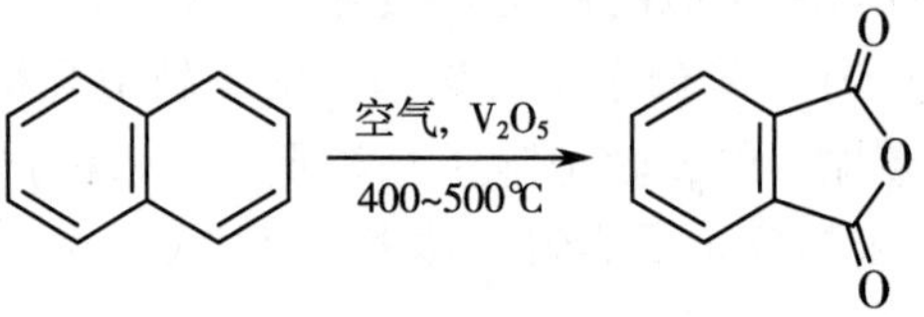

邻苯二甲酸酐

（二）蒽和菲

蒽（anthracene）为无色片状晶体，熔点为 216℃，沸点为 340℃；菲（phenanthrene）为具有光泽的无色结晶，熔点为 101℃，沸点为 340℃。蒽和菲的分子式皆为 $C_{14}H_{10}$，二者互为同分异构体，其结构式和碳原子编号表示为：

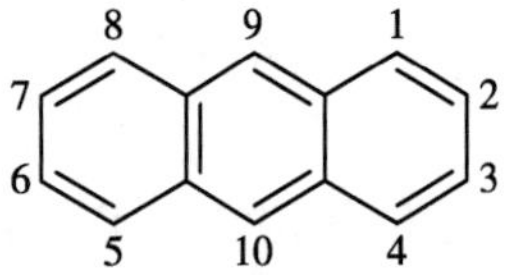

蒽 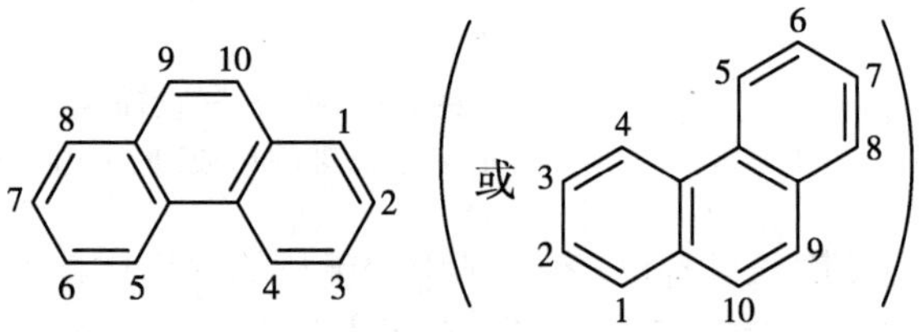　　　　　　菲

蒽和菲在结构上也都形成了闭合的共轭体系，同萘一样，分子中各碳原子的电子云密度是不均等的。因此，各碳原子的反应能力也随之有所不同，其中的 9、10 位碳原子特别活泼，所以它们的取代、加成及氧化反应都易发生在 9、10 位上。其反应产物有：

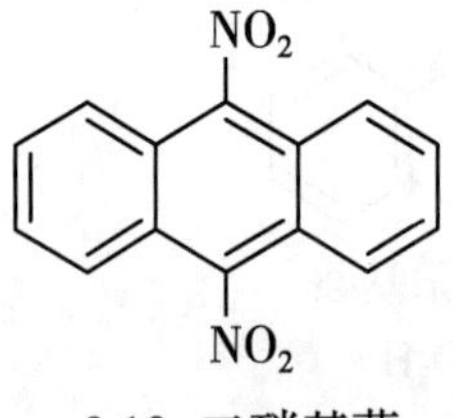

9,10-二硝基蒽 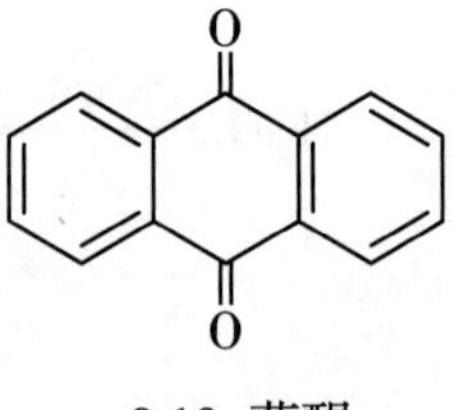　　　　9,10-蒽醌 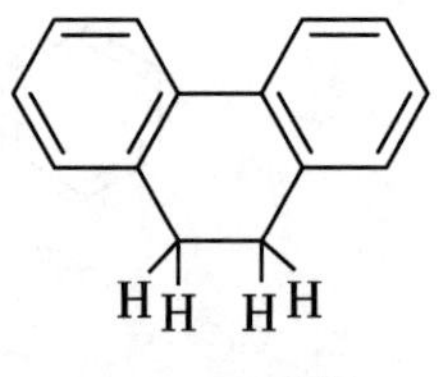　　　　9,10-二氢菲

完全氢化的菲在 C_7 和 C_8 处与环戊烷稠合成的结构称作环戊烷多氢菲，碳骨架为：

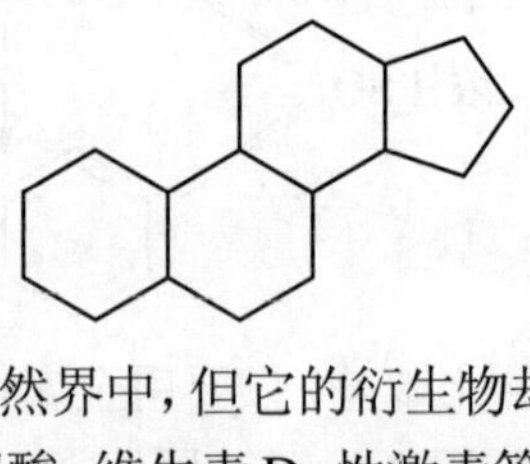

环戊烷多氢菲本身不存在于自然界中，但它的衍生物却广泛分布在动植物体内，而且具有重要的生理作用。例如，胆固醇、胆酸、维生素 D、性激素等，这类化合物被称为甾族化合物。

（三）致癌芳烃

某些具有四个或四个以上苯核的稠环芳烃是致癌烃，其蒸气与皮肤长期接触有可能引起皮肤癌，在煤焦油和沥青中都含有少量的致癌烃，下面列举几种重要的致癌烃，其中 3，4-苯并芘的致癌作用最强。

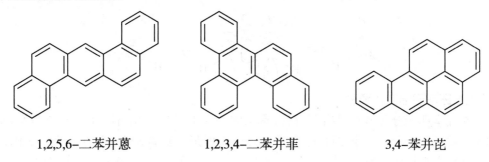

| 1,2,5,6-二苯并蒽 | 1,2,3,4-二苯并菲 | 3,4-苯并芘 |

三、非苯系芳烃与休克尔规则

前面讨论的苯、萘、蒽、菲都具有苯环结构，它们表现出不同程度的芳香性，即表现为环系稳定，不易开环，难起加成和氧化反应，易起取代反应。人们还发现另一类不具有苯环结构的烃类化合物也具有相似的芳香性，这类化合物称为非苯系芳烃，如环戊二烯负离子、薁等。

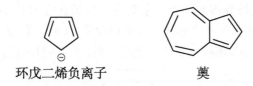

环戊二烯负离子　　　　　　薁

1931 年德国化学家休克尔（Hückel）用简化的分子轨道法（HMO 法），计算了许多单环多烯烃的 π 电子能级，提出了判断芳香性的规则：在一个单环多烯烃化合物中，只要它具有共平面的离域体系，其 π 电子数等于 $4n+2$（$n=0$ 及 1，2…正整数)，该化合物就具有芳香性。这就是著名的判断是否具有芳香性的休克尔规则，也称 $4n+2$ 规则。苯分子具有平面的电子离域体系，离域的大 π 键共有 6 个 π 电子，符合休克尔规则（即 $n=1$），具有芳香性，这与苯的化学性质完全相符。

下面简要介绍和分析几个非苯系芳烃。

（一）环丙烯正离子

环丙烯分子饱和碳原子的碳氢键有两种断裂情况：均裂（即氢带一个电子离开）产生环丙烯游离基；异裂（即氢带一对电子离开）产生环丙烯正离子。两种情况下，该碳原子均由原来的 sp^3 杂化转化为 sp^2 杂化：

环丙烯游离基不符合 $4n+2$ 规则,没有芳香性。而环丙烯正离子中每个碳原子均属 sp^2 杂化,每个碳原子均有 1 个 p 轨道,3 个 p 轨道侧面重叠形成环状的大 π 键,原 2 个双键碳的 p 轨道上都有 1 个电子,带正电荷的碳原子的 p 轨道上没有电子,因而总的 π 电子数为 2,符合 $4n+2$ 规则($n=0$),具有芳香性。

（二）环辛四烯二负离子

已知环辛四烯分子本身没有芳香性,因为它的 π 电子数为 8,不符合 $4n+2$ 规则,而且它的 8 个碳原子也不在一个平面上,而是构成一个船形。实验证明,它的化学性质很活泼,与苯的性质毫无相似之处。

环辛四烯分子（船形）

但是,当环辛四烯从外界得到 2 个电子变成一个 2 价负离子(总电子数为 10 个)时,则体系由原来的船形变成平面正八边形的大 π 离域体系,π 电子数为 10,符合 $4n+2$($n=2$)规则,具有芳香性。目前,环辛四烯二负离子已经制得,并证明具有芳香性。

环辛四烯二负离子

（三）薁

薁是一个五元碳环和七元碳环稠合而成的结构,它是萘的同分异构体,虽然它不是一个单环多烯化合物,但构成环的碳原子都处在最外层的环上,可以把它看成单环共轭多烯。它的成环原子的外围 π 电子数为 10,符合 $4n+2$ 规则($n=2$),它又具有平面结构,所以有芳香性,能进行硝化和傅—克反应。薁为蓝色固体,熔点为 99℃,是挥发油的成分,具有明显的抗菌、镇静及镇痛作用。

薁

（四）轮烯

通常成环碳原子数大于 10、具有单双键交替的单环多烯烃称为轮烯,其通式为 C_nH_n。如环二十二碳十一烯称为[22]-轮烯,方括号中的数字代表成环的碳原子数。它们有无芳香性,取决于成环的所有碳原子是否在同一平面(平面扭转不能大于 0.1nm),同时 π 电子数必须符合 $4n+2$。两者缺一不可。例如,[14]-轮烯 $C_{14}H_{14}$ 和[18]-轮烯 $C_{18}H_{18}$ 的 π 电子数都符合休克尔规则,按理它们都应有芳香性。但[14]-轮烯由于环内氢原子的彼此挤压排斥,使环失去了共平面性,阻碍了π电子的离域,失去了芳香性,而[18]-轮烯的环较大,环内氢的斥力较小,保证了分子的共平面性,因而具有芳香性。但环过大,也会失去芳香性,如[30]-轮烯,虽然符合休克尔规则,但其芳香性已观察不出来。关于芳香性的判据有许多方法,时至今日,化学家们仍在不断地研究,休克尔规则只是其中较为简便的一种。萘、蒽、菲都不属于单环多烯类化合物,但可以将它们与奠一样处理,通过周边计算π电子数均符合 $4n+2$。即使是轮烯类化合物,当 $n>6$ 时,化合物的芳香性也逐渐减弱以至消失。

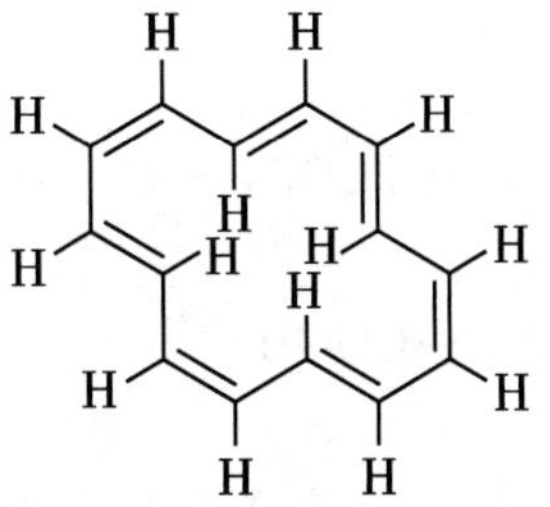

[14]-轮烯 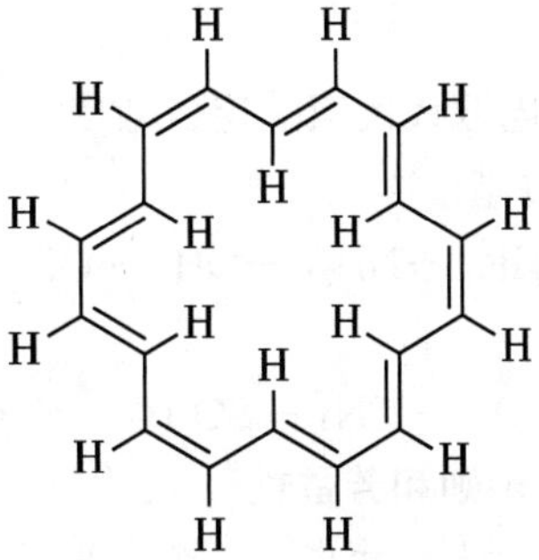   [18]-轮烯

本 章 小 结

一、环烃的化学性质

1. 脂环烃的加成反应

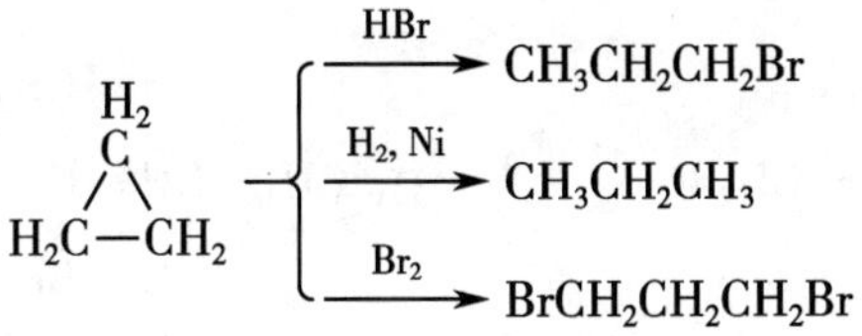

2. 苯的化学性质

(1) 环上取代反应

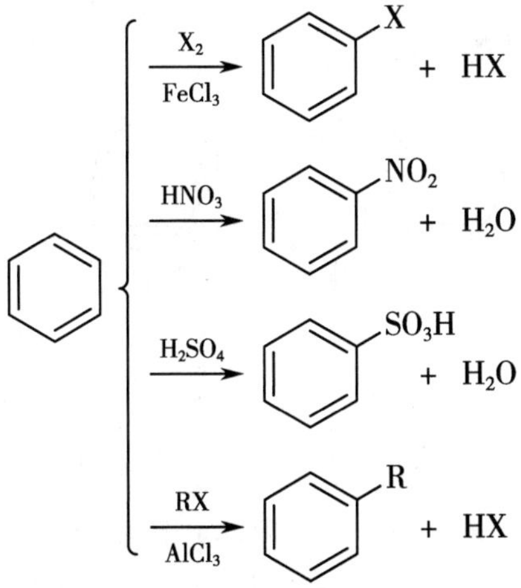

（2）侧链取代反应

$$C_6H_5CH_3 \xrightarrow[hv]{Cl_2} C_6H_5CH_2Cl \xrightarrow[hv]{Cl_2} C_6H_5CHCl_2 \xrightarrow[hv]{Cl_2} C_6H_5CCl_3$$

（3）侧链氧化反应

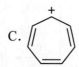

$$\xrightarrow{KMnO_4/H^+}$$

二、芳烃亲电取代反应的定位效应

邻、对位定位基：

$-NR_2$，$-NHR$，$-NH_2$，$-OH$，$-OR$，$-NHCOR$，$-OCOR$，$-R$，$-Ar$，$-X(Cl, Br, I)$

间位定位基：

$-NR_3^+$，$-NO_2$，$-CN$，$-SO_3H$，$-CHO$，$-COR$，$-COOH$

三、Hückel 规则和芳香性

在一单环多烯化合物中，具有共平面的离域体系，其 π 电子数等于 $4n+2$（$n=0,1,2,3\cdots$），此化合物就具有芳香性。此规律称为 Hückel 规律，又称为 $4n+2$ 规则。

练 习 题

1. 选择题

（1）化合物  与 HBr 加成的主要产物是

A. CH₃—CH—CH—CH₂Br（CH₃，CH₃）

B. CH₃—CH—C—CH₃（CH₃，CH₃，Br）

C. CH₃—CH—CH₂—CH—CH₃（CH₃，Br）

D. CH₃—C—CH₂—CH₂—CH₃（CH₃，Br）

（2）下列物质中有芳香性的是

A.　　B.（−）　　C.（+）　　D.（·）

（3）下列化合物进行硝化反应的活性顺序，正确的是

a. CH₃　b. Cl　c.　d. NO₂　e. OCH₃

A. a>c>b>e>d　　　　B. a>b>c>d>e

C. e>a>c>b>d　　　　D. e>a>b>c>d

（4）下列化合物的结构式与名称相符的是

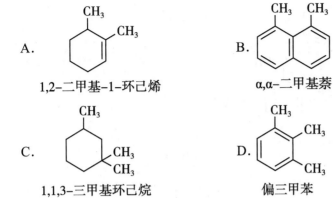

A. 1,2-二甲基-1-环己烯

B. α,α-二甲基萘

C. 1,1,3-三甲基环己烷

D. 偏三甲苯

（5）鉴别丙烷与环丙烷，可采用的试剂是

　　A. KMnO₄

　　B. Br₂/CCl₄

　　C. FeCl₃

　　D. 浓 HNO₃

（6）甲苯一溴代物的结构异构体数目是

　　A. 两种

　　B. 三种

　　C. 四种

　　D. 五种

（7）下列化合物环上取代基与苯环间存在 p-π 共轭效应的是

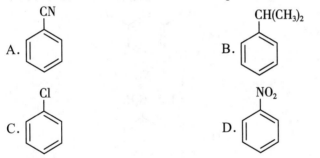

（8）下列化合物进行硝化反应的活性顺序，正确的是

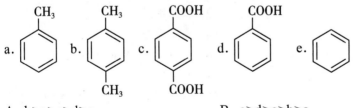

　　A. b>a>e>d>c

　　B. c>d>e>b>a

　　C. e>a>d>b>c

　　D. a>b>d>c>e

（9）下列化学反应式**不**正确的是

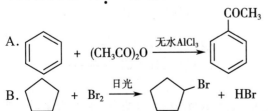

C. 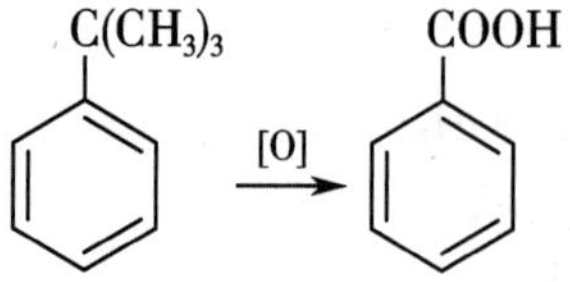 $\xrightarrow{[O]}$

D. 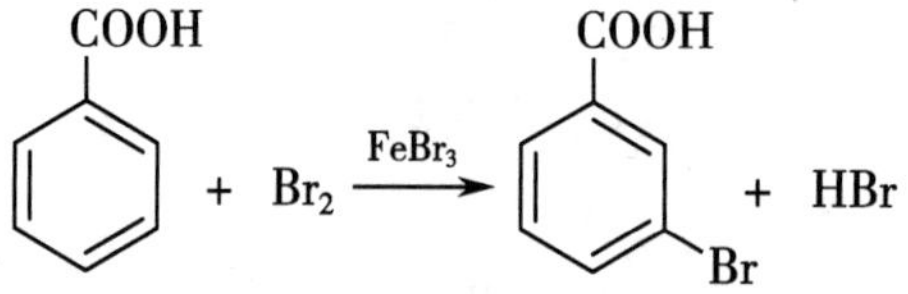 + Br_2 $\xrightarrow{FeBr_3}$ + HBr

2. 写出下列化合物的名称

(1)

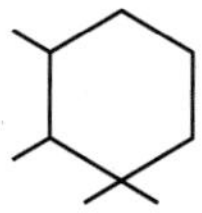

(2)

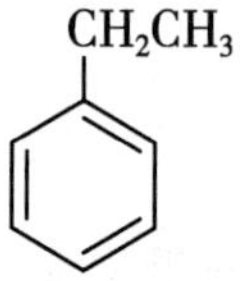

(3)

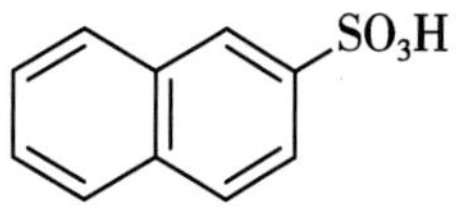

(4)

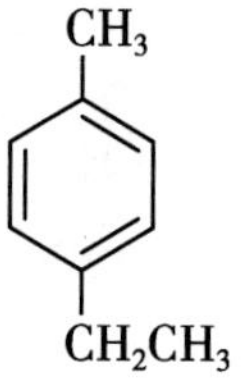

(5)

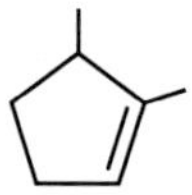

(6)

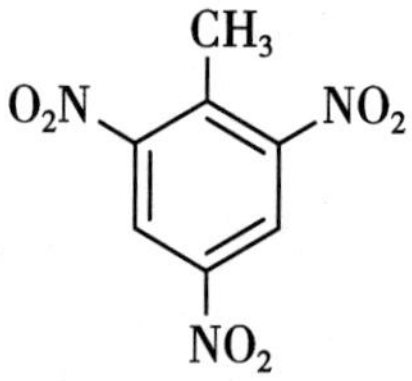

(7)

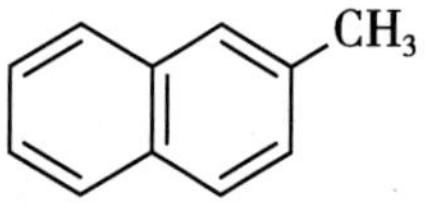

(8)

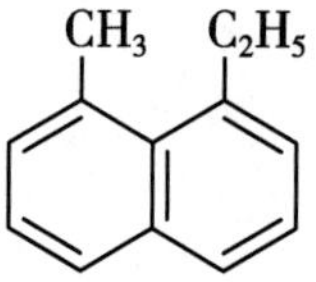

3. 写出下列物质的结构式

(1) 环己烷

(2) 邻二甲苯

(3) 苄基

(4) 连三甲苯

(5) 2, 4- 二硝基氯苯

(6) 3- 甲氧基 -2, 6- 二硝基甲苯

(7) 3, 5- 二溴 -2- 硝基甲苯

(8) 9- 溴菲

(9) 环戊烷多氢菲

(10) 3, 7, 7- 三甲基二环 [4.1.0] 庚烷

(11) 1, 2, 8- 三甲基螺 [4.5] 癸烷

4. 完成下列反应式

(1) 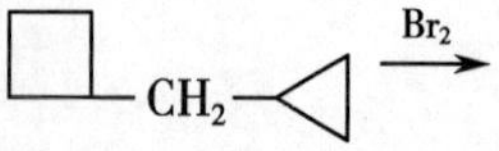 $\xrightarrow{Br_2}$

(2) $C_6H_5NO_2 + Cl_2 \longrightarrow$

(3) $C_6H_5CH_3 + 浓\ H_2SO_4 \longrightarrow$

(4) $C_6H_5CH_2CH_3 \xrightarrow{KMnO_4}$

(5) $C_6H_5Br + 浓\ HNO_3 \xrightarrow{浓\ H_2SO_4}$

(6) $C_6H_5CH_3 + Cl_2 \xrightarrow{日光}$

5. 推测结构式

(1) 一化合物 A（$C_{16}H_{16}$）能使 Br_2/CCl_4 和 $KMnO_4$ 溶液褪色，常压氢化时只吸收 1mol

H_2，当它用热而浓的 $KMnO_4$ 氧化时只生成一个二元酸 $C_6H_4(COOH)_2$，后者溴化时只生成一个单溴代二羧酸，试写出这个化合物的结构式。

（2）甲、乙、丙三种芳烃的分子式都是 C_9H_{12}，氧化时甲得一元酸，乙得二元酸，丙得三元酸，进行硝化时甲和乙分别主要得到两种单硝基化合物，而丙只得到一种单硝基化合物，推断甲、乙、丙的结构。

6. 根据苯环定位取代法则，推测下列合成反应的路线，写出反应式

（1）由甲苯制取邻硝基苯甲酸和间硝基苯甲酸。

（2）由苯合成对硝基氯苯和间硝基氯苯。

7. 指出下列化合物发生单取代硝化反应时的主要位置

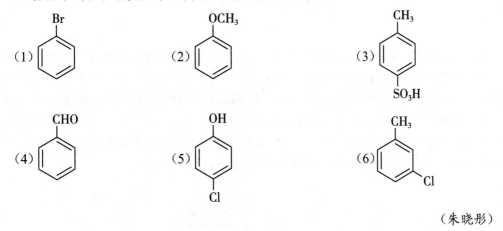

（朱晓彤）

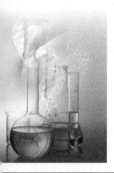

第四章 立 体 异 构

同分异构现象是指化合物分子具有相同的化学式、不同的化学性质和物理性质的现象。同分异构分为构造异构和立体异构两大类。构造异构又称为结构异构，是指分子式相同，分子中原子或基团相互连接的方式和次序不同而产生的异构现象。立体异构（stereoisomerism）是指分子的构造相同，但分子中原子或基团在空间的排列方式不同而引起的异构，它包括由于构型不同而产生的构型异构和因分子内键的旋转而呈现的构象异构。同分异构的分类见图4-1。本章将重点讨论顺反异构和对映异构。

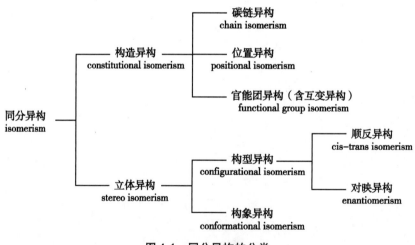

图4-1 同分异构的分类

第一节 顺 反 异 构

一、顺反异构的概念和形成条件

当分子中存在限制原子自由旋转的双键时，与双键直接相连的原子或基团的空间位置是被相对固定的。当双键所在的两个原子分别连有两个不同的原子或基团时，分子就可能存在两种不同的空间排列形式。例如，丁烯二酸：

$$H-C(=COOH)...$$

延胡索酸　　　　失水苹果酸
（反-丁烯二酸）　　（顺-丁烯二酸）

这样的构型异构称为顺反异构（或几何异构）。通常将相同或相似的基团处于双键同侧的称为顺式（*cis*）构型；处于异侧的则称为反式（*trans*）构型。故失水苹果酸称顺-丁烯二酸，延胡索酸称反-丁烯二酸。2-丁烯酸也存在如下两种异构体：

反-2-丁烯酸　　　　顺-2-丁烯酸

但不是所有带双键的化合物都有顺反异构现象。在下面几种结构类型中，①和②不存在顺反异构，而③和④就可形成顺反异构。类型①和②之所以没有顺反异构，是因为双键上有一个碳原子连接着两个相同的基团。

①　　②　　③　　④

当分子中双键数目增加时，顺反异构体的数目也增加，如：

顺,顺-2,5-庚二烯　　顺,反-2,5-庚二烯　　反,反-2,5-庚二烯

在脂环化合物中，环的结构也限制了碳原子的自由旋转。当环上两个或多个碳原子连接的原子或基团不相同时，也有顺反异构现象。例如，环己烷-1,4-二羧酸：

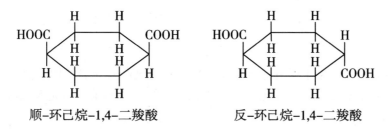

顺-环己烷-1,4-二羧酸　　　　反-环己烷-1,4-二羧酸

因此,顺反异构形成的条件是:①分子中有限制旋转的因素(如双键、脂环)存在;②不能旋转的原子上必须连有两个不相同的原子或基团。

含有 C=N 双键、N=N 双键等的化合物,双键原子连接的原子或基团不同,也可产生顺反异构。如,在醛肟中,羟基和原来醛基上的氢在同侧者为 *syn* 构型,异侧为 *anti* 构型。

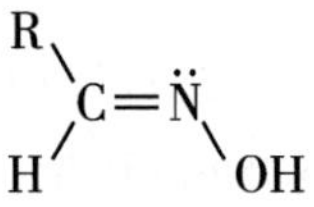

syn(顺) 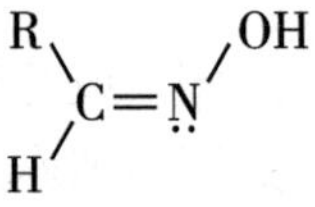   *anti*(反)

含氮氮双键的化合物主要是偶氮化合物(详见第十章),也可以存在顺反异构,例如:

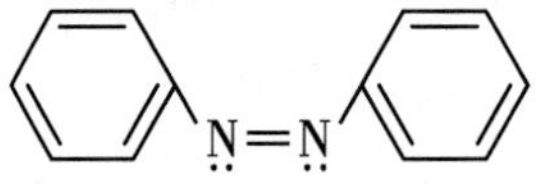

顺式 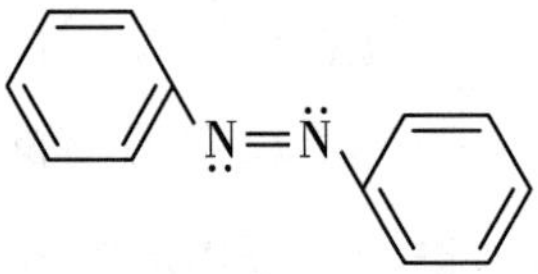   反式

二、*Z-E* 构型命名法

当我们用 *cis* 或 *trans* 来命名顺反异构体时,如果双键所在碳原子连接的四个原子或基团均不相同时,则所谓"相同的原子或基团"就难以确定。例如:

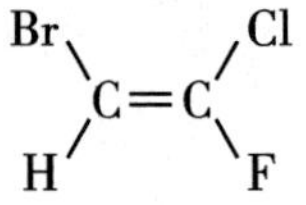

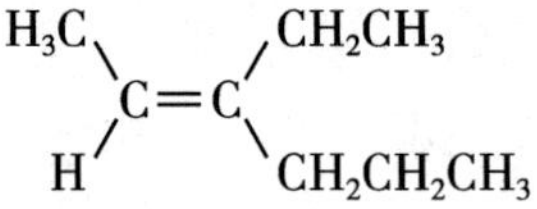

为此,国际上提出了以"基团顺序规则"为基础的 *Z-E* 构型命名法。

首先确定双键上每一个碳原子所连接的两个原子或基团的优先顺序。当两个优先基团位于同侧时,用 *Z*(德文 Zusammen 的缩写,意为"共同")表示其构型;位于异侧时,用 *E*(德文 Entgegen 的缩写,意为"相反")表示其构型。例如,当甲优先于乙,丙优先于丁时:

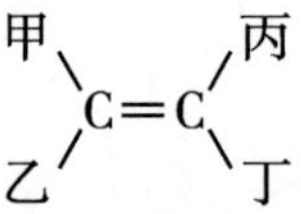

*Z*型 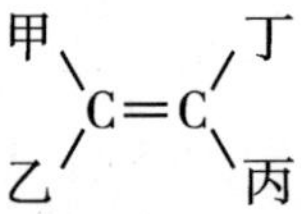   *E*型

根据顺序规则确定基团的优先顺序大小后,上述两个化合物的命名,便没有什么困难。

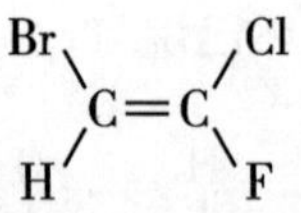

Z-1-氟-1-氯-2-溴乙烯 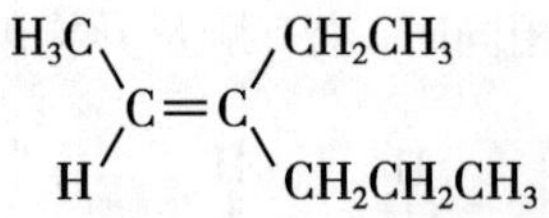   *E*-3-乙基-2-己烯

Z-E 构型命名法适用于所有的顺反异构体。目前这两套命名法同时使用,在环系化合物中,应用 *cis-trans* 命名法更为直观。必须注意的是:*Z* 型并非一定是顺式,*E* 型并非一定是反式。例如:

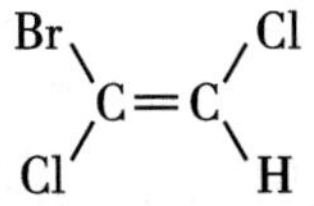

Z-1,2-二氯-1-溴乙烯   E-1,2-二氯-1-溴乙烯
（反-1,2-二氯-1-溴乙烯）   （顺-1,2-二氯-1-溴乙烯）

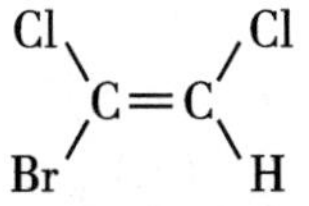

三、顺反异构体在性质上的差异

（一）物理性质

顺反异构体在物理性质上，如偶极距、熔点、溶解度、沸点、相对密度、折光率等方面都存在差异（表4-1）。一般情况下反式异构体比顺式稳定。例如，丁烯二酸的两个异构体，顺-丁烯二酸的两个羧基处于双键同侧，距离较近，有较大的范德华斥力，内能较高，稳定性低。而反-丁烯二酸的两个羧基处于双键异侧，排斥力较小，内能较低，稳定性比顺丁烯二酸大。

表4-1　顺式和反式2-丁烯的物理性质

2-丁烯	熔点/℃	沸点/℃	相对密度/(g/cm³)	偶极矩/C•m
顺式	−139.3	3.5	0.621 3	3.67×10^{-30}
反式	−105.5	0.9	0.604 2	0.0

（二）化学性质

顺反异构体在化学性质上也存在某些差异，如顺-丁烯二酸在140℃可失去水生成酸酐。

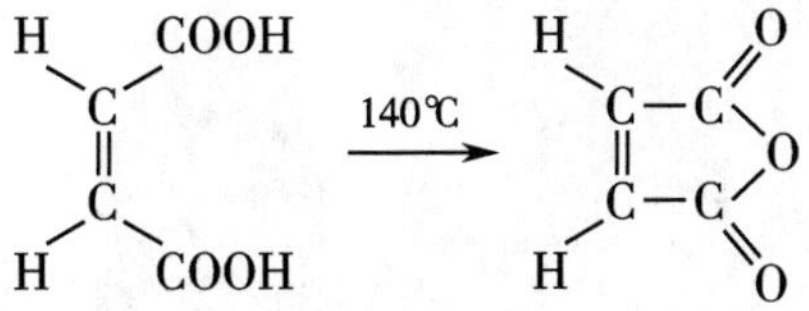

反-丁烯二酸在同样温度下不反应，只有在温度增加至275℃时，才有部分丁烯二酸酐生成。

（三）生理活性

顺反异构体不仅理化性质不同，而且生理活性也不相同。例如，合成的代用品己烯雌酚，反式异构体生理活性较大，顺式则很低；维生素A的结构中具有4个双键，全部是反式构型，如果其中出现顺式构型，则生理活性大大降低；具有降血脂作用的亚油酸和花生四烯酸则全部为顺式构型。

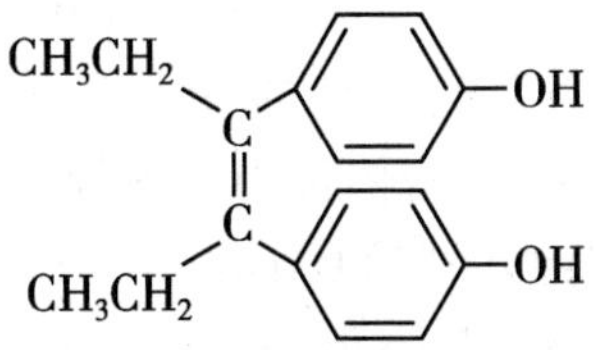

顺-己烯雌酚 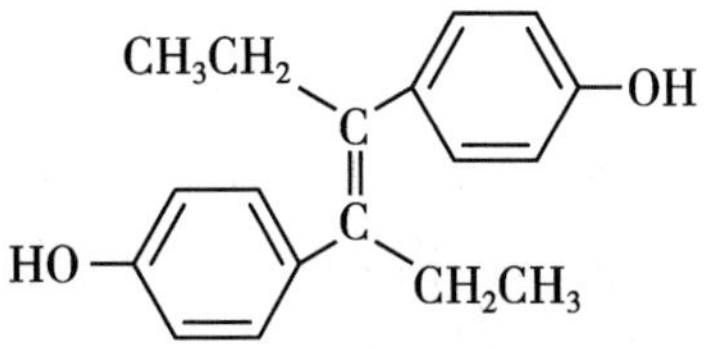   反-己烯雌酚

$$H \quad H \; H \quad H \; H \quad H \; H \quad H$$

花生四烯酸（全顺式）

造成顺反异构体性质差异的原因，是两者相应的基团在空间的距离不同，这种不同使顺反异构体分子中原子或基团之间的相互作用力不一样。就化学稳定性而言，通常是反式异构体较顺式异构体稳定，但这也不是绝对的。顺反异构体由于相应基团间的距离不同，也造成药物与受体表面作用的强弱不同，即药理作用不同。因此，大多数具有顺反异构体的药物，对生物体的作用强度常常是有差别的。

第二节　对　映　异　构

一、对映异构现象和手性

对映异构现象是立体化学的重要内容之一，而产生对映异构现象的原因是手性。什么是手性？物体照镜子，在镜子里就会出现相应的镜像。有的物体（如均匀的木棒、皮球）能够与镜像完全重合，而有些物体（如人的左手和右手）它们互为实物与镜像关系，但不能完全重合（图 4-2）。这种左手和右手互为实物与镜像，但不能完全重合的现象称为手性（chirality）。除人的手以外，脚、耳朵等都是具有手性的物体。

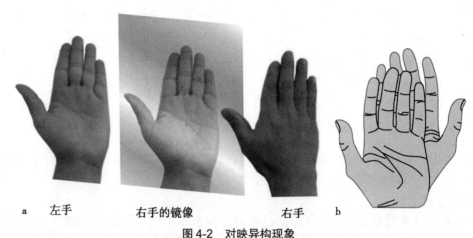

a 左手　　　右手的镜像　　　右手 b

图 4-2　对映异构现象

a. 左右手互为镜像与实物关系；b. 左右手不能重合。

有机化合物分子也存在实物与镜像的关系。如图 4-3 所示的丁烷和 2- 氯丁烷分子模型，丁烷分子模型存在实物与镜像关系能完全重合，而 2- 氯丁烷分子模型的实物与镜像则不能完全重合，即 2- 氯丁烷分子具有手性。这种具有手性的分子称为手性分子（chiral molecule）。任何两个互为实物与镜像而不能重合的异构体称为对映异构体，简称对映体（enantiomer）。产生对映异构体的这种现象称对映异构现象（enantiomerism）。对映异构体分子中的原子或基团的连接方式和次序都相同，仅仅是空间的排列即构型不同，所以对映异构属于立体异构。

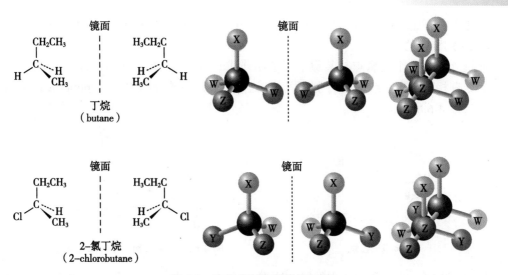

图 4-3 有机分子的物像关系图

从 2- 氯丁烷分子看出,其 C_2 与四个不同的原子或基团相连。这种连有四个不同原子或基团的碳原子称为手性碳原子(chiral carbon atom)或手性中心,用"C*"标示。手性碳原子是手性原子中的一种,此外还有手性氮、磷和硫原子,它们也能产生对映异构现象。

$$CH_3 - \overset{*}{CH} - COOH \qquad CH_3 - \overset{*}{CH} - COOH$$
$$\qquad\quad | \qquad\qquad\qquad\qquad\quad |$$
$$\qquad\quad OH \qquad\qquad\qquad\qquad\quad NH_2$$

二、分子的手性和对称性

手性是产生对映异构现象的必要条件。一个分子能否与其镜像重合与分子的对称性有关。要判断一个化合物是否具有手性,通过考察其分子中是否存在对称因素就能做出判断。

(一)对称面

对称面是假设存在的一个平面,它可以把分子分割成完全相同的两部分,其中一部分正好是另一部分的镜像,则此平面称为该分子的对称面(symmetrical plane)。在 1, 1-二氯 -1- 溴甲烷的分子中,有一个沿 Br、H 并通过中心碳原子、平分 Cl-C-Cl 的平面(图 4-4a),该平面可将分子分成完全相同的两个部分,这个平面就称为该分子的对称面。当饱和碳原子上连有两个或两个以上相同的原子或基团时,分子都有对称面。凡存在对称面的分子,其实物和镜像能完全重合,是非手性分子(achiral molecule),因此没有对映异构体。

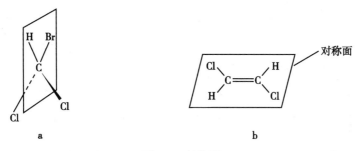

图 4-4 对称面

a. 1, 1- 二氯 -1- 溴甲烷;b. (E)-1, 2- 二氯乙烯。

若分子所有原子都在同一平面上,如图4-4b,这个平面是对称面,故没有对映异构体。

(二)对称中心

通过分子中一个假想点与某原子或基团连成一直线,将此直线向相反方向延长,若在等距离处有相同的原子或基团,则此假想点就称为该分子的对称中心(symmetrical center)。如图4-5、图4-6所示。

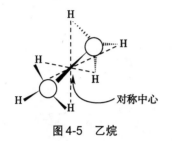

图4-5 乙烷   图4-6 1,3-二氟-2,4-二氯环丁烷

具有对称中心的化合物和它的镜像能重合,不具有手性,所以,乙烷和1,3-二氟-2,4-二氯环丁烷都是非手性分子,没有对映异构体。

除对称面、对称中心外,还可能存在对称轴等其他对称因素。通常一个分子如果存在对称面或对称中心,具有对称性,则是非手性分子,没有对映异构体;反之若有对称因素存在,则分子具有手性,为手性分子,有对映异构体。

必须指出的是,有手性碳原子的分子并不一定是手性分子,而没有手性碳原子的分子也并不一定不是手性分子。但当一个分子中只有一个手性碳原子时,则它一定是手性分子。

三、对映异构体的旋光性

对映异构体能使平面偏振光的振动平面发生旋转。一对对映异构体中,一个使偏振光向右旋转,另一个则使偏振光向左旋转,所以对映异构又称为旋光异构或光学异构。

(一)平面偏振光

光是一种电磁波,具有横波的特点,即传播方向与振动方向垂直。无论普通光(波长为400~800nm的光所组成的光束)还是单色光(单一波长的光),其光波都在与其传播方向垂直的平面上振动。

如果将普通光通过一块尼科尔棱镜(Nicol prism,由方解石晶体加工而成)或偏振片(由聚乙烯醇制成),由于尼科尔棱镜或偏振片只允许与其晶轴相平行的平面上振动的光线(AA)透过,因此透过棱镜后的光就只在一个平面上振动。这种只在一个平面上振动的光,称作平面偏振光(plane polarized light),简称偏振光(polarized light),图4-7。

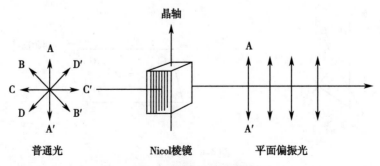

图4-7 偏振光的形成

（二）旋光性和旋光度

偏振光通过物质时，有些物质（如水、乙醇等）不会使偏振光的振动平面发生改变；有些物质（如乳酸、葡萄糖等）会使偏振光的振动平面旋转一定的角度（α），如图 4-8 所示。这种使偏振光的振动平面发生旋转的性质称为旋光性（optical activity），又称光学活性。

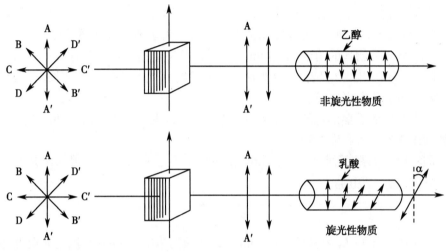

图 4-8　物质的旋光性

具有旋光性的物质称为旋光性物质或光学活性物质。乳酸、丙氨酸、葡萄糖等即为旋光性物质或光学活性物质，而水、乙醇、丙酮等则为非旋光性物质或非光学活性物质。

使偏振光的振动面向右（顺时针）旋转的对映异构体，称右旋体，以"+"或"d"表示；使偏振光的振动面向左（逆时针）旋转的对映异构体，称左旋体，以"−"或"l"表示。旋光性物质使偏振光的振动面旋转的角度称为旋光度（rotation），通常用"α"表示。

（三）旋光仪和比旋光度

实验室常用旋光仪来测定物质的旋光度。旋光仪的主要部件包括两个尼科尔棱镜（起偏棱镜和检偏棱镜），一个盛液管和一个刻度盘。其结构如图 4-9 所示。

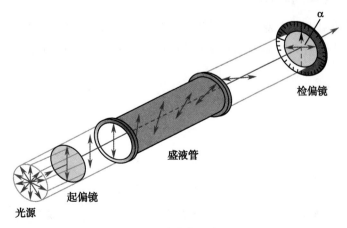

图 4-9　旋光仪示意图

测定时，把两个棱镜的晶轴相互平行时的位置作为零点，然后在旋光仪的盛液管内盛放被测物质。若盛液管里装的是非旋光性物质，当偏振光经过盛液管后，可以完全通过检偏棱镜，由于检偏棱镜未转动，刻度盘仍处于零点处。若盛液管里装的是旋光性物质，偏振光经过盛液管后，由于偏振光的振动平面发生改变，导致偏振光不能完全通过检偏棱镜，光的透射量减弱，这时必须把检偏棱镜相应地向右或向左旋转一定角度，才能使光线完全通过。此时从刻度盘上读出的度数就是该物质在该条件下的旋光度。

就某一旋光物质而言，实验测得的旋光度并不是固定的数值，因为旋光度与被测物溶液浓度、盛液管长度、溶剂、温度及光源的波长有关。为了能比较物质的旋光性能，通常规定：1ml 含 1g 旋光性物质的溶液，在 1dm 长的盛液管中测得的旋光度称为该物质的比旋光度（specific rotation），用"$[\alpha]_\lambda^t$"表示。t 为测定时的温度；λ 为测定时光的波长，一般采用钠光（波长为 589.3nm，用符号 D 表示）。

从肌肉中提取的乳酸的比旋光度为：$[\alpha]_D^{20}=3.8°$，这表明肌肉乳酸在 20℃时，用钠光作光源测得其比旋光度为右旋 3.8°。

实际测定时，若盛液管长度不为 1dm，溶液浓度不是 1g/ml，则测得的旋光度可通过下面公式换算成比旋光度 $[\alpha]_D^t$。

$$[\alpha]_D^{20}=\frac{\alpha}{L \cdot D}$$

式中，α，测得的旋光度；L，盛液管长度（dm）；d，溶液的浓度（g/ml）；t，测定时温度（℃）；D，光源波长，通常是钠光 D 线，波长为 589.3nm。

该公式也可以用于测定物质的浓度或鉴定物质的纯度。例如，从化学手册上查得蔗糖的比旋光度为 +66°，用 2dm 长的盛液管测得某蔗糖溶液的旋光度为 +10.75°，则该蔗糖溶液的浓度为：

$$d=\frac{\alpha}{[\alpha] \times L}=\frac{10.75}{66 \times 2}=0.0814(g/ml)$$

比旋光度是旋光性物质的一个特征常数，根据测得的比旋光度可判断旋光物质的纯度和含量。一对对映异构体包括一个左旋体和一个右旋体，它们的比旋光度的绝对值相等，但旋光方向相反。

四、对映异构体的表示方法

一般的平面结构式很难表示对映异构体中原子或基团在空间的相对位置，必须用三维结构式才能表示其构型。例如，乳酸对映异构体，可用分子模型楔形式或透视式表示其构型（图 4-10）。

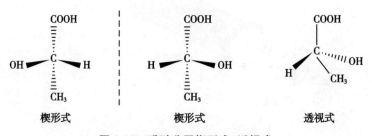

图 4-10 乳酸分子楔形式、透视式

这几种表示方法虽然较直观，但书写较麻烦，特别是对结构复杂的分子就更难表达。为了便于书写和进行比较，常用 Fischer 投影式表示。Fischer 投影式是将三维立体结构按规定方法投影而得到的平面结构。投影的原则可归纳为"横前竖后碳纸面"，即手性碳原子位于纸平面，将碳原子上连接的两个键处于横向（水平方向），指向纸平面前方，面向观察者；另外两个键竖立（垂直方向），指向纸平面后方，远离观察者。一般将碳链竖立，编号最小的碳原子放在上端，然后将这样固定下来的分子模型投影到纸平面上，就得到 Fischer 投影式（图 4-11）。两条直线交叉点相当于手性碳原子。

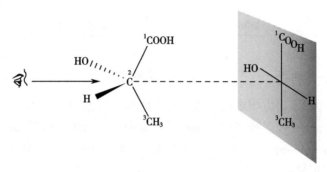

图 4-11　乳酸(Ⅰ)的 Fischer 投影式

如果只使用"横前竖后"的原则，会发现同一个化合物在形式上出现多种 Fischer 投影式，如下面的（Ⅱ）、（Ⅲ）、（Ⅳ）式，它们实际上是同一化合物。

$$
\begin{array}{ccc}
\text{CH}_3 & \text{OH} & \text{H} \\
\text{HO}\!-\!|\!-\!\text{H} & \text{H}_3\text{C}\!-\!|\!-\!\text{COOH} & \text{HOOC}\!-\!|\!-\!\text{CH}_3 \\
\text{COOH} & \text{H} & \text{OH} \\
（Ⅱ） & （Ⅲ） & （Ⅳ）
\end{array}
$$

所以通常使用"标准"的 Fischer 投影式，即按系统命名法原则取其主链竖向排列，把编号 1 的碳原子放在上方。如果投影式不处于此种情况时，如（Ⅱ）、（Ⅲ）、（Ⅳ）式，可以采用下面两种方法将投影式进行调整。

1. 将 Fischer 投影式沿纸面旋转 180° 或其倍数，构型不变（为原分子构型）；若沿纸面旋转 90° 或 270°，则构型改变成为该分子的对映异构体。

2. 将手性碳原子上所连接的任何两个原子或基团相互交换奇数次，将会使构型变为其对映异构体的构型；若交换偶数次则不会改变原化合物的构型。

在使用 Fischer 投影式时，投影式不能离开纸面而翻转，要注意投影式中基团的前后关系，并注意与立体结构相联系。

五、对映异构体构型的标记

标记对映异构体的构型有两种方法：*D/L* 标记法和 *R/S* 标记法。

（一）*D/L* 标记法

对映异构体的旋光方向和旋光度可通过旋光仪测定，但手性碳原子上所连接的原子或基团在空间排列的真实情况（称为绝对构型），在 1951 年前还无法确定。为了避免对映异构体命名上的混淆，Fischer 选择甘油醛作为标准，规定右旋(+)甘油醛手性碳原子上的羟基在

Fischer 投影式右边的为 *D* 型,命名为 *D*- 甘油醛。

$$
\begin{array}{cc}
\text{CHO} & \text{CHO} \\
\text{H}\!-\!\!-\!\text{OH} & \text{HO}\!-\!\!-\!\text{H} \\
\text{CH}_2\text{OH} & \text{CH}_2\text{OH}
\end{array}
$$

D-(+)-甘油醛　　　　*L*-(-)-甘油醛

左旋甘油醛的 Fischer 投影式中,手性碳原子上的羟基在左边的为 *L* 型,命名为 *L*- 甘油醛。其他含一个手性碳原子化合物的构型可将其与甘油醛构型进行联系与比较而确定。如:

$$
\begin{array}{ccc}
\text{CHO} & \xrightarrow{\text{选择性氧化}} & \text{COOH} \\
\text{H}\!-\!\!-\!\text{OH} & & \text{H}\!-\!\!-\!\text{OH} \\
\text{CH}_2\text{OH} & & \text{CH}_2\text{OH}
\end{array}
\qquad
\begin{array}{c}
\xrightarrow{\text{选择性还原}} \\
\end{array}
\begin{array}{c}
\text{COOH} \\
\text{H}\!-\!\!-\!\text{OH} \\
\text{CH}_3
\end{array}
$$

D-(+)-甘油醛　　　　　*D*-(-)-甘油醛　　　　　*D*-(-)-乳酸

由于 *D/L* 标记法是人为规定的标准物,不是实际测出的,因此称为相对构型标记法。1951 年 J. M. Bijvoet 用 X 射线衍射法测得了右旋酒石酸的绝对构型,结果证实人为规定的甘油醛的构型恰好与实际的绝对构型完全吻合。因此,与标准甘油醛相关联比较而得的相对构型也就是绝对构型。

在糖类和氨基酸类化合物中,习惯上仍然用 *D/L* 标记法表示构型。但对于含手性碳原子数目较多的化合物,由于选择不同的手性碳原子,往往会得出互相矛盾的结果。环状化合物更难与人为标准化合物相联系比较,因此 *D/L* 标记法有一定的局限性,为此,*R/S* 标记法便应运而生。

(二) *R/S* 标记法

R/S 标记法是由 Cahn、Ingold 和 Prelog 提出,并于 1970 年被国际纯粹与应用化学协会(IUPAC)推荐使用的一种构型标记法。该方法不需要与其他化合物比较,而是根据化合物的实际构型(即绝对构型)来命名的。其命名规则如下:

1. 将与手性碳原子相连的 4 个原子或基团(a、b、c、d)按次序规则由大到小排列成序,如 a > b > c > d。

2. 将排序中最后的(即最小的)原子或基团(即 d)远离观察者,然后观察其余 3 个原子或基团,按 a → b → c 的顺序,若是顺时针方向排列,则其构型为 *R*(R 是拉丁文 Rectus 的字头),见图 4-12a;若是逆时针方向排列,则构型为 *S*(S 是拉丁文 Sinister 的字头)。书写名称时,将 *R* 或 *S* 写在最前面,见图 4-12b。*R/S* 标记法实例见图 4-13。

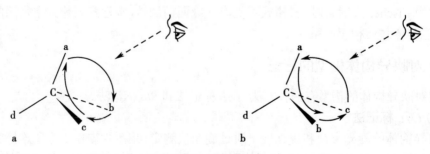

图 4-12 *R/S* 标记法
a. *R* 构型;b. *S* 构型。

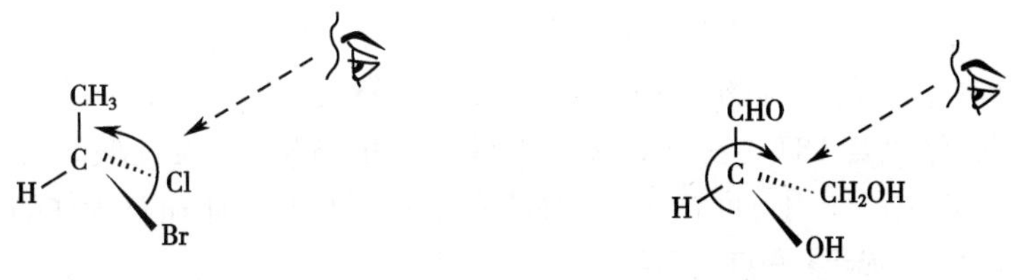

Br>Cl>CH₃>H
(S)-1-氯-1-溴乙烷

OH>CHO>CH₂OH>H
(R)-甘油醛

图 4-13 R/S 标记法

用 R/S 标记法同样可以确定 Fischer 投影式的构型。其方法为：在 Fischer 投影式中，若最低次序（即最小）的原子或基团位于竖键（即远离观察者），其余 3 个原子或基团由高到低的次序以顺时针排列的为 R 型，逆时针排列的为 S 型；若最低次序的原子或基团位于横键（即面对观察者），其余原子或基团由高到低的次序以顺时针排列为 S 型，逆时针排列的为 R 型。

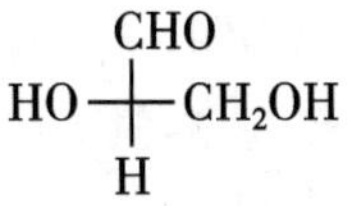

$$HO—\overset{\overset{\text{CHO}}{|}}{\underset{\underset{\text{H}}{|}}{}}—CH_2OH$$

OH > CHO > CH₂OH > H　H位于竖键

(R)-甘油醛

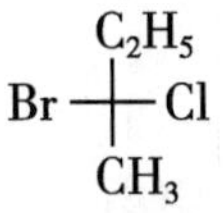

$$Br—\overset{\overset{\text{C}_2\text{H}_5}{|}}{\underset{\underset{\text{CH}_3}{|}}{}}—Cl$$

Br > Cl > C₂H₅ > CH₃　CH₃位于竖键

(S)-2-氯-2溴丁烷

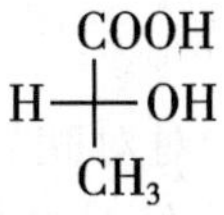

$$H—\overset{\overset{\text{COOH}}{|}}{\underset{\underset{\text{CH}_3}{|}}{}}—OH$$

OH > COOH > CH₃ > H　H位于横键

(R)-乳酸

六、对映异构体的数目与非对映异构体

有机化合物分子中，随着手性碳原子数目的增加，对映异构体的数目也随之增加，其异构现象也更加复杂。

（一）含一个手性碳原子的化合物

含一个手性碳原子的化合物一定是手性分子，有一对对映异构体存在。乳酸、2-氯丁烷、3-甲基己烷等均属于此类化合物。

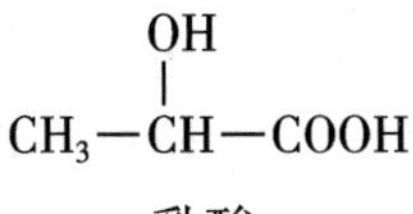

$$CH_3—\overset{\overset{\text{OH}}{|}}{CH}—COOH \qquad CH_3—\overset{\overset{\text{}}{|}}{CH}—C_2H_5 \qquad CH_3—\overset{\overset{\text{}}{|}}{CH}—CH_2CH_2CH_3$$

乳酸 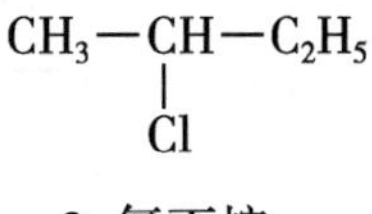　　　　　　　2-氯丁烷 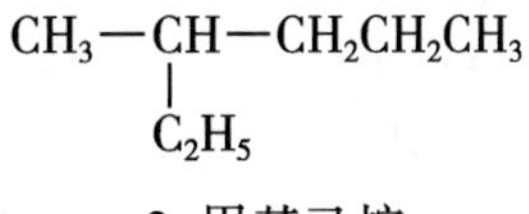　　　　　　3-甲基己烷

乳酸是含一个手性碳原子的化合物。肌肉过度疲劳后产生的乳酸具有右旋性，称为右旋乳酸；用乳酸杆菌使葡萄糖发酵后产生的乳酸具有左旋性，称为左旋乳酸，它们是一对对映异构体。对映异构体之间的物理性质和化学性质一般都相同，比旋光度的数值也相等，仅旋光方向相反。但在手性条件下，对映异构体会表现出某些不同的化学性质，如反应速度和产物都有差异。

然而从酸奶中分离得到的乳酸或用传统的方法合成的乳酸却没有旋光性。这是由于这样得到的乳酸是等量的右旋乳酸和左旋乳酸的混合物，它们对偏振光的作用相互抵消，所以没有旋光性。这种含有等量右旋和左旋异构体的混合物，称为外消旋体（racemate），用"*dl*"或"±"表示。外消旋体是混合物，与单一的左旋体成右旋体的物理性质有一些差异：如外消旋乳酸无旋光性，熔点是18℃；左旋乳酸的比旋光度为 $-3.8°$，右旋乳酸的比旋光度为 $+3.8°$，熔点都是26℃。在生理作用方面，外消旋体仍各自发挥其左旋体和右旋体的相应效能。

（二）含两个手性碳原子的化合物

1. 含两个不相同手性碳原子的化合物　含两个不相同的手性碳原子的分子存在两对对映异构体。例如，2-羟基-3-氯丁二酸为 $HOOC—CHOH—CHCl—COOH$，分子中的 C_2 与 C_3 是两个不相同的手性碳原子，由于一个手性碳原子可形成一对对映异构体，因此该化合物应有两对对映异构体，其Fischer式及构型如下：

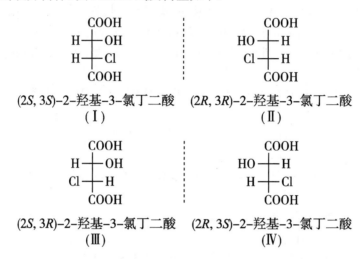

其中（Ⅰ）和（Ⅱ）是一对对映异构体，（Ⅲ）和（Ⅳ）是另一对对映异构体。比较（Ⅰ）和（Ⅲ）分子中 $^*C_3$ 的构型呈物像关系，但 $^*C_2$ 构型却相同，不呈物像对映关系。像这种含有多个手性碳原子，而分子中只有部分手性结构不呈物像对映关系的构型异构体称为非对映异构体（diastereomer），简称非对映异构体。（Ⅰ）和（Ⅲ）、（Ⅳ），（Ⅱ）和（Ⅲ）、（Ⅳ）都属于非对映异构体。非对映异构体的旋光性不同，其他的物理性质和化学性质也有差异。

随着手性碳原子数目的增加，其对映异构体的数目也增多。当分子中含有 n 个不相同的手性碳原子时，就可以有 2^n 个对映异构体。

2. 含两个相同手性碳原子的化合物　2,3-二羟基丁二酸（酒石酸，$HOOC—CHOH—CHOH—COOH$），分子中含有两个相同的手性碳原子，其Fischer投影式及构型标记如下：

（Ⅰ）和（Ⅱ）互为实物和镜像关系，为一对对映异构体；（Ⅲ）和（Ⅳ）互为实物和镜像关系，似乎也是一对对映异构体，但将（Ⅲ）沿着纸面旋转180°后，即可得到（Ⅳ），因此它们实际上是同一化合物。若仔细观察（Ⅲ）和（Ⅳ）的构型，就可以发现其分子中存在对称面，可将分子分成互为物像的两半，且完全重叠。

由此表明（Ⅲ）和（Ⅳ）是非手性分子，既无对映异构体，又无旋光性。这种分子内含有多个手性碳原子，但因存在对称因素而使分子无旋光性的化合物称为内消旋体（mesomer），通常以"*meso*"表示。2*R*, 3*S*- 酒石酸和 2*S*, 3*R*- 酒石酸为内消旋酒石酸。内消旋体分子内由于相同手性碳原子的构型相反，它们的旋光方向相反，而旋转角度相等，导致分子内部的旋光性相互抵消，成为非光学活性的化合物。

因此，含两个相同手性碳原子的分子只有一对对映异构体和一个内消旋体。左、右旋酒石酸与内消旋体酒石酸不呈物像关系，为非对映异构体。

内消旋体的产生，说明分子手性的根本原因在于分子的不对称性，而不在于分子有无手性碳原子。当分子中含有相同的手性碳原子时，由于有内消旋体的存在，其对映异构体的数目会少于 2^n 个。

七、对映异构体的生物学意义

生物体中具有重要生理意义的有机化合物，如蛋白质、糖类、核酸、酶，绝大多数都具有手性，这些手性物质的构型与其生物活性有着密切的关系。例如，作为生命基础的蛋白质及其酶的构成 α- 氨基酸主要是 *L* 型；天然存在的单糖多为 *D* 型，对人体有着重要作用的葡萄糖只有右旋异构体才能被人体吸收，左旋异构体则不能，因此血浆代用品葡萄糖酐为右旋糖酐。手性药物往往是其中一个对映异构体具有较强的生物活性，而另一对映异构体则无活性，或者活性很低，有的甚至产生相反的生理作用。例如，*D*- 天冬素是甜味，而 *L*- 天冬素则是苦味；右旋维生素 C 具有抗坏血病的作用，而其对映异构体无效；左旋氯霉素治疗伤寒等疾病有效，右旋体则几乎无效。左旋多巴[2- 氨基 -3-（3，4- 二羟基苯基）丙酸]是治疗帕金森病的药物，而它的右旋体不仅无生理作用，而且有毒。

（＋）-Dopa（多巴）　　　　　（－）-Dopa（多巴）
（无生理作用）　　　　　（抗帕金森症）

临床上用于治疗心律失常、心绞痛、急性心肌梗死等的药物——盐酸心得安，其 *R* 型的疗效为 *S* 型的 60～100 倍。

盐酸普萘洛尔

20 世纪 50 年代末期,欧洲曾经发生孕妇因服用沙利度胺(俗称"反应停"),从而导致胎儿畸形(海豹形)的药害惨剧(历史上称为"反应停"事件)。后经研究发现,药物"反应停"为外消旋体,其中的 R 型异构体起镇静的作用,而 S 型异构体则有致畸作用,故妊娠妇女服用此药后,出现了多例畸变胎儿。

沙利度胺("反应停")

一对对映异构体之所以会有如此不同的生物活性,这与生命活动的重要基础物质——生物大分子都具有手性特征有关。药物分子要发挥其药效,就必须与细胞的专一受体靶位相结合,而受体大多为蛋白质,是手性物质,因此,药物的活性必须通过与受体分子之间的严格手性匹配和手性识别而实现。只有当药物手性分子完全符合于手性受体的靶点时,药物分子才能与受体很好地结合,这时手性药物才能发挥其作用。

本 章 小 结

化合物分子组成相同、构造相同,但原子或基团在空间的相对排列位置不同,由此所产生的异构体称为立体异构。

顺反异构是当分子中存在限制原子自由旋转的因素时,当不能旋转的原子上分别连有两个不同的原子或基团时,分子就可能存在两种不同的空间排列形式。相同或相似的基团处于同侧的称为顺式（*cis*）构型；处于异侧的则称为反式（*trans*）构型。顺反异构也可用 *Z*、*E* 表示：比较每个不能旋转的碳原子所连接的两个原子或基团的优先顺序，当两个优先基团位于同侧时，用 *Z* 表示其构型；位于异侧时，用 *E* 表示其构型。

对映异构体具有能使偏振光的振动平面发生旋转的性质，即旋光性，因此也称为旋光性物质或光学活性物质。使偏振光的振动面向右（顺时针）旋转的物质称为右旋体，以"+"表示；使偏振光的振动面向左（逆时针）旋转的物质称为左旋体，以"−"表示。

比旋光度的计算：

$$[\alpha]_D^{20} = \frac{\alpha}{L \cdot D}$$

式中，*α*，测得的旋光度；*L*，盛液管长度（dm）；*d*，溶液的浓度（g/ml）；*t*，测定时温度（℃）；*D*，光源波长，通常是钠光 D 线，波长为 589.3nm。

对映异构体常用 Fischer 投影式表示。该法是先将手性碳原子上的 4 个价键按"横前竖后碳纸面"的原则投射得到。对映异构体构型的标记法有两种：*D/L* 标记法是以甘油醛作为标准，手性碳原子上的羟基在 Fischer 投影式中右边者为 *D* 型，羟基在左边者为 *L* 型。*R/S* 标记法是将手性碳所连的 4 个原子或基团遵循次序规则由高到低排列成序，最小次序的基团远离观察者，然后其他 3 个基团观察由大到小的优先次序，顺时针方向旋转的定为 *R* 型，逆时针方向旋转的定为 *S* 型。

练 习 题

1. 选择题

（1）2-氯-3-溴丁烷可能有的旋光异构体的数目是
    A. 2个　　　　　　　　　　B. 3个
    C. 4个　　　　　　　　　　D. 5个

（2）下列化合物中属于手性分子的是
    A. R,R-酒石酸　　　　　　B. 顺-2-丁烯
    C. R,S-酒石酸　　　　　　D. 间-二氯苯

（3）下列异构现象中哪一种**不**属于构造异构
    A. 位置异构　　　　　　　B. 顺反异构
    C. 官能团异构　　　　　　D. 碳链异构

（4）下列叙述中哪一句话是正确的
    A. 没有 C* 的分子一定是非手性分子，必无旋光性
    B. 手性分子并不一定都有旋光性
    C. 分子具有旋光性，一定有 C*
    D. 分子中只有一个手性 C*，则一定有旋光性

（5）下列叙述中哪一句话是正确的
    A. 所有立体异构体都具有实物与镜像的关系，且不能重合
    B. 构型异构与构象异构一样，可通过键的旋转变为其对映异构体
    C. 构象异构与构型异构都属于立体异构，都具有旋光性
    D. 含有两个不相同手性碳原子的化合物，根据 2^n 原则，有两对对映异构体

(6) 下列叙述中哪一句话是正确的

    A. 一对对映异构体总有实物和镜像的关系

    B. 所有手性分子都有非对映异构体

    C. 所有具有手性碳的化合物都是手性分子

    D. 每个对映异构体的构象只有一种,它们也呈对映关系

(7) 引起烯烃顺反异构的原因是

    A. 双键的相对位置不同   B. 双键不能自由旋转

    C. 双键在分子链的中间   D. 双键碳原子上连有不同的原子团

2. 写出它的顺反异构体并用 *cis-trans* 法和 *Z-E* 法分别标明其构型

(1) 1- 苯基丙烯   (2) 2- 甲基 -2- 丁烯

(3) 2, 3- 二氯 -2- 丁烯   (4) 1- 氯 -1, 2- 二溴乙烯

3. 用"*"标出下列分子中存在的手性碳原子

(1) 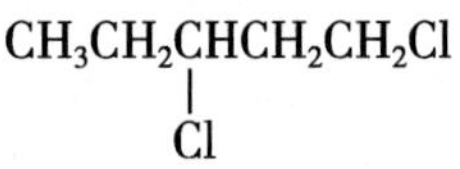 $CH_3CH_2CHCH_2CH_2Cl$
           |
          Cl

(2) 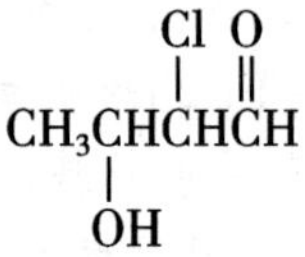 $CH_3CHCHCH$
           (Cl)(OH)(O)

(3) C_6H_5-$CHDCH_3$

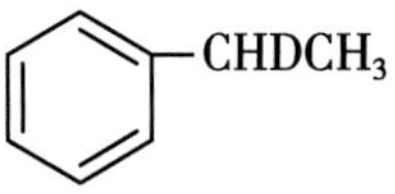

(4) 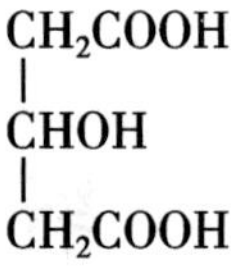 CH_2COOH / $CHOH$ / CH_2COOH

(5) 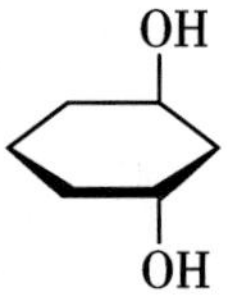 环己烷 1,2-二醇(OH, OH)

(6) 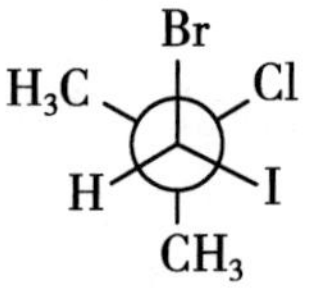 纽曼投影式 (H_3C, H 前;Br, Cl, I, CH_3)

4. 指出下列各化合物的构型是 *R* 型还是 *S* 型

(1) 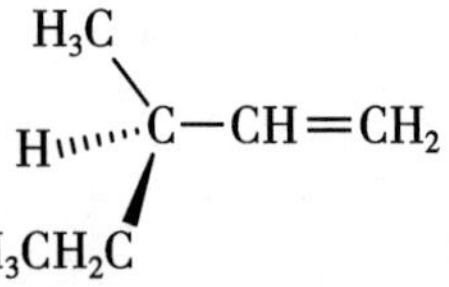 楔形式 (H_3C, H, H_3CH_2C) C-$CH=CH_2$

(2) 楔形式 (Br, H, H_3C) C-CH_2Cl

(3) 楔形式 (NH_2, H, C_2H_5) C⋯CH_3

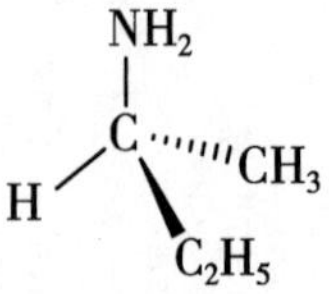

(4) 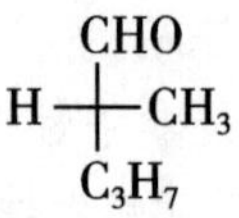 费歇尔投影式 H—CHO/C_3H_7—CH_3

(5) 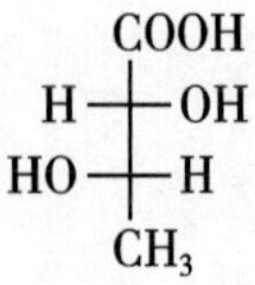 费歇尔投影式 $COOH$ / H—OH / HO—H / CH_3

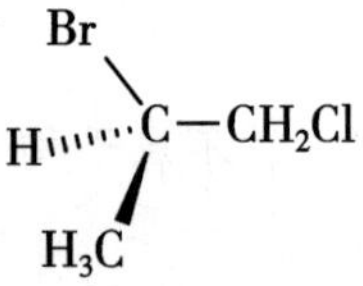

(6) 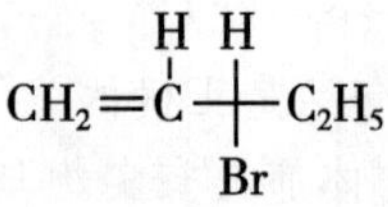 $CH_2=C$—C_2H_5 (H, H, Br)

5. 下列各组化合物中,哪些代表同一化合物,哪些互为对映异构体?哪些是内消旋体?

（1）

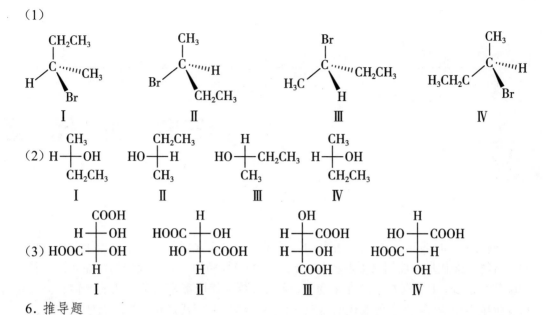

6. 推导题

化合物 A 的分子式为 C_5H_{10}，有光学活性，能使 Br_2-CCl_4 溶液褪色，但不能使 $KMnO_4$ 溶液褪色。A 加 1mol H_2 能生成两个化合物，都无光学活性，请推测 A 的结构式。

7. 讨论题

（1）解释手性、手性碳原子、对映异构体、旋光性、比旋光度、内消旋体、外消旋体、非对映异构体的概念。

（2）产生对映异构体的条件是什么？旋光方向与 R、S 有什么关系？内消旋体与外消旋体之间有什么不同？

（3）谈谈手性药物的应用和发展。

（朱松磊）

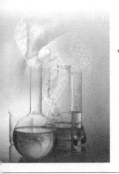

第五章 卤 代 烃

卤代烃（halohydrocarbon）是指烃分子中的一个或多个氢原子被卤素原子取代后所生成的化合物。卤代烃一般用 RX 表示（X＝F, Cl, Br, I），卤原子是卤代烃的官能团。天然存在的卤代烃很少，主要存在于海洋生物中，绝大多数卤代烃都是人工合成的产物。卤代烃容易发生碳卤键异裂、卤素被取代的反应。但不同结构的卤代烃化学性质有较大差异。一般来说，一卤代烃的性质比较活泼，可发生多种化学反应，转化成其他类型的化合物。因此，卤代烃可作为有机合成的原料。有些卤代烃性质非常稳定，特别是一些多卤代烃可用作溶剂、农药、制冷剂、灭火剂、麻醉剂等。

因为氟代烃的制法和性质都比较特殊，除在重要的卤代烃中提及外，将不予讨论。

第一节　卤代烃的分类和命名

一、卤代烃的分类

根据分子的组成和结构特点，可从不同的角度对卤代烃进行分类。

根据卤原子所连的烃基的结构，分为饱和卤代烃（卤代烷）、不饱和卤代烃（卤代烯烃、卤代炔烃）与卤代芳烃。

$$CH_3-CH_2-CH_2-X \qquad CH_2=CH-CH_2-X \qquad \text{（苯环）}-X$$

饱和卤代烃　　　　　不饱和卤代烃　　　　　卤代芳烃

根据与卤原子相连的碳原子的级数，卤代烃分为伯（一级、1°）卤代烃、仲（二级、2°）卤代烃和叔（三级、3°）卤代烃。

$$CH_3-CH_2-CH_2-X \qquad CH_3-\underset{X}{CH}-CH_3 \qquad CH_3-\underset{X}{\overset{CH_3}{C}}-CH_3$$

伯卤代烃　　　　　　仲卤代烃　　　　　　叔卤代烃

根据分子中所含卤原子的数目，分为一卤代烃、二卤代烃、三卤代烃，其余依此类推。

$$CH_3X \qquad CH_2X_2 \qquad XCH_2CH_2X \qquad CHX_3 \qquad XCH_2CHX_2$$

一卤代烃　　　　　二卤代烃　　　　　　三卤代烃

二、卤代烃的命名

（一）普通命名法

简单的卤代烃，可用普通命名法命名，常以烃基作母体，称卤代某烃，"代"字常省略，也可按与卤原子相连的烃基名称称为某烃基卤。有些卤代烃常用俗名。

例如：

$$CH_3-CH_2-Br \qquad\qquad CH_3-\overset{\displaystyle CH_3}{\underset{}{CH}}-Br \qquad\qquad CH_3-\overset{\displaystyle CH_3}{\underset{\displaystyle CH_3}{\overset{|}{\underset{|}{C}}}}-Cl$$

溴乙烷（乙基溴）　　　溴代异丙烷（异丙基溴）　　　氯代叔丁基烷（叔丁基氯）

$$\text{（苯环）}-CH_2-Br \qquad\qquad CH_2=CH-Cl \qquad\qquad CHI_3$$

溴化苄（苄基溴）　　　　氯乙烯（乙烯基氯）　　　三碘甲烷（碘仿）

复杂的卤代烃，用系统命名法命名。

（二）系统命名法

以相应烃为母体，把卤原子作为取代基，但选择主链时必须包含连有卤原子的碳原子。命名的基本原则、方法与一般烃类相同。当烷基和卤素原子的编号相同时，使烷基的位次较小。若分子有立体构型，必须在名称前标出。例如：

$$CH_3CH_2\overset{\displaystyle CH_3}{\underset{\displaystyle Cl}{\overset{|}{\underset{|}{CH}}}CH}CH_2CH_3$$

3-甲基-4-氯己烷

$$ClCH_2CH_2\overset{}{\underset{\displaystyle CH_2CH_3}{\overset{}{\underset{|}{CH}}}CH}CH_2CH_3$$

3-乙基-1-氯己烷

$$CH_3\overset{\displaystyle Br}{\underset{\displaystyle Cl}{\overset{|}{\underset{|}{CH}}}CH}\overset{}{\underset{\displaystyle CH_3}{\overset{}{\underset{|}{CH}}}CH}CH_3$$

2-甲基-4-氯-3-溴戊烷

$$Br-\overset{\displaystyle CH_3}{\underset{\displaystyle C_2H_5}{\overset{|}{\underset{|}{C}}}-H}$$

(R)-2-溴丁烷

不饱和卤代烃的命名，应选择既含有不饱和键又含有卤原子的最长碳链作为主链，编号时要使双键的位次最小。例如：

$$CH_2=CH\overset{}{\underset{\displaystyle CH_2CH_2CH_3}{\overset{}{\underset{|}{CH}}}CH}CH_2Cl$$

3-丙基-4-氯-1-丁烯

$$CH_3\overset{}{\underset{\displaystyle Br}{\overset{}{\underset{|}{CH}}}CH}CH=CHCH_3$$

4-溴-2-戊烯

1-乙基-5-氯环己烯

(Z)-2-甲基-1氯-1-丁烯

卤代芳烃分为两类：一类是卤素取代芳烃侧链上氢的生成物；另一类是卤素取代苯环上氢的生成物。它们的命名，前者以链烃作为母体，卤素和芳基都作为取代基；后者以芳烃作为母体，卤素作为取代基。例如：

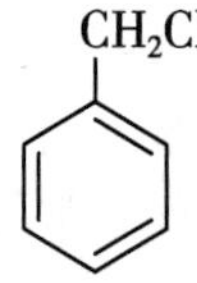

CH₂Cl 结构

氯化苄（苄基氯） 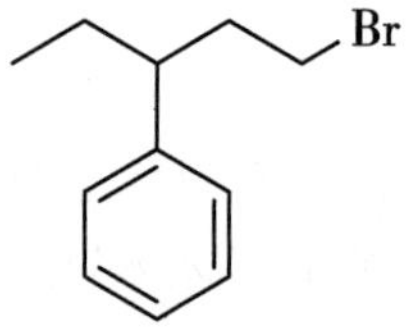　　　　　3-苯基-1-溴戊烷

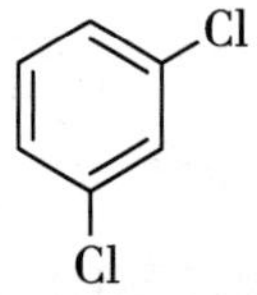

Cl 结构　　　CH₃ 结构　　　Br 结构

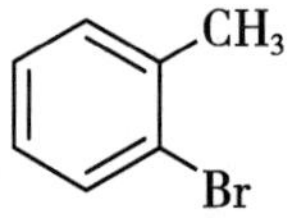

间二氯苯　　　邻溴甲苯　　　β-溴萘
（1,3-二氯苯）　（2-溴甲苯）　（2-溴萘）

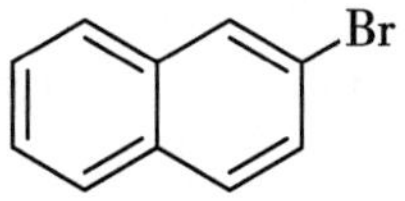

第二节　卤代烃的物理性质

在室温下，卤代烃一般为液体，少数低级卤代烃（氯甲烷、溴甲烷、氯乙烷、氯乙烯等）为气体，15 个碳以上的高级卤代烃为固体。一卤代烷具有令人不愉快的气味。有些卤烷具有香味，但其蒸气有毒，应避免吸入体内。

除了一氟代烷和一氯代烷密度比水小外，其他卤代烃密度都比水大，其密度按 F、Cl、Br、I 的顺序增加。

卤素的电负性比碳大，C—X 键有一定的极性，但卤代烃都难溶于水，易溶于醇、醚、酯、烃等有机溶剂。卤代烃本身也是常用的有机溶剂，如氯仿、二氯甲烷、四氯化碳等。

卤代烃的沸点随碳原子数目的增多和卤素原子序数的增加而升高。同分异构体中，直链分子沸点较高，支链越多，沸点越低。人们利用四氯化碳相对密度比水大、不溶于水、不燃烧、沸点不高易挥发等特性将它作为灭火剂。

无色的碘代烷久置后光解产生游离的碘单质，而转变为棕色，因此碘代烷应避光保存在棕色瓶内。卤代烃在铜丝上灼烧时，产生绿色火焰，这是鉴定含卤素有机化合物的简便方法。

第三节　卤代烃的化学性质

卤素是卤代烃的官能团，卤代烷分子中的碳卤键是极性共价键：

$$-\overset{|}{\underset{|}{C}} \xrightarrow{\delta^+} X^{\delta^-}$$

C—X 键的极性和极化性都比 C—C 键、C—H 键强得多，而键能又小得多。因此，卤代烷易发生碳卤键异裂的化学反应。与多种试剂反应形成其他有机化合物，故卤代烃及其衍生物在有机合成上具有重要意义。

一、亲核取代反应及反应机制

（一）卤代烃的亲核取代反应

卤代烃分子中的卤原子能被无机试剂、有机试剂中带负电荷的原子或基团取代，生成各种取代产物，例如：

$$
R-X \ + \ \begin{cases} NaOH \xrightarrow[\triangle]{H_2O} R-OH \ + \ NaX \\ \qquad\qquad\quad 醇 \\ NaOR' \xrightarrow{\triangle} R-OR' \ + \ NaX \\ \qquad\qquad\quad 醚 \\ NaCN \longrightarrow R-CN \ + \ NaX \\ \qquad\qquad\quad 腈 \\ NH_3 \longrightarrow R-NH_2 \ + \ HX \\ \qquad\qquad\quad 胺 \\ AgNO_3 \longrightarrow R-ONO_2 \ + \ AgX\downarrow \\ \qquad\qquad\quad 硝酸酯 \end{cases}
$$

卤代烃与氢氧化钠或氢氧化钾的水溶液共热，卤代烃中的卤原子被羟基取代生成醇，称为卤代烃的水解（hydrolysis），可用作某些醇类化合物的制备。

卤代烃与醇钠或酚钠的醇溶液共热，卤原子被烷氧基取代生成醚，称为卤代烃的醇解（alcoholysis），常作为制备相应醚类的方法——Willamson 合成法。

卤代烃与氰化钠（钾）反应，卤原子被氰基取代生成腈，使碳链上增加了一个碳原子，该反应是有机合成中增长碳链的方法之一。生成的腈在酸性条件下水解可得到相应的羧酸。

$$
RX \ + \ NaCN \longrightarrow RCN \ + \ NaX
$$
$$
\qquad\qquad\qquad\qquad \downarrow{\scriptstyle H_2O/H^+}\ RCOOH
$$

卤代烃与氨反应可制得胺或铵盐，由于生成的胺还可继续与卤代烃反应，所以产物是各级胺的混合物。

卤代烃与硝酸银的乙醇溶液反应，生成的主要产物是硝酸酯，同时有卤化银的沉淀析出，故此反应可用于鉴别卤代烷。

上述反应的共同特点是：反应中卤代烃分子中与卤原子直接相连的碳原子带部分正电荷，受到带负电荷的试剂（如 OH^-、CN^-、RO^-、$^-ONO_2$）或含有孤对电子的试剂（如 NH_3）的进攻，这些试剂称为亲核试剂（nucleophilic agent）；由亲核试剂进攻带部分正电荷的碳原子引起的取代反应，称为亲核取代反应（nucleophilic substitution reaction），以 S_N 表示。其反应通式如下：

$$
Nu:^- \ + \ R\overset{\delta^+}{-}CH_2\overset{\delta^-}{-}X \longrightarrow R-CH_2-Nu \ + \ X:^-
$$
$$
\ 亲核试剂 \qquad 底物 \qquad\qquad 产物 \qquad 离去基团
$$

式中，$Nu:^-$ 为亲核试剂，被取代的 $:X^-$ 带着一对电子离去，称为离去基团（leaving group）。受亲核试剂进攻的卤代烷称为底物（substrate），卤代烷中与卤原子所连的碳原子称为中心碳原子。

（二）亲核取代反应机制

动力学的研究结果表明，卤代烷的亲核取代反应通常按两种反应机制进行：一种是单分子反应历程，用 S_N1 表示；另一种是双分子反应历程，用 S_N2 表示。

1. 单分子亲核取代反应（S_N1）实验表明：叔丁基溴在碱性溶液中的水解反应速率只与叔丁基溴的浓度成正比，而与亲核试剂 OH^- 的浓度无关，动力学上为一级反应。

$$（CH_3）_3CBr + OH^- \longrightarrow （CH_3）_3C—OH + Br^-$$
$$v = k[（CH_3）_3CBr]$$

式中，v 是叔丁基溴水解反应速率，k 为反应速率常数。反应分两步进行。

第一步：$（CH_3）_3C—Br \longrightarrow [（CH_3）_3\overset{\delta^+}{C}\text{---}\overset{\delta^-}{Br}]^{\ddagger} \longrightarrow （CH_3）_3C^+ + Br^-$
过渡态（Ⅰ）　　　　叔丁基碳正离子

第二步：$（CH_3）_3C^+ + OH^- \longrightarrow [（CH_3）_3\overset{\delta^+}{C}\text{---}\overset{\delta^-}{OH}]^{\ddagger} \longrightarrow （CH_3）_3C—OH$
过渡态（Ⅱ）

第一步是叔丁基溴发生碳溴键解离。在解离过程中，C—Br 键逐渐减弱，成键电子对逐渐转移到溴原子上，经过一个能量较高的过渡态（Ⅰ），需要活化能为 ΔE_1，然后 C—Br 键异裂生成活性较大的叔丁基碳正离子和溴负离子，这一步反应较慢。

第二步生成的活性中间体叔丁基碳正离子，立即与亲核试剂结合形成过渡态（Ⅱ）。这一步所需活化能为 ΔE_2，ΔE_2 较低，反应进行较快，最后生成叔丁醇。叔丁基溴水解反应过程中势能变化如图 5-1 所示。

从图 5-1 可以看出，第一步的活化能比第二步的活化能高，即 $\Delta E_1 > \Delta E_2$，故第一步反应较慢，是决定整个反应速率的一步。卤代烷与碱性水溶液的反应只涉及卤代烷的碳卤键断裂，即反应速率只与卤代烃的浓度有关，所以这类反应称为单分子亲核取代反应（unimolecular nucleophilic substitution），常用 S_N1 表示。

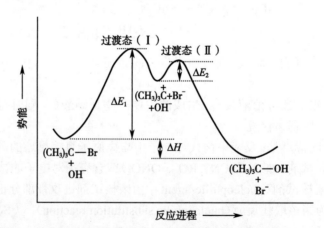

图 5-1　叔丁基溴水解反应的势能变化曲线图

从立体化学的角度看，当卤代烷异裂为碳正离子和卤离子后，中心碳原子由四面体结构的 sp^3 杂化转变为平面三角构型的 sp^2 杂化，三个基团在一个平面上成 $120°$。中心碳原子还有一个空的 p 轨道，可用于成键。亲核试剂可从平面的两边同时进攻碳正离子，而且机会均等。因此，可以得到"构型保持"和"构型翻转"（即产物的构型与反应物的构型不同）的两种产物的等量混合物。若中心碳原子是手性碳，产物往往是外消旋体。例如，(*R*)-3-甲基-3-溴己烷在碱性水溶液中水解，经 S_N1 反应后得到的产物为外消旋混合物。

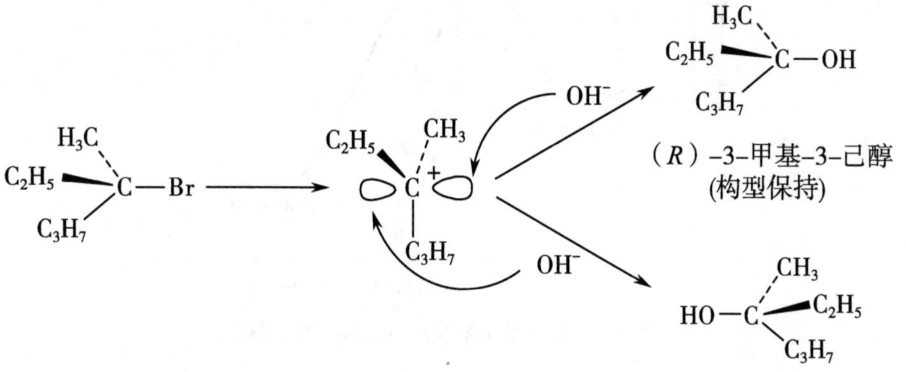

（*R*）-3-甲基-3-溴己烷　　中间体（平面结构）　　（*S*）-3-甲基-3-己醇（构型转化）

综上所述，S_N1 反应机制的特点为：①单分子反应，反应速率仅与卤代烷的浓度有关；②反应分两步进行；③反应中有活性中间体碳正离子生成，若卤代烷的中心碳原子为手性碳，则产物为外旋消体。

2. 双分子亲核取代反应（S_N2）　实验表明，溴甲烷在碱溶液中的水解速率与卤代烷的浓度及试剂 OH^- 的浓度成正比，在动力学上称为二级反应。

$$CH_3Br + OH^- \longrightarrow CH_3OH + Br^-$$

$$v = k[CH_3Br][OH^-]$$

式中，*k* 为反应速率常数。溴甲烷的水解反应机制表示如下：

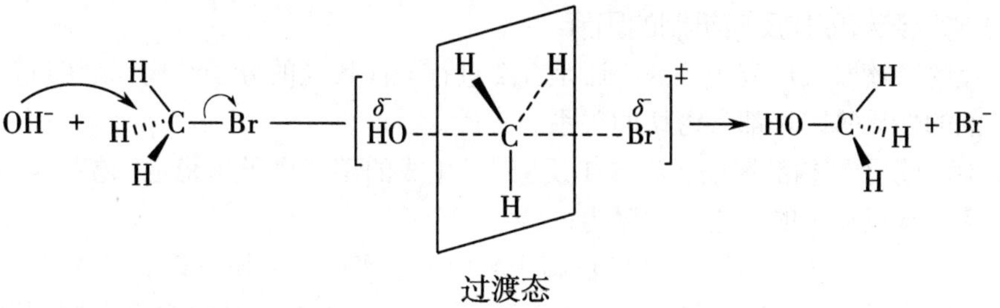

过渡态

在反应过程中，亲核试剂 OH^- 从离去基团 Br^- 的背面进攻中心碳原子，当 OH^- 与中心碳原子接近时，C—Br 键逐渐变长变弱，此时中心碳原子由 sp^3 杂化转变为 sp^2 杂化，三个氢原子和中心碳原子处于同一平面，氧、碳、溴三个原子处于同一直线上，形成反应的过渡态。体系的能量达到最大值，需要活化能为 ΔE。随着 OH^- 继续接近中心碳原子，逐渐形成 C—OH 化学键，而 C—Br 键随之变弱，溴原子远离中心碳原子，体系能量逐渐降低，最后 OH^- 和中心碳原子形成 O—C 键而生成甲醇，溴则带着一对电子离去。

当反应物形成过渡态时，需要吸收活化能 ΔE，过渡态一旦形成，即释放能量，形成产物。由于决定反应速率的一步是由两种分子控制的，因此这一反应称为双分子亲核取代反应（bimolecular nucleophilic substitution），用 S_N2 表示。S_N2 反应过程中势能的变化如图 5-2 所示。

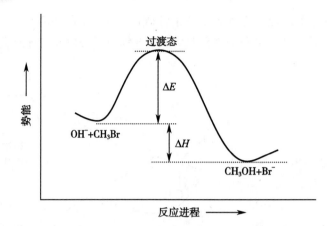

图 5-2 溴甲烷水解反应的势能变化曲线图

在 S_N2 反应过程中,亲核试剂是从离去基团的背面进攻中心碳原子,如果中心碳原子是手性碳,则形成的产物构型发生了翻转,即构型完全转化,可以通过测定产物和底物的旋光性证实这一机制。例如:(R)-$(-)$-2-溴辛烷在碱性溶液中水解,生成构型完全翻转的产物 (S)-$(+)$-2-辛醇,就像雨伞被大风吹翻一样,这种现象称为瓦尔登(Walden)转化。

$$OH^- + H\overset{C_6H_{13}}{\underset{H_3C}{\overset{|}{C}}}\!-\!Br \longrightarrow \left[HO\cdots\overset{C_6H_{13}}{\underset{H\quad CH_3}{\overset{|}{C}}}\!\!\cdots\!Br \right]^{\ddagger} \longrightarrow HO\!-\!\overset{C_6H_{13}}{\underset{CH_3}{\overset{|}{C}}}\!\!\cdots H + Br^-$$

S-$(+)$-2-辛醇 　　　　　　　　　　　　　　　　　　　R-$(-)$-2-溴辛烷

S_N2 反应机制的特点为:①双分子反应,反应速率与卤代烷及亲核试剂浓度均有关;②反应一步完成,旧键的断裂和新键的形成同时进行;③反应过程伴有"构型翻转"。

（三）影响亲核取代反应机制的因素

卤代烃的亲核取代反应是按 S_N1 还是 S_N2 进行与卤代烃的分子结构、亲核试剂、离去基团以及溶剂的性质等因素都有密切的关系。

1. 卤代烃分子结构的影响　在 S_N1 反应中,生成的碳正离子越稳定,越有利于提高 S_N1 反应的速率。碳正离子的稳定性次序为:

叔碳正离子 > 仲碳正离子 > 伯碳正离子 > 甲基正离子

从电子效应看,三级碳正离子的超共轭效应最大,正电荷最易分散,因此最稳定。其次是二级碳正离子,一级碳正离子稳定性最差,最难形成。从空间效应看,中心碳原子连有多个烷基时,比较拥挤,互相排斥力也大,当中心碳上的卤原子解离后,转变为平面结构的碳正离子,降低了拥挤程度,中心碳上的烷基越多,对 S_N1 越有利。

S_N1 反应的相对速率为:叔卤代烷 > 仲卤代烷 > 伯卤代烷 > 卤代甲烷。

在 S_N2 反应机制中,亲核试剂从离去基团的背面进攻中心碳原子,如果中心碳原子所连的基团越多,体积越大,拥挤程度越大,不利于亲核试剂与中心碳原子接近形成过渡态,使反应速率变慢。

S_N2 反应的相对速率为:卤代甲烷 > 伯卤代烷 > 仲卤代烷 > 叔卤代烷。

综上所述,伯卤代烷倾向于发生 S_N2 反应;叔卤代烷倾向于发生 S_N1 反应,仲卤代烷既可按 S_N1,也可按 S_N2 反应。两种机制反应的比例随卤代烷的结构和反应条件不同而异。

$$\xrightarrow{\hspace{2cm}S_N1增加\hspace{2cm}}$$

$$RX = CH_3X, \quad 1°, \quad 2°, \quad 3°$$

$$\xleftarrow{\hspace{2cm}S_N2增加\hspace{2cm}}$$

2. 亲核试剂的影响 在 S_N1 反应中，反应速率只与卤代烷的浓度有关，与试剂的浓度无关，因此亲核试剂对 S_N1 反应速率影响不大。而在 S_N2 反应中，亲核试剂的浓度、亲核能力和体积都与反应性能有关，若试剂的浓度越大，亲核性越强，S_N2 反应越易进行。试剂的空间位阻小，有利于从背面进攻反应的中心碳原子，形成过渡状态，反应速率加快。一些常见试剂的亲核性（nucleophilicity）顺序如下：

$$CH_3O^- > HO^- > C_6H_5O^- > CH_3COO^- > ONO_2^- > CH_3OH$$

3. 离去基团的影响 无论在 S_N1 或 S_N2 反应中，卤代烷的卤原子总是带着一对电子离去。离去基团越易离去，亲核取代反应越容易进行，反应速率也就越快。离去基团对 S_N1 反应影响更大。当卤代烷分子中的烷基结构相同而卤素原子不同时，卤代烷的反应速率次序是 $RI > RBr > RCl$。

4. 溶剂性质的影响 极性溶剂易使卤代烷的 C—X 键异裂而离子化，有利于按 S_N1 反应机制进行。反之，非极性溶剂有利于 S_N2 反应。例如，苄基氯的水解，以水为溶剂时，反应按 S_N1 机制进行；若用极性较小的丙酮为溶剂，则按 S_N2 机制进行。

二、消除反应及反应机制

卤代烷中碳卤键的极性使得 α-碳原子带部分正电荷，并通过诱导效应影响 β-碳原子上的氢，使其显酸性。带部分正电荷的 α-碳原子易受亲核试剂的进攻，发生取代反应；而显酸性的 β-氢原子易受碱进攻，卤代烷失去 β-氢原子而发生消除反应（elimination reaction），简称 E。

（一）消除反应的取向

卤代烃与氢氧化钠或氢氧化钾的醇溶液共热时，分子内脱去一简单分子而形成不饱和键。例如：

$$\underset{\underset{\text{H}}{|}\ \underset{\text{X}}{|}}{RCH{-}CH_2} + KOH \xrightarrow[\triangle]{乙醇} RCH{=}CH_2 + KX + H_2O$$

消除反应所消除的是卤原子和 β-碳原子上的氢原子，故又称 β-消除反应。有些仲卤代烷和叔卤代烷有多个 β-碳，而且都连有氢时，反应存在取向问题。大量实验事实证明，卤代烃发生消除反应时，卤原子总是优先与含氢较少的 β-碳原子上的氢原子发生消除，主要生成双链碳上取代基较多的烯烃。这一经验规律称为查依采夫规则（Saytzeff rule）。例如：

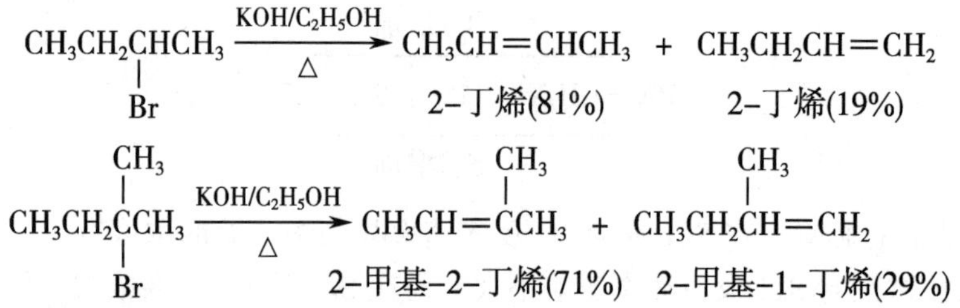

$$CH_3CH_2CHCH_3 \xrightarrow[\triangle]{KOH/C_2H_5OH} CH_3CH=CHCH_3 + CH_3CH_2CH=CH_2$$
$$\underset{Br}{|}$$

$$\qquad\qquad\qquad\qquad\qquad\text{2-丁烯(81\%)} \qquad \text{2-丁烯(19\%)}$$

$$CH_3CH_2\underset{\underset{Br}{|}}{\overset{\overset{CH_3}{|}}{C}}CH_3 \xrightarrow[\triangle]{KOH/C_2H_5OH} CH_3CH=\overset{\overset{CH_3}{|}}{C}CH_3 + CH_3CH_2\overset{\overset{CH_3}{|}}{C}=CH_2$$

$$\qquad\qquad\qquad\qquad\text{2-甲基-2-丁烯(71\%)} \quad \text{2-甲基-1-丁烯(29\%)}$$

消除反应的这种取向规则与生成烯烃的稳定性有关,因为双键碳上连接的烃基越多,σ-π 超共轭效应越强,体系越稳定。

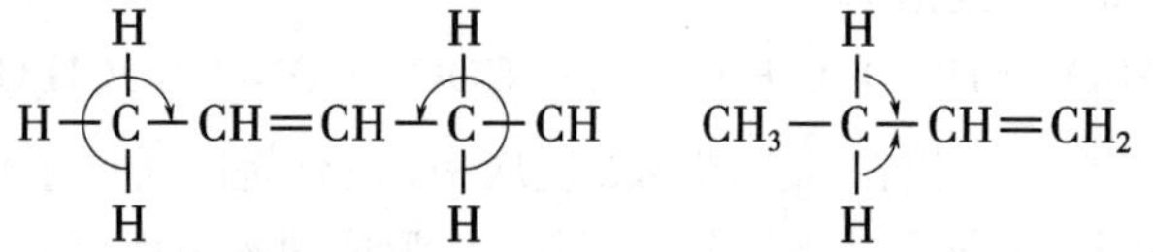

2-丁烯   1-丁烯

在卤代烯烃或卤代芳烃消除反应时,能产生具有 π-π 共轭体系的烯烃,则为主要产物。例如:

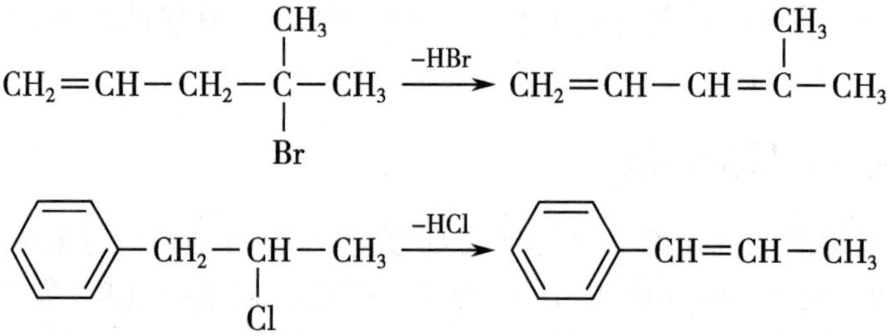

$$CH_2=CH-CH_2-\underset{\underset{Br}{|}}{\overset{\overset{CH_3}{|}}{C}}-CH_3 \xrightarrow{-HBr} CH_2=CH-CH=\overset{\overset{CH_3}{|}}{C}-CH_3$$

大量实验事实证明,不同烃基结构的卤代烃发生消除反应的活性次序为:

$$\text{叔卤代烷} > \text{仲卤代烷} > \text{伯卤代烷}$$

对烃基相同、卤素不同的卤代烷来说,其消除反应的活性顺序为:

$$\text{碘代烷} > \text{溴代烷} > \text{氯代烷}$$

上述活性顺序主要由 C—X 键的键能、中间体碳正离子的稳定性、反应物过渡态的稳定性及产物的稳定性等因素有关。

(二)消除反应机制

1. 单分子消除反应(E1) 单分子消除反应机制与单分子亲核取代反应机制相似,反应也是分两步进行:

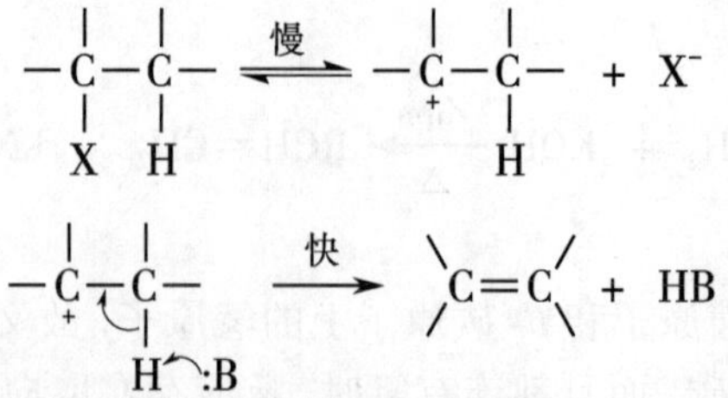

第一步是卤代烷 C—X 键异裂,产生活性中间体碳正离子,α- 碳原子由 sp^3 杂化转化为 sp^2 杂化状态,此步反应与 S_N1 反应的第一步相同,是慢的一步,决定反应速率。第二步是试剂 :B 夺取 β- 碳原子上的氢原子,失去质子的 β- 碳原子转化为 sp^2 杂化状态,其 p 轨道与

α-碳原子上的 p 轨道平行重叠形成 π 键,生成烯烃。由于 E1 反应中决定反应速率的步骤只涉及卤代烷分子共价键的异裂。因此,称为单分子消除(unimolecular elimination)反应。此外,在 E1 或 S_N1 反应中生成的碳正离子可以发生重排,转变为更稳定的碳正离子,然后再发生消除或取代反应。例如:

$$CH_3-\underset{\underset{CH_3}{|}}{\overset{\overset{CH_3}{|}}{C}}-CH_2Br \xrightarrow[\text{解离}]{C_2H_5OH} CH_3-\underset{\underset{CH_3}{|}}{\overset{\overset{CH_3}{|}}{C}}-\overset{+}{C}H_2 \xrightarrow[\text{重排}]{\text{甲基迁移}}$$

$$CH_3-\underset{\underset{CH_3}{|}}{\overset{\overset{CH_3}{|}}{\overset{+}{C}}}-CH_2 \begin{array}{l} \xrightarrow[\text{E1}]{-H^+} CH_3CH=\underset{\underset{CH_3}{|}}{C}HCH_3 \\[3em] \xrightarrow[S_N1]{C_2H_5O^-} CH_3\underset{\underset{CH_3}{|}}{\overset{\overset{OC_2H_5}{|}}{C}}H CH_2CH_3 \end{array}$$

E1 和 S_N1 机制的第一步均生成碳正离子,因此这两类反应往往同时发生,且相互竞争,至于何种占优势,主要看碳正离子在第二步反应中消除质子或与亲核试剂结合的相对趋势而定。

2. 双分子消除反应(E2) E2 和 S_N2 都是一步完成的反应。但不同的是 E2 反应中碱性亲核试剂进攻卤代烷分子中的 β-氢原子,使该氢原子以质子的形式与试剂结合而脱去,同时卤原子则在溶剂的作用下带着一对电子离去,α-碳原子和 β-碳原子之间形成碳碳双键而生成烯烃。

$$-\underset{\underset{H}{|}}{\overset{\overset{X}{|}}{C}}-\overset{|}{C}- + B: \longrightarrow \left[-\underset{H\cdots B}{\overset{X}{C}}==C-\right] \longrightarrow \quad \diagup\!\!\!\!\diagdown\!\!\!=\!\!\diagup\!\!\!\!\diagdown \quad + HB + X^-$$

$$\text{过渡态}$$

由于在过渡态的形成中有碱性试剂的参与,旧键的断裂与新键的形成同时进行。E2 的反应速率与反应物和试剂的浓度成正比,故称为双分子消除(biomolecular elimination)反应(E2)。E2 和 S_N2 机制的差别是:S_N2 反应中,试剂进攻 α-碳原子;而 E2 反应中,试剂进攻 β-氢原子。由于 E2 反应机制与 S_N2 反应机制相似,因此两者经常相伴而生。例如:

$$H-\underset{\underset{\textcircled{1}}{\uparrow}}{\overset{\overset{CH_3}{|}}{C}}H-\underset{\underset{\textcircled{2}}{\uparrow}}{C}H_2-X \xrightarrow{OH^-} \begin{array}{l} \xrightarrow{\textcircled{1} E2} \overset{\overset{CH_3}{|}}{C}H=CH_2 \\[2em] \xrightarrow{\textcircled{2} S_N2} H-\overset{\overset{CH_3}{|}}{C}H-CH_2-OH \end{array}$$

卤代烃的消除反应,不论是按 E1 还是按 E2 反应,它们的活性次序是相同的。

即:叔卤代烃 > 仲卤代烃 > 伯卤代烃 > 卤代甲烷。

3. 消除反应和亲核取代反应的竞争性 卤代烷的消除反应和亲核取代反应通常同时

发生,且互相竞争,两种反应产物的比例受卤代烷结构、溶剂的极性、试剂的碱性、反应温度等多种因素的影响。

(1)卤代烷结构的影响:无分支的伯卤代烷与亲核试剂反应,是以 S_N2 反应为主,原因是亲核取代反应的活化能低于消去反应的活化能。仲卤代烷和 β- 碳原子上有支链的伯卤代烷,因空间位阻增加,试剂易进攻 β- 氢原子,而有利于 E2 反应。叔卤代烷一般倾向于单分子反应。无强碱存在时,主要发生 S_N1 反应。有强碱性试剂存在时,主要发生 E2 反应。一般来说,卤代烷的消除反应产物比例为 3° > 2° > 1°。

(2)溶剂极性的影响:一般来说,极性大的溶剂有利于取代反应,产物的比例取决于卤代烷的结构。极性弱的溶剂有利于消除反应。例如,卤代烷的水解反应在水溶液中进行,而消除反应则在醇溶液中进行。

(3)试剂碱性的影响:试剂的碱性强,浓度大,有利于消除反应;试剂的亲核性强、碱性弱,有利于取代反应。因为在消除反应中,试剂将 β- 氢原子以质子的形式除去,需要较强的碱。例如,叔丁基溴在乙醇中和在乙醇钠中进行反应可以得到不同的结果。

$$（CH_3）_3CBr + C_2H_5OH \xrightarrow{25℃} （CH_3）_3COC_2H_5 + （CH_3）_2C{=}CH_2$$
$$（81\%） \qquad （19\%）$$

$$（CH_3）_3CBr + C_2H_5ONa \xrightarrow[C_2H_5OH]{25℃} （CH_3）_3COC_2H_5 + （CH_3）_2C{=}CH_2$$
$$（3\%） \qquad （97\%）$$

另外,碱的浓度增加和碱的体积增加,也有利于消除反应。

(4)温度的影响:一般说来,升高温度会增加消除反应产物的比例,这是由于消除反应所需的活化能比取代反应的大。因此,提高反应温度,有助于消除反应的进行。例如:

$$CH_3\underset{\underset{Br}{|}}{C}HCH_3 \xrightarrow[C_2H_5OH/H_2O]{NaOH}$$

$$\xrightarrow{45℃} CH_3CH{=}CH_2 + （CH_3）_2CHOC_2H_5$$
$$（53\%） \qquad （47\%）$$

$$\xrightarrow{100℃} CH_3CH{=}CH_2 + （CH_3）_2CHOC_2H_5$$
$$（64\%） \qquad （36\%）$$

综上所述,亲核取代反应和消除反应通常是同时发生、互相竞争的反应。伯卤代烷与强亲核试剂反应主要是 S_N2 反应,叔卤代烷与强碱性试剂主要发生 E2 反应,仲卤代烷介于两者之间,但在强碱存在时,主要发生 E2 反应。

三、卤代烃与金属反应

卤代烃能与 Li、Na、K、Mg 等活泼金属反应,生成有机金属化合物,卤代烃与镁在无水乙醚中反应,生成烃基卤化镁,用 RMgX 表示,又称为格氏(Grignard)试剂。

$$RX + Mg \xrightarrow{无水乙醚} RMgX$$

由于 Grignard 中的 C—Mg 键具有较强的极性,碳原子带部分负电荷,所以此试剂性质非常活泼,是有机合成中常用的一种强亲核试剂。利用 Grignard 试剂与二氧化碳反应,可以制备多一个碳原子的羧酸。这也是有机合成中增长碳链的一种方法。

$$RMgX + CO_2 \xrightarrow{低温} RCOOMgX \xrightarrow{H^+, H_2O} RCOOH + Mg（OH）X$$

Grignard 试剂遇含活泼氢的化合物,如:水、醇、氨、端炔烃等,则立即分解生成烷烃。

$$\text{RMgX}
\begin{cases}
\xrightarrow{\text{H}_2\text{O}} & \text{RH} + \text{Mg(OH)X} \\
\xrightarrow{\text{R'OH}} & \text{RH} + \text{Mg(OR')X} \\
\xrightarrow{\text{NH}_3} & \text{RH} + \text{Mg(NH}_2\text{)X} \\
\xrightarrow{\text{CH}\equiv\text{CR'}} & \text{RH} + \text{R'C}\equiv\text{CMgX}
\end{cases}$$

四、不饱和卤代烃的亲核取代反应

不饱和卤代烃中，根据卤原子与双键的相对位置不同，可分为乙烯型卤代烃、烯丙基型卤代烃及孤立型不饱和卤代烃。

$$\text{CH}_2=\text{CH}-\text{X} \qquad \text{CH}_2=\text{CH}-\text{CH}_2-\text{X} \qquad \text{CH}_2=\text{CH}-(\text{CH}_2)_n-\text{X}$$

$\qquad$乙烯型卤代烃$\qquad\qquad\qquad$烯丙基型卤代烃$\qquad\qquad\qquad$孤立型不饱和卤代烃

实验发现，它们与硝酸银的醇溶液反应的活性如下：

烯丙基型卤代烃 > 孤立型不饱和卤代烃（$n \geqslant 2$）> 乙烯型卤代烃

$$\text{CH}_2=\text{CH}-\text{CH}_2-\text{X} \qquad \text{CH}_2=\text{CH}-(\text{CH}_2)_n-\text{X} \qquad \text{CH}_2=\text{CH}-\text{X}$$

$\quad$（或 $\text{C}_6\text{H}_5-\text{CH}_2-\text{X}$）$\qquad$（或 $\text{C}_6\text{H}_5-(\text{CH}_2)_n-\text{X}$）$\qquad$（或 $\text{C}_6\text{H}_5-\text{X}$）

$\qquad\qquad$常温下反应$\qquad\qquad\qquad\qquad$加热反应$\qquad\qquad\qquad\qquad$加热无反应

$\qquad\qquad$生成 AgX ↓$\qquad\qquad\qquad\qquad$生成 AgX ↓$\qquad\qquad\qquad\qquad$无 AgX ↓

其中乙烯型卤代烃反应活性最弱，烯丙基型卤代烃反应活性最强，孤立型不饱和卤代烃反应活性介于两者之间。乙烯型卤代烃和烯丙基型卤代烃各有自己的特殊结构，它们在化学性质上与卤代烷烃有很大的差异。

（一）乙烯型卤代烃

乙烯型卤代烃中卤原子直接与双键或苯环相连时，卤原子与碳碳双键或苯环之间存在着 p-π 共轭。所以这种 C—X 键不容易发生断裂，卤原子活性最低，不易发生取代反应，与硝酸银的醇溶液共热，也无卤化银沉淀生成。

氯乙烯和氯苯的 p-π 共轭分别见图 5-3、图 5-4。

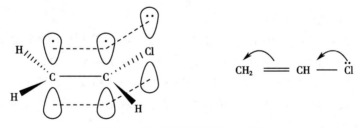

图 5-3　氯乙烯分子中的 p-π 共轭

（二）烯丙基型卤代烃

烯丙基型卤代烃分子中的卤原子与碳碳双键（或苯环）相隔一个饱和碳原子，通式为：
RCH=CH—CH$_2$—X（C$_6$H$_5$—CH$_2$—X）。

烯丙基型卤代烃中的 C—X 键异裂后生成的烯丙基碳正离子，由于 p-π 共轭而特别稳定，很容易与亲核试剂结合生成取代产物，故卤原子反应活性最高，室温下就能与硝酸银的醇溶液发生反应，生成卤化银沉淀。

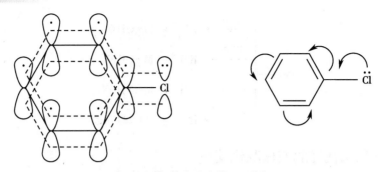

图 5-4　氯苯分子中的 p-π 共轭

烯丙基型碳正离子和苄基碳正离子的 p-π 共轭表示分别见图 5-5、图 5-6。

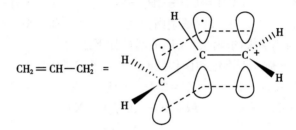

图 5-5　烯丙基正碳离子的 p-π 共轭

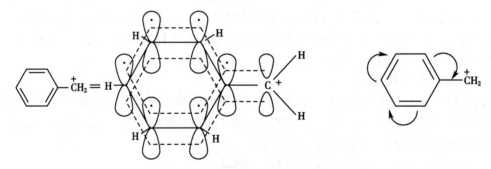

图 5-6　苄基正碳离子的 p-π 共轭

（三）孤立型不饱和卤代烃

孤立型不饱和卤代烃中的卤原子与双键（或苯环）相隔两个以上饱和碳原子，通式为：

$$RCH{=}CH(CH_2)_n{-}X \text{ 或 } C_6H_5(CH_2)_n{-}X(n{\geqslant}2)$$

这类不饱和卤代烃分子中卤原子与双键碳相隔较远，相互影响较小。因此，孤立型不饱和卤代烃中卤原子的活性与卤代烷中卤原子的活性相似。与硝酸银反应时，在加热的条件下生成卤化银沉淀。

上述三类不饱和卤代烃进行取代反应的活性顺序为：

$$烯丙基型卤代烃 > 孤立型不饱和卤代烃 > 乙烯型卤代烃$$

通常用硝酸银的醇溶液鉴别这三种不饱和卤代烃。

第四节　卤代烃环境污染物

工农业生产和人类生活中，卤代烃都很重要。例如，氯乙烯最大的工业用途是制备聚氯乙烯塑料（pvc），同时也被广泛用作溶剂、润滑剂、除草剂、杀虫剂、制冷剂等。但是，某些卤代烃，也存在着严重污染环境的问题，如多氯联苯和氟利昂类化合物。

1. 多氯联苯（简称 PCB） 是一类结构相似的化合物的总称。按联苯环上取代的氯原子数目和位置的不同，可生成许多异构物。PCB 的物理、化学性质稳定，高度耐酸、碱和抗氧化，对金属无腐蚀性，具有良好的电绝缘性和很高的耐热性，除一氯化物和二氯化物外均不可燃。基于这些优良的性质它们被广泛用作绝缘油、载热体和润滑油等，还可作为添加剂用于制造各种聚合物、农药及染料等。

PCB 自 20 世纪 20 年代开始生产，到 60 年代中期达到高峰，年产量约为 10 万吨，由于在工业上的广泛使用，已造成对水、气、土、生物等各个圈层的污染。现在全球各处的生物体中均可检出含有 PCB，其污染的范围很广。挥发于大气中的 PCB 主要附着在颗粒物上，它可以随空气被吸入人体，也可沉降在水或土壤中，再通过食物链进入人体。PCB 可以蓄积在人体各种组织，尤其是脂肪组织中，造成病变，严重者可以死亡。70 年代发生的日本的米糠油事件就是 PCB 中毒所致。现在一些国家已限制生产和禁用 PCB，但欲彻底消除其影响，尚需一段时间。

2. 氟利昂（简称 CFC） 是多种含氟含氯的烷烃衍生物的总称，常见的有氟利昂 -11（CCl$_3$F，沸点 297K）、氟利昂 -12（CCl$_2$F$_2$，沸点 243.2K）等。它们无色、无臭、无毒，易挥发，化学性质极稳定，被大量用于制冷剂和烟雾分散剂等。由于氟利昂性质稳定，在大气中既不发生变化，也难被雨雪消除，其蒸气累积滞留在大气中。据估计每年逸散到大气中的氟利昂达 70 万吨，并以每年 5% 的速度递增。氟利昂主要降解途径是随气流上升，在平流层中受紫外线的作用而分解。但不幸的是由氟利昂分解而生成的氯原子能破坏臭氧的循环反应，后果是破坏平流层中的臭氧层。正是由于这一原因，氟利昂才被认定为大气污染物。由于它不易消除，即使立即禁用，已积存在大气中的氟利昂还要为害数十年（甚至上百年），这是一个很难解决的问题。

针对卤代烷对环境的污染，人们提出了一些解决的办法：①减少生产和使用对环境污染的卤代烃，寻找它们的替代产品，如目前人们已使用液态的二氧化碳替代二氯甲烷从咖啡豆中提取咖啡因；②改变含卤有机化合物的焚化办法；③消除已产生的卤代烃污染，已有报道用食氯微生物使氯代烃转变为更容易被需氧菌降解的物质，从而将其从自然界消除。

本 章 小 结

1. 卤代烃的分类和命名

分类：根据分子的组成和结构特点，卤代烃有不同的分类方法。

命名：卤代烃的命名以相应的烃为母体，卤原子作为取代基。命名原则与烃类相同。

2. 卤代烃的物理性质 卤代烃难溶于水，易溶于有机溶剂，一般有毒性。

3. 卤代烃的结构特征及其重要化学反应 卤代烃分子中，碳卤键为极性共价键，卤原子带部分负电荷，α- 碳原子带部分正电荷。亲核试剂易进攻 α- 碳原子，发生亲核取代反应。碱易进攻 β- 氢原子发生消除反应。

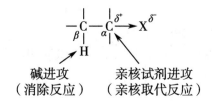

（1）亲核取代反应

$$R-X + \begin{cases} NaOH \xrightarrow[\triangle]{H_2O} R-OH + NaX \\ \qquad\qquad\qquad \text{醇} \\ NaOR' \xrightarrow{\triangle} R-OR' + NaX \\ \qquad\qquad\quad \text{醚} \\ NaCN \longrightarrow R-CN + NaX \\ \qquad\qquad\quad \text{腈} \\ NH_3 \longrightarrow R-NH_2 + HX \\ \qquad\qquad\quad \text{胺} \\ AgNO_3 \longrightarrow R-ONO_2 + AgX\downarrow \\ \qquad\qquad\quad \text{硝酸酯} \end{cases}$$

（2）消除反应（遵循查依采夫规则）

$$\underset{\quad\;\; X}{RCH_2\overset{|}{C}HCH_3} \xrightarrow[\text{乙醇}]{KOH} \underset{\text{（主）}}{RCH=CHCH_3} + \underset{\text{（副）}}{RCH_2CH=CH_2}$$

（3）与金属镁反应（生成很活泼的 Grignard 试剂，用于有机合成）

$$R-X \xrightarrow[\text{醚}]{Mg} R-Mg-X$$

4. 两种亲核取代反应历程的特点

（1）S_N1 反应的特点：①单分子反应，反应速率只与卤代烃的浓度有关；②反应分两步进行，反应过程中生成碳正离子中间体；③在手性碳上反应时，产物外消旋化。

（2）S_N2 反应的特点：①双分子反应，反应速率与卤代烃和亲核试剂的浓度都有关；②反应一步完成；③产物构型发生翻转。

5. 卤代烯烃的亲核取代反应　根据卤素与双键的位置不同，不饱和卤代烃分为：乙烯型卤代烃、烯丙基型卤代烃和孤立型不饱和卤代烃。三类卤代烃中卤原子活性差别很大。

练 习 题

1. 选择题

（1）按 S_N1 历程进行，下列化合物反应速率最快的是

    A. CH_3CH_2Br B. CH_3Br

    C. $(CH_3)_3CBr$ D. $(CH_3)_2CHBr$

（2）下列化合物按 S_N2 历程进行，反应速率最快的是

    A. CH_3CH_2Br B. CH_3Br

    C. $(CH_3)_3CBr$ D. $(CH_3)_2CHBr$

（3）在 KOH 的醇溶液中脱 HBr 最容易的化合物是

    A. $CH_3CH_2CH_2CH_2Br$ B. $CH_3CH_2\overset{\displaystyle |}{\underset{\displaystyle CH_3}{C}}HBr$

C. CH$_3$CHCH$_2$Br
       |
       CH$_3$

D. CH$_3$—C—CH$_3$ （上为 CH$_3$，下为 Br）

（4）结构式如下的化合物中，(a)、(b)、(c)三个氯原子，在碱溶液中进行水解时，下面叙述正确的是

苯环，(a) CH$_2$CH$_2$Cl，(b) Cl，(c) CH$_2$Cl

A.（a）与（c）相当   B.（b）最易

C.（c）最易   D.（a）最易

（5）对溴代烷在碱溶液中水解的 S_N2 反应历程的特点的描述**不**正确是

  A. 亲核试剂 OH⁻ 首先从远离溴的背面向中心碳原子靠拢

  B. S_N2 反应是分两步完成的

  C. 反应速率与卤代烷和亲核试剂浓度有关

  D. S_N2 历程使产物构型完全转化

（6）下列化合物与 AgNO$_3$ 的醇溶液反应生成白色沉淀，由易到难的正确顺序是

a. 环己基—Cl   b. 苯基—CH$_2$Cl   c. CH$_3$C（Cl）=CH$_2$ d. CH$_3$CH$_2$Cl

A. b>a>d>c   B. a>d>b>c

C. c>d>b>a   D. b>c>a>d

（7）与 AgNO$_3$ 的醇溶液反应最快的是

  A. CH$_3$—CH=CH—Br   B. CH$_2$=CH—CH$_2$—CH$_2$—Br

  C. CH$_3$—CH$_2$—CH$_2$—Br   D. CH$_2$=CH—CH$_2$—Br

（8）下列叙述属于 S_N1 机制的是

  A. 增加氢氧化钠的浓度，反应速率明显加快

  B. 产物构型完全转化

  C. 叔卤代烷反应速率明显大于仲卤代烷

  D. 反应不分阶段一步完成

2. 用系统命名法命名下列化合物

（1）CH$_2$ClCH$_2$CH$_2$CH$_3$ （2）(CH$_3$)$_2$CHCHBrCH$_3$ （3）CH$_2$=CHCHClCH$_3$

（4）对位 Br 和 H$_3$C 的苯环   （5）对位 CH$_2$Cl 和 Br 的苯环   （6）H—（上 CH$_3$、右 Br、下 C$_2$H$_5$）

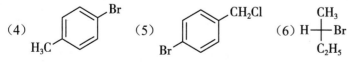

3. 写出下列化合物的结构式

（1）2-甲基-2,3-二氯丁烷   （2）一氯环己烷   （3）对碘甲苯   （4）叔丁基溴

（5）碘仿   （6）氯化苄   （7）二氯甲烷   （8）烯丙基氯

4. 完成下列反应式

(1) Cl—⬡—CH₂Cl $\xrightarrow[\triangle]{NaOH/H_2O}$

(2) ⬠—Br + NaCN $\xrightarrow[\triangle]{乙醇}$

(3) 环己烷(带Br和CH₃) $\xrightarrow[\triangle]{KOH/乙醇}$

(4) $CH_3CH(CH_3)CHClCH_2CH_3 \xrightarrow[\triangle]{KOH/乙醇}$

(5) $CH_3CH=CH_2 \xrightarrow{HBr} \qquad \xrightarrow{NaCN/乙醇} \qquad \xrightarrow{H_3O^+}$

5. 写出 $C_5H_{11}Br$ 的异构体,用系统命名法命名之,并指出伯、仲、叔的卤代烷。

6. 将下列各组化合物按反应速率大小顺序排列

(1) S_N2 反应:$CH_3CH_2CH_2CH_2Br$,$CH_3CH_2CH(CH_3)Br$,$(CH_3)_3CBr$

(2) S_N2 反应:$(CH_3)_3CCH_2Br$,$(CH_3)_2CHCH_2Br$,$CH_3CH_2CH_2Br$

(3) S_N1 反应:$CH_3CH_2CH_2CH_2Br$,$CH_3CH_2CH(CH_3)Br$,$(CH_3)_3CBr$

(4) S_N1 反应:⬡—CH₂Br,⬡—CH₂CH₂Br,⬡—CH(CH₃)Br

7. 用简便化学方法鉴别下列化合物

$CH_3CH=CHCH_2Br \qquad CH_3CH_2CH=CHBr \qquad CH_2=CHCH_2CH_2Br$

8. 推测结构式

(1) 某卤代烃 $C_3H_7Br(A)$ 与氢氧化钾的醇溶液作用生成 $C_3H_6(B)$,B 氧化后得到具有两个碳原子的羧酸(C)、二氧化碳、水,B 与溴化氢作用,得到 A 的异构体(D)。推断 A、B、C、D 的结构式和相关反应式。

(2) 有一化合物分子式为 C_8H_{10},在铁的存在下与 1mol 溴作用,只生成一种化合物 A,A 在光照下与 1mol 氯作用,生成两种产物 B 和 C,试推断 A、B、C 的结构式和相关反应式。

9. 讨论题

(1) 卤代烃的用途有哪些?

(2) 主要卤代烃环境污染物有哪些?其是怎样污染环境的?

(房 芳)

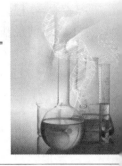

第六章　醇、酚和醚

醇（alcohol）、酚（phenol）、醚（ether）都是烃的含氧衍生物，其中碳原子和氧原子以单键相连。羟基（—OH, hydroxyl group）是醇和酚的官能团。醚键（—C—O—C—, ether bond）是醚类化合物的官能团。

硫醇（thiol）、硫酚（thiophenol）、硫醚（thioether）可分别看作醇、酚、醚分子中的氧原子被硫原子替代所形成的化合物，其通式分别为 R—SH、Ar—SH 和 R（Ar）—S—R′（Ar′）。其中，硫醇和硫酚的分子中都含有巯基（—SH, sulfanyl group）官能团。硫醚键（—C—S—C—, thioether bond）是硫醚类化合物的官能团。

第一节　醇

一、醇的结构、分类和命名

（一）醇的结构

醇的通式为 R—OH，可视为烃分子中的氢原子被羟基取代所形成的化合物，也可以视为水分子中的氢原子被烃基取代所形成的化合物。现以甲醇为例来讨论醇的结构（图6-1）。

甲醇的分子中的氧原子为不等性 sp^3 杂化，其中两个 sp^3 杂化轨道被孤对电子所占据，余下两个 sp^3 杂化轨道分别与碳原子以及氢原子形成 C—O 和 O—H 两个 σ 键。甲醇的 C—O—H 键角为 108.9°，其中 C—O 键的键能为 360kJ/mol。

H

143pm

109° C O

H 110° 108.9° 96pm

H H

图6-1　甲醇分子的结构

由于氧的电负性强于碳和氢，甲醇分子中的 C—O 键和 O—H 键的电子云均偏向于氧原子，使得 C—O 键和 O—H 键均有较强极性，分子中正负电荷中心不能重合，因此甲醇为极性分子，其偶极矩为 5.01×10^{-30}C·m（1.7D），偶极方向指向羟基。

（二）醇的分类

根据醇羟基连接的烃基的种类不同，醇可分为脂肪醇、脂环醇、芳香醇（芳烃侧链上的氢被羟基取代的醇）。如果烃基中含有不饱和键，则为不饱和醇。例如：

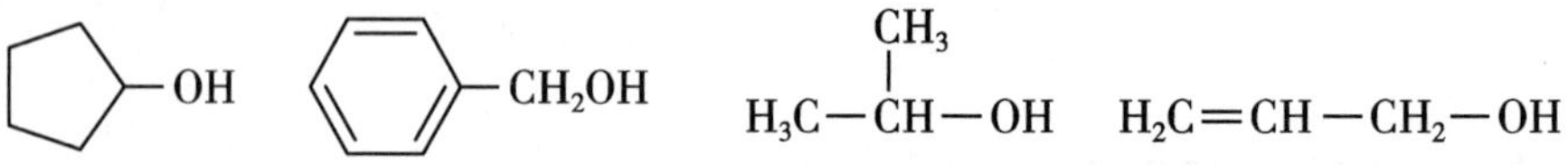

| 脂环醇 | 芳香醇 | 脂肪醇 | 不饱和醇 |

根据羟基连接的碳原子类型不同可分为伯醇、仲醇和叔醇。羟基连在伯碳原子上的为伯醇（1°醇），连在仲碳原子上的为仲醇（2°醇），连在叔碳原子上的为叔醇（3°醇）。例如：

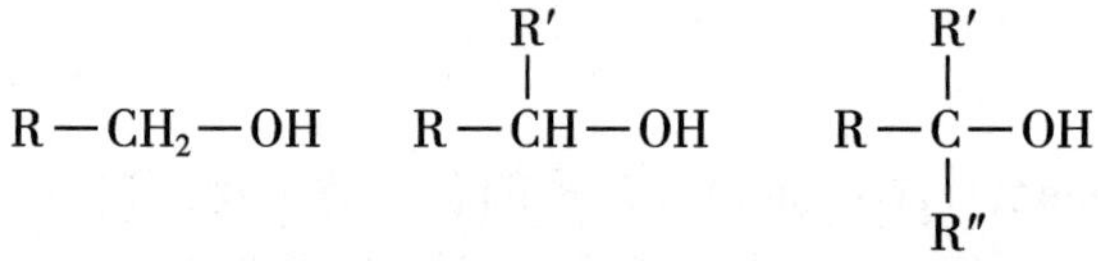

伯醇（1°醇）　　仲醇（2°醇）　　叔醇（3°醇）

根据醇分子所含羟基数目的不同，还可以分为一元醇、二元醇、三元醇和多元醇。例如：

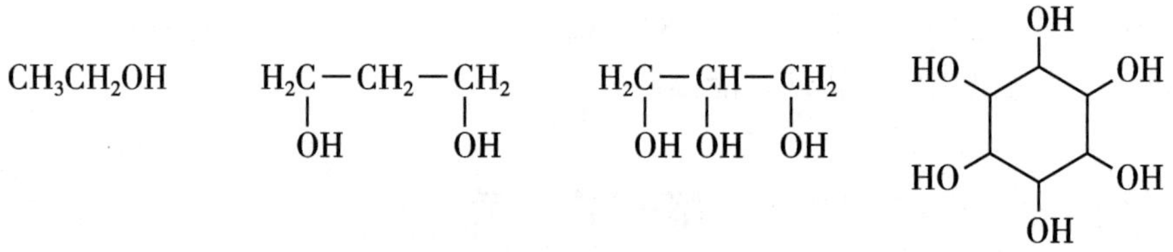

一元醇　　　　二元醇　　　　三元醇　　　　多元醇

（三）醇的命名

（1）普通命名法：根据和羟基相连的烃基名称来命名。在"醇"字前面加上烃基的名称，"基"字一般可以省去，称为某醇。普通命名法一般适用于结构较简单的醇。例如：

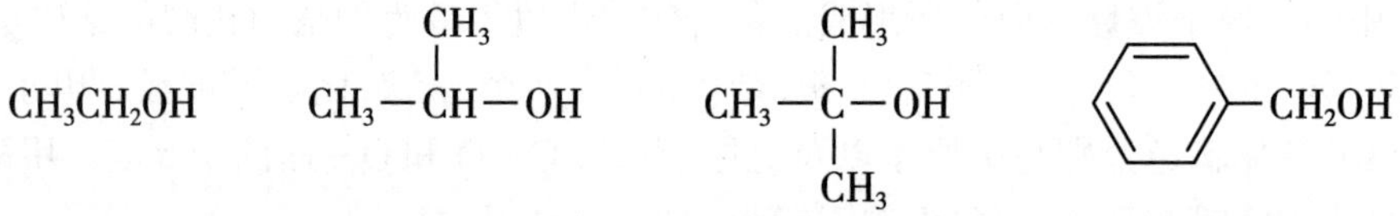

乙醇　　　　异丙醇　　　　叔丁醇　　　　苯甲醇（苄醇）

（2）系统命名法：结构复杂的醇多采用系统命名法，其原则如下：

1）选择连有羟基的碳原子在内的最长碳链为主链，按主链碳原子数目称为某醇。

2）主链上的碳原子从靠近羟基的一端开始编号，依次用阿拉伯数字标注位次。羟基位次是"1"时，"1"有时可以省去。

命名时把支链或其他取代基的位次、名称及羟基的位次写在某醇的前面。例如：

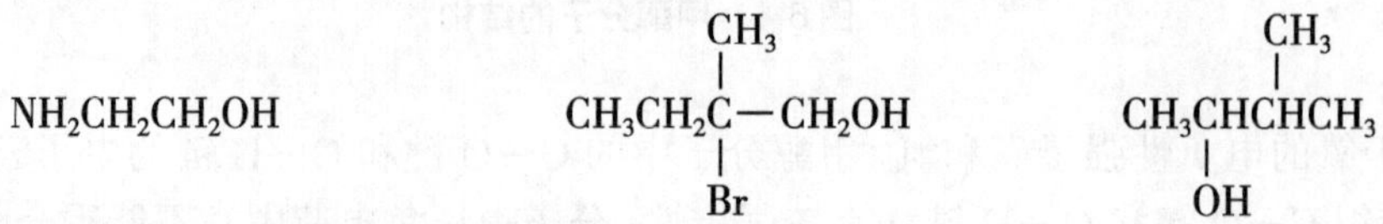

2-氨基-(1)-乙醇（胆胺）　　2-甲基-2-溴-(1)-丁醇　　3-甲基-2-丁醇

$$\begin{array}{c} \underset{\underset{OH}{|}}{\underset{|}{H_3C-CH-C-CH-CH_2-OH}}\overset{\overset{Br}{|}}{}\overset{\overset{CH_3}{|}}{} \end{array}$$

2,3-二甲基-4-溴-1,3-戊二醇

$$H_2C-CH-CH_2 \\ ||| \\ OHOHOH$$

1,2,3-丙三醇（甘油）

2-苯基-（1）-乙醇

脂环醇的命名也是以醇为母体，命名为环某醇，并以环上的羟基所在碳原子的位次为起始编号，使羟基的位次最小。命名的其他原则与醇、脂环烃、脂肪烃相似。例如：

4-甲基-1,3-环己二醇

2-甲基-4-乙基-1-环戊醇

不饱和醇则要选择同时含有羟基和不饱和键的最长碳链作为主链，从靠近羟基一端开始编号，根据主链碳原子数称为某烯（炔）醇，并在母体名称前面标明不饱和键及羟基的位置。例如：

5-甲基-4-己烯-2-醇

2-丁炔-1-醇

3-苯基-2-丁烯-1-醇

二、醇的物理性质

直链饱和一元醇中，含 $C_1\sim C_4$ 的醇是具有酒味的流动液体，含 $C_5\sim C_{11}$ 的醇为具有不愉快气味的油状液体，C_{12} 以上的醇为无臭无味的蜡状固体。

醇的沸点较相对分子质量相近的烃类高出很多，这是由于液态醇分子中的羟基之间可以形成氢键（hydrogen bond）。醇从液态变为气态，除了克服分子间的范德华力，还需要破坏氢键（键能约为 25kJ/mol）。但随着相对分子质量的增大，烃基越大，分子间氢键的受到烃基的位阻也越大，因此直链饱和一元醇的沸点随着相对分子质量的增加与相应的烷烃的沸点差距越来越小。多元醇由于羟基的增多，能形成氢键的数目也随之增加，所以沸点更高（表6-1）。

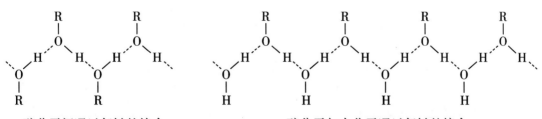

醇分子间通过氢键的缔合　　　　　　　醇分子与水分子通过氢键的缔合

表6-1　常见醇类的部分物理常数

名称	结构式	熔点 /℃	沸点 /℃	相对密度 /(g/cm³)	溶解度 /(g/L)*
甲醇	CH_3OH	-97	64.7	0.792	∞
乙醇	CH_3CH_2OH	-115	78.4	0.789	∞
正丙醇	$CH_3(CH_2)_2OH$	-126	97.2	0.804	∞
正丁醇	$CH_3(CH_2)_3OH$	-90	117.8	0.810	79
正戊醇	$CH_3(CH_2)_4OH$	-79	138.0	0.817	24
正己醇	$CH_3(CH_2)_5OH$	-52	156.5	0.819	6
异丙醇	$(CH_3)_2CHOH$	-88.5	82.3	0.786	∞
异丁醇	$(CH_3)_2CHCH_2OH$	-108	107.9	0.802	100
叔丁醇	$(CH_3)_3COH$	-25	82.5	0.789	∞
苯甲醇	$C_6H_5CH_2OH$	-15	205.0	1.046	40
乙二醇	CH_2OHCH_2OH	-16	197.0	1.113	∞
丙三醇	$CH_2OHCHOHCH_2OH$	-18	290.0	1.261	∞

* 溶解度是指20℃时在水中的溶解度。

　　低级醇能与水形成氢键，故能与水混溶，如甲醇、乙醇、丙醇能与水任意混溶。醇在水中的溶解度随碳原子的增多而下降，由于随着烃基加大，羟基在整个分子中所占比例减小，醇中的羟基与水形成氢键能力因此减弱，醇在水中的溶解度也随之降低。从正丁醇起在水中的溶解度显著降低，到癸醇以上则不溶于水。对于具有相同碳原子数目的多元醇，随着羟基数量的增多，水溶性增大。

　　低级醇能和一些无机盐类（$MgCl_2$、$CaCl_2$、$CuSO_4$ 等）形成结晶状的分子化合物，称为结晶醇，亦称为醇化物，如 $MgCl_2 \cdot 6CH_3OH$、$CaCl_2 \cdot 4C_2H_5OH$、$CaCl_2 \cdot 4CH_3OH$ 等。因此，醇类化合物不能用 $CaCl_2$ 作干燥剂。结晶醇不溶于有机溶剂但溶于水，因此可以利用此性质从反应物中除去少量醇。例如，利用乙醇与 $CaCl_2$ 生成结晶醇除去乙醚中含有的少量乙醇。

三、醇的化学性质

　　醇（ROH）的化学性质主要由羟基所决定，同时也受到烃基的一定影响。从化学键来看，C—O 键和 O—H 键都是极性键，在反应中容易发生断裂，因此醇的反应主要发生在这两个部位。在反应中，究竟是 C—O 键断裂，还是 O—H 键断裂，则取决于烃基的结构以及反应条件。此外，羟基的吸电子效应使得醇的 α- 碳原子上的氢原子（即 α- 氢原子）表现出一定的活性，容易发生氧化反应；羟基氧原子上的孤对电子还能接受质子，具有一定的碱性。

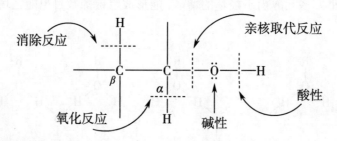

（一）与活泼金属的反应

　　O—H 键的极性有利于氢以氢离子形式离解，因此醇与水相似，可以与活泼金属反应，生成醇盐，并放出氢气。$C_1 \sim C_8$ 的醇能与大多数碱金属（Li、Na、K）和碱土金属（Mg、Ca、Ba）等发生反应。

$$R—OH + Na \longrightarrow R—ONa + H_2 \uparrow$$

$$CH_3CH_2OH + Na \longrightarrow CH_3CH_2ONa + H_2 \uparrow$$

醇与金属钠的反应比水与金属钠的反应缓和得多，放出的热量也不足以使生成的氢气燃烧。这是由于醇羟基中的氢原子不如水分子中的氢原子活泼，可以把醇（pKa=16）看作比水（pKa=15.7）更弱的酸。因此，利用这个反应可除去在某些反应过程中残余的金属钠，而不至引起燃烧和爆炸。

随着醇烃基碳链的增长，醇与金属钠反应的速率逐渐减小。因此低级醇能顺利与活泼金属反应，而高级醇则反应较慢，甚至很难进行。各类醇与金属钠反应的速率如下：甲醇>伯醇>仲醇>叔醇。

根据酸碱定义，较弱的酸失去氢离子后成为较强的共轭碱，所以醇钠比氢氧化钠的碱性更强。醇钠是白色固体，溶于乙醇中，遇水即分解成为醇和氢氧化钠。醇钠的水解是一个可逆反应，平衡主要趋向于醇钠分解方向。醇的共轭碱 RO^- 的碱性比水的共轭碱 OH^- 强，因此醇钠遇水立即水解。

$$RONa + H_2O \longrightarrow ROH + NaOH$$

醇和水类似，既可作为酸提供质子与碱反应，也可作为碱接受一个质子，生成锌盐。醇的酸性（pKa=16~18）比水（pKa=15.7）弱，这是因为烷基具有斥电子效应，醇中氧原子上的电子云密度比水高，降低了氧原子吸引氢氧键间电子云的能力，使醇中氢原子的活性相对减弱。随着醇的 α-碳原子上的烷基取代基的增多，与羟基相连的烷基的斥电子能力增强，醇的酸性减弱（pKa 值增大）。不同类型的醇的酸性大小次序为：甲醇>伯醇>仲醇>叔醇。例如：

酸性　　$CH_3OH > C_2H_5OH > (CH_3)_2CHOH > (CH_3)_3COH$

（二）与氢卤酸的反应

醇可以与氢卤酸发生亲核取代反应，生成卤代烃和水，这是制备卤代烃的重要方法：

$$ROH + HX \longrightarrow RX + H_2O \quad (X = Cl, Br, I)$$

羟基不是一个好的离去基团，很难直接被卤原子取代。而强酸与醇可以形成锌盐，锌盐易脱去水分子，可促使亲核取代反应顺利进行。

$$CH_3CH_2OH + HBr \Longleftrightarrow Br^- + CH_3CH_2\overset{+}{O}H_2 \longrightarrow BrCH_2CH_3 + H_2O$$
$$\text{锌盐}$$

上述反应速率取决于醇的结构和氢卤酸的种类。当氢卤酸相同时，醇的活性顺序为：3°醇>2°醇>1°醇；一般情况下，叔醇、仲醇与氢卤酸发生的亲核取代反应是按照 S_N1 机制进行的，而甲醇和多数伯醇则按照 S_N2 机制进行。当醇相同时，氢卤酸的活性顺序为：HI>HBr>HCl，氢氟酸一般不反应。

由于 HCl 的反应活性相对较小，在室温下只能与叔醇发生反应，而与伯醇和仲醇反应时，需要在无水 $ZnCl_2$（一种 Lewis 酸）的催化下才能进行。因此，常用 Lucas 试剂（浓盐酸和无水 $ZnCl_2$ 的混合液）来鉴别六个碳以下的伯醇、仲醇、叔醇。在室温时，3°醇可立即与 Lucas 试剂反应而呈现混浊；2°醇一般需要数分钟后才能观察到混浊现象；而1°醇在数小时后亦无明显现象，必须加热后才能起作用。这是由于六个碳以下的醇都能因形成锌盐而溶于 Lucas 试剂，而反应后生成的相应氯代烷则不溶于 Lucas 试剂，成为细小的油珠分散在反应液里使其变混浊。

当醇与氢卤酸按照 S_N1 机制进行亲核取代反应时，由于反应中有碳正离子这一活性中间体生成,过程中可能发生重排,生成碳正离子最稳定的重排产物。β 位上有支链的一级醇也能发生重排,这类反应称为 Wagner-Meerwein(瓦格涅尔 - 麦尔外英)重排。例如:

$$\underset{\underset{CH_3}{|}}{CH_3-\underset{|}{\overset{H\ \ OH}{C}}-CHCH_3} \xrightarrow{H^+} \underset{\underset{CH_3}{|}}{CH_3-\underset{|}{\overset{H\ \ \overset{+}{O}H_2}{C}}-CHCH_3} \xrightarrow{-H_2O} \underset{\underset{CH_3}{|}}{CH_3-\underset{|}{\overset{H}{C}}-\overset{+}{C}HCH_3}$$

$$\xrightarrow{\text{重排}} \underset{\underset{CH_3}{|}}{CH_3-\overset{+}{C}-CH_2CH_3} \xrightarrow{Br^-} \underset{\underset{CH_3}{|}}{CH_3-\underset{|}{\overset{Br}{C}}-CH_2CH_3}$$

(三)脱水反应

醇与硫酸、磷酸或对甲苯磺酸等强酸一起共热时,可发生脱水反应。醇的脱水存在两种方式,一种是分子内发生脱水生成烯烃,另一种是分子间发生脱水生成醚。脱水方式与具体的反应温度以及醇的结构有关。

(1)分子内脱水:在酸催化下,醇分子中的 C—O 键和 C$_\beta$—H 键发生断裂,脱去一分子水生成烯烃。该反应与卤代烃消除卤化氢相似,本质上是 β- 消除反应,反应取向选择遵循 Saytzeff 规则。例如:

$$\underset{\underset{OH}{|}}{CH_3CH_2CHCH_3} \xrightarrow[\triangle]{-H_2O} \begin{cases} CH_3CH=CHCH_3 & \text{2-丁烯(主要产物)} \\ CH_3CH_2CH=CH_2 & \text{1-丁烯} \end{cases}$$

消除反应的速率主要取决于碳正离子中间体的生成速率,即碳正离子的稳定性。因此不同类型的醇脱水的活性顺序为:3°醇>2°醇>1°醇。例如:

$$CH_3CH_2\underset{|}{\overset{H\ \ OH}{\underset{|}{C}}}CH_2 \xrightarrow[140℃]{75\%H_2SO_4} CH_3CH_2CH=CH_2$$

$$CH_3\underset{|}{\overset{H\ \ OH}{\underset{|}{C}}}CHCH_3 \xrightarrow[100℃]{66\%H_2SO_4} CH_3CH=CHCH_3$$

$$\underset{\underset{CH_3}{|}}{CH_2\underset{|}{\overset{H\ \ OH}{C}}CH_3} \xrightarrow[80\sim90℃]{20\%H_2SO_4} CH_3\underset{\underset{}{}}{\overset{CH_3}{C}}=CH_2$$

(2)分子间脱水:一个醇分子的 C—O 键断裂,同时另一个醇分子的 O—H 键断裂,共同脱去一分子水,生成产物醚。该反应本质上是亲核取代反应。

$$-\underset{|}{\overset{|}{C}}-\underset{|}{\overset{|}{C}}-O{\raisebox{0.5ex}{\fbox{$H\ +\ HO$}}}-\underset{|}{\overset{|}{C}}-\underset{|}{\overset{|}{C}}- \longrightarrow -\underset{|}{\overset{|}{C}}-\underset{|}{\overset{|}{C}}-O-\underset{|}{\overset{|}{C}}-\underset{|}{\overset{|}{C}}- + H_2O$$

醇脱水成醚,主要适用于低级伯醇,仲醇和叔醇则易发生消除反应生成烯烃。

与卤代烃类似,醇的取代反应和消除反应也存在竞争关系。对于低级伯醇,当反应温度较高时,主要发生消除反应生成烯烃,而在相对较低温度下则主要发生亲核取代反应生成醚。例如:

$$CH_3CH_2OH \xrightarrow[170℃]{\text{浓 } H_2SO_4} H_2C{=}CH_2 + H_2O$$

$$CH_3CH_2OH \xrightarrow[140℃]{\text{浓 } H_2SO_4} CH_3CH_2OCH_2CH_3 + H_2O$$

两种不同的醇发生分子间脱水反应，可生成多种醚的混合物。因此，这种方法不适合制备混合醚。混合醚的制备一般采用 Williamson 合成法，即通过卤代烃与醇钠或酚钠发生亲核取代反应制得。例如：

$$CH_3CH_2ONa + CH_3CH{=}CHCH_2Cl \longrightarrow CH_3CH{=}CHCH_2{-}O{-}CH_2CH_3$$

（四）成酯反应

醇与酸发生脱水反应生成酯，此反应称为酯化反应。其中，醇与有机酸作用生成的产物为有机酸酯，与无机含氧酸作用生成的产物为无机酸酯。例如：

$$(CH_3)_2CHCH_2CH_2OH + HONO \xrightarrow{H^+} (CH_3)_2CHCH_2CH_2ONO + H_2O$$
亚硝酸异戊酯

$$\begin{array}{c} CH_2OH \\ | \\ CHOH \\ | \\ CH_2OH \end{array} + 3HONO_2 \xrightarrow[10℃]{H_2SO_4} \begin{array}{c} CH_2{-}ONO_2 \\ | \\ CH{-}ONO_2 \\ | \\ CH_2{-}ONO_2 \end{array} + 3H_2O$$

甘油　　　　　　　　　甘油三硝酸酯

小剂量的亚硝酸异戊酯和甘油三硝酸酯（又称硝化甘油）在临床上用于缓解心绞痛。甘油三硝酸酯遇到震动会发生猛烈爆炸，为提高使用安全性通常会将它与一些惰性材料混合以提高其使用安全性，这就是 Nobel 发明的硝化甘油炸药。

二元酸或多元酸与醇反应时，可脱水生成酸性酯或中性酯。例如：

$$2CH_3OH + H_2SO_4 \longrightarrow CH_3O{-}SO_2{-}OCH_3 + 2H_2O$$
硫酸二甲酯

硫酸二甲酯为中性酯，是常用的甲基化试剂，但有剧毒，对呼吸器官和皮肤有强烈刺激作用。

磷酸为三元酸，因此与醇作用可以形成三种类型的磷酸酯：磷酸烷基二氢酯（酸性酯），磷酸二烷基氢酯（酸性酯），磷酸三烷基酯（中性酯）。磷酸酯是有机体生长和代谢中极为重要的物质，如细胞的重要成分核酸，以及组织器官中的卵磷脂、脑磷脂等均含有磷酸酯的结构。

$$\begin{array}{c} OH \\ | \\ RO{-}P{=}O \\ | \\ OH \end{array} \qquad \begin{array}{c} OR' \\ | \\ RO{-}P{=}O \\ | \\ OH \end{array} \qquad \begin{array}{c} OR' \\ | \\ RO{-}P{=}O \\ | \\ OR'' \end{array}$$

磷酸烷基二氢酯　　　　　磷酸二烷基氢酯　　　　　磷酸三烷基酯

（五）氧化反应

在有机反应中，通常把脱氢或加氧的反应视为氧化反应（oxidation reaction）；而把加氢或脱氧的反应视为还原反应（reduction reaction）。由于羟基的影响，醇分子中羟基连接的 α-碳上的氢原子变得比较活泼，容易发生氧化反应。

在常用的氧化剂如重铬酸钾的硫酸溶液或三氧化铬的冰醋酸溶液作用下，伯醇和仲醇都容易被氧化成含羰基的化合物。其中伯醇先被氧化成醛，醛很容易继续被氧化生成羧酸。如果要得到醛，就必须把生成的醛立即从反应混合物中蒸馏出去，以防止醛继续反应成为羧酸。仲醇被氧化成酮，但不能继续被氧化成羧酸。叔醇由于没有 α-氢原子，在一般情况下不被氧化。

$$RCH_2OH \xrightarrow[\text{或}-2H]{[O]} \underset{\text{醛}}{RC-H} \xrightarrow[\text{或}-2H]{[O]} \underset{\text{羧酸}}{RC-OH}$$

伯醇

$$\underset{\text{仲醇}}{R-\overset{OH}{\underset{|}{CH}}-R'} \xrightarrow[\text{或}-2H]{[O]} \underset{\text{酮}}{R-\overset{O}{\underset{||}{C}}-R'}$$

$$H_3C-\overset{\text{（环己醇）}}{\bigcirc}-OH \xrightarrow{H_2Cr_2O_7} H_3C-\bigcirc=O$$

在实验室中,可以根据氧化速度不同,鉴别不同类型的醇。

铬酸试剂（H_2CrO_4）常用来鉴别伯醇、仲醇、叔醇。伯、仲醇与铬酸试剂反应速度快,橙色溶液迅速变为浑浊的蓝绿色,叔醇则不发生反应。因酒中含有乙醇,可利用这一反应原理制作呼吸分析仪,可用于检验驾驶员是否酒后驾车。

在温和的氧化剂,如 Collins 试剂（CrO_3 与吡啶的配合物,CH_2Cl_2 作溶剂）作用下,氧化反应可停留在醛的阶段,不被继续氧化。例如:

$$CH_3CH_2CH_2OH \xrightarrow{\text{Collins 试剂}} CH_3CH_2CHO$$

并且这类氧化剂具有一定的选择性,与不饱和伯醇反应时,醇分子中的不饱和键不会被氧化破坏。例如:

$$\underset{\text{烯丙醇}}{CH_2=CHCH_2OH} \xrightarrow{\text{Collins 试剂}} \underset{\text{丙烯醛}}{CH_2=CHCHO}$$

$$C_6H_5CH=CHCH_2OH \xrightarrow{\text{Collins 试剂}} C_6H_5CH=CHCHO$$

羟基化合物的氧化反应,一般是在生物体内脱氢酶的催化下进行的,是重要的生化反应之一。例如:人们饮酒后,摄入的乙醇在肝脏内被醇脱氢酶氧化成乙醛,乙醛可被进一步氧化成乙酸,乙酸可以被机体细胞同化。因此,适度饮酒对人体无害。但如果饮酒过量,摄入乙醇的速率远大于其被氧化的速率,则乙醇会在血液中潴留,导致酒精中毒。同样,如果饮用了甲醇,在醇脱氢酶的作用下,甲醇会被氧化成甲醛,但甲醛不能被机体细胞同化利用,而且会损伤视神经和视网膜,服用 10ml 的甲醇即可致人失明。

（六）邻二醇的特殊反应

两个羟基相对位置较远的二元醇,其化学性质与一元醇相似。但两个羟基连在相邻的两个碳原子上的邻二醇,由于两个羟基之间的相互影响,除具有一元醇的一般性质外,还具有一些特殊的化学性质。

（1）与高碘酸的反应:邻二醇可以被高碘酸氧化,与 OH 连接的两个碳原子之间的键发生断裂。此反应是定量进行的,一组邻二醇结构消耗一分子高碘酸,因此可以根据氧化产物的性质、数量推测原二元醇的结构。若与 OH 相连的碳原子上有两个 H 原子,断裂后产物即为甲醛;若与 OH 相连的碳原子上有一个 H 原子,断裂后产物即为醛;若与 OH 相连的碳原子上没有 H 原子,断裂后产物即为酮。1,3-二醇两个羟基不相邻,故不与 HIO_4 反应。

$$\begin{array}{c} -\overset{|}{\underset{|}{C}}-OH \\ -\overset{|}{\underset{|}{C}}-OH \end{array} + HIO_4 \longrightarrow \begin{array}{c} -\overset{|}{C}=O \\ -\overset{|}{C}=O \end{array} + HIO_3$$

（2）与氢氧化铜的反应：邻二醇类化合物在碱性条件下可与 Cu^{2+} 反应，生成绛蓝色的配合物。实验室中常用此反应鉴别具有邻二醇结构的多元醇。

$$\begin{array}{c} CH_2OH \\ | \\ CHOH \\ | \\ CH_2OH \end{array} + Cu^{2+} \xrightarrow{OH^-} \begin{array}{c} CH_2-O \\ | \\ CH-O \\ | \\ CH_2-OH \end{array}\rangle Cu + 2H_2O$$

绛蓝色配合物

四、几种重要的醇

1. **甲醇（CH_3OH）** 无色透明液体，沸点为 64.7℃。最初是从木材中干馏得到，故也称木醇。甲醇有毒，可直接侵害人的细胞组织，特别是侵害视网膜，内服少量（10ml）可致人失明，量多（30ml）可致死。这是因为甲醇在人体内氧化分解很慢，有蓄积作用，且其氧化产生的甲醛或甲酸在体内不能很快地被利用而导致中毒致命。

2. **乙醇（CH_3CH_2OH）** 无色透明液体，沸点为 78.3℃，乙醇是酒的主要成分，俗称酒精。临床上使用其 70%～75% 的水溶液作外用消毒剂。用乙醇作溶剂来溶解药品所制成的制剂称为酊剂，如碘酊等。乙醇在生物体内的氧化过程（主要在肝脏）是在酶催化下分步进行的：乙醇首先被肝脏转化为乙醛，此后转化为乙酸，产生的乙酸可供身体中的细胞利用。这就是人体可以承受适量酒精的原因。如果人体中含有过量的乙醇，以至肝脏都不能转化时，则乙醇继续在血液中循环，最终会引起中毒。

3. **丙三醇（$CH_2OH-CHOH-CH_2OH$）** 俗称甘油，为带有甜味的无色黏稠液体，沸点为 290℃，能以任何比例与水混溶。吸湿性很强，对皮肤有刺激性，故用以润滑皮肤时，一般需稀释。甘油在药剂上可用作溶剂，如酚甘油、碘甘油等，对便秘患者，常用甘油栓或 50% 甘油溶液灌肠，它既有润滑作用，又能产生高渗透压引起排便反射。

4. **环己六醇[$(CHOH)_6$]** 又名肌醇，存在于动物的心脏、肌肉和未成熟的豌豆中，由于它能促进肝和其他组织中的脂肪代谢，可用于治疗肝炎、肝硬化、胆固醇过高及血管硬化等疾病。其六磷酸酯又称为植酸，植酸在医药工业中可作为药物，在胃炎、十二指肠溃疡和腹泻等疾病的治疗中起很大作用。

5. **苯甲醇（$C_6H_5CH_2OH$）** 又称苄醇，为无色液体，沸点为 205℃，是最简单的芳香醇，具有芳香气味，以酯的形式存在于许多植物的精油中，稍溶于水，能与乙醇、乙醚等混溶。苯甲醇具有微弱的麻醉作用和防腐功能，含有苯甲醇的注射用水一般称为无痛水，常用作青霉素钾盐的溶剂，以减轻注射时的疼痛。10% 的苯甲醇软膏或洗剂为局部止痒剂。

第二节 酚

一、酚的结构、分类和命名

（一）酚的结构

羟基与芳香环直接相连的化合物称为酚，通式为 Ar—OH。现以苯酚为例来讨论其结构（图 6-2）。苯酚是平面型分子，C—O—H 键角为 109°，C—O 键的键长为 136pm，比甲醇中的 C—O 键（键长为 143pm）短；与甲醇的偶极方向相反，苯酚的偶极方向指向苯环。这是由于氧原子上的孤对电子与苯环形成斥电子的 p-π 共轭体系，氧原子上的电子向苯环转移，结果导致：①氧原子上的电子云密度相对降低，O—H 键的极性增强，易断裂，表现出酸性；②C—O 键间的电子云密度相对增加，难于断裂，不易被取代；③苯环上电子云相对密度增加，环上更容易发生亲电取代反应。

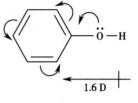

图 6-2　苯酚分子的结构

（二）酚的分类

根据酚羟基所连接的芳基种类的不同，可将酚分为苯酚、萘酚等；也可根据酚羟基的数目多少，将酚分为一元酚、二元酚、多元酚等。

（三）酚的命名

酚的命名通常是以酚为母体，在"酚"字之前加上芳环名称，再标明取代基的位次、数目和名称。有些酚类化合物还习惯用其俗名。

二、酚的物理性质

多数酚为无色固体，但久置后，酚会被空气氧化而略带红色至褐色。酚羟基之间也可通过氢键缔合，因此酚类化合物的沸点较高。苯酚分子与水分子之间也能形成氢键，因此苯酚在水中有一定的溶解度，且随着酚羟基数目的增多，水溶性随之增大。甲基苯酚的各异构体混合物统称甲酚，甲酚与肥皂溶液的混合液可制得消毒剂"来苏儿"。酚类化合物一般可溶于乙醇、乙醚、苯等有机溶剂。一些常见酚的物理常数见表 6-2。

表 6-2　常见酚类化合物的部分物理常数

名称	熔点 /℃	沸点 /℃	溶解度*/(g/L)	pKa（25℃）
苯酚	41	182	93	9.96
邻甲苯酚	31	191	25	10.29
间甲苯酚	12	202	26	10.09
对甲苯酚	35	202	23	10.26
邻硝基苯酚	45	214	2	7.22
间硝基苯酚	96	—	14	8.39
对硝基苯酚	114	279（分解）	17	7.15
邻苯二酚	105	245	451	9.48
间苯二酚	110	281	123	9.44
对苯二酚	170	286	80	9.96

*溶解度是指 20℃时在水中的溶解度。

三、酚的化学性质

酚类化合物含有羟基和芳环，因此其具有羟基和芳环的一般性质。但由于酚羟基受到苯环的影响，其性质与醇羟基有一定的差异。同时，酚的芳环也受到羟基的影响，其芳环的邻位和对位都很活泼，容易发生亲电取代反应。

（一）酸性

苯酚呈弱酸性（$pKa = 9.96$），酸性较碳酸弱，能溶于 NaOH 溶液中，而不溶于 NaHCO₃ 溶液中。但较水（$pKa = 15.74$）和醇（$pKa = 16 \sim 18$）的酸性强，可与氢氧化钠反应生成苯酚钠。

$$\text{苯酚} - OH + NaOH \longrightarrow \text{苯酚} - ONa + H_2O$$

酚的芳环上连有卤素或硝基等吸电子取代基时，通常可使酚的酸性增强，如 2, 4, 6- 三硝基苯酚的邻、对位连有三个硝基使其具有很强的酸性（$pKa = 0.25$），俗称苦味酸。给电子基团则通常使酚的酸性减弱，如甲酚的酸性（$pKa > 10$）略弱于苯酚（$pKa = 9.96$）。

（二）与 FeCl₃ 的显色反应

多数苯酚都能与 $FeCl_3$ 作用显色，颜色从绿色到紫色，这是由于生成了有颜色的配合物所致。

$$6ArOH + FeCl_3 \longrightarrow [Fe(OAr)_6]^{3-} + 6H^+ + 3Cl^-$$

除酚以外，具有稳定烯醇式结构（$-C=C-OH$）的化合物也能与 $FeCl_3$ 产生显色反应。

（三）芳环上的亲电取代反应

由于酚羟基的强致活性，酚的芳环上容易发生亲电取代反应。

（1）卤代反应：苯酚的水溶液与溴水在室温下反应，立即生成 2, 4, 6- 三溴苯酚白色沉淀。该反应现象明显，并且十分灵敏，可用于苯酚的定性和定量检验。

（2）硝化反应：苯硝化需要浓硝酸和浓硫酸，但苯酚容易硝化。在室温下，稀硝酸即可使苯酚发生硝化反应，生成邻硝基苯酚和对硝基苯酚的混合物。

（3）磺化反应：苯酚与浓硫酸作用，在较低温度下，主要得到动力学控制的邻位产物；在较高温度下，主要得到热力学控制的对位产物。

25℃时为主要产物　　　　100℃时为主要产物
（动力学控制产物）　　　（热力学控制产物）

（4）氧化反应：酚比醇更容易被氧化，空气中的氧可将酚氧化成醌，氧化后颜色变深。苯酚的氧化产物是对苯醌。

对苯醌

多元酚更易被氧化，弱氧化剂如 Ag_2O 等即可将邻苯二酚和对苯二酚氧化成相应的醌类化合物。因此，多元酚类化合物常被用作抗氧化剂。

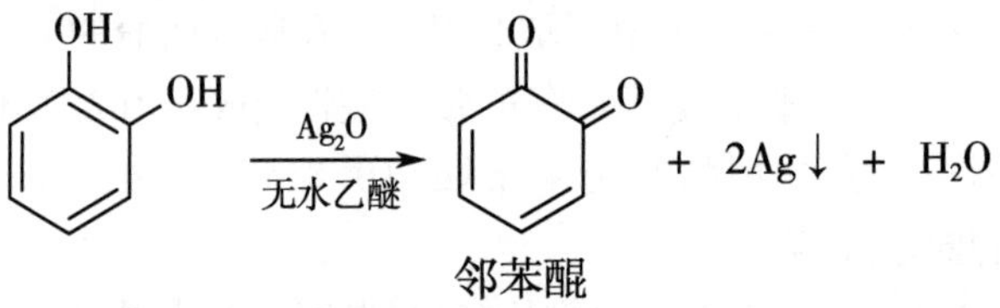

邻苯醌

一些植物中也含有具有强抗氧化性的多酚类物质，如绿茶中的茶多酚，红葡萄籽、花生皮中的葡萄多酚等。这些多酚类物质具有抗氧化、清除自由基、抑制肿瘤、抗诱变等性质，且低毒、高效，受到世界各国植物化学家、食品化学家以及医学专家的广泛关注。

四、几种重要的酚

1. 苯酚　俗称石炭酸。纯净的苯酚为无色菱形结晶，有特殊气味，熔点为 43℃，沸点为 182℃。在空气中放置会因氧化而变成红色。室温时微溶于水，在 65℃ 以上可与水混溶；也易溶于乙醇、乙醚、苯等有机溶剂。

苯酚能凝固蛋白质，因此对皮肤有腐蚀性，并有杀菌效力，是外科最早使用的消毒剂，但因其有毒，现已弃用。

2. 萘酚　有 α 和 β 两种异构体。两者都是能升华的结晶。

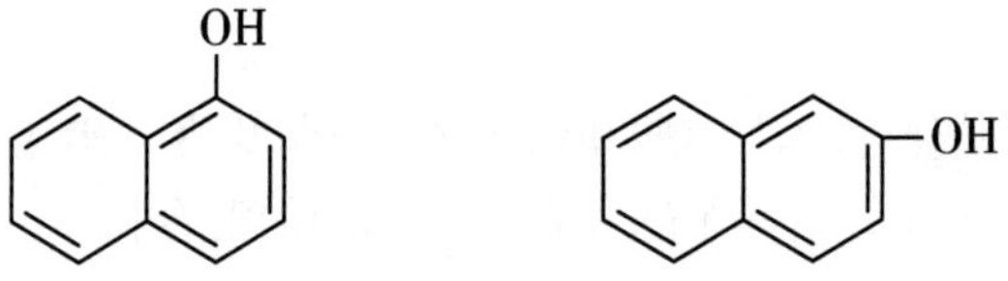

α-萘酚（1-萘酚）　　　　β-萘酚（2-萘酚）

α- 萘酚与 $FeCl_3$ 溶液生成紫色沉淀。而 β- 萘酚与 $FeCl_3$ 则显绿色。它们都是合成染料的重要原料。

第三节　醚

一、醚的结构、分类和命名

（一）醚的结构

醚可视为醇分子中羟基上的氢原子被烃基取代而生成，是醇的一烃基衍生物，也可视为是水的二烃基衍生物。醚的结构为（Ar）R—O—R′（Ar′），C—O—C 称为醚键。

醚键中的氧原子和水分子中的氧原子一样是不等性 sp^3 杂化。因此，醚键的角度是 110°，而不是 180°，以甲醚为例来讨论醚的结构（图 6-3）。甲醚中氧原子为不等性 sp^3 杂化状态，C—O—C 的键角为 112°，未成键的两个 sp^3 杂化轨道含有两对孤对电子。

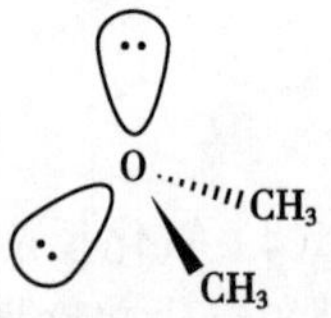

图 6-3　甲醚分子的结构

（二）醚的分类

醚的通式为（Ar）R—O—R′（Ar′）。其中两个烃基相同的醚称为简单醚，两个烃基不同的醚称为混合醚。若氧原子与烃基连成环状结构则称为环醚。两个烃基都是脂肪烃基的醚称为脂肪醚,若两个烃基中有一个或两个是芳烃基的称为芳香醚。

(三)醚的命名

(1)结构简单的醚,一般以两个烃基的名称命名,称为某(基)某(基)醚。如果两个烃基相同,称为"二某醚"(简称"某醚")。如果两个烃基不同,则按次序规则,按先小后大的顺序写出烃基的名称;对于芳香醚,则一般将芳基放在烃基前面命名。

单醚　　　$C_2H_5OC_2H_5$　　　CH_3OCH_3
　　　　　　　乙醚　　　　　　　甲醚

混醚　　　$CH_3OC_2H_5$　　　$CH_3CH_2OCH=CH_2$
　　　　　　　甲乙醚　　　　　　　乙基乙烯基醚

(2)比较复杂的醚,则把烷氧基(—OR)作为取代基,视为烃的烃氧衍生物来命名。

$$CH_3CHCH_2CH_3 \qquad CH_3OCH_2CH_2OCH_3$$
$$|$$
$$OCH_3$$

　　　2-甲氧基丁烷　　　　　　1,2-二甲氧基乙烷

(3)环醚命名时常称为环氧某烷,某些环醚还可当作杂环化合物的衍生物来命名。

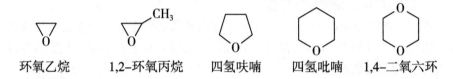

环氧乙烷　　1,2-环氧丙烷　　四氢呋喃　　四氢吡喃　　1,4-二氧六环

二、醚的物理性质

除甲醚、甲乙醚为气体外,大多数醚在室温下为易燃的液体。醚的沸点和其相对分子质量相同的醇相比要低得多,如甲醚的沸点(-23℃)比乙醇(78.5℃)的沸点低。其原因是醚的分子间不能形成氢键。除简单的环醚以外,醚都难溶于水。醚常用作有机溶剂,低级醚易挥发,所形成的蒸气易燃,使用时应特别注意通风,避免明火和电器。

三、醚的化学性质

除某些小环醚(如环氧乙烷)以外,醚的 C—O—C 键较为稳定,一般不与氧化剂、还原剂、稀酸、强碱等反应。但由于醚分子中氧原子上有孤对电子,可以接受质子,形成锌盐。故在强酸介质下,醚的 C—O 键也可发生断裂。

(一)锌盐的形成

醚能与强酸作用形成锌盐,因此,醚能溶于浓盐酸和浓硫酸等强酸中。

$$C_2H_5-\ddot{\underset{\cdot\cdot}{O}}-C_2H_5 \ + \ H^+ \longrightarrow C_2H_5-\overset{+}{\underset{\underset{H}{|}}{\ddot{O}}}-C_2H_5$$

锌盐

锌盐不稳定,遇水立即分解恢复成原来的醚。此特性可以用于区别醚与烷烃或卤代烃。

(二)醚键的断裂反应

醚与浓强酸(如氢碘酸、氢溴酸等)所生成的锌盐,在加热时可发生 C—O 键的断裂,生成卤代烃和醇。

$$C_2H_5-\overset{..}{\underset{..}{O}}-C_2H_5 + HI \longrightarrow \left[C_2H_5-\overset{+}{\underset{\overset{|}{H}}{\overset{..}{O}}}-C_2H_5 \right] I^- \longrightarrow ICH_2CH_3 + CH_3CH_2OH$$

如有过量的氢卤酸存在,则生成的醇还能进一步转变成卤代烃。

$$CH_3CH_2OH + HI \longrightarrow CH_3CH_2I + H_2O$$

混合醚发生此反应时,一般是较小烃基生成卤代烷,较大烃基或芳基生成醇或酚。

$$\langle \bigcirc \rangle -O-CH_3 + HI \longrightarrow \langle \bigcirc \rangle -OH + CH_3I$$

(三) 醚的过氧化物的形成

醚对氧化剂很稳定,如 $KMnO_4$、$K_2Cr_2O_7$ 都不能将醚氧化,但含有 α-氢原子的醚若在空气中久置或经光照,则可缓慢发生氧化反应,形成不易挥发的过氧化物(peroxide)。例如:

$$C_2H_5-O-C_2H_5 \overset{O_2}{\longrightarrow} CH_3\underset{\underset{O-O-H}{|}}{CH}-O-CH_2CH_3$$

过氧化物在受热或摩擦等情况下容易发生爆炸。因此保存醚时避免将其暴露于空气中,而应置于深色瓶内,并且可加少量对苯二酚作抗氧化剂。

(四) 1,2-环氧化合物的开环反应

1,2-环氧化合物(epoxides)是指一个氧原子与相邻的两个碳原子相连所构成的三元环醚及其取代产物,最简单的 1,2-环氧化合物是环氧乙烷。环氧乙烷是一种穿透力很强的消毒剂,常用于医疗器械的消毒。

1,2-环氧化合物与一般的醚不同,是一类非常活泼的化合物,它的三元环结构具有较大的环张力,易发生加成开环反应。因此它极易与多种含活泼氢的化合物(水、醇、氨等)以及某些亲核试剂(Grignard 试剂、醇钠等)发生反应,使 C—O 键断裂发生开环。例如:

$$\overset{}{\underset{O}{\triangle}} + X^+Y^- \longrightarrow XOCH_2CH_2Y$$

以环氧乙烷为原料能合成多种类型的化合物,因此环氧乙烷在有机合成中是一个很有用的中间体。

不对称取代的环氧乙烷也能发生类似的开环反应,但反应的取向随反应条件不同而不同。本部分不再详细讨论。

四、几种重要的醚

1. 乙醚　沸点为 34℃,极易挥发,具有麻醉作用,常用作有机溶剂。

2. 四氢呋喃(THF)　为油状液体,既能溶于各种有机溶剂,又溶于水中,是一种广泛应用的非质子溶剂。

3. 冠醚(crown ethers)　是一类含有多个氧原子的大环多醚,多数分子中具有—O—CH_2CH_2—的重复单元,因其状似王冠,故称冠醚。

冠醚的命名通常以"m-冠-n"来表示,m 代表构成环的碳原子和氧原子的总数,n 代表环中氧原子数。例如,18-冠-6 表示是由 18 个碳原子和氧原子组成的环醚,其中氧原子有 6 个。

18-冠-6   15-冠-5

第四节　硫醇和硫醚

由于硫和氧处于周期表中的同一主族,因此含硫有机化合物与含氧有机化合物性质相似,硫原子取代醇分子和醚分子中的氧,也能形成与氧类似的化合物——硫醇和硫醚。

R—OH　醇　　　　　　　　R—O—R′　醚
R—SH　硫醇　　　　　　　R—S—R′　硫醚

一、硫醇和硫醚的结构和命名

（一）结构

甲硫醇中的 S—H 键键长为 133.5pm,C—S—H 键角为 96°。简单的硫醚 C—S 键键长为 180pm 左右,C—S—C 键角约为 105°。

（二）命名

硫醇和硫醚的命名分别与醇、醚的命名类似,只是在母体名称前加"硫"字即可。

二、硫醇和硫醚的性质

（一）硫醇和硫醚的物理性质

这类化合物大多具有难闻的气味,即使量很少,气味也很明显。例如,正丙硫醇有类似洋葱的气味,动物臭鼬的臭气里含有多种硫醇。因此,工业上向天然气中添加少量的叔丁硫醇作为臭味剂,以便及时发现燃气泄漏。

硫醇与其对应的醇相比,沸点和水溶性都更低。例如,乙硫醇的沸点为 37℃,而乙醇的沸点为 78℃;20℃时,乙硫醇在水中的溶解度为 15g/L,而乙醇可与水以任意比例互溶。其原因是硫原子比氧原子体积更大,电负性更小,硫醇分子的巯基间难以形成氢键,硫醇分子和水分子之间也难以形成氢键。

（二）硫醇和硫醚的化学性质

1. 硫醇的酸性　硫醇中的 S—H 键比醇中的 O—H 键更易解离,原因是硫的价电子在第三层,与氢原子的 1s 轨道的重叠程度较差。因此,硫醇的酸性比相应的醇或酚更强,如乙硫醇的 pKa 为 10.5,而乙醇的 pKa 为 15.9。硫醇能溶于氢氧化钠或氢氧化钾的乙醇溶液,生成相应的硫醇盐。

$$RSH + NaOH \longrightarrow RSNa + H_2O$$

2. 硫醇与重金属盐的反应　硫醇可与 Pb、Hg、Cu、Ag、Cd 等重金属氧化物或盐反应生成不溶于水的硫醇盐。例如:

$$2 C_2H_5SH + HgO \longrightarrow (C_2H_5S)_2Hg \downarrow (白) + H_2O$$

二乙硫醇汞

$$2 RSH + (CH_3COO)_2Pb \longrightarrow (RS)_2Pb \downarrow (黄) + 2 CH_3COOH$$

硫醇铅

重金属盐进入人体后，能与体内某些酶上的巯基发生上述反应，从而导致酶的变性而失活，这就是所谓的"重金属中毒"。临床上则使用一些硫醇类化合物，如二巯基丙醇（商品名 BAL，British Anti-Lewisite）、二巯基丙磺酸钠、二巯基丁二酸钠等作为重金属盐中毒的解毒剂。它们与金属离子的亲和力较强，可以夺取已和酶结合的重金属离子，形成不易解离的配合物，后经尿液排出体外，从而使酶复活。

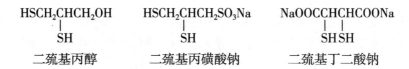

二巯基丙醇   二巯基丙磺酸钠   二巯基丁二酸钠

3. 氧化反应 硫醇容易发生氧化反应，其氧化主要发生在硫原子上，形成二硫化物（disulfide）。二硫键（—S—S—）又容易被还原为硫醇。

$$2 RSH \underset{还原}{\overset{氧化}{\rightleftharpoons}} R-S-S-R$$

硫醚也易被氧化，其产物为亚砜或砜。例如：

$$CH_3-S-CH_3 \overset{[O]}{\longrightarrow} CH_3-\overset{\displaystyle O}{\underset{\displaystyle \|}{S}}-CH_3 \overset{[O]}{\longrightarrow} CH_3-\overset{\displaystyle O}{\underset{\displaystyle \underset{\displaystyle O}{\|}}{\overset{\displaystyle \|}{S}}}-CH_3$$

二甲亚砜（DMSO）   二甲砜

本 章 小 结

本章学习了醇的分类、命名、结构、物理性质和化学性质。通过学习我们应该系统地掌握醇、酚、醚的命名方法，在理解其结构特点的基础上重点掌握醇、酚、醚的化学性质。在学习醇这一节内容时，还要注意与卤代烃的相关内容进行对比总结。重点要求掌握以下内容：

一、醇的化学性质

1. 与活泼金属的反应

$$CH_3CH_2OH + Na \longrightarrow CH_3CH_2ONa + H_2 \uparrow$$

2. 与氢卤酸的反应

$$ROH + HX \longrightarrow RX + H_2O (X=Cl, Br, I)$$

3. 脱水反应

$$CH_3CH_2OH \xrightarrow[140℃]{浓 H_2SO_4} CH_3CH_2OCH_2CH_3 + H_2O$$

$$CH_3CH_2OH \xrightarrow[170℃]{浓 H_2SO_4} H_2C{=}CH_2 + H_2O$$

4. 酯化反应

$$\begin{matrix} CH_2OH \\ | \\ CHOH \\ | \\ CH_2OH \end{matrix} + 3\ HONO_2 \xrightarrow[10℃]{H_2SO_4} \begin{matrix} CH_2-ONO_2 \\ | \\ CH-ONO_2 \\ | \\ CH_2-ONO_2 \end{matrix} + 3\ H_2O$$

5. 氧化反应

$$H_3C-\bigcirc\!\!-OH \xrightarrow{H_2Cr_2O_7} H_3C-\bigcirc\!\!=O$$

$$C_6H_5CH=CHCH_2OH \xrightarrow{Collins试剂} C_6H_5CH=CHCHO$$

6. 邻二醇的特殊反应

$$\begin{matrix} -C-OH \\ | \\ -C-OH \end{matrix} + HIO_4 \longrightarrow \begin{matrix} -C=O \\ \\ -C=O \end{matrix} + HIO_3$$

$$\begin{matrix} CH_2OH \\ | \\ CHOH \\ | \\ CH_2OH \end{matrix} + Cu(OH)_2 \downarrow \longrightarrow \begin{matrix} CH_2-O \\ | \quad\ \ \ \rangle Cu \\ CH-O \\ | \\ CH_2-OH \end{matrix} + 2\ H_2O$$

二、酚的化学性质

1. 酸性

$$\bigcirc\!\!-OH + NaOH \longrightarrow \bigcirc\!\!-ONa + H_2O$$

2. 与 $FeCl_3$ 的显色反应

$$6\ ArOH + FeCl_3 \longrightarrow [Fe(OAr)_6]^{3-} + 6H^+ + 3Cl^-$$

3. 芳环上的亲电取代反应

$$\bigcirc\!\!-OH + Br_2 \longrightarrow \text{(2,4,6-三溴苯酚)} \downarrow$$

三、醚的化学性质

1. 醚键的断裂反应

$$C_2H_5-\ddot{O}-C_2H_5 + HI \longrightarrow ICH_2CH_3 + CH_3CH_2OH$$

2. 1,2-环氧化合物的开环反应

$$\triangle\!\!\!O + X^+Y^- \longrightarrow XOCH_2CH_2Y$$

练　习　题

1. 选择题

（1）下列化合物酸性最强的是

　　A. 水　　　　　　　　　　　B. 乙醇

　　C. 乙醚　　　　　　　　　　D. 苯酚

（2）下列化合物沸点最高的是

　　A. 乙醇　　　　　　　　　　B. 异丙醇

　　C. 丙三醇　　　　　　　　　D. 正丁醇

（3）下列化合物酸性最弱的是

　　A. 水　　　　　　　　　　　B. 乙硫醇

　　C. 乙醇　　　　　　　　　　D. 叔丁醇

（4）将化合物①丙烷、②丙醚、③丙醇和④丙三醇沸点由高到低排列正确的是

　　A. ①②③④　　　　　　　　B. ④③②①

　　C. ②④③①　　　　　　　　D. ④③①②

（5）苯酚中，—OH 的作用，最符合实际情况的是

　　A. —OH 只有诱导效应　　　　B. —OH 只有共轭效应

　　C. —OH 的诱导效应大于共轭效应　　D. —OH 的共轭效应大于诱导效应

（6）下列化合物与 Lucas 试剂作用最先出现浑浊的是

　　A. 乙醇　　　　　　　　　　B. 异丙醇

　　C. 2-甲基-2-丁醇　　　　　　D. 2,2-二甲基-1-丙醇

（7）下列化合物可能形成分子内氢键的是

　　A. o-甲酚　　　　　　　　　B. o-苯二酚

　　C. p-苯二酚　　　　　　　　D. m-苯二酚

（8）将碳正离子①$(CH_3)_2\overset{+}{C}H$、②$C_6H_5\overset{+}{C}HCH_3$、③$(C_6H_5)_2\overset{+}{C}H$、④$(C_6H_5)_3\overset{+}{C}$ 和⑤$\overset{+}{C}H_3$ 按稳定性大小顺序排列为

　　A. ①②③④⑤　　　　　　　B. ⑤④③②①

　　C. ④③②①⑤　　　　　　　D. ④③①⑤②

（9）将下列醇按与金属钠的反应的快慢顺序排列为

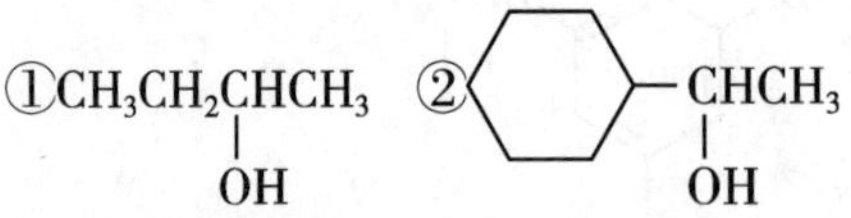

①$CH_3CH_2CHCH_3$　②　③CH_3CH_2OH　④$(CH_3)_2CHOH$

⑤$(CH_3)_3COH$

　　A. ③④①②⑤　　　　　　　B. ⑤④③②①

　　C. ④③②①⑤　　　　　　　D. ④③①⑤②

2. 命名下列化合物

（1） 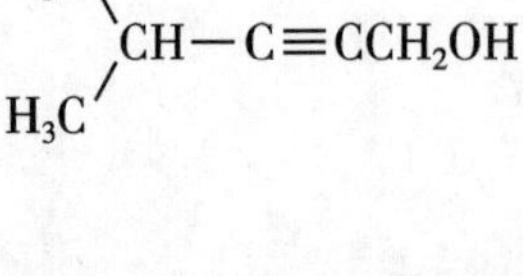　　　　（2）

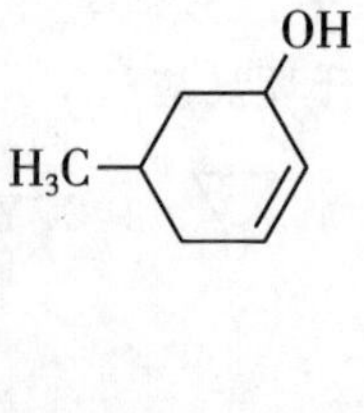

(3) （苯环）CH$_2$—CH—CH$_2$OH，中间碳连 OCH$_3$

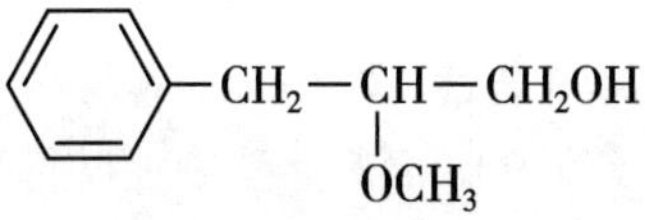

(4) 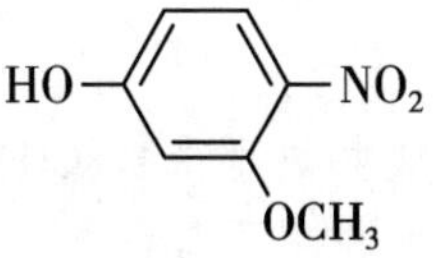 HO—（苯环）—NO$_2$，苯环下方连 OCH$_3$

(5) 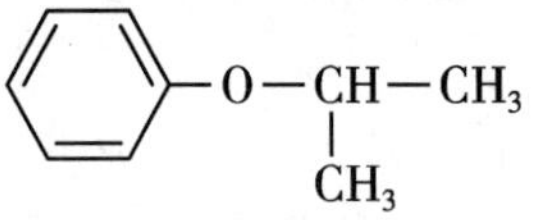 （苯环）O—CH—CH$_3$，CH 连 CH$_3$

(6) (CH$_3$)$_2$CHCH$_2$CHCH$_3$，倒数第二碳连 SH

(7) (CH$_3$)$_3$C—S—CH$_3$

(8) 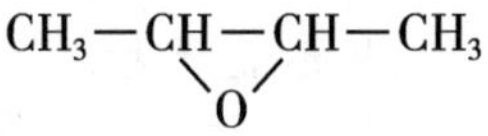 CH$_3$—CH—CH—CH$_3$，中间两碳以 O 相连（环氧）

3. 写出下列化合物的结构式

(1) 2,3-二巯基丙醇（BAL）

(2) 反-4-甲基-1-环己醇（优势构象）

(3) 4-甲氧基-1-萘酚

(4) 苦味酸

(5) 四氢呋喃

(6) 苯并 15-冠-5

(7) 异丙硫醇

(8) 二甲亚砜

4. 写出下列反应的主要产物

(1) H$_3$CH$_2$C—C(CH$_3$)(OH)—CH$_3$ + (浓)HCl ⟶ $\xrightarrow[\triangle]{KOH/ROH}$

(2) (CH$_3$)$_2$CHCH$_2$CH$_2$OH + HNO$_3$ ⟶

(3) CH$_3$CHCHCH$_3$（带 CH$_3$ 和 OH 支链） + (浓)H$_2$SO$_4$ $\xrightarrow[170℃]{\triangle}$

(4) 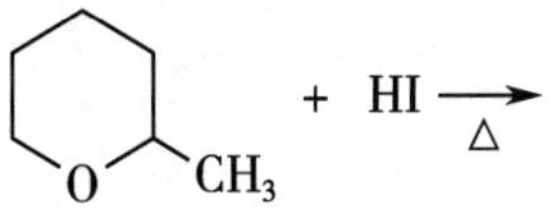 （四氢吡喃-2-甲基） + HI $\xrightarrow{\triangle}$

(5) 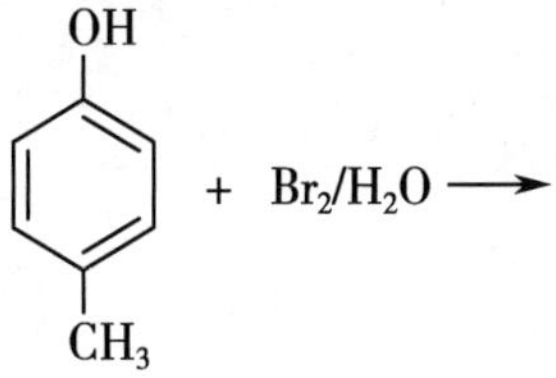 （对甲基苯酚） + Br$_2$/H$_2$O ⟶

(6) 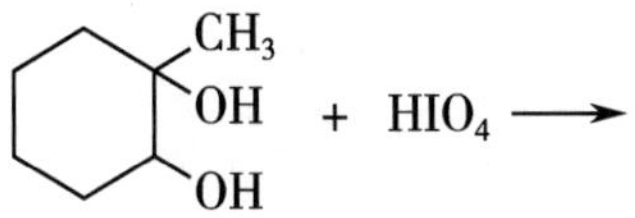 （1-甲基-1,2-环己二醇） + HIO$_4$ ⟶

(7) 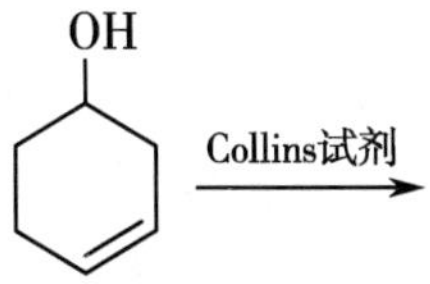 （3-环己烯醇） $\xrightarrow{Collins试剂}$

5. 用化学方法鉴别下列各组化合物

(1) 正丁醇　仲丁醇　叔丁醇　乙醚

(2) 苯乙醇　苯乙醚　2,4-二甲基苯酚

6．推测结构式

（1）分子式为 $C_5H_{12}O$ 的化合物 A 能与金属钠反应放出氢气，与 Lucas 试剂作用几分钟后出现浑浊。A 与浓硫酸共热可得 B（C_5H_{10}），用稀冷的 $KMnO_4$ 溶液处理 B 可以得到产物 C（$C_5H_{12}O_2$），C 在高碘酸的作用下最终生成乙醛和丙酮。试推测 A 的结构，写出有关反应式并用化学反应式表明推断过程。

（2）A、B 两种化合物的分子式均为 C_7H_8O，都不与 $FeCl_3$ 溶液发生显色反应。A 可与金属钠反应，B 不与其反应。B 在浓氢碘酸的作用下得到 C 和 D。C 与 $FeCl_3$ 溶液作用呈紫色，D 可以与硝酸银的乙醇溶液产生黄色沉淀。试写出 A、B、C、D 的可能结构式，并写出有关反应式。

7．合成题

（1）用 1-溴丁烷合成 2-丁醇

（2）正丙醇合成 1-氯-2-丙醇

8．讨论题

（1）为什么丙醇易溶于水，而丙烷不溶于水？

（2）为什么甲醚的沸点为 −24.9℃，而其同分异构体乙醇的沸点为 78.4℃？

（3）从化学的角度分析，乙醇在生产、生活和医药中被广泛使用的原因。

（赵云洁）

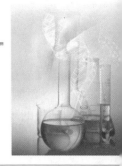

第七章　醛　和　酮

碳原子与氧原子以双键相连得到的基团（C＝O）称为羰基（carbonyl group），含碳氧双键的化合物称为羰基化合物。醛、酮是常见的一类羰基化合物，许多醛、酮是重要的工业原料，并且以非常庞大的数量生产。有些是重要的药物和香料，有些是生命代谢过程的中间体，具有显著的生理活性。

第一节　醛、酮的定义和分类

羰基是醛（aldehyde）、酮（ketone）的官能团。羰基碳原子最少和一个氢原子相连者，叫醛基，含有醛基的化合物称为醛，可表示为 RCHO。羰基碳原子和两个烃基相连者，叫酮基，含有酮基的化合物称为酮，可表示为 RCOR′（R，R′ 均不为氢）。

$$\text{醛 } (H)R-\overset{\displaystyle O}{\underset{\displaystyle \|}{C}}-H \qquad \text{酮 } R-\overset{\displaystyle O}{\underset{\displaystyle \|}{C}}-R'$$

根据烃基结构的不同，可将醛和酮分为脂肪醛、酮和芳香醛、酮。芳香醛和芳香酮的羰基碳原子直接连在芳香环上。

醛的分类
- 脂肪醛
  - 饱和脂肪醛：CH_3CHO 乙醛；$OHCCH_2CHO$ 丙二醛
  - 不饱和脂肪醛：$CH_3-CH＝CH-CHO$ 2-丁烯醛
  - 脂环醛：⬡—CHO 环己基甲醛
- 芳香醛：⬡—CHO 苯甲醛

根据羰基的数目，又可以分为一元醛、酮，二元醛、酮和多元醛、酮。在一元酮中，与羰基直接相连的两个烃基相同的为单酮，不相同的为混酮。

第二节　醛、酮的命名

1. 普通命名法　简单的醛、酮常采用普通命名法。脂肪醛按分子中含有的碳原子数称

为某醛。含芳环和脂环的醛将芳基和脂环基作为取代基,脂肪醛为母体命名。例如:

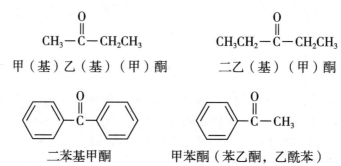

CH₃CH₂CHO

丙醛　　　　　　苯甲醛　　　　　苯(基)乙醛　　　　环戊基甲醛

酮则按羰基所连接的两个烃基的名称来命名,通常将简单烃基放在前,复杂烃基在后,再加"甲酮"来命名,烃基的"基"字和甲酮的"甲"字常省去。对于芳香酮,可称为某酰(基)苯。例如:

$$CH_3-\overset{\overset{O}{\|}}{C}-CH_2CH_3 \qquad CH_3CH_2-\overset{\overset{O}{\|}}{C}-CH_2CH_3$$

甲(基)乙(基)(甲)酮　　　　　二乙(基)(甲)酮

二苯基甲酮　　　　　　甲苯酮(苯乙酮,乙酰苯)

2. 系统命名法　对比较复杂的醛、酮,应采用系统命名法。醛和酮的命名原则与醇相似。先选择包含羰基最长的碳链为主链。醛基一定在碳链的一头,总是占第一位,而酮的羰基必定在链的中间,编号时从靠近羰基的一端开始,使得酮基位置的数字最小,把数字写在名字的前面。主链上如有其他的取代基,和其他类化合物一样,把侧链的名字及它的编号写在某酮某醛名字的前面。含芳香环的醛、酮是以脂肪醛、酮为母体,芳烃基作取代基来命名。例如:

2-甲基丙醛　　　　　　　2-甲基-3-戊酮

4-己烯-3-酮　　　　　　3-苯基丙烯醛(肉桂醛)

对于脂环酮,若羰基碳参与成环,则根据成环碳原子数称为环某酮;若羰基在环外,则将环当作取代基。例如:

3-甲基环己酮　　　　1-环己基-2-丁酮　　　　3-环己基丙醛

第三节　醛、酮的结构和性质

一、醛、酮的结构

醛、酮分子中,羰基的碳氧双键虽然和烯烃中的碳碳双键一样,也是由一个 σ 键与一个

π 键所组成,但在碳氧双键中,由于氧的电负性较大,成键电子云偏向氧,氧上的电子云密度增大,使氧带部分负电荷(δ⁻),而碳带部分正电荷(δ⁺),因此,羰基是一个极性的不饱和基团,具有偶极矩,如图 7-1 所示。

图 7-1　羰基的结构与电子云分布

二、醛酮的物理性质

在常温下,甲醛为气体,其他低级脂肪醛是液体,高级脂肪醛和芳香醛大多数为固体。低级醛带有刺鼻的气味,中级醛($C_8 \sim C_{13}$)则有果香味,有些用于香料工业。低级酮是液体,具有令人愉快的气味,高级酮是固体。

由于羰基的偶极矩(极性),增加了分子间吸引力,所以醛酮的沸点比相应相对分子质量的烷烃和醚都高。但因为醛、酮分子间不能形成氢键,故其沸点低于相应的醇。低级醛、酮的羰基可与水分子之间形成氢键而溶于水。随着相对分子质量增加,羰基在分子中的相对质量比例下降,醛、酮在水中的溶解度逐渐降低,高级醛、酮微溶或不溶于水,而溶于一般有机溶剂中,一些醛、酮的物理性质见表 7-1。

表 7-1　一些醛、酮的物理性质

醛、酮名称	熔点(℃)	沸点(℃)	相对密度 /(g/cm^3)	水溶性
甲醛	−92	−21	0.815	易溶
乙醛	−121	21	0.781	溶
丁醛	−96	76	0.817	微溶
苯甲醛	−26	178	1.046	微溶
丙酮	−95	56	0.792	混溶
环己酮	−16	156	0.942	微溶
苯乙酮	20	202	1.026	微溶

三、醛、酮的化学性质

羰基是醛、酮的官能团,也是醛酮类化合物的反应中心。醛和酮具有许多相似的化学性质,但是醛基和酮基在结构上存在差异,所以醛和酮的化学性质也有所不同。简单地说,醛比酮具有更高的反应活性,某些反应为醛所特有,而酮则无。在酮中又以甲基酮($RCOCH_3$)较为活泼。

醛、酮分子中的碳氧双键与烯烃分子中的碳碳双键一样,能够发生加成反应。不过碳氧双键是极性键,电子云偏向于氧,因此醛、酮的加成与烯烃的加成有本质区别。羰基上的碳氧双键由于羰基氧原子的电负性比碳原子大,电子云不可能对称地分布在碳和氧之间,而是靠近氧的一端,故羰基是极化的,氧原子上带部分负电荷,碳原子上带部分正电荷,羰基碳容易受到富电子的亲核试剂的进攻,发生加成反应。羰基碳原子带部分正电荷,对邻近碳原子表现出吸电子诱导效应(−I),羰基的 α-H 有一定的酸性。

醛酮的主要化学性质表现在羰基的亲核加成反应、羰基 α- 氢的活泼性以及羰基的氧化和还原性等。

（一）亲核加成反应

由于羰基氧原子有较大容纳负电荷的能力，可以形成比较稳定的具有八隅体结构的氧负离子，所以羰基的加成一般是亲核试剂中负离子或偶极负端首先进攻羰基带部分正电荷的碳原子，生成氧负离子中间体，然后再与试剂中带正电荷的部分结合，最终生成加成产物。这种由亲核试剂进攻所引起的加成反应称为亲核加成反应（nucleophilic addition reaction），反应通式如下：

$$\underset{R'}{\overset{R}{>}}C\overset{\delta^+}{=}\overset{\delta^-}{O} + Nu:A \xrightleftharpoons{慢} \left[\begin{matrix} R \\ R' \end{matrix} \underset{Nu}{\overset{O^-}{C}} \right] \underset{快}{\overset{A^+}{\rightleftharpoons}} \underset{R'}{\overset{R}{C}}\underset{Nu}{\overset{OA}{}}$$

反应所选用的亲核试剂是多种多样的，可以是极性很强的带负电性的碳原子、氮原子和氧原子等，也可以是带有孤对电子的试剂。需要注意的是，羰基的亲核加成反应是可逆反应，亲核加成反应的活性大小，除与亲核试剂的性质有关外，还取决于羰基碳上连接的基团的电子效应和空间效应。当羰基碳上连有斥电子基团时，羰基碳原子的正电性降低，不利于亲核试剂的进攻，加成反应速率减慢；反之，则反应加快。在加成反应过程中，羰基碳原子由原来 sp^2 杂化的三角形结构变成了 sp^3 杂化的四面体结构，因此当羰基碳原子所连基团的体积较大时，加成后基团之间就比较拥挤，产生立体障碍，反应不易进行。

概括起来说，羰基碳原子上的正电性越大，亲核反应越易进行；羰基所连的烃基越多或体积越大，空间位阻也越大，反应越不易进行。因此在发生亲核加成反应时，一般醛比酮活泼。不同结构的醛、酮进行亲核加成时，反应活性次序如下：

$$\underset{H}{\overset{H}{>}}C=O > \underset{CH_3}{\overset{H}{>}}C=O > \underset{C_6H_5}{\overset{H}{>}}C=O > \underset{CH_3}{\overset{CH_3}{>}}C=O > \left\langle\ \right\rangle=O > \underset{C_6H_5}{\overset{CH_3}{>}}C=O > \underset{C_6H_5}{\overset{C_6H_5}{>}}C=O$$

本部分将介绍醛和酮与含碳亲核试剂（氢氰酸、Wittig 试剂、Grignard 试剂）、含氧亲核试剂（醇、水）、含硫亲核试剂（亚硫酸氢钠）、含氮亲核试剂（胺、羟胺、肼等）的加成反应。在反应产物中，都是试剂中的氢与羰基上的氧相连接，其余部分与羰基上的碳相连接。

1. 与氢氰酸加成　醛、脂肪族甲基酮和小于 8 个碳原子的环酮都能与氢氰酸加成，生成 α- 羟基腈（又称为 α- 氰醇 cyanohydrin）；芳香酮则难发生反应，原因是电子效应和空间位阻都不利于 CN^- 进攻羰基碳原子。

碱可催化该反应，加碱反应速率加快，加酸反应速率则明显减慢。这是因为氢氰酸是弱酸，解离很少，加酸则进一步降低 CN^- 浓度，而加碱可增加 CN^- 浓度。CN^- 对羰基的进攻这一步较慢，是决定整个反应速率的关键步骤。该反应机制如下：

$$H^+C\equiv N + R-\underset{\underset{O}{\parallel}}{C}-R' \rightleftharpoons R-\underset{\underset{O^-}{\mid}}{\overset{\overset{C\equiv N}{\mid}}{C}}-R' + H^+ \longrightarrow R-\underset{\underset{OH}{\mid}}{\overset{\overset{C\equiv N}{\mid}}{C}}-R'$$

生成的 α- 羟基腈是制备 α- 羟基酸的原料。α- 羟基酸可再脱水生成 α- 不饱和羧酸。α- 羟基腈也可以进一步脱水生成 α- 不饱和腈。

$$HC\equiv N + CH_3-\overset{O}{\overset{\|}{C}}-CH_3 \longrightarrow CH_3-\overset{CH_3}{\underset{OH}{\overset{|}{C}}}-C\equiv N \xrightarrow{-H_2O} CH_2=\overset{CH_3}{\overset{|}{C}}-C\equiv N$$

$$\xrightarrow{H_2O} CH_3-\overset{CH_3}{\underset{OH}{\overset{|}{C}}}-COOH \xrightarrow{-H_2O} CH_2=\overset{CH_3}{\overset{|}{C}}-COOH$$
甲基丙烯酸

氢氰酸毒性大，易挥发，在实验室中，常用氰化钠或氰化钾加酸来代替氢氰酸。生成的 α-羟基腈比反应物醛、酮增多了一个碳原子，是有机合成中增长碳链的方法之一。

2. 魏悌希（Wittig）反应　Wittig 试剂是由具有亲核性的三苯基膦（C_6H_5）$_3$P 及卤代烃为原料，先得到季膦盐，再用强碱如苯基锂（C_6H_5Li）来处理以除去烷基上的 -H 原子而制得的。Wittig 试剂又称为磷叶立德（phosphorus ylide），是一种黄色结晶的中性内膦盐，具有极强的亲核性，能与醛、酮发生加成反应，是合成烯烃的有效方法。

$$Ph_3P + H_2\overset{}{\underset{R}{\overset{|}{C}}}-X \longrightarrow Ph_3\overset{+}{P}-\overset{}{\underset{R}{\overset{|}{C}}}H_2 \; X^- \xrightarrow[THF]{C_6H_5Li} Ph_3\overset{+}{P}-\overset{-}{C}H-R \longleftrightarrow Ph_3P=CHR$$

Wittig 反应是有机合成发展最有影响的反应之一，它提供了一条合成烯烃的新路线。因此，1979 年，G. Wittig（德国）获得了诺贝尔化学奖。

3. 与 Grignard 试剂的加成　卤代烃与金属镁反应生成的试剂称为 Grignard 试剂，该试剂中 C-Mg 键高度极化，碳原子带部分负电荷，有很强的亲核性。醛、酮与 Grignard 试剂进行加成反应，加成产物不必分离出来，可直接水解而生成醇，是制备结构复杂醇的重要方法。

$$C_6H_5CHO + CH_3MgI \xrightarrow{Et_2O} \cdots \xrightarrow{H_2O} C_6H_5-\overset{CH_3}{\underset{H}{\overset{|}{C}}}H-OH$$

Grignard 试剂与甲醛反应生成伯醇，与其他醛生成仲醇，与酮反应生成叔醇。

4. 与醇加成　在干燥氯化氢或浓硫酸的作用下，一分子醛或酮与一分子醇发生加成反应，而生成的化合物分别称为半缩醛（hemiacetals）或半缩酮（hemiketals）。

$$R-\overset{O}{\overset{\|}{C}}-H + HOR' \underset{}{\rightleftharpoons} R-\overset{OH}{\underset{H}{\overset{|}{C}}}-OR' \underset{-H_2O}{\overset{HOR', HCl(dry)}{\rightleftharpoons}} R-\overset{OR'}{\underset{H}{\overset{|}{C}}}-OR'$$
半缩醛　　　　　　缩醛

半缩醛、酮一般是不稳定的，它易分解成原来的醛（酮），因此不易分离出来，但环状的半缩醛较稳定，能够分离得到。半缩醛（酮）继续与另一分子的醇进行反应，失去一分子水，而生成稳定的化合物称为缩醛（acetals）或缩酮（ketals），并能从过量的醇中分离出来。

缩醛（酮）对碱、氧化剂、还原剂稳定，但在稀酸中易水解为原来的醛、酮。

$$R-\overset{\overset{\displaystyle OR'}{|}}{\underset{\underset{\displaystyle H}{|}}{C}}-OR' \ + \ H_2O \ \xrightarrow{H^+} \ R-\overset{}{\underset{\underset{\displaystyle H}{|}}{C}}=O \ + \ 2R'OH$$

在有机合成中常利用这个性质来保护醛基，即先将醛转变成缩醛，然后再进行分子中其他基团的转化反应，最后再使缩醛水解而重新获得原来的醛基。

5. 与水加成　醛、酮可与水加成形成水合物，是一个快速的可逆平衡。生成的水合物是一种偕二醇（同碳二元醇）化合物，一般极不稳定，很易失水，因此下列反应平衡主要偏向反应物一方。

$$\overset{}{\underset{}{>}}C=O \ + \ H_2O \ \rightleftharpoons \ \overset{}{\underset{}{>}}C\overset{\displaystyle OH}{\underset{\displaystyle OH}{<}}$$

如果羰基上连有吸电子基团，则可以与水加成形成较稳定的水合物。例如，三氯乙醛分子中，由于三个氯原子极强的 $-I$ 效应，使羰基碳更易接受亲核试剂的进攻，可以形成稳定的三氯乙醛水合物。三氯乙醛水合物又称为水合氯醛（chloral hydrate），具有催眠镇静作用，是最早用于催眠的有机合成物。甲醛在水中以水合物的形式存在。作为氨基酸和蛋白质显色剂的水合茚三酮是茚三酮的水合物。

6. 与亚硫酸氢钠加成　醛、脂肪族甲基酮以及 8 个碳以下的环酮与饱和亚硫酸氢钠溶液（40%）作用，生成 α-羟基磺酸钠。该加成产物不溶于饱和亚硫酸氢钠水溶液，以白色晶体析出。芳香酮难与亚硫酸氢钠反应。

加成反应是亚硫酸氢根中具有未成键电子的硫原子作为亲核剂的中心原子进攻羰基碳原子，生成磺酸盐。反应机制如下：

$$\overset{R}{\underset{R'}{>}}C=O \ + \ \overset{\overset{\displaystyle O}{\|}}{\underset{\underset{\displaystyle -ONa^+}{|}}{S}}-OH \ \rightleftharpoons \ \overset{R}{\underset{R'}{>}}C\overset{\displaystyle ONa}{\underset{\displaystyle SO_3H}{<}} \ \rightleftharpoons \ \overset{R}{\underset{R'}{>}}C\overset{\displaystyle OH}{\underset{\displaystyle SO_3Na}{<}}$$

该反应可逆，加酸或碱可分解亚硫酸氢钠，使反应逆向进行，α-羟基磺酸钠分解，生成原来的醛、酮。因此，可用此方法来分离或精制醛、酮。

7. 与氨的衍生物加成　某些含氮的亲核试剂，如氨的衍生物——胺、羟胺、肼、苯肼、2,4-二硝基苯肼以及氨基脲等，可以与羰基化合物发生加成反应，生成加成物。加成产物极不稳定，立即失去一分子水，生成相当稳定的含有碳氮双键的 N-取代亚胺。反应过程表示如下：

$$\overset{R}{\underset{R'}{>}}C=O \ + \ H_2N-Y \ \xrightarrow{H^+} \ \left[\ R-\overset{\overset{\displaystyle OH \ H}{|\ \ \ |}}{\underset{\underset{\displaystyle R'}{|}}{C}}-N-Y \ \right] \ \xrightarrow{-H_2O} \ \overset{R}{\underset{R'}{>}}C=N-Y$$

从最终产物看，相当于酮、醛的羰基氧与氨衍生物氮上的氢之间脱掉一分子水，形成碳氮双键，所以该反应也称缩合反应（condensation reaction）。

醛酮与一级胺反应，生成亚胺（西佛碱 Schiff base）。脂肪族亚胺一般不稳定，芳香族亚胺则较稳定。羟胺、肼、苯肼和氨基脲都是氨的衍生物，也可以和醛、酮发生加成反应。反应所生成的肟、腙、苯腙、缩氨脲等，大部分是固体，且具有一定熔点，此反应可用来鉴别醛、酮，所以氨的衍生物又常称为羰基试剂（即检验羰基的试剂）。尤其是2,4-二硝基苯肼，与醛、酮反应生成的2,4-二硝基苯腙为黄色结晶产物，用于鉴别醛、酮比较灵敏。醛、酮与氨的衍生物加成缩合产物的名称和结构式如下：

$$H_2N-R(Ar) \quad\quad\quad \begin{matrix} R \\ C=N-R(Ar) \\ (R')H \end{matrix}$$

胺 · · · · · · · · · · · · · · 西佛碱

$$H_2N-OH \quad\quad\quad \begin{matrix} R \\ C=N-OH \\ (R')H \end{matrix}$$

羟胺 · · · · · · · · · · · · · · 肟

$$H_2N-NH_2 \quad\quad\quad \begin{matrix} R \\ C=N-NH_2 \\ (R')H \end{matrix}$$

肼 · · · · · · · · · · · · · · 腙

$$\begin{matrix} R \\ C=O \\ (R')H \end{matrix} + H_2N-NH\text{—}\langle\text{phenyl}\rangle \xrightarrow{-H_2O} \begin{matrix} R \\ C=N-NH\text{—}\langle\text{phenyl}\rangle \\ (R')H \end{matrix}$$

苯肼 · · · · · · · · · · · · · · 苯腙

2,4-二硝基苯肼 · · · · · · · · 2,4-二硝基苯腙

$$H_2N-NH-\overset{O}{\underset{\|}{C}}-NH_2 \quad\quad \begin{matrix} R \\ C=N-NH-\overset{O}{\underset{\|}{C}}-NH_2 \\ (R')H \end{matrix}$$

氨基脲 · · · · · · · · · · · · · · 缩氨脲

生物体内不少生化反应都与 Schiff 碱的形成与分解有关。例如，人眼之所以能有视力，就是因为视觉细胞内存在的 11-顺-视黄醛（11-*cis*-retinal）与视蛋白（opsin）中的氨基加成缩合形成具有亚胺结构的 Schiff 碱，即视紫质（rhodopsin）。当视紫质吸收光子后，可导致 C-11 的顺式双键变成反式，触发神经冲动，由脑检出形成图像。

（二）α-H 的反应

醛、酮分子中与羰基碳直接相连的碳原子称为 α-碳原子，α-碳原子上连接的氢原子称

为 α- 氢原子。羰基 α-H 之所以活泼主要有两个原因：一是羰基的极化，二是羰基能使共轭碱的负电荷离域化，实际上生成了"两可离子"，即烯醇负离子。

$$\underset{\substack{|\\H}}{\overset{\substack{H\ \ \ \ O\\|\ \ \ \ \parallel}}{R-CH-C-R'(H)}} \underset{OH^-}{\rightleftharpoons} \underset{}{\overset{\substack{O\\\parallel}}{R-\bar{C}H-C-R'(H)}} \longleftrightarrow \overset{\substack{O^-\\|}}{R-CH=C-R'(H)}$$

下面讨论有关 α-H 的反应。

1. **羟醛缩合反应** 在稀碱作用下，一分子醛的 α-H 原子加到另一分子醛的氧原子上，其余部分加到羰基碳原子上，生成 β- 羟基醛，这个反应称为羟醛缩合或称为醇醛缩合（aldol condensation）。

例如：

$$\overset{\substack{O\\\parallel}}{CH_3-C-H} + \overset{\substack{O\\\parallel}}{CH_2-C-H} \xrightarrow{稀碱} CH_3-\overset{\substack{OH\ H\\|\ \ \ |}}{\underset{\substack{|\\H}}{C-CH}}-\overset{\substack{O\\\parallel}}{C-H} \xrightarrow[-H_2O]{\triangle} CH_3CH=CHCHO$$

β-羟基丁醛　　　　　　　　2-丁烯醛

羟醛缩合反应历程如下：

$$\overset{\substack{O\\\parallel}}{RCH_2-C-H} + OH^- \underset{-H_2O}{\rightleftharpoons} \left[\overset{\substack{O\\\parallel}}{R\bar{C}H-C-H} \longleftrightarrow \overset{\substack{O^-\\|}}{RCH=CH} \right]$$

$$\overset{\substack{O\\\parallel}}{RCH_2-C-H} + \overset{\substack{O\\\parallel}}{R\bar{C}H-C-H} \rightleftharpoons RCH_2-\overset{\substack{O^-\\|}}{\underset{\substack{|\\H}}{C}}-\overset{\substack{H\ O\\|\ \ \parallel}}{\underset{\substack{|\\R}}{C-C}}-H \underset{H_2O}{\rightleftharpoons} RCH_2-\overset{\substack{OH\\|}}{\underset{\substack{|\\H}}{C}}-\overset{\substack{H\ O\\|\ \ \parallel}}{\underset{\substack{|\\R}}{C-C}}-H + OH^-$$

含有 α- 氢原子的两种不同的醛发生羟醛缩合反应，可生成四种缩合产物的混合物，由于分离困难，实用意义不大。但是含 α- 氢的醛与不含 α- 氢的醛则可以发生交叉羟醛缩合反应，生成较单一的产物。羟醛缩合产物在稍微加热即失去一分子水，变成 α, β- 不饱和醛：

含有 α- 氢的酮在碱催化下也能发生类似的缩合反应，但比醛难。

2. **卤代反应和卤仿反应** 在碱催化下，醛酮分子中的 α-H 原子，容易被卤素取代，生成 α- 卤代醛、酮。

例如：

$$CH_3CH_2CHO + Cl_2 \xrightarrow{NaOH} \overset{\substack{Cl\\|}}{CH_3CHCHO} \xrightarrow[Cl_2]{NaOH} \overset{\substack{Cl\\|}}{\underset{\substack{|\\Cl}}{CH_3CCHO}}$$

此反应的特点是：即使所用的卤素量不足，也几乎不会生成部分 α- 氢被取代的产物。这是因为醛、酮的一个 α- 氢原子被卤代后，因受卤原子 $-I$ 效应的影响，余下的 α- 氢的酸性增强，在碱作用下更易离去，有利于进行第二次卤代。若有第三个 α- 氢存在，则会生成 α- 三卤代物。由于受到三个卤原子极强的吸电子诱导（-I）效应的影响，α- 三卤代醛、酮的羰基碳原子的正电性强，在碱溶液中易受 OH^- 进攻，进而发生碳碳键断裂，生成三卤代甲烷（卤仿）和少一个碳原子的羧酸盐。

三卤代甲烷俗称卤仿，所以常把乙醛或甲基酮的这类反应又称为卤仿反应（haloform reaction）。氯仿和溴仿均为无色液体。如用 I_2 的 NaOH 溶液作为反应试剂，生成的碘仿是一种有特殊气味的黄色结晶，该反应称为碘仿反应（iodoform reaction），可用来鉴别乙醛和甲基酮类化合物。

$$X_2 + NaOH \longrightarrow NaOX + NaX + H_2O$$

$$CH_3-\overset{\overset{\displaystyle O}{\|}}{C}-H(R) + NaOX \longrightarrow CX_3-\overset{\overset{\displaystyle O}{\|}}{C}-H(R) + NaOH$$

$$CX_3-\overset{\overset{\displaystyle O}{\|}}{C}-H(R) + NaOH \longrightarrow CHX_3 + H(R)-\overset{\overset{\displaystyle O}{\|}}{C}-ONa$$

进行卤仿反应时，卤素的碱溶液常以次卤酸钠的碱溶液代替。由于次卤酸钠的氧化性，具有 $CH_3CH(OH)R(H)$ 结构的醇在该反应条件下可被氧化成相应的甲基酮或乙醛，所以也能发生碘仿反应。因此，碘仿反应也可定性鉴别这种结构的醇。

$$CH_3-\underset{\underset{\displaystyle OH}{|}}{C}H-H(R) \xrightarrow{NaOX} CH_3-\overset{\overset{\displaystyle O}{\|}}{C}-H(R)$$

（三）还原反应

醛、酮分子中的羰基可以被还原，但所用的还原剂不同，生成的产物也不同。

1. 催化加氢　醛、酮在金属催化剂 Ni、Pd、Pt 的催化下，可分别被加氢还原为伯醇和仲醇。若分子中有碳碳双键或三键存在，将同时被还原。

$$R-\overset{\overset{\displaystyle O}{\|}}{C}-R'(H) + H_2 \xrightarrow{Ni} R-\underset{\underset{\displaystyle OH}{|}}{C}H-R'(H)$$

$$CH_3-CH=CH-CHO + H_2 \xrightarrow{Ni} CH_3-CH_2-CH_2-CH_2OH$$

2. 用金属氢化物还原　氢化铝锂（$LiAlH_4$）和硼氢化钠（$NaBH_4$）均能使醛酮还原成醇，一般不影响共存的碳碳双键。$LiAlH_4$ 是强还原剂，不仅能使醛酮还原，且能使羧酸、酯等还原，遇水反应剧烈，通常只能在绝对无水的溶剂（比如，无水乙醚）中使用。$NaBH_4$ 是中等强度的还原剂，只能使醛、酮、酰氯等还原，不影响共存的 $-NO_2$、$-COOR$、$-CN$ 等基团，对水不敏感，可在水溶液或醇溶液中使用。

3. Clemmensen 还原法　锌汞齐和浓盐酸与醛或酮回流，可将羰基还原成亚甲基，此反应称为 Clemmensen 还原。此法只适合对酸稳定的醛、酮。例如：

4. 乌尔夫 - 凯惜纳（L.Wolff-N.M.Kishner）- 黄鸣龙方法　对酸不稳定但对碱稳定的醛、

酮的还原,可采用 Wolff-Kishner 还原法:醛或酮与肼反应生成腙,腙在碱性条件下受热分解,放出氮气,生成烃。

$$\begin{array}{c} (H)R \\ \diagdown \\ \diagup \\ R' \end{array} C=O \ + \ H_2N-NH_2 \longrightarrow \begin{array}{c} (H)R \\ \diagdown \\ \diagup \\ R' \end{array} C=NNH_2 \xrightarrow[200℃,加压]{KOH或NaOR/HOR} \begin{array}{c} (H)R \\ \diagdown \\ \diagup \\ R' \end{array} CH_2 \ + \ N_2\uparrow$$

1945 年我国化学家黄鸣龙对上述方法进行了创造性改进:将醛或酮、NaOH、85% 水合肼一同放在一种高沸点水溶性溶剂中[如二缩乙二醇,$(HOCH_2CH_2)_2O$,沸点 245℃]加热回流,反应可在常压下进行,此法被称为 Wolff-Kishner- 黄鸣龙还原法。

$$\text{C}_6\text{H}_5-\overset{\overset{\displaystyle O}{\|}}{\text{C}}\text{CH}_2\text{CH}_2\text{CH}_3 \xrightarrow[(HOCH_2CH_2)_2O, reflux]{NH_2NH_2(85\%),\ NaOH} \text{C}_6\text{H}_5-\text{CH}_2\text{CH}_2\text{CH}_2\text{CH}_3$$

(四)氧化反应

醛不同于酮,有一个氢原子直接连于羰基上,因此醛非常容易被氧化,弱的氧化剂就可使醛氧化成羧酸,而酮则不易氧化。

1. 与托伦试剂反应　托伦试剂(Tollens reagent)是氢氧化银的氨溶液,它与醛的反应可表示如下:

$$R-CHO+[Ag(NH_3)_2]^+OH^- \xrightarrow{\triangle} RCOONH_4+Ag\downarrow+NH_3+H_2O$$

该反应又称银镜反应。

2. 与斐林试剂反应　斐林试剂(Fehling reagent)是硫酸铜、氢氧化钠和酒石酸钾钠组成的蓝色混合溶液。作为氧化剂的是 Cu^{2+},反应结果生成砖红色的氧化亚铜沉淀。

$$R-CHO+Cu^{2+}+NaOH \xrightarrow{\triangle} RCOONa+Cu_2O\downarrow+H_2O$$

芳香醛不与斐林试剂发生反应(原因可能是空间位阻问题),因此可用斐林试剂鉴别脂肪醛和芳香醛。

3. 与班氏试剂反应　班氏试剂是硫酸铜、碳酸钠和柠檬酸钠组成的混合液。它与醛反应的结果是与斐林试剂一致的,只是比斐林试剂更稳定,所以在临床检验中更常使用。葡萄糖是一种特殊的脂肪醛,患有糖尿病的患者尿液中这种糖的含量较高,在医院检查时,就是利用这个反应检查葡萄糖含量。

醛也能被空气所氧化,苯甲醛在空气中放置一段时间后,在瓶口出现白色固体,这是苯甲醛被空气氧化成苯甲酸的缘故。酮不为弱氧化剂所氧化,但遇强氧化剂如 $KMnO_4$、HNO_3 等则可将酮氧化,酮发生碳链断裂,产物为几种羧酸的混合物,所以一般酮的氧化反应没有制备意义。

(五)歧化反应 - 康尼查罗(Cannizzaro)反应

没有 α-H 的醛(如 HCHO,R_3C-CHO,苯甲醛,糠醛)在浓碱作用下,能发生自身的氧化还原反应。即一分子醛被氧化成羧酸,在碱溶液中生成羧酸盐,另一分子醛被还原成醇。这种反应称为康尼查罗反应(Cannizzaro reaction)。例如:

$$2\ HCHO\ +\ NaOH \longrightarrow HCOONa\ +\ CH_3OH$$

$$2\ C_6H_5-CHO\ +\ NaOH \longrightarrow C_6H_5-COONa\ +\ C_6H_5-CH_2OH$$

第四节　重要的醛酮

1. 甲醛（HCHO）　在常温下是气体,沸点 -21℃,易溶于水,它具有杀菌和防腐能力。37%～40% 甲醛水溶液称为福尔马林（formalin）,可作为消毒剂和防腐剂,保存动物的标本等。甲醛在工业上是由甲醇氧化制备。

甲醛浓溶液长期放置会出现多聚甲醛的白色沉淀。多聚甲醛在少量酸的存在下可以解聚而放出甲醛,因此,甲醛常以多聚体的形式保存,使用时再解聚。甲醛与氨反应,可得六亚甲基四胺,俗称乌洛托品。

$$\underset{H}{\overset{H}{C}}{=}O \ + \ H_2O \ \rightleftharpoons \ H_2C\overset{OH}{\underset{OH}{}} \qquad \text{水合甲醛}$$

三聚甲醛　　　　　多聚甲醛 $+CH_2O+_n$　　　　　六亚甲基四胺

甲醛对人体健康有负面影响。长期接触低剂量甲醛可以引起慢性呼吸道疾病、女性月经紊乱、妊娠综合征,引起新生儿体质降低、染色体异常等。高浓度的甲醛对神经系统、免疫系统、肝脏等都有毒害。甲醛已经被世界卫生组织确定为致癌和致畸形物质。

甲醛是室内环境的污染之一。装饰、装修材料中的残留甲醛是室内空气中甲醛的主要来源。采用不含甲醛或低甲醛含量的装饰、装修材料是降低室内空气中甲醛含量的根本措施,保持室内空气流通可以有效清除室内的甲醛。

2. 乙醛（CH_3CHO）　是有刺激性气味的液体,沸点 20.8℃,可溶于水、乙醇、乙醚中。乙醛也很容易聚合,生成三聚乙醛或四聚乙醛。三聚乙醛在稀硫酸中加热可以解聚放出乙醛。乙醛是有机合成的重要原料。

3. 苯甲醛（C_6H_5CHO）　是有杏仁香味的液体,沸点 178℃,工业上称为苦杏仁油。它和糖类物质结合存在于杏仁、桃仁等果实中。苯甲醛在空气中易被氧化成苯甲酸,是制备香料及其他芳香族化合物的重要原料。

4. 丙酮（CH_3COCH_3）　是最简单的酮,沸点 56.2℃,与水混溶,并能溶解多种有机化合物,是常用的溶剂。工业上由异丙苯氧化可同时得到丙酮和苯酚。丙酮与氢氰酸的加成产物 α- 羟基腈,在浓硫酸作用下与甲醇一起加热脱水并醇解得到甲基丙烯酸甲酯。甲基丙烯酸甲酯在催化剂存在下可聚合生成聚甲基丙烯酸甲酯,即有机玻璃。

$$HC{\equiv}N \ + \ CH_3{-}CO{-}CH_3 \ \longrightarrow \ CH_3{-}\underset{OH}{\overset{CH_3}{C}}{-}C{\equiv}N \ \xrightarrow[\substack{\text{浓}H_2SO_4 \\ \triangle}]{CH_3OH} \ CH_2{=}\overset{CH_3}{C}{-}COOCH_3$$

甲基丙烯酸甲酯

本 章 小 结

羰基是较活泼的官能团,因此醛酮的化学性质也较多。

1. 亲核加成反应　注意不同试剂对结构的要求（醛、酮的活性差别）。

醛、酮易发生亲核加成反应。由于醛、酮二者的结构差别，在加成反应中醛比酮更为活泼。例如，能与 HCN 和 $NaHSO_3$ 加成的羰基化合物是醛、脂肪族甲基酮和少于 8 个碳原子的环酮，其他酮则难以反应。

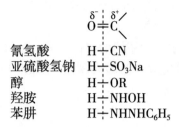

氰氢酸　　　　　H╬CN
亚硫酸氢钠　　　H╬SO₃Na
醇　　　　　　　H╬OR
羟胺　　　　　　H╬NHOH
苯肼　　　　　　H╬NHNHC₆H₅

2. α- 活泼氢的反应　注意自身缩合和交叉缩合；弄清什么结构的化合物可发生卤仿反应。

（1）羟醛缩合

$$CH_3-\overset{O}{\overset{||}{C}}-H \ + \ CH_2-\overset{O}{\overset{||}{C}}-H \xrightarrow{稀碱} CH_3-\underset{\underset{H}{|}}{\overset{\overset{OH}{|}}{C}}-\overset{H}{\underset{|}{C}}H-\overset{O}{\overset{||}{C}}-H \xrightarrow[-H_2O]{\triangle} CH_3CH=CHCHO$$

（2）卤仿反应

$$CH_3CH_2CHO \ + \ Cl_2 \xrightarrow{NaOH} CH_3\underset{}{C}HCHO \xrightarrow[Cl_2]{NaOH} CH_3\overset{Cl}{\underset{Cl}{C}}CHO$$

3. 还原反应

（1）Clemmensen 还原法

$$\overset{O}{\overset{||}{C}}CH_2CH_3 \xrightarrow[\triangle]{Zn-Hg/Con.\ HCl} CH_2CH_2CH_3$$

（2）乌尔夫 - 凯惜纳（L.Wolff-N.M.Kishner）- 黄鸣龙方法

$$\overset{O}{\overset{||}{C}}CH_2CH_2CH_3 \xrightarrow[(HOCH_2CH_2)_2O,\ reflux]{NH_2NH_2(85\%),\ NaOH} CH_2CH_2CH_2CH_3$$

4. 氧化反应　醛、酮的区别反应（各种鉴别试剂）；不同结构的醛、酮的鉴别。

（1）托伦试剂

$$R-CHO+[Ag(NH_3)_2]^+OH^- \xrightarrow{\triangle} RCOONH_4+Ag\downarrow+NH_3+H_2O$$

（2）斐林试剂

$$R-CHO+Cu^{2+}+NaOH \xrightarrow{\triangle} RCOONa+Cu_2O\downarrow+H_2O$$

（3）班氏试剂：即硫酸铜、碳酸钠和柠檬酸钠组成的混合液。它与醛反应的结果是与斐林试剂一致的，只是比斐林试剂更稳定，所以在临床检验中更常使用。

5. 歧化反应——康尼查罗(Cannizzaro)反应

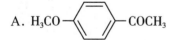

练 习 题

1. 选择题

(1) 把化合物① $CH_3CH_2OCH_2CH_3$ ② $CH_3(CH_2)_2CH_3$ ③ $CH_3CH_2CH_2CH_2OH$ ④ $CH_3CH_2CH_2CHO$ 按沸点由高到低排列成序,正确的是

    A. ①>②>③>④   B. ④>③>②>①

    C. ③>④>①>②   D. ①>③>④>②

(2) 有机合成中常用于保护醛基的反应是

    A. 醇醛缩合反应   B. 碘仿反应

    C. 缩醛的生成反应   D. Cannizzaro 反应

(3) 二苯酮与 HCN 难发生加成反应主要是因为

    A. p-π 共轭效应   B. 空间效应

    C. π-π 共轭效应   D. 苯基的吸电子诱导效应

(4) 醛、酮分子中羰基碳、氧原子的杂化状态是

    A. sp 和 sp^3 B. sp^2 和 sp^3

    C. sp 和 sp D. sp^2 和 sp^2

(5) 下列羰基化合物中,羰基活性最强的是

    A. CH_3CHO B. CH_3COCH_3

    C. $BrCH_2CHO$ D. CH_3CH_2CHO

(6) 能增加 HCN 与乙醛加成反应速度的试剂是

    A. HCl   B. NaOH

    C. KCl   D. $KMnO_4$

(7) 既能和 $FeCl_3$ 显色,又能发生碘仿反应的是

    A. $H_3CO-\!\!\!\!\bigcirc\!\!\!\!-COCH_3$ B. $H_3CO-\!\!\!\!\bigcirc\!\!\!\!-CHO$

    C. $HO-\!\!\!\!\bigcirc\!\!\!\!-COCH_3$ D. $HO-\!\!\!\!\bigcirc\!\!\!\!-CHO$

(8) 下列哪个离子(或中性分子)**不**能与羰基化合物发生加成反应

    A. Br^+ B. CH_3CH_2OH

    C. CN^- D. H_2NOH

(9) 下列哪个化合物既有光学活性,又能发生碘仿反应

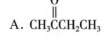

    A. $CH_3\overset{O}{\overset{\|}{C}}CH_2CH_3$ B. $CH_3\underset{\underset{CH_3}{|}}{CH}\overset{O}{\overset{\|}{C}}CH_3$

C. CH$_3$CHCH$_2$CHO　　　　　　　D. CH$_3$CH CHCH$_2$CHO
　　　|　　　　　　　　　　　　　　　　　　　|
　　　OH　　　　　　　　　　　　　　　　　　Cl

（10）下列化合物中,具有半缩醛结构的是

　　A. CH$_3$CH（CH$_3$）OCH$_3$　　　　　　B. CH$_3$CH（OH）OCH$_3$

　　C. CH$_3$CH（OCH$_3$）$_2$　　　　　　　D. CH$_3$CH$_2$OCH$_2$CH$_3$

2. 用系统命名法命名下列化合物

（1） 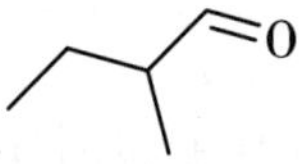　　　　　　　　　　　　　　　（2）

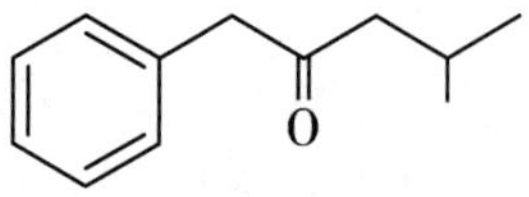

（3） 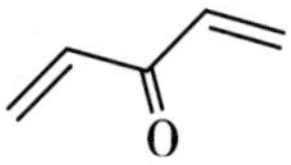　　　　　　　　　　　　　　　（4）

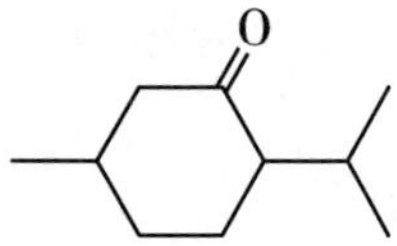

（5） 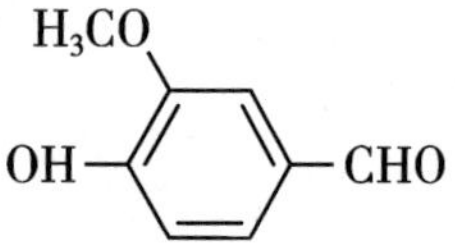　　　　　　　　　　　　　　　（6）

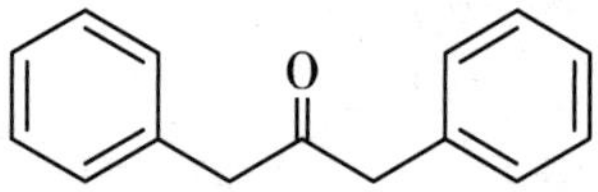

（7） 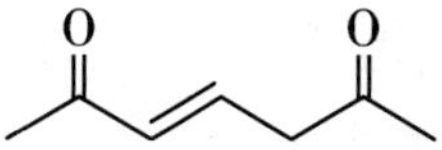　　　　　　　　　　　　　　　（8）

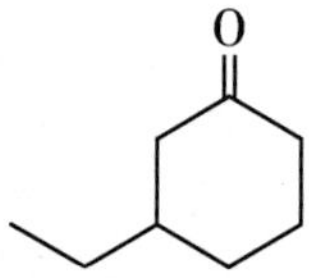

3. 写出下列各化合物的结构式

（1）对羟基苯乙酮　　　　　　　　　（2）邻甲氧基苯甲醛

（3）苄基苯基甲酮　　　　　　　　　（4）4-甲基-3-戊烯-2-酮

（5）3-甲基环己酮　　　　　　　　　（6）苯甲醛

4. 完成下列反应化学式

（1）(CH$_3$)$_3$CCHO $\xrightarrow{\text{浓NaOH}}$

（2）H$_3$C—⟨　⟩—CHO ＋ KMnO$_4$ $\xrightarrow[\triangle]{H^+}$

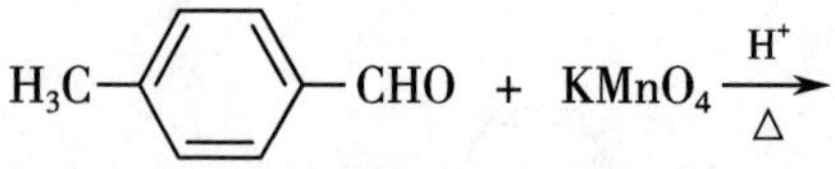

（3）⟨ 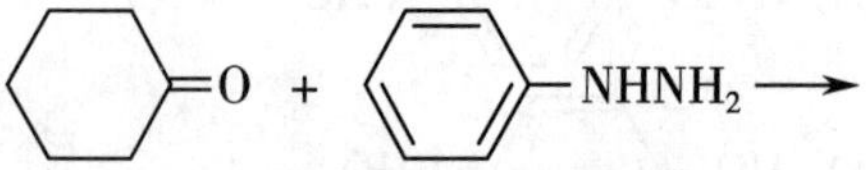　⟩O ＋ ⟨　⟩—NHNH$_2$ $\longrightarrow$

（4）⟨　⟩ 上CH$_2$CH$_2$CHO 下CHO $\xrightarrow[\triangle]{\text{斐林试剂}}$

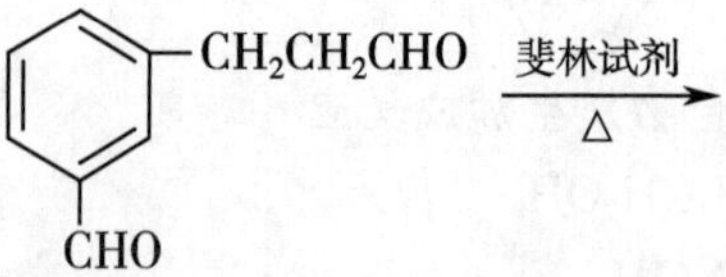

（5）CH$_3$CHCH$_2$CCH$_3$ $\xrightarrow{I_2/NaOH}$
　　　　|　　‖
　　　　OH　O

（6）⟨　⟩O ＋ (CH$_3$)$_2$C(CH$_2$OH)$_2$ $\xrightarrow{\text{无水HCl}}$

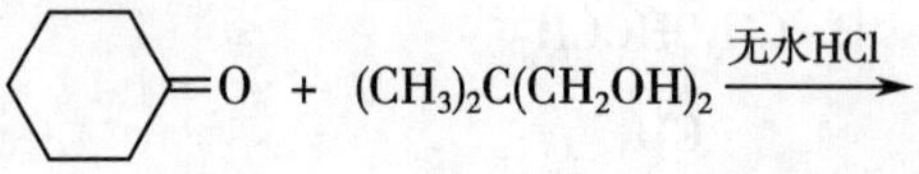

(7) $CH_3CH_2CHO \xrightarrow{\text{稀NaOH}}$

(8) 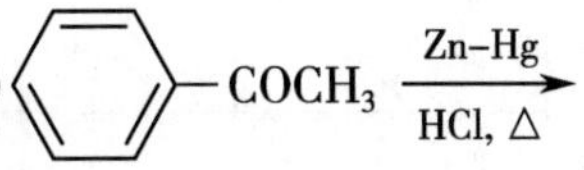 ⬡$-COCH_3 \xrightarrow[\text{HCl, }\triangle]{\text{Zn-Hg}}$

(9) ⬡$-CH=CHCHO \xrightarrow{\text{LiAlH}_4}$

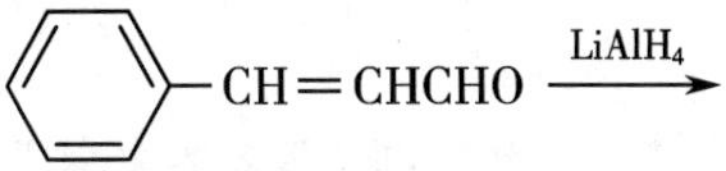

(10) $CH_3CHO \xrightarrow{Ph_3\overset{+}{P}-\overset{-}{C}HC_6H_5}$

5. 用简便的化学方法鉴别下列各组化合物

(1) 丙醛　丙酮　丙醇　异丙醇

(2) 甲醛　乙醛　苯乙酮

(3) 苯甲醛　苯乙醛　丙酮

(4) 戊醛　2-戊酮　环己酮

6. 推测结构式

(1) 分子式同为 $C_6H_{12}O$ 的化合物 A、B、C 和 D,其碳链不含支链。它们均不与溴的四氯化碳溶液作用;但 A、B 和 C 都可与 2、4-二硝基苯肼生成黄色沉淀;A 和 B 还可与 HCN 作用,A 与 Tollens 试剂作用,有银镜生成,B 无此反应,但可与碘的氢氧化钠溶液作用生成黄色沉淀。D 不与上述试剂作用,但遇金属钠能放出氢气。试写出 A、B、C、D 的结构。

(2) 某化合物 A 的分子式为 $C_9H_{10}O_2$,能溶于 NaOH 溶液,并可与 $FeCl_3$ 或者 2,4-二硝基苯肼作用,但不与 Tollens 试剂作用。A 用 $LiAlH_4$ 还原生成化合物 B($C_9H_{12}O_2$)。A 和 B 均可与碘的氢氧化钠溶液作用,有黄色沉淀生成。A 与 Zn(Hg)/HCl 作用,得到化合物 C($C_9H_{12}O$)。C 与 NaOH 成盐后,与 CH_3I 反应得到化合物 D($C_{10}H_{14}O$),后者用 $KMnO_4$ 处理,得到对甲氧基苯甲酸。试写出 A、B、C 和 D 的结构式。

7. 讨论题

(1) 甲醛的化学反应有哪些? 甲醛有哪些用途?

(2) 用哪些试剂可以鉴别醛和酮?

(徐 洲)

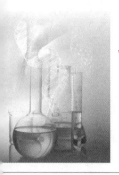

第八章　羧酸及其衍生物

羧酸是含有羧基的一类有机化合物。羧基（$-\overset{\overset{\text{O}}{\|}}{\text{C}}-\text{OH}$，简写为：$-COOH$）是羧酸的官能团。一元羧酸的结构通式为：$RCOOH$，其中 R 代表各种烃基，甲酸（$HCOOH$）R 为 H。

羧酸衍生物是指羧基中的羟基被其他的原子或基团所取代而形成的一系列化合物，通式为：$R-\overset{\overset{\text{O}}{\|}}{\text{C}}-G$。羧酸衍生物主要有酰卤、酸酐、酯和酰胺。

羧酸类化合物多以游离状态、盐或羧酸衍生物的形式广泛存在。这类化合物有些是动、植物代谢的中间产物，参与动、植物的生命演化过程，有些化合物具有明显的生物活性而作为药物使用，有些作为人们的生活用品和重要的化工原料，具有重要的作用。

第一节　羧　酸

一、羧酸的结构

羧酸分子中的羧基碳原子为 sp^2 杂化，3 个杂化轨道分别与两个氧原子和一个烃基碳原子（甲酸为氢原子）形成的 3 个 σ 键在一平面上，键角约为 120°。羧基碳原子未杂化的 p 轨道与两个氧原子的 p 轨道平行重叠形成 p-π 共轭体系（图 8-1）。

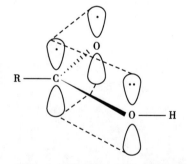

图 8-1　羧基中 p-π 共轭示意图

p-π 共轭结果使羧基键长趋于平均化。X 光衍射证明：在甲酸分子中 C=O 双键键长为 123pm，较醛、酮分子中的羰基键长（122pm）有所增长；而 C—O 键长（136pm）较醇中碳氧键（143pm）短。当甲酸羧基中的氢原子离解后，羧基负离子（图 8-2）中的 p-π 共轭作用更强，负电荷平均分配在两个氧原子上，导致键长完全均一化，都是 127pm。

羧基电子云分布的平均化，对羧基的化学性质有着重要的影响。首先是降低了羧基中羰基碳原子的正电性，不利于发生亲核反应，羧基中羰基发生亲核加成反应活性不如醛、酮羰基。例如，羧羰基不能与 HCN、$NaHSO_3$ 起加成反应。其次是由于羰基的吸电子作用，导致羧基上氧原子的电子偏移向羰基,最终导致羧基中 O—H 键极性增加。因此,羧羟基与醇羟基不同,具有较强的酸性。

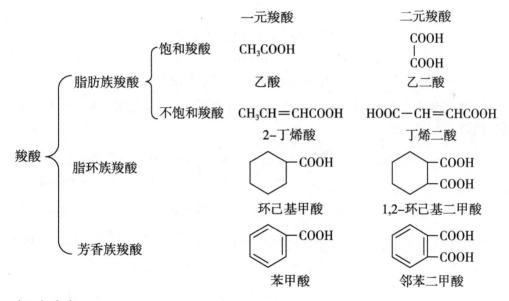

图 8-2 羧基负离子结构示意图

二、羧酸的分类和命名

（一）分类

根据羧酸中烃基的不同,羧酸分为脂肪酸和芳香酸;根据烃基的饱和程度可把脂肪酸分为饱和脂肪酸和不饱和脂肪酸;根据分子中羧基的数目又可把羧酸分为一元酸、二元酸和多元酸。

		一元羧酸	二元羧酸
脂肪族羧酸	饱和羧酸	CH_3COOH 乙酸	COOH | COOH 乙二酸
	不饱和羧酸	$CH_3CH=CHCOOH$ 2-丁烯酸	$HOOC—CH=CHCOOH$ 丁烯二酸
脂环族羧酸		环己基甲酸	1,2-环己基二甲酸
芳香族羧酸		苯甲酸	邻苯二甲酸

（二）命名

1. 羧酸的俗名 羧酸类化合物命名采用俗名较多,主要根据其来源进行命名。如:甲酸是从蚂蚁蒸馏液中分离得到的,故称为蚁酸;还有醋酸、草酸、安息香酸、硬脂酸、软脂酸、油酸、富马酸、马来酸、肉桂酸等。

HCOOH　　　　CH₃COOH　　　　C₆H₅COOH　　　　HOOC—COOH

　蚁酸　　　　　　醋酸　　　　　　安息香酸　　　　　草酸

HOOCCH₂CH₂COOH　　　　C₆H₅CH=CHCOOH

　　琥珀酸　　　　　　　　　肉桂酸

2. 羧酸的系统命名 选择分子中含羧基的最长碳链作为主链,根据主链中碳原子数目称某酸。从羧基碳原子开始,用阿拉伯数字将主链编号。简单的羧酸习惯上常用希腊字母标位,与羧基直接相连的碳原子为 α,其余依次为 β、γ、δ 等。例如:

$$CH_3CH_2CH_2COOH$$

$$CH_3-CH_2-\underset{\underset{CH_3}{|}}{CH}-\underset{\underset{CH_3}{|}}{CH}-COOH$$

$$CH_3\underset{\underset{CH_3}{|}}{CH}COOH$$

丁酸 　　　　　　2,3-二甲基戊酸 　　　　　2-甲基丙酸
　　　　　　　　　（α,β-二甲基戊酸）　　　（α-甲基丙酸）

对于不饱和羧酸,主链应包括不饱和键和羧基,称某烯酸或某炔酸。例如:

$$CH_3CH=CH\underset{\underset{CH_3}{|}}{CH}COOH$$

$$CH_2=CH-CH=CHCOOH$$

$$CH_3CH=CHCOOH$$

2-甲基-3-戊烯酸 　　　　2,4-戊二烯酸 　　　　2-丁烯酸（巴豆酸）

对于脂肪族二元羧酸取分子中含两个羧基的最长碳链作为主链,称某二酸。例如:

$$\underset{\underset{COOH}{|}}{COOH}$$

$$\underset{\underset{CH_2COOH}{|}}{CH_2COOH}$$

$$\underset{H}{\overset{HOOC}{>}}C=C\underset{H}{\overset{COOH}{<}}$$

乙二酸（草酸）　　　　丁二酸（琥珀酸）　　　顺-丁烯二酸（马来酸）

$$HOOC-H_2C-\underset{\underset{COOH}{|}}{\overset{\overset{OH}{|}}{C}}-CH_2-COOH$$

3-羧基-3-羟基戊二酸（柠檬酸）

对于脂环族和芳香族羧酸命名,把脂环和芳环看作取代基以脂肪族羧酸作为母体进行命名,例如:

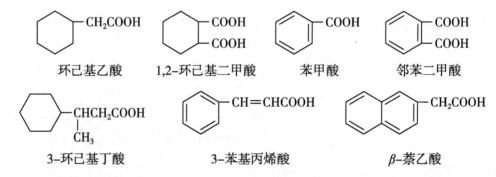

环己基乙酸 　　1,2-环己基二甲酸 　　苯甲酸 　　　邻苯二甲酸

3-环己基丁酸 　　　　3-苯基丙烯酸 　　　　β-萘乙酸

三、羧酸的物理性质

1. 状态　含 1~9 个碳原子的直链饱和一元羧酸,常温下为液体,具有强烈的刺激性气味或恶臭。除甲酸、乙酸、丙酸、丁酸易溶于水外,其余羧酸在水中的溶解度随相对分子质量的增加而逐渐减小。高级饱和脂肪羧酸常温下为蜡状无味固体,不溶于水。脂肪族二元羧酸和芳香族羧酸都是晶体。

2. 沸点　羧酸的沸点比相对分子质量相当的醇的沸点高。由于羧酸分子可以以两个氢键形成双分子缔合体(图 8-3),这种缔合体相当稳定。例如,甲酸与乙醇的相对分子质量都是 46,甲酸沸点为 100.7℃,乙醇的沸点是 78.3℃。又如相对分子质量为 60 的乙酸和丙醇,乙酸的沸点为 117.9℃,丙醇的沸点为 97.2℃,一些羧酸的理化常数见表 8-1。

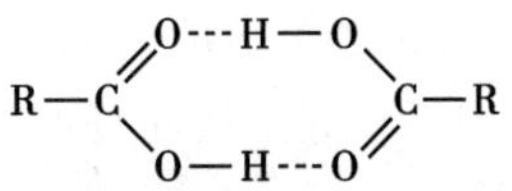

图 8-3 羧酸形成的双分子缔合体

表 8-1 常见羧酸的理化常数

名称	结构式	沸点 /℃	熔点 /℃	溶解度 /(g/L)	pKa
甲酸（蚁酸）	HCOOH	100.5	8.4	∞	3.77
乙酸（醋酸）	CH_3COOH	118	16.6	∞	4.76
丙酸（初油酸）	CH_3CH_2COOH	141	−22	∞	4.88
丁酸（酪酸）	$CH_3(CH_2)_2COOH$	162.5	−4.7	∞	4.82
异丁酸	$(CH_3)_2CHCOOH$	154.4	−47	218	4.85
己酸（羊油酸）	$CH_3(CH_2)_4COOH$	205	−1.5	9.68	4.85
庚酸（毒水芹酸）	$CH_3(CH_2)_5COOH$	223.5	−11		4.89
辛酸（羊脂酸）	$CH_3(CH_2)_6COOH$	237	16	0.7	4.85
十六酸（软脂酸）	$CH_3(CH_2)_{14}COOH$		62.9	不溶	
十八酸（硬脂酸）	$CH_3(CH_2)_{16}COOH$		70	不溶	6.37
丙烯酸	$CH_2=CHCOOH$	141	13	∞	4.26
3- 丁烯酸	$CH_2=CHCH_2COOH$	163	−39		4.35
3- 苯基丙烯酸（肉桂酸）	$C_6H_5CH=CHCOOH$		133	不溶	4.44
乙二酸（草酸）	HOOC—COOH	>100（升华）	189	86	1.46, 4.40※
丙二酸	$HOOCCH_2COOH$		135	735	2.80, 5.85※
丁二酸（琥珀酸）	$HOOC(CH_2)_2COOH$	235（失水）	185	58	4.17, 5.64※
己二酸	$HOOC(CH_2)_4COOH$		151	15	4.33, 5.52※
苯甲酸（苯甲酸）	C_6H_5COOH	249	122	3.4	4.17
苯乙酸	$C_6H_5CH_2COOH$	265	78	16.6	4.31
邻甲基苯甲酸	o-$CH_3C_6H_4COOH$	259	106	1.2	3.89
间甲基苯甲酸	m-$CH_3C_6H_4COOH$	263	112	1.0	4.28
对甲基苯甲酸	p-$CH_3C_6H_4COOH$	275	180	0.3	4.35

注：※ 是二元酸的二级解离常数，即 pKa_z。

四、羧酸的化学性质

（一）酸性与成盐反应

1. 酸性　羧酸中羟基受到羧基的影响，O—H 键容易断裂，并且形成的羧酸根离子中氧负电荷通过 p-π 共轭，形成了一个离域大 π 键，使羧酸根能量降低而稳定，促使羧酸更容易解离出氢离子，显酸性。常见一元羧酸 pKa 值为 3～5，比碳酸（pKa = 6.5）和苯酚的酸性强，但仍为弱酸。

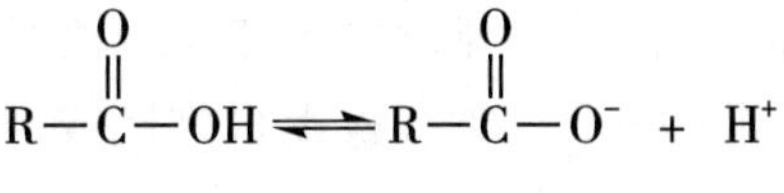

$$R-\overset{O}{\underset{}{C}}-OH \rightleftharpoons R-\overset{O}{\underset{}{C}}-O^- + H^+$$

羧酸酸性的强弱与其连接的基团的电子效应、空间效应等因素有关。当羧基连在吸电子基团上时，有利于酸根负离子负电荷分散，从而使酸根负离子稳定，酸性增强；反之，羧基连在斥电子基团上时，其酸性减弱。如：

$$\overset{\overset{O}{\|}}{Z \leftarrow C \leftarrow O \leftarrow H} \qquad \overset{\overset{O}{\|}}{Y \rightarrow C \rightarrow O \rightarrow H}$$

Z为吸电子基，酸性增强　　　Y为斥电子基，酸性减弱

例如：甲酸、乙酸、丙酸酸性依次减弱，这主要是因为羧基所连的取代基的斥电子诱导效应依次增大。

$$H-COOH \qquad CH_3-COOH \qquad CH_3CH_2-COOH$$
pKa　3.77　　　　　　4.76　　　　　　　4.88

除取代基的电子效应对酸性影响外，取代基的位置、数目以及电负性强弱对羧酸的酸性也有着重要的影响。例如：

（1）羧酸中同一个位置连接的取代基，取代基电负性越强，酸性越强。

$$ClCH_2COOH > BrCH_2COOH > ICH_2COOH > CH_3COOH$$
pKa　　　2.81　　　　2.87　　　　3.13　　　　4.76

（2）羧酸中同一个位置连接的取代基，取代基的数目越多，酸性越强。

$$Cl_3CCOOH > Cl_2CHCOOH > ClCH_2COOH$$
pKa　　　0.08　　　　1.29　　　　2.81

（3）同一个取代基位置距离羧基位置越近，酸性越强。

$$\alpha\text{-氯丁酸} > \beta\text{-氯丁酸} > \gamma\text{-氯丁酸}$$
pKa　　　2.84　　　4.06　　　4.52

二元酸的酸性比碳数相同的一元酸要强。羧基具有较强吸电子作用，随着两个羧基间距离增长，其相互影响减小，酸性随之减弱。例如：乙二酸的两个羧基直接相连，相互影响最大，所以酸性特别强（$pKa_1 = 1.27$），甚至比磷酸（$pKa_1 = 2.12$）还强。丙二酸、丁二酸的酸性则随两个羧基距离的增大而相继减弱。二元羧酸分子中的第一个羧基电离后，羧基负离子具有 +I 效应，影响第二个羧基的离解。同时已电离的第一个羧基负离子对第二个羧基上电离出来的氢离子有吸引作用，使氢离子不容易脱离酸分子，所以二元羧酸的 pKa_2 总是大于 pKa_1。

芳香羧酸中，苯环是吸电子基，从诱导效应上讲其酸性应比甲酸的酸性强。但由于苯环的大 π 键与羧基形成共轭体系，其电子云分散的方向是苯环电子云移向羧基，因此其酸性反而比甲酸弱，但比其他饱和一元羧酸的酸性强。

$$H-COOH \qquad C_6H_5-COOH \qquad CH_3-COOH$$
pKa　　　3.77　　　　　4.17　　　　　　4.76

2. 成盐反应　羧酸能与 NaOH、$NaHCO_3$ 等反应生成相应的羧酸盐。

$$RCOOH + NaOH \rightarrow RCOONa + H_2O$$
$$RCOOH + NaHCO_3 \rightarrow RCOONa + CO_2\uparrow + H_2O$$

羧酸与 $NaHCO_3$ 反应，放出 CO_2，而酚不能。利用此性质可以区别羧酸与酚类。

羧酸的钾、钠盐易溶于水，在医药上常将难溶于水的含羧基的药物与碱作用而制成可溶性盐，以便制成注射剂利于机体吸收。如青霉素 G 常制成钾盐或钠盐供注射用。

（二）羧基中的羟基的取代反应

羧基中的羟基可被卤原子（—X）、烃氧基（—OR）、酰氧基（—OCOR）和氨基（—NH$_2$）等取代，产生酰卤、酯、酸酐和酰胺等羧酸衍生物。

1．酰卤的生成 羧酸羧基中的羟基被卤族元素取代的产物称为酰卤化合物。最为重要的酰卤化合物为酰氯，通常可以利用羧酸与 PCl$_3$、PCl$_5$、SOCl$_2$ 等化学试剂反应制得。反应通式为：

$$R-\overset{O}{\overset{\|}{C}}-OH \ + \ \begin{cases} PCl_3 \\ PCl_5 \\ SOCl_2 \end{cases} \longrightarrow \ R-\overset{O}{\overset{\|}{C}}-Cl \ + \ \begin{cases} H_3PO_3 \\ POCl_3 \ + \ HCl \\ HCl \ + \ SO_2 \end{cases}$$

例如：

$$CH_3COOH + PCl_3 \xrightarrow{50℃} CH_3COCl + H_3PO_3$$
$$C_6H_5-COOH + PCl_5 \xrightarrow{100℃} C_6H_5COCl + POCl_3 + HCl$$
$$C_{17}H_{35}COOH + SOCl_2 \xrightarrow{回流} C_{17}H_{35}COCl + SO_2 + HCl$$

反应试剂的选择取决于反应物、产物和副产物的性质。在有机合成中通常选择 SOCl$_2$（沸点 78.8℃）制备酰卤，该方法制备的副产品都是气体，容易从反应体系逸出，产物便于处理提纯，得到较纯净的酰氯。

2．酸酐的生成

$$R-\overset{O}{\overset{\|}{C}}-OH \ + \ R-\overset{O}{\overset{\|}{C}}-OH \ \xrightarrow[\triangle]{P_2O_5} \ \begin{matrix} R-\overset{O}{\overset{\|}{C}} \\ \ \ \ \ \ \ \ \ \ \ \ \ \ \ O \\ R-\underset{O}{\underset{\|}{C}} \end{matrix} \ + \ H_2O$$

一元羧酸与 P$_2$O$_5$ 等脱水剂共同加热，两个羧酸分子间脱水形成酸酐。酸酐的官能团是酐键 $-\overset{O}{\overset{\|}{C}}-O-\overset{O}{\overset{\|}{C}}-$。

二元羧酸较一元羧酸易脱水，如邻苯二甲酸加热即可得到邻苯二甲酸酐。

3．酯的生成 羧酸与醇在催化剂的作用下脱水生成酯，该反应称为酯化反应（esterification reaction）。酯化反应通式为：

$$R-\overset{O}{\overset{\|}{C}}-OH \ + \ R'-OH \ \underset{}{\overset{H^+}{\rightleftharpoons}} \ R-\overset{O}{\overset{\|}{C}}-OR' \ + \ H_2O$$

酯化反应一般较慢，并且为可逆反应，需要强酸（如浓硫酸）催化加热进行，为了得到较多产物，通常选择过量的酸或者醇促使反应向正方向进行，从而达到提高产率的目的。

一般认为酯化反应是由羧酸中的羟基与醇羟基中的氢结合生成水，即羧酸中羟基被醇中烃氧基取代。用含有同位素 ^{18}O 的乙醇与醋酸进行酯化反应，实验发现生成的酯分子中

有 ^{18}O 存在。

$$CH_3-\overset{\overset{\displaystyle O}{\|}}{C}-OH + H-^{18}OCH_2CH_3 \xrightarrow{H^+} CH_3-\overset{\overset{\displaystyle O}{\|}}{C}-^{18}OCH_2CH_3 + H_2O$$

但叔醇与羧酸反应时，是羧酸中的氢与醇中的羟基结合形成一分子水，同时形成酯。

酯化反应为可逆反应，在水溶液中可以水解生成羧酸和醇，该反应称为酯的水解反应。有关酯类水解将在羧酸衍生物的性质中详细讲解。

4. 酰胺的生成 羧酸与氨反应得到羧酸铵，再将羧酸铵加热，脱去一分子水生成酰胺，即羧基中的羟基被氨基取代。

$$R-\overset{\overset{\displaystyle O}{\|}}{C}-OH \xrightarrow{+NH_3} R-\overset{\overset{\displaystyle O}{\|}}{C}-ONH_4 \xrightarrow[\triangle]{-H_2O} R-\overset{\overset{\displaystyle O}{\|}}{C}-NH_2$$

酰胺是一种很重要的化合物，很多药物和化工产品的分子中都含有酰胺键$-\overset{\overset{\displaystyle }{\underset{\displaystyle O}{}}}{C}-\overset{\overset{\displaystyle }{\underset{\displaystyle H}{}}}{N}-$，酰胺键是酰胺的官能团。

（三）羧酸的还原

由于羧基中的羰基和羟基形成共轭体系，在一般情况下，羧酸中羰基不易被还原，只有一些特殊的还原剂如氢化铝锂（$LiAlH_4$）、乙硼烷（B_2H_6）或在 $300\sim400℃$ 和 $20\sim30MPa$ 压力，有铜、锌、亚铬酸镍等催化剂存在下，羧酸才能被还原成相应的醇。值得注意的是氢化铝锂只还原羧基，对双键没有影响。而乙硼烷既还原羧基，又还原双键。氢气在催化剂 Ni、Pt 等的存在下，只还原双键，对羧基没有影响。例如：

$$C_6H_5-COOH \xrightarrow{LiAlH_4} C_6H_5-CH_2OH$$
$$CH_2=CHCH_2COOH \xrightarrow{LiAlH_4} CH_2=CHCH_2CH_2OH$$
$$CH_2=CHCH_2COOH \xrightarrow{B_2H_6} CH_3CH_2CH_2CH_2OH$$
$$CH_2=CHCH_2COOH \xrightarrow{H_2, Pt} CH_3CH_2CH_2COOH$$

（四）α-氢的卤代反应

羧酸分子中 α-碳原子上的氢，受到邻位羰基的影响变得活泼，能被卤素取代，这种情况和醛酮 α-氢一样。但羧酸 α-氢的卤代需三卤化磷或红磷等的催化。

$$CH_3COOH+Cl_2 \xrightarrow{P} ClCH_2COOH \xrightarrow{Cl_2}{P} Cl_2CHCOOH \xrightarrow{Cl_2} Cl_3CCOOH$$

α-氢的卤代逐步进行，控制氯气的用量及反应条件，可以得到某一种 α-卤代酸产物。α-卤代酸是重要的合成中间体，它所含的卤原子能被许多亲核试剂取代生成不同产物。

$$\begin{array}{c} RCHCOOH \\ | \\ Cl \end{array} \begin{cases} \xrightarrow[\triangle]{H_2O, OH^-} & \begin{array}{c} RCHCOOH \\ | \\ OH \end{array} \quad (\alpha\text{-羟基酸}) \\ \xrightarrow{NH_3} & \begin{array}{c} RCHCOOH \\ | \\ NH_2 \end{array} \quad (\alpha\text{-氨基酸}) \end{cases}$$

（五）脱羧反应

羧酸分子中羧基脱去二氧化碳的反应称为脱羧反应（decarboxylic reaction）。其反应通式为：

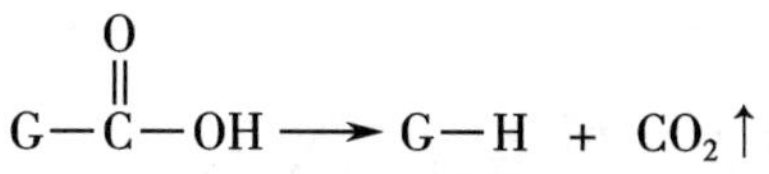

$$\overset{\overset{\displaystyle O}{\displaystyle \|}}{G-C}-OH \longrightarrow G-H + CO_2\uparrow$$

$$G：代表各种基团$$

一般一元羧酸很难直接脱羧。当羧酸分子中 α- 碳原子上连有吸电子取代基时，如 $-NO_2$、$-X$、$-CN$，脱羧反应比较容易进行。例如：

$$Cl_3CCOOH \xrightarrow{50℃} CHCl_3 + CO_2\uparrow$$

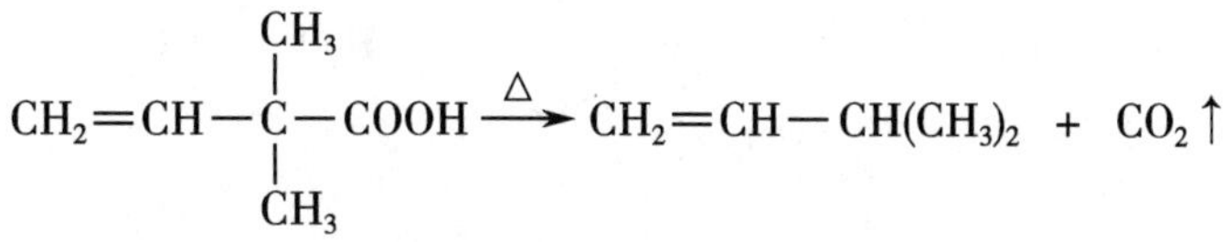

$$CH_2=CH-\overset{\overset{\displaystyle CH_3}{\displaystyle |}}{\underset{\underset{\displaystyle CH_3}{\displaystyle |}}{C}}-COOH \xrightarrow{\triangle} CH_2=CH-CH(CH_3)_2 + CO_2\uparrow$$

在生物体内，羧酸可在脱羧酶的作用下直接脱羧。

$$R-COOH \xrightarrow{脱羧酶} R-H + CO_2\uparrow$$

脱羧反应是人体产生 CO_2 的主要代谢反应。

（六）二元羧酸受热时的特殊反应

二元羧酸受热时，产物取决于二个羧基间距离。

1. 两个羧基直接相连或只间隔一个碳原子，受热发生脱羧反应，生成一元羧酸。

$$HOOC-COOH \xrightarrow{\triangle} HCOOH + CO_2\uparrow$$

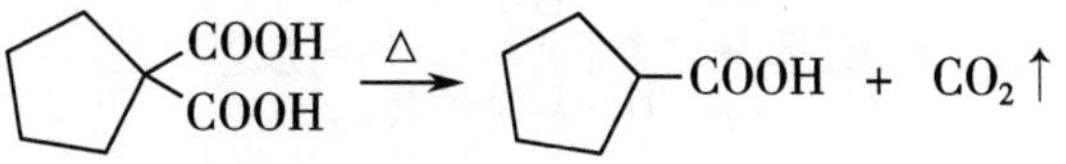

$$HOOC-CH_2-COOH \xrightarrow{\triangle} CH_3COOH + CO_2\uparrow$$

2. 两个羧基间隔 2 个或 3 个碳原子，受热发生脱水反应，生成环酐。

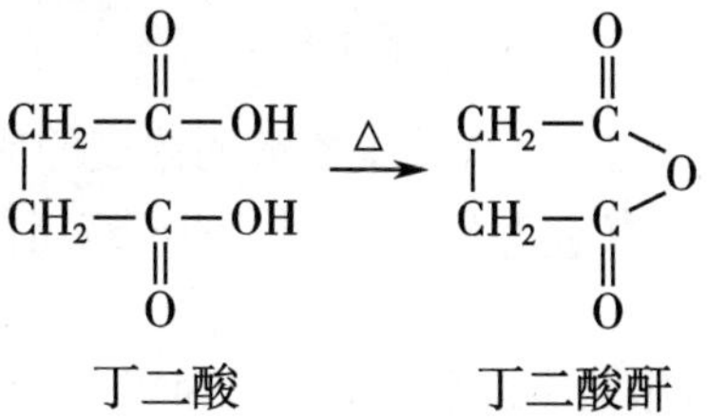

丁二酸　　　　　丁二酸酐

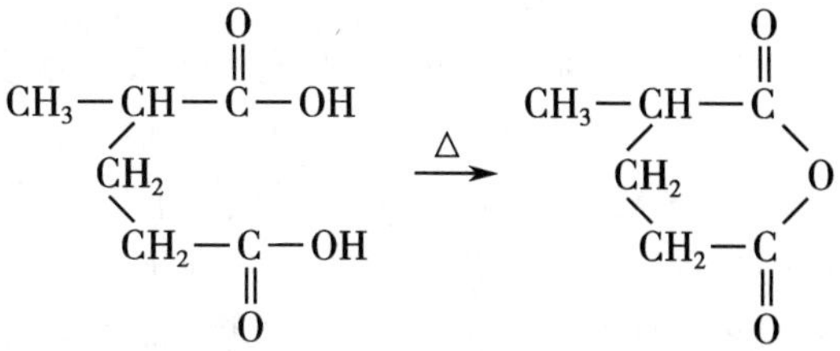

2-甲基戊二酸　　　　2-甲基戊二酸酐

3. 两个羧基间隔 4 个或 5 个碳原子，受热发生脱水脱羧反应，生成环酮。

$$\begin{matrix} H_2C-CH_2-\overset{O}{\underset{\|}{C}}-OH \\ H_2C-CH_2-\overset{\|}{\underset{O}{C}}-OH \end{matrix} \xrightarrow{\triangle} \enspace \bigcirc\hspace{-1.2em}=O \enspace + \enspace H_2O \enspace + \enspace CO_2\uparrow$$

己二酸　　　　　　　　　　　环戊酮

$$\begin{matrix} H_2C-CH_2-\overset{O}{\underset{\|}{C}}-OH \\ CH_2 \\ H_2C-CH_2-\overset{\|}{\underset{O}{C}}-OH \end{matrix} \xrightarrow{\triangle} \enspace + \enspace H_2O \enspace + \enspace CO_2\uparrow$$

庚二酸　　　　　　　　　　环己酮

五、重要的羧酸

1. 甲酸（HCOOH）　俗名蚁酸，因其最初是蒸馏蚂蚁得到的，主要存在于蜂类、某些蚁类及毛虫的分泌物中，也存在于植物界，如荨麻、松叶中。

甲酸是无色液体，沸点100.5℃，具刺激性臭味，能腐蚀皮肤。蜂蜇或荨麻刺伤后皮肤肿痛，主要是由甲酸引起的，因此用肥皂水等碱性溶液清洗可以减轻肿痛。

甲酸结构特殊，分子中既有羧基，又有醛基。

$$\text{醛基} \longleftarrow \boxed{H-\overset{O}{\underset{\|}{C}}-OH} \longrightarrow \text{羧基}$$

因此甲酸既有羧酸的性质，又有醛的性质；能还原托伦试剂，也易被一般氧化剂氧化。

$$H-\overset{O}{\underset{\|}{C}}-OH \xrightarrow{[O]} HO-\overset{O}{\underset{\|}{C}}-OH \longrightarrow CO_2\uparrow + H_2O$$
$$\text{碳酸}$$

2. 乙酸（CH₃COOH）　俗名醋酸，食醋中乙酸的浓度约为1.0～1.3mol/L。纯净的乙酸为具有刺激气味的无色液体，沸点为118℃，在低于16.6℃时易凝结成冰状固体，所以又称冰醋酸。

乙酸的稀溶液在医药上用作消毒防腐剂，用于因烫伤、灼伤感染的疮面清洗。蒸薰食醋进行空气消毒，可预防感冒等。

3. 过氧乙酸（CH₃COOOH）　又称过醋酸，在医药卫生及日常生活中有广泛用途，它是一种高效广谱杀菌剂，对各种微生物均有效。采用1%过氧乙酸水溶液足以杀死抵抗力强的芽孢、真菌孢子、肠道病毒和SARS病毒，用喷雾或熏蒸的方法均可达到空气和表面消毒的效果。浓度为0.04%～0.5%的过氧乙酸溶液可用做各种预防消毒的消毒液。

过氧乙酸是一种强氧化剂，具有较强的腐蚀性。其性质不够稳定，长期贮存会自然分解，蒸气易爆炸，市售浓度一般为20%～40%。

4. 乙二酸（HOOC－COOH）　俗名草酸，因存在许多植物，尤其是草中而得名。最常见的是钙盐和钾盐。草酸是无色晶体，有毒，易溶于水。

草酸具有还原性，可被 $KMnO_4$ 氧化为二氧化碳和水。常用草酸作为基准物来标定 $KMnO_4$ 的浓度。

除甲酸、乙二酸等个别化合物外，羧酸一般不易被氧化。

5. 丁二酸（$HOOC-CH_2CH_2-COOH$）　俗名琥珀酸，无色结晶，熔点为 185℃，加热易失水生成丁二酸酐。其存在于许多植物体内，在动物的脑、肌肉和尿液中亦存在，是人体糖代谢的中间产物。

6. 苯甲酸（C_6H_5-COOH）　俗名安息香酸，熔点为 122℃，为无味的白色固体，不溶于冷水，在热水中溶解度较大，易溶于有机溶剂，易升华，能随水蒸气挥发。

苯甲酸可用于制药、染料和香料工业。苯甲酸具有抑制真菌生长和防腐作用，它的水溶性钠盐常用作食品、饮料和药物的防腐剂，一般用量为 0.1%。

7. 邻苯二甲酸（$C_6H_4(COOH)_2$）　邻苯二甲酸为无色晶体，加热至 200℃以上，失水生成邻苯二甲酸酐。邻苯二甲酸的二甲酯和二丁酯有驱蚊作用，用于避蚊药。其二丁酯和二辛酯常用作塑料制品的增塑剂。邻苯二甲酸是制造染料、药物、增塑剂的重要原料。

第二节　羧酸衍生物

羧酸分子中的羧羟基被其他的原子或基团取代后的产物称羧酸衍生物。主要有：酰卤、酸酐、酯和酰胺。

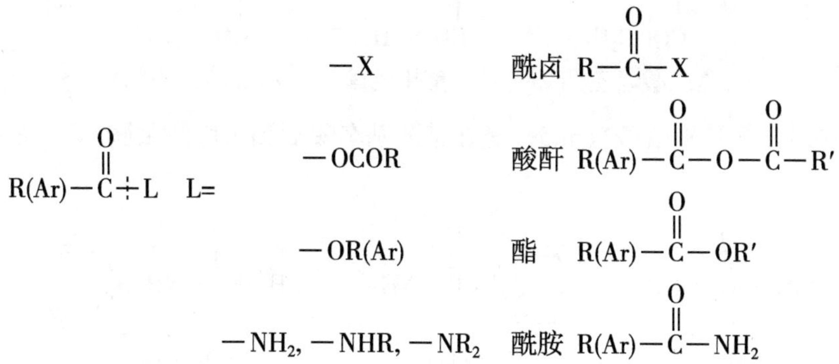

羧酸去掉羟基剩下的部分称为酰基（acyl group），其结构为 $R-\overset{\overset{\large O}{\|}}{C}-$，衍生物分子中都含有酰基。酰基的命名：把相应的羧酸名称中的“酸”字改为酰基，即某酰基。

例如：

CH_3COOH	C_6H_5COOH	$HOOCCOOH$	$C_6H_5-SO_2OH$

乙酰基	苯甲酰基	草酰基	苯磺酰基

一、羧酸衍生物的命名

酰卤命名：酰基的名称＋卤族元素，称为某酰卤。例如：

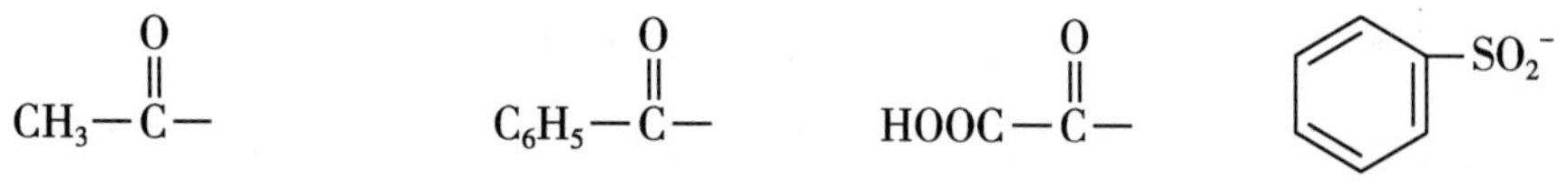

$CH_3-\overset{O}{\overset{\|}{C}}-Br$　　$CH_3CH_2\overset{CH_3}{\overset{|}{C}H}-\overset{O}{\overset{\|}{C}}-Br$　　$CH_2{=}CH-\overset{O}{\overset{\|}{C}}-Cl$　　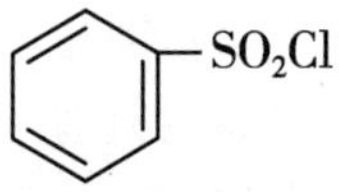

乙酰溴　　2-甲基丁酰溴　　丙烯酰氯　　苯磺酰氯

酸酐的命名：根据生成酸酐的羧酸名称，称为某酸酐或某某酸酐，“酸”字可省略。例如：

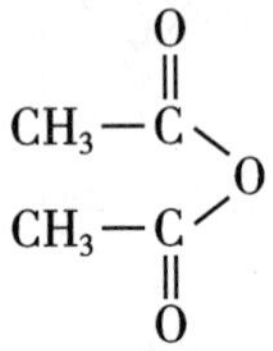　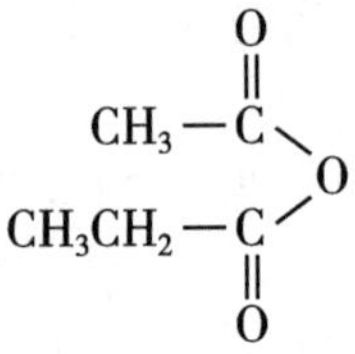　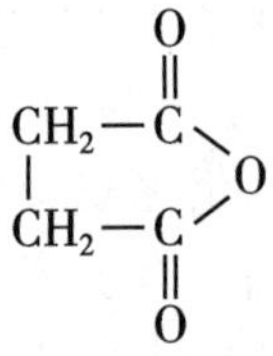　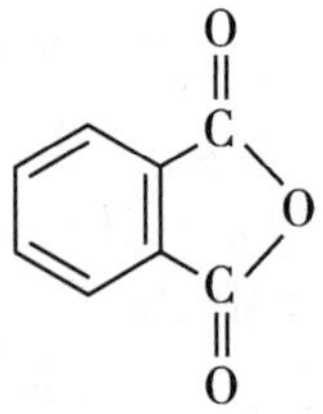

乙（酸）酐　　乙丙（酸）酐　　丁二（酸）酐　　邻苯二甲（酸）酐

酯的命名：可根据生成酯的原料羧酸和醇的名称而叫某酸某酯。例如：

$CH_3-\overset{O}{\overset{\|}{C}}-OCH_3$　　$H-\overset{O}{\overset{\|}{C}}-OCH_2CH_3$　　$CH_3-\overset{O}{\overset{\|}{C}}-OCH_2C_6H_5$　　$C_6H_5-\overset{O}{\overset{\|}{C}}-OCH_2C_6H_5$

乙酸甲酯　　甲酸乙酯　　乙酸苯甲酯（乙酸苄酯）　　苯甲酸苄酯

由二元羧酸生成的酯有两种：只有一个羧基被酯化的称酸性酯；两个羧基都被酯化的称中性酯。多元酸的几个羧基可以和几分子相同的醇成酯，也可以和不同的醇成酯，例如：

$\begin{matrix}COOH\\|\\COOC_2H_5\end{matrix}$　　$\begin{matrix}COOCH_3\\|\\COOC_2H_5\end{matrix}$　　$\begin{matrix}COOC_2H_5\\|\\COOC_2H_5\end{matrix}$

乙二酸氢乙酯　　乙二酸甲乙酯　　乙二酸二乙酯

酰胺的命名：简单的酰胺（amide）是在某酰基名称后加上胺或某胺，读作：某酰胺或某酰某胺。

$CH_3-\overset{O}{\overset{\|}{C}}-NH_2$　　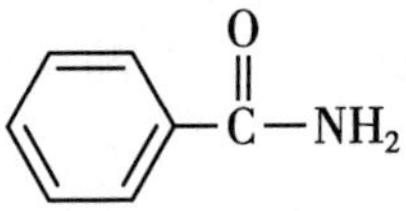　　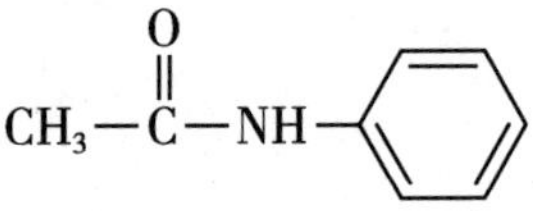

乙酰胺　　苯甲酰胺　　乙酰苯胺

内酰胺（lactam）也常用希腊字母标明原氨基位置，在酰前加“内”字即某内酰胺。例如：

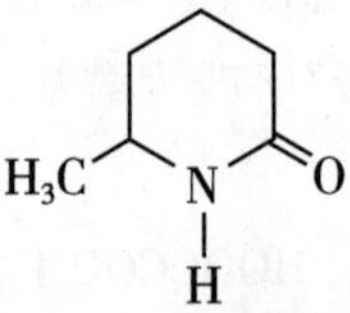　　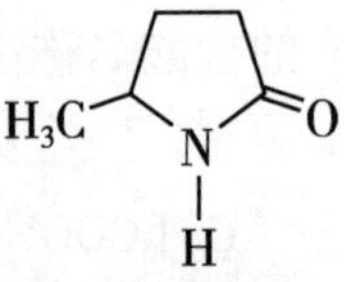

δ-己内酰胺　　*γ*-戊内酰胺

若酰胺氮原子上连有取代基，需在取代基名前加字母“*N*”，表示取代基连在氮原子上。例如：

$CH_3-\overset{O}{\overset{\|}{C}}-NH-CH_3$　　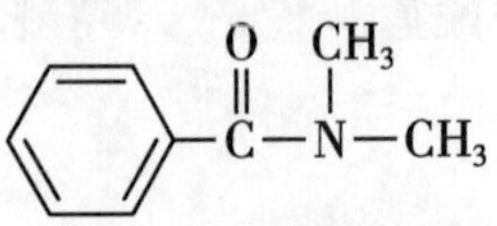　　$CH_3-\overset{O}{\overset{\|}{C}}-\overset{CH_3}{\overset{|}{N}}-CH_2CH_3$

N-甲基乙酰胺　　*N*,*N*-二甲基苯甲酰胺　　*N*-甲基-*N*-乙基乙酰胺

二、羧酸衍生物的物理性质

低级酰卤、酸酐是具有刺激性气味的液体,遇水分解。

低级酯是无色液体,具有水果香味。许多花和水果的香味就是由酯引起的。如乙酸异戊酯有香蕉味,苯甲酸甲酯有茉莉味。所以酯常常用作食品及化妆品的香料。高级酯是蜡状固体。酯在水中溶解度大多都很小,但能溶于一般有机溶剂。低级酯能溶解许多有机化合物,故常用做有机溶剂。

酰卤、酸酐和酯没有羟基,分子间不存在氢键,因而它们的沸点比相对分子质量相近的羧酸的沸点低得多。

三、羧酸衍生物的化学性质

羧酸衍生物与亲核试剂水、醇、氨(或胺)的反应,依次称为羧酸衍生物的水解、醇解、氨解。反应通式为:

$$
\underset{\substack{\| \\ O}}{R-C-L} + HNu \longrightarrow \underset{\substack{\| \\ O}}{R-C-Nu} + HL
$$

反应是亲核试剂 HNu 中带负电性部分 Nu^- 进攻羧酸衍生物羰基碳原子,最终导致羧酸衍生物中的 L 被亲核试剂负电性部分 Nu 所取代。该反应是一个加成—消除反应,其历程可简单表示为:

$$
\underset{\substack{\| \\ O}}{R-C-L} + Nu^- \xrightarrow{\text{亲核进攻}} \underset{\substack{| \\ Nu}}{\overset{O^-}{\underset{|}{R-C-L}}} \xrightarrow{\text{L离去}} \underset{\substack{\| \\ O}}{R-C-Nu} + L^-
$$

羧酸衍生物发生亲核取代反应活性次序为:酰卤>酸酐>酯>酰胺。

(一)水解

所有羧酸衍生物都能与水发生反应生成酸,该反应称为水解(hydrolysis)反应。羧酸衍生物发生水解反应难易和所需条件不同。

$$
\left.
\begin{array}{l}
\underset{\substack{\| \\ O}}{R-C-X} \\[2mm]
\underset{\substack{\| \\ O}}{R-C-O}-\underset{\substack{\| \\ O}}{C-R'} \\[2mm]
\underset{\substack{\| \\ O}}{R-C-OR'}
\end{array}
\right\} + H-OH
\longrightarrow
\begin{array}{l}
\underset{\substack{\| \\ O}}{R-C-OH} + HX \\[2mm]
\underset{\substack{\| \\ O}}{R-C-OH} + R'COOH \\[2mm]
\underset{\substack{\| \\ O}}{R-C-OH} + R'OH
\end{array}
$$

三者水解速度差别很大,酰卤活泼性最强,酯最差。例如,乙酰氯遇水发生猛烈的放热反应,它在潮湿的空气里即冒白烟,就是由于水解产生氯化氢;乙酐遇水加热时才迅速反应;乙酸乙酯的水解需要酸或碱的催化并加热回流才能顺利进行。

(二)醇解

羧酸衍生物与醇反应生成酯,称为羧酸衍生物的醇解(alcoholysis)反应。通式如下:

$$
\begin{array}{c}
R-\overset{\overset{O}{\|}}{C}-X \\
R-\overset{\overset{O}{\|}}{C}-O-\overset{\overset{O}{\|}}{C}-R' + H-OR'' \\
R-\overset{\overset{O}{\|}}{C}-OR'
\end{array}
\quad
\begin{array}{c}
\longrightarrow R-\overset{\overset{O}{\|}}{C}-OR'' + HX \\
\longrightarrow R-\overset{\overset{O}{\|}}{C}-OR'' + R'COOH \\
\rightleftharpoons R-\overset{\overset{O}{\|}}{C}-OR'' + R'OH
\end{array}
$$

　　酯的醇解也叫酯交换反应，其反应特征是由一种酯和醇反应生成另一种酯和醇。该反应是可逆的，需要酸或碱催化。

　　酯交换反应在工业上有着重要意义。在医药工业上通过这个反应可以将一些易得的或药用价值较小的酯转变为药用价值较大的酯。例如：

$$
\text{对氨基苯甲酸乙酯} + HOCH_2CHN(C_2H_5)_2 \longrightarrow \text{普鲁卡因（局部麻醉剂）} + C_2H_5OH
$$

对氨基苯甲酸乙酯　　　　　　　　　普鲁卡因（局部麻醉剂）

（三）氨解

　　酰卤、酸酐、酯和酰胺与氨（或胺）反应生成酰胺，称为氨解（ammonolysis）反应。由于氨（或胺）的亲核性比水强，因此氨解比水解反应容易进行，其反应通式如下：

$$
\begin{array}{c}
R-\overset{\overset{O}{\|}}{C}-X \\
R-\overset{\overset{O}{\|}}{C}-O-\overset{\overset{O}{\|}}{C}-R' + H-N\begin{smallmatrix}R_1(H)\\R_2(H)\end{smallmatrix} \\
R-\overset{\overset{O}{\|}}{C}-OR'
\end{array}
\quad
\begin{array}{c}
\longrightarrow R-\overset{\overset{O}{\|}}{C}-N\begin{smallmatrix}R_1(H)\\R_2(H)\end{smallmatrix} + HX \\
\longrightarrow R-\overset{\overset{O}{\|}}{C}-N\begin{smallmatrix}R_1(H)\\R_2(H)\end{smallmatrix} + R'COOH \\
\longrightarrow R-\overset{\overset{O}{\|}}{C}-N\begin{smallmatrix}R_1(H)\\R_2(H)\end{smallmatrix} + R'OH
\end{array}
$$

　　值得注意的是叔胺因氮原子上无氢，不能用于氨解羧酸衍生物。氨解反应可不需外加催化剂。

　　不论酰卤和酸酐，水解时都产生羧酸，醇解时都产生酯，氨解时都产生酰胺。因此可以把酰卤、酸酐的水解、醇解、氨解看成是水、醇、氨（胺）分子中的一个氢（醇必须是羟基上的氢，胺必须是氮上的氢）被酰基取代。这类反应实际上是在水、醇、氨（胺）分子中引入一个酰基，因此又称为酰化反应或酰基转移反应。在酰化反应中，水、醇、氨（胺）接受酰基，而羧酸衍生物提供酰基，因此，羧酸衍生物被称为酰化剂。羧酸衍生物发生酰化反应的活性强弱次序为：

酰卤>酸酐>酯>酰胺。

　　酰胺由于活性太低，一般不做酰化剂，用途较广的酰化剂是酰卤、酸酐。其中乙酰氯、乙酐是常用的、优良的乙酰化试剂。

酰化反应在药物合成中具有重要的意义,在某些药物分子中引进一个酰基,常可增加药物的脂溶性,改善其在体内的吸收,降低药物的毒性,延长或提高药效。

例如:

$$HO-\langle\rangle-NH_2 \xrightarrow{\text{乙酰化}} HO-\langle\rangle-NHCOCH_3$$

扑热息痛

$$\langle\rangle\text{(COOH, OH)} \xrightarrow{\text{乙酰化}} \langle\rangle\text{(COOH, O—COCH}_3\text{)}$$

乙酰水杨酸

四、重要羧酸衍生物的化合物

1. 乙酰氯(CH_3COCl)是最常用的乙酰化剂,为无色有刺激性气味的发烟液体,沸点为52℃。化学性质非常活泼,遇水剧烈水解并放出大量的热。乙酰氯遇空气中的湿气就能剧烈水解产生氯化氢白烟。

2. 乙酐[$(CH_3CO)_2O$] 俗名醋酐,也是常用的乙酰化剂。为无色略带刺激性气味的液体,沸点为140℃;微溶于冷水,并逐渐水解成乙酸。工业上乙酐大量用于合成醋酸纤维,也用于药物、染料、香料等的制造。

3. 苯甲酰氯(C_6H_5COCl)是无色、发烟、带有刺激性气味的液体,沸点为197℃,是重要的苯甲酰化剂。

4. 邻苯二甲酸酐 俗名苯酐,是无色针状晶体,熔点为128℃。是有机化学工业中的重要原料,也是重要的酰化剂。广泛用于合成树脂、化学纤维、染料及药物的生产。

5. 光气($COCl_2$) 是碳酸的二酰氯,常温下为无色气体,能压缩成液体,沸点为8.3℃,易溶于苯、甲苯。光气是一种窒息性毒剂,它和酰氯一样,性质活泼,能与水、醇、氨作用而分解。温度升高时,分解速度加快。光气是有机合成的重要原料。

6. 甲基丙烯酸甲酯 是无色易挥发的透明液体,沸点为100℃。在一定条件下可发生聚合反应生成无色透明聚合物。

$$n\ CH_2=\underset{\underset{CH_3}{|}}{\overset{\overset{COOCH_3}{|}}{C}} \xrightarrow{\text{引发剂}} \left[CH_2-\underset{\underset{CH_3}{|}}{\overset{\overset{COOCH_3}{|}}{C}}\right]_n$$

聚甲基丙烯酸甲酯

聚甲基丙烯酸甲酯俗称有机玻璃,质硬不脆,透明无色,具有很好的光学性质,可用于制造棱镜、透镜及其他光学仪器。在医疗上,聚甲基丙烯酸甲酯可用于制造隐形眼镜、人工颅骨、人工骨、口腔外科材料等。

本 章 小 结

本章主要介绍羧酸及羧酸衍生物的结构特点、物理性质和化学性质。羧酸是分子中含有羧基的一类化合物，羧酸衍生物是指羧基中羟基被取代后形成的一系列化合物。羧酸的熔、沸点相对于分子量相近的醇等都要高，主要是由于分子间可以形成双分子缔合体，因此熔、沸点较高。羧酸的化学性质主要体现在酸性和成盐。羧酸化合物可以和 NaOH、$NaHCO_3$ 反应形成盐。羧酸形成盐后会增强其水溶性。

羧酸的酸性与羧酸根所连基团的电负性、数目、距离等有关。所连基团电负性越强，越靠近羧基，个数越多，酸性越强。羧酸中羧基中的羟基在一定条件下可以发生取代反应，生成不同的羧酸衍生物。

二元羧酸加热时可以发生脱羧、脱水等反应。

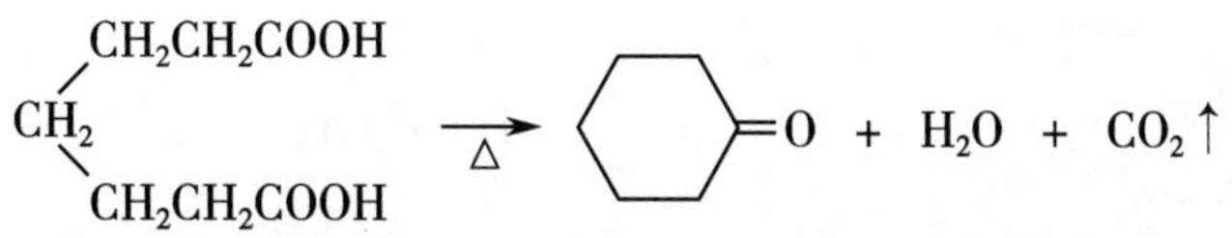

羧酸中的羧基在四氢铝锂或硼氢化钠等还原剂作用下可以被还原。

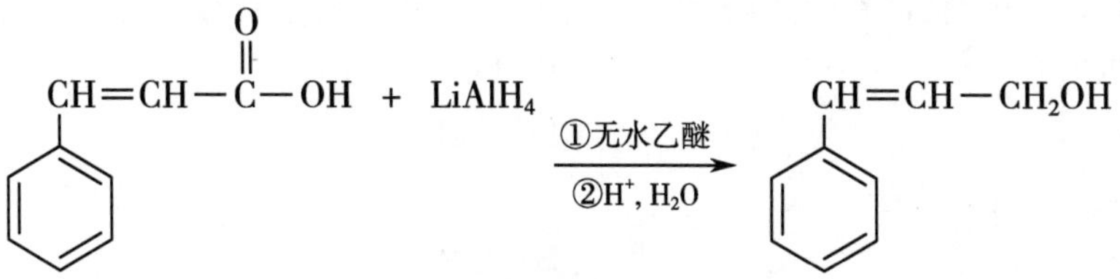

羧酸衍生物主要包括酰卤、酸酐、酯和酰胺。羧酸衍生物可以与水、醇、氨、伯胺、仲胺等发生亲核取代反应，也称酰化反应，酰卤和酸酐是最常用的酰化剂。

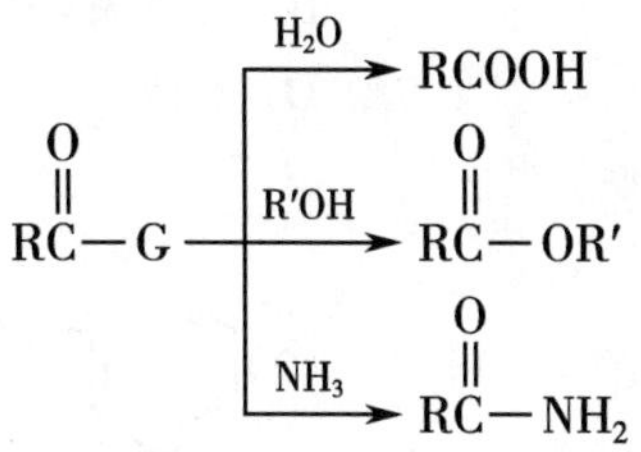

练 习 题

1. 选择题

（1）加热后易形成环酐的是

    A. 丙二酸   B. 丁二酸

    C. 乙二酸   D. 庚二酸

（2）下列物质中酸性最强的是

    A. $HCOOH$ B. CH_3COOH

    C. C_6H_5COOH D. C_6H_5OH

（3）下列化合物，最容易发生水解反应的是

    A. 乙酰胺   B. 乙酰氯

    C. 乙酸乙酯   D. 乙酸酐

（4）下列化合物能与碳酸氢钠反应的是

    A. 苯酚   B. 苯甲醇

    C. 苯甲酸   D. 苯甲醛

（5）不具有 p-π 的分子为

    A. 氯乙烯   B. 苯酚

    C. 乙醛   D. 乙酸

（6）羧酸具有酸性的主要原因是羧基结构中存在

    A. σ-π 共轭效应   B. 空间效应

    C. p-π 共轭效应   D. 吸电子诱导效应

(7) 下列哪种化合物**不**能发生氨解反应

    A. NH_3

    B. $NH_2CH_2CH_3$

    C. $CH_3NHCH_2CH_3$

    D. $CH_3CH_2-\overset{\overset{\displaystyle CH_3}{|}}{N}-CH_3$

(8) 羧酸**不**能与哪种试剂形成酰卤

    A. PCl_5

    B. PCl_3

    C. PBr_3

    D. HCl

(9) 最**不**易被氧化的是

    A. 乙醇

    B. 乙醛

    C. 甲酸

    D. 乙酸

(10) 下列化合物常作为酰化剂是

    A. 乙酐

    B. 乙酰胺

    C. 乙酸

    D. 乙醇

2. 用系统命名法命名下列化合物

(1) $CH_3CH_2-\overset{\overset{\displaystyle CH_3}{|}}{N}-CH_3$

(2) 苯—COOH

(3) 环戊烷 COOH / COOH

(4) $CH_3CH=CHCOOH$

(5) 苯$\overset{\overset{\displaystyle O}{||}}{C}-Cl$

(6) $CH_3CH_2COOCH_2CH_3$

(7) 苯$\overset{\overset{\displaystyle O}{||}}{C}-NH-CH_3$

(8) H_3C 六元环内酯 O $=O$

3. 写出下列化合物的结构式

(1) N,N-二甲基甲酰胺（DMF）　(2) 冬青油（水杨酸甲酯）　(3) 3-溴丁酰溴

(4) 2-甲基丙酸乙酯　(5) 草酸　(6) 邻苯二甲酸酐　(7) 乙酰苯胺　(8) 苯甲酸

4. 完成下列反应化学式

(1) 苯—COOH / OH $+ NaHCO_3 \longrightarrow$

(2) 苯—COOH $+ CH_3CH_2OH \xrightarrow[\Delta]{H_2SO_4}$

(3) H_3C 内酯 $+ H_2O \xrightarrow{NaOH}$

(4) $\underset{CH_3CHCOOH}{\overset{\overset{\displaystyle CH_3}{|}}{}} + CH_3CH_2NH_2 \longrightarrow$

(5) 环戊烷 COOH / COOH $\xrightarrow{\Delta}$

5. 鉴别下列化合物

苯甲酸 苯甲醇 对甲苯酚

6. 推测结构式

(1) 化合物 A 在酸性水溶液中加热,生成化合物 B($C_5H_{10}O_3$),B 与 $NaHCO_3$ 作用放出无色气体,与 CrO_3 作用生成 C($C_5H_8O_4$),B 在室温条件下不稳定,易失水又生成 A。试写出 A、B、C 可能的结构式。

(2) 化合物 A、B 的分子式均为 $C_5H_6O_3$。A 与一分子乙醇作用得到 2 个互为异构体的化合物 C 和 D,分子式为 $C_7H_{12}O_4$,C 和 D 分别与 PCl_3 作用后再加入乙醇则得到同一种化合物 E。B 与乙醇作用只能得到一种化合物 F。试写出 A、B、C、D、E、F 的结构式。

(燕小梅)

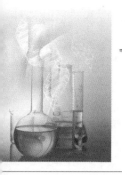

第九章　取代羧酸

羧酸分子中烃基上的氢原子被其他原子或基团取代的化合物称为取代羧酸，简称取代酸。根据取代基的不同分类。重要的有：卤代酸、羟基酸、羰基酸和氨基酸等。

$$R-\underset{\underset{G}{|}}{CH}-COOH \qquad
\begin{array}{ll}
G=-X & \text{卤代酸} \\
G=-OH & \text{羟基酸} \\
G==O & \text{羰基酸} \\
G=-NH_2 & \text{氨基酸}
\end{array}$$

本章主要讨论羟基酸和羰基酸。卤代酸的性质与羧酸性质差异不大，因此本章不做讲解。氨基酸将在第十四章中讨论。

第一节　羟　基　酸

一、羟基酸的分类和命名

羧酸分子中烃基碳上的氢被羟基取代的产物称为羟基酸。根据羟基所连烃基的不同分为醇酸和酚酸。羟基酸分子中羟基连在脂肪烃基上的称为醇酸；直接连在芳环上的称为酚酸。

$$\underset{\underset{OH}{|}}{CH_3CH}COOH \qquad$$

醇酸　　　　　　　酚酸

羟基酸的系统命名法是以羧酸为母体，羟基为取代基，选择含有羧基和羟基的最长碳链作主链，编号从羧基碳开始，取代基的位置可用阿拉伯数字或希腊字母表示。由于许多羟基酸是天然产物，也常根据其来源采用俗名。例如：

$$\underset{\underset{OH}{|}}{CH_3CH}COOH \qquad HOOCCH_2\underset{\underset{OH}{|}}{CH}COOH \qquad HOOC\underset{\underset{OH}{|}}{CH}-\underset{\underset{OH}{|}}{CH}COOH$$

2-羟基丙酸　　　　　　羟基丁二酸　　　　　　2,3-二羟基丁二酸
α-羟基丙酸（乳酸）　　（苹果酸）　　　　　　（酒石酸）

$$HOOCCH_2-\overset{\overset{\displaystyle OH}{|}}{\underset{\underset{\displaystyle COOH}{|}}{C}}-CH_2COOH$$

3-羧基-3-羟基戊二酸
（柠檬酸）

邻羟基苯甲酸
（水杨酸）

3,4,5-三羟基苯甲酸
（没食子酸）

二、羟基酸的物理性质

醇酸一般是黏稠状液体或晶体。醇酸分子中含有羟基和羧基，两者都能与水形成氢键，因此在水中的溶解度大于相应的脂肪酸或醇，而在乙醇中溶解度则较小。许多醇酸都具有旋光活性。

酚酸是结晶固体，其熔点比相应的芳香酸高，有的微溶于水，有的易溶于水。一些常见的羟基酸的理化性质见表9-1。

表9-1　一些羟基酸的物理常数

名称	熔点 /℃	溶解度 /(g/100ml)	pKa
乳酸	26	∞	3.76
(±)乳酸	18	∞	3.76
苹果酸	100	∞	3.40
(±)苹果酸	128.5	144	3.40
酒石酸	170	133	3.40
(±)酒石酸	206	20.6	—
meso-酒石酸	140	125	—
柠檬酸	153	133	3.15
水杨酸	159	微溶于冷水，易溶于热水	2.98
没食子酸	253	溶	—

三、羟基酸的化学性质

羟基酸中既含有羧基又含有羟基，因此具有酸和醇两种性质。例如，羟基可酯化，可氧化成羰基；羧基具有酸性可成盐，可成酰基化合物；酚酸可与三氯化铁溶液显色等。由于羟基酸分子中两种官能团的相互影响，也表现出其特有的性质。

（一）酸性

由于醇羟基的吸电子诱导效应，一般情况下会增强羧基的酸性，因此一般醇酸的酸性比相应羧酸强。由于诱导效应随传递距离的增长而减弱，羟基离羧基位置越远，醇酸的酸性越弱。

$$CH_3CH_2COOH \qquad CH_3\overset{\underset{\displaystyle OH}{|}}{C}HCOOH \qquad \overset{\underset{\displaystyle OH}{|}}{C}H_2CH_2COOH$$

pKa=4.88 　　　　pKa=3.37 　　　　pKa=4.51

在酚酸中，羟基既可通过吸电子诱导效应起吸电子作用，也可通过共轭效应起供电子作用，且这两种作用对酚酸的酸性影响作用相反。判断酚酸的酸性时，羟基的诱导效应随碳链的增长而迅速减弱；但共轭效应则在整个共轭体系中起作用，因此，酚酸的酸性随羟基与羧基的相对位置不同而异。例如：

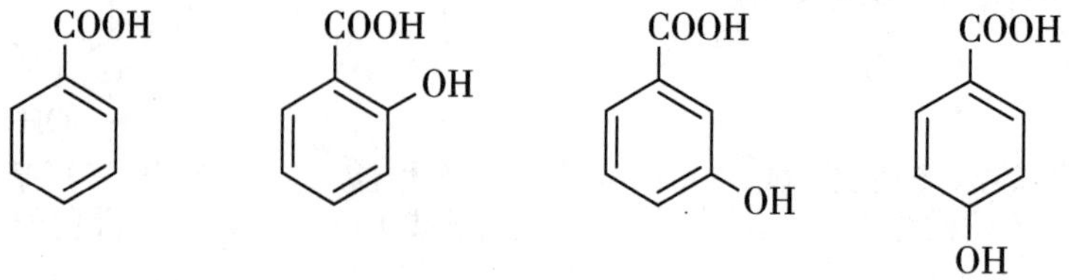

pKa=4.17　　　pKa=3.00　　　pKa=4.12　　　pKa=4.54

上述酚酸的三种异构体中，邻羟基苯甲酸（水杨酸）的酸性比其他两个异构体以及苯甲酸都强，主要是分子中存在邻位效应，即邻位羟基中的氢可与羧基中羰基氧形成分子内氢键，从而增强了羧基中 O—H 键的极性，利于其氢原子解离成质子，并且形成的酸根负离子的负电荷也被分散而稳定，酸性增强；另外，因存在空间位阻，邻位羟基使羧基不能与苯环共平面，减少了苯环的 π 电子云向羧基偏移而利于其氢原子离解，酸性增强。

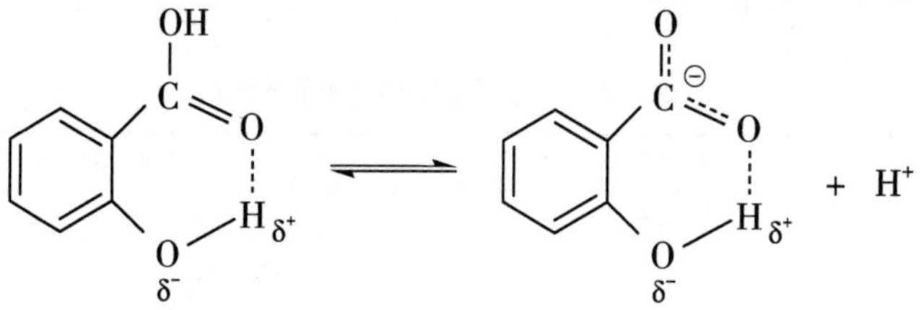

水杨酸　　　　　　　　　水杨酸负离子

对 - 羟基苯甲酸的酸性比苯甲酸还弱，原因是羟基供电子共轭效应大于吸电子诱导效应，使羧基解离度减小。

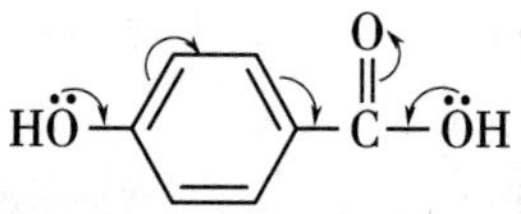

间 - 羟基苯甲酸中主要是羟基的吸电子诱导效应起作用，但因间隔 3 个碳原子，诱导效应作用较弱，结果间 - 羟基苯甲酸的酸性比苯甲酸略强。

（二）脱水反应

羟基酸加热易脱水，产物种类与羧基的相对位置有关。通常情况下，α- 羟基酸受热时，分子间交叉脱水，形成交酯。例如，α- 羟基丙酸生成丙交酯：

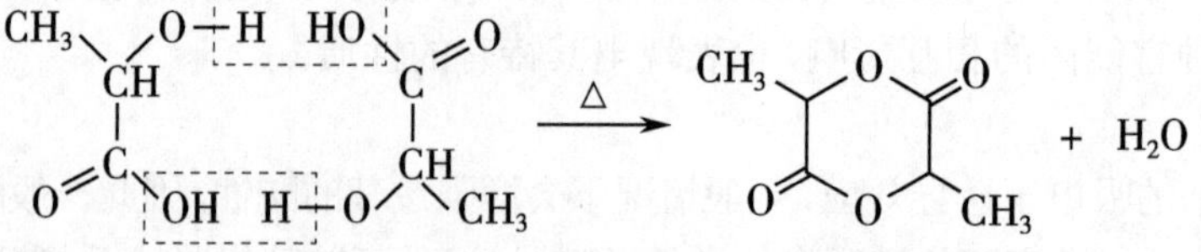

丙交酯

β- 羟基酸受热时，分子内脱水生成 α,β- 不饱和酸。这是由于 α- 氢原子受羧基和羟基的影响较活泼，并且脱水后生成一个稳定的共轭体系。

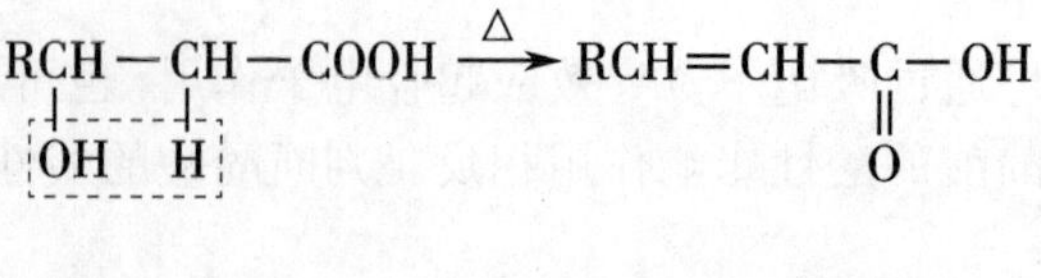

γ- 羟基酸分子中的羟基和羧基在常温下即可脱水生成五元环的 γ- 内酯。

γ-丁内酯

γ- 羟基酸只有成盐后才稳定，游离的 γ- 羟基酸不易得到，因为它们游离出来后，立即失水而成内酯。γ- 内酯是稳定的中性化合物，遇热的碱溶液能水解成 γ- 羟基酸盐。

δ- 羟基酸也能脱水成六元环的 δ- 内酯，但比 γ- 内酯较难生成。δ- 内酯易开环，在室温时即被水分解开环成 δ- 羟基酸。羟基和羧基相距四个以上碳原子的醇酸，很难发生分子内脱水生成内酯。加热时可在分子间进行酯化而生成链状聚酯。

（三）氧化反应

羟基酸中的 α- 醇酸能被 Tollens 试剂、稀硝酸等氧化剂氧化生成 α- 酮酸，而醇却不能被这些弱氧化剂氧化，这是因为羧基的影响使羟基酸中的羟基比醇分子中的羟基易被氧化。

$$R-\underset{\underset{OH}{|}}{CH}-COOH + 2Ag(NH_3)_2^+ + 3OH^- \longrightarrow R-\underset{\underset{O}{\|}}{C}-COO^- + 2Ag\downarrow + 2NH_3\uparrow + 3H_2O$$

α- 酮酸也不稳定，在此条件下会发生分解反应生成二氧化碳。

（四）脱羧反应

当用稀 $KMnO_4$ 溶液氧化 α- 羟基酸时，分解成少 1 个碳原子的醛或酮。

羟基位于羧基的邻位或对位的酚酸，加热易引起脱羧反应。例如：

四、重要的羟基酸

1. 乳酸　学名为 α-羟基丙酸，存在于酸牛奶中，也存在于动物的肌肉中，是肌肉中存在的糖原的代谢产物。人在剧烈活动时，糖分解成乳酸，同时放出能量，以供生命活动所需，而肌肉因乳酸积存而感到酸胀，经休息后，一部分乳酸又转化为糖原，另一部分则被氧化成丙酮酸。

$$
\underset{\text{乳酸}}{CH_3-\overset{\overset{\displaystyle OH}{|}}{CH}-COOH} \underset{+2H}{\overset{-2H}{\rightleftharpoons}} \underset{\text{丙酮酸}}{CH_3-\overset{\overset{\displaystyle O}{\|}}{C}-COOH}
$$

工业上乳酸由糖经乳酸杆菌发酵制得。

$$
\underset{\text{葡萄糖}}{C_6H_{12}O_6} \xrightarrow{\text{乳酸杆菌}} \underset{\text{乳酸}}{CH_3-\overset{\overset{\displaystyle OH}{|}}{CH}-COOH}
$$

乳酸是无色黏稠液体，熔点为 18℃，吸湿性强，能与水、乙醇、乙醚混溶，但不溶于氯仿和油脂。

乳酸有消毒防腐作用，它的蒸气可用于空气消毒。乳酸钙为白色无臭粉末，不溶于水，医药上用作治疗佝偻病、肺结核等缺钙病的辅助药物。乳酸钠在临床上用作酸中毒的解毒剂。

2. 酒石酸　学名为 2,3-二羟基丁二酸，它以酒石酸氢钾存在于葡萄汁中。酒石酸氢钾难溶于水和乙醇。用葡萄汁制酒时，随着酒精浓度的增大，析出沉淀，称为酒石，其名由此而来。

天然的酒石酸为透明结晶，熔点为 170℃。酒石酸的盐类用途甚广。如酒石酸氧锑钾 KOOC—CHOH—CHOH—COO（SbO）俗名吐酒石，临床上用于治疗血吸虫病，也用作催吐剂。酒石酸氢钾 HOOC—CHOH—CHOH—COOK 用于配制发酵粉。酒石酸钾钠 KOOC—CHOH—CHOH—COONa 用于配制斐林试剂等。

3. 柠檬酸　又名枸橼酸，学名 3-羧基-3-羟基戊二酸。存在于柑橘、山楂、乌梅等果实中，尤以柠檬中含量最多。它为无色结晶，含 1 分子结晶水的柠檬酸熔点为 100℃，无水柠檬酸的熔点为 153℃，易溶于水、乙醇和乙醚，有强的酸味，常用作调味剂，用于配制汽水和酸性饮料。柠檬酸钠是易溶于水的白色结晶，有防止血液凝固和利尿的作用。枸橼酸铁铵溶于水，用作补血剂。

柠檬酸是三大营养物质代谢的中间产物。柠檬酸兼有 α-羟基酸和 β-羟基酸的特性，当它加热或与 6.63mol/L 硫酸加热至 150℃时，脱水生成顺乌头酸，经水合生成异柠檬酸，然后进行脱氢氧化与脱羧变为 α-酮戊二酸。

$$
\underset{\text{柠檬酸}}{\overset{\displaystyle CH_2COOH}{\underset{\displaystyle CH_2COOH}{HO-\overset{|}{\underset{|}{C}}-COOH}}} \underset{+H_2O}{\overset{-H_2O}{\rightleftharpoons}} \underset{\text{顺乌头酸}}{\overset{\displaystyle CHCOOH}{\underset{\displaystyle CH_2COOH}{\overset{\|}{\underset{|}{C}}-COOH}}} \underset{-H_2O}{\overset{+H_2O}{\rightleftharpoons}} \underset{\text{异柠檬酸}}{\overset{\displaystyle HO-CHCOOH}{\underset{\displaystyle CH_2COOH}{\overset{|}{\underset{|}{CHCOOH}}}}}
$$

$$
\xrightleftharpoons[+2H]{-2H}
\begin{array}{c}
O\!=\!CCOOH \\
| \\
CHCOOH \\
| \\
CH_2COOH
\end{array}
\xrightarrow{-CO_2}
\begin{array}{c}
O\!=\!CCOOH \\
| \\
CH_2 \\
| \\
CH_2COOH
\end{array}
$$

草酰琥珀酸   α-酮戊二酸

生物体内的上述变化是在顺乌头酸酶、异柠檬酸脱氢酶和草酰琥珀酸脱羧酶的催化下进行的。

4. 苹果酸 学名羟基丁二酸,最初由苹果中取得。天然的苹果酸为无色结晶,熔点为100℃,易溶于水和乙醇。苹果酸也是糖代谢的中间产物,在酶的催化下脱氢氧化成草酰乙酸。

$$
\begin{array}{c}
HO\!-\!CHCOOH \\
| \\
CH_2COOH
\end{array}
\xrightarrow{-2H}
\begin{array}{c}
O\!=\!CCOOH \\
| \\
CH_2COOH
\end{array}
$$

苹果酸   草酰乙酸

5. 水杨酸 又叫柳酸,学名邻羟基苯甲酸,是白色晶体,熔点为 159℃,微溶于水,能溶于乙醇和乙醚中,加热可升华。若慢慢加热,则脱羧生成苯酚。

水杨酸也能与水蒸气一起蒸发,利用这个性质,可与对位异构体分开。水杨酸具有羧酸和酚的一般性质。它显酸性,能成盐、成酯,易被氧化,与三氯化铁溶液作用显紫红色,与溴水作用,会发生取代反应。

水杨酸是一种重要的外用防腐剂和杀菌剂,其酒精溶液可治疗某些因霉菌感染而引起的皮肤病,因对胃肠有刺激,而不能内服,用其钠盐或酯类作为内服药。

水杨酸钠(sodium salicylate)具有退热镇痛作用,尤其对急性风湿症有较好的疗效,所以常用于治疗活动性风湿关节炎。

6. 乙酰水杨酸 俗名为阿司匹林(aspirin),水杨酸与乙酸酐在磷酸存在下共热而生成乙酰水杨酸(acetylsalicylic acid)。

水杨酸   乙酸酐   乙酰水杨酸(阿司匹林)

阿司匹林为白色结晶,熔点为 134℃,无臭、微带酸味,微溶于水,溶于乙醇、乙醚和氯仿中。它在干燥空气中较稳定,在潮湿的空气中易水解为水杨酸和醋酸。故应密闭贮藏,避免吸潮。常用三氯化铁溶液与水解后生成的水杨酸作用显紫红色的方法来检查阿司匹林是否变质。阿司匹林具有解热、镇痛、抗血栓形成及抗风湿的作用,刺激性较水杨酸小,是内服退热镇痛药。

7. 对氨基水杨酸 化学名称为 4- 氨基 -2- 羟基苯甲酸,简称 PAS。通常使用它的钠盐(PAS-Na),为白色或淡黄色晶体,刺激性较小,用于治疗各种结核病,为增强其疗效,通常与链霉素或异烟肼并用。

$$H_2N \overset{\text{OH}}{\underset{\text{COOH}}{\bigcirc}}$$

8. 没食子酸　又叫五倍子酸,学名 3,4,5-三羟基苯甲酸,是植物中分布很广的一种有机酸。以游离态或结合成鞣质而存在于茶叶和其他植物的叶子中,大量存在于五倍子中,用稀酸或加热水解五倍子可得没食子酸。

$$没食子鞣质 \xrightarrow[\text{H}^+]{\text{H}_2\text{O}} \text{HO}\overset{\text{COOH}}{\underset{\text{OH}}{\bigcirc}}\text{OH} \ + \ 葡萄糖$$

我国盛产五倍子,是没食子酸的丰富来源。没食子酸为白色固体,熔点为 253℃,在空气中被氧化成棕色,具有很强的还原性,可用作照相显影剂。没食子酸易溶于水,其水溶液与三氯化铁溶液作用析出蓝黑色沉淀,可制造墨水。

第二节　羰　基　酸

一、羰基酸的命名

在羰基酸分为醛酸和酮酸两种。其中羰基在分子碳链端的是醛酸,在中间的是酮酸。

羰基酸命名,选择含羰基和羧基在内的最长的碳链为主链,称为某醛酸或某酮酸。命名酮酸时,羰基的位置可以用阿拉伯数字表明,也可用希腊字母表示。例如:

$$\underset{\begin{array}{c}2\text{-丁酮酸}\\(\alpha\text{-丁酮酸})\end{array}}{CH_3CH_2\overset{O}{\overset{\|}{C}}COOH} \qquad \underset{\begin{array}{c}3\text{-戊酮酸}\\(\beta\text{-戊酮酸})\end{array}}{CH_3CH_2\overset{O}{\overset{\|}{C}}CH_2COOH} \qquad \underset{\begin{array}{c}4\text{-戊酮酸}\\(\gamma\text{-戊酮酸})\end{array}}{CH_3\overset{O}{\overset{\|}{C}}CH_2CH_2COOH} \qquad \underset{丙醛酸}{H\overset{O}{\overset{\|}{C}}CH_2COOH}$$

二、酮酸的化学性质

羰基酸中酮酸较为重要,其中 α-酮酸和 β-酮酸具有重要的生理意义,是人体内糖、脂肪和蛋白质代谢的中间产物。酮酸分子中含有羧基和酮基,它既有羧酸的性质,如成盐、成酯等反应,同时也有酮基的性质,如与氢氰酸、亚硫酸氢钠发生加成反应,与羟胺生成肟等反应。此外,它还有两种官能团相互影响引起的脱羧和分解反应。

(一)酮酸的还原和脱羧反应

1. 丙酮酸还原反应

$$CH_3COCOOH \underset{-H}{\overset{+H}{\rightleftharpoons}} CH_3\overset{\text{OH}}{\overset{|}{C}}HCOOH$$

2. 酮酸与稀硫酸共热,生成少一个碳原子的醛(或酮)和 CO_2。

$$R-\overset{O}{\overset{\|}{C}}-COOH \xrightarrow[\triangle]{\text{稀}H_2SO_4} R-\overset{O}{\overset{\|}{C}}-H \ + \ CO_2\uparrow$$

$$R-\overset{\overset{\displaystyle O}{\|}}{C}-CH_2COOH \xrightarrow{微热} R-\overset{\overset{\displaystyle O}{\|}}{C}-CH_3 + CO_2\uparrow$$

由于 α-酮酸分子中受电负性较强氧原子的影响,使酮基与羧基碳原子间的电子云密度降低,碳碳键容易发生断裂。

$$R-\overset{\overset{\displaystyle O}{\|}}{C}-\overset{\overset{\displaystyle O}{\|}}{C}-\ddot{O}H \longrightarrow R-\overset{\overset{\displaystyle O}{\|}}{C}-H + CO_2\uparrow$$

β-酮酸比 α-酮酸更容易发生脱羧,是由于分子结构中两个吸电子基团连在同一个碳上,而酮基的吸电子诱导效应大于羧基,使电子转移有利于引起脱羧。

通常将 β-酮酸的受热脱羧反应称为**酮式分解**。

（二）酮酸的分解反应

β-酮酸与浓碱共热时,在 α-碳原子和 β-碳原子之间发生断裂,生成两分子羧酸盐。

$$R-\overset{\overset{\displaystyle O}{\|}}{C}-CH_2-COOH \xrightarrow[\triangle]{浓NaOH} R-\overset{\overset{\displaystyle O}{\|}}{C}-ONa + CH_3COONa + H_2O$$

β-酮酸与浓碱共热分解反应称为**酸式分解**。

β-酮酸分子中酮基与羧基同时影响 α-碳原子,使其电子云密度降低,与羧基或酮基之间的 σ 键均易断裂,因条件不同而发生酮式分解或酸式分解。

$$R-\overset{\overset{\displaystyle O}{\|}}{C}\overset{\vdots}{+}CH_2\overset{\vdots}{+}\overset{\overset{\displaystyle O}{\|}}{C}-OH$$

$$\qquad\quad 酸式分解 \qquad\qquad 酮式分解$$

三、酮式 - 烯醇式互变异构现象

β-丁酮酸(又名乙酰乙酸)很不稳定,但它的乙醇酯是稳定的化合物,又称乙酰乙酸乙酯,是有机合成上的重要原料。

乙酰乙酸乙酯的化学性质比较特殊,它除了具有酯和酮的性质以外,还具有烯醇的性质。例如,它能和亚硫酸氢钠、氢氰酸发生加成反应,能和金属钠作用放出氢气,能使溴水褪色,使三氯化铁溶液显色。这是因为乙酰乙酸乙酯分子中亚甲基上的氢原子受邻近两个羰基的影响,变得很活泼,存在酮式和烯醇式两种结构。通常情况下,乙酰乙酸乙酯不是单一的物质,而是酮式和烯醇式两种异构体的混合物所形成的动态平衡体系:

$$CH_3-\overset{\overset{\displaystyle O}{\|}}{C}-CH_2-\overset{\overset{\displaystyle O}{\|}}{C}-O-C_2H_5 \rightleftharpoons CH_3-\overset{\overset{\displaystyle OH}{|}}{C}=CH-\overset{\overset{\displaystyle O}{\|}}{C}-O-C_2H_5$$

$$\qquad\qquad 酮式 \qquad\qquad\qquad\qquad\qquad 烯醇式$$

由于两种异构体在室温下彼此能迅速转变,所以在化学反应时,可表现为一个单纯化合物,既可全部以酮式进行反应,也可以全部以烯醇式进行反应,其产物由外加试剂和条件而定。

这种能够互相转变的两种异构体之间存在的动态平衡现象称为互变异构现象(tautomerism),其相互转变的异构体称为互变异构体(tautomer)。互变异构现象不仅限于酮

式-烯醇式的动态平衡,还存在其他类型的互变异构现象,例如亚胺-酰胺互变异构等。

乙酰乙酸乙酯的酮式和烯醇式两者在低温下互变速率很慢,因此在低温下可把两者分离。将乙酰乙酸乙酯的石油醚溶液冷却到 $-78℃$,可得到一种白色结晶,熔点 $-39℃$。此物质最初不能使溴水褪色,不与三氯化铁溶液显色,具有酮的特征反应,可见得到的是酮式异构体。如果在 $-78℃$ 时,将干燥的氯化氢通入乙酰乙酸乙酯钠衍生物的石油醚悬浮液中,经过过滤、减压和低温蒸发,可得到一种油状物,沸点为 $33℃(267Pa)$。它能与三氯化铁作用呈紫红色,也能使溴的四氯化碳溶液褪色,与羰基试剂不反应,此为烯醇式异构体。纯的酮式和烯醇式在低温下可以保留一段时间。

某些具有 $-\overset{\overset{\textstyle O}{\|}}{C}-\overset{\overset{\textstyle H}{|}}{\underset{|}{C}}-$ 结构的化合物也存在酮式—烯醇式互变现象,但它们的烯醇式含量的比例差别较大。

烯醇式含量与整个分子结构有密切关系。以丙酮和乙酰乙酸乙酯的烯醇式为例说明。

1. 两者在各自互变平衡体系中烯醇式所占比例有很大的不同。乙酰乙酸乙酯的烯醇式有 π-π 共轭体系的存在,降低了分子的内能,比丙酮的烯醇式内能要低,也更稳定。

$$CH_3-\overset{\overset{\textstyle OH}{|}}{C}=CH-\overset{\overset{\textstyle O}{\|}}{C}-O-C_2H_5$$

2. 乙酰乙酸乙酯烯醇式能借分子内氢键形成六元环结构,更增加了它的稳定性。

$$CH_3-\overset{\overset{\textstyle O-H----O}{|\qquad\quad\|}}{C}=CH-\overset{}{C}-O-C_2H_5$$

3. 乙酰乙酸乙酯酮式中亚甲基的氢原子,由于同时受到吸电子基——酮基和酯基的双重影响,比丙酮的 α-氢原子更加活泼,也有利于烯醇式的形成。

一般说来,分子中具有 $-\overset{\overset{\textstyle O}{\|}}{C}-CH_2-\overset{\overset{\textstyle O}{\|}}{C}-$ 结构单元的化合物都可以发生酮式—烯醇式的互变。丙酮虽然也可以转变成烯醇式,但其含量只占 0.000 25%,这是因为丙酮分子中只有一个羰基,α-氢很难质子化,同时它的烯醇式又不能形成分子内氢键。

$$CH_3-\overset{\overset{\textstyle O}{\|}}{C}-CH_3 \rightleftharpoons CH_3-\overset{\overset{\textstyle OH}{|}}{C}=CH_2$$

丙二酸的结构似乎也有 $-\overset{\overset{\textstyle O}{\|}}{C}-CH_2-\overset{\overset{\textstyle O}{\|}}{C}-$ 结构单元,但它是两个羧基,没有羰基,所以也不能转为烯醇式。

除乙酰乙酸乙酯外,还有许多物质也都能产生互变异构现象(表 9-2)。如 β-二酮、某些糖类、某些含氮化合物等。丙二酸酯则无互变异构现象。

$$R-\overset{\overset{\textstyle O}{\|}}{C}-CH_2-\overset{\overset{\textstyle O}{\|}}{C}-R_1 \rightleftharpoons R-\overset{\overset{\textstyle OH}{|}}{C}=CH-\overset{\overset{\textstyle O}{\|}}{C}-R_1$$

$$-\overset{\overset{\textstyle H}{|}}{N}-\overset{\overset{\textstyle O}{\|}}{C}- \rightleftharpoons -N=\overset{\overset{\textstyle OH}{|}}{C}-$$

$$-CH_2-N=O \Longrightarrow -CH=N-OH$$

表9-2 几种酮－烯醇型互变异构体中烯醇型的含量

化合物	互变异构平衡体	烯醇型含量 /%
丙酮	$CH_3CCH_3 \Longrightarrow CH_2=CCH_3$ (O, OH)	0.000 25
丙二酸二乙酯	$CH_2(COOCH_2CH_3)_2 \Longrightarrow$ HO−COCH_2CH_3 / CH / COOCH_2CH_3	0.000 7
环己酮	＝O ⟶ OH	0.020
2-甲基-3-丁酮酸乙酯	$CH_3COCHCOOC_2H_5 \Longrightarrow CH_3C=CCOOC_2H_5$ (CH_3)(OH)(CH_3)	4.0
乙酰乙酸乙酯	$CH_3COCH_2COOC_2H_5 \Longrightarrow CH_3C=CHCOOC_2H_5$ (OH)	7.5
乙酰丙酮	$CH_3COCH_2COCH_3 \Longrightarrow CH_3C=CHCOCH_3$ (OH)	76.5
苯甲酰丙酮	$C_6H_5COCH_2COCH_3 \Longrightarrow C_6H_5C=CHCOCH_3$ (OH)	90.0
苯甲酰乙酰苯	$C_6H_5COCH_2COC_6H_5 \Longrightarrow C_6H_5C=CHCOC_6H_5$ (OH)	96.0

四、重要的酮酸

1. 丙酮酸 是无色液体，沸点为165℃，易溶于水、乙醇和乙醚。

丙酮酸是体内三大营养物质代谢的中间产物，在体内可转变为氨基酸，具有重要的生理作用。丙酮酸可由乳酸氧化而得，也能还原生成乳酸。

$$CH_3-CH(OH)-COOH \underset{[H]}{\overset{[O]}{\Longleftrightarrow}} CH_3-C(=O)-COOH$$

酒石酸经失水、脱羧后也生成丙酮酸。

$$
\begin{array}{c}
\underset{|}{HO-CHCOOH} \\
HO-CHCOOH
\end{array}
\xrightarrow{-H_2O}
\begin{array}{c}
\underset{\|}{HO-CCOOH} \\
CHCOOH
\end{array}
\rightleftharpoons
\begin{array}{c}
\underset{\|}{O=CCOOH} \\
CH_2COOH
\end{array}
\xrightarrow{-CO_2}
CH_3COCOOH
$$

酒石酸　　　　　　　　羟基丁烯二酸　　　　　　草酰乙酸　　　　　丙酮酸

2. 酮体　β-丁酮酸、β-羟基丁酸和丙酮三者在医学上统称为酮体(ketone bodies)。酮体是脂肪酸在人体中不能完全被氧化为二氧化碳和水时的中间产物，在正常情况下能进一步分解，因此正常人血液中只含微量酮体。糖尿病患者的代谢发生障碍时，血液和尿中酮体的含量增加，就会使血液的酸性增强，有发生酸中毒的可能，所以检查血液和尿液中酮体的含量，可帮助诊断疾病。临床上检验酮体主要是对酮体中丙酮的测定，其方法是在尿中滴加亚硝酰铁氰化钠[Na$_2$Fe(CN)$_5$NO]和氨水，若有丙酮存在则显紫红色；滴加亚硝酰铁氰化钠和氢氧化钠，若有丙酮存在则显鲜红色。

酮体在体内的转化可用下式表示：

$$
\underset{|}{CH_3-CH-CH_2-COOH}
\underset{[H]}{\overset{[O]}{\rightleftharpoons}}
\underset{\|}{CH_3-C-CH_2-COOH}
\xrightarrow{\text{酶}}
\underset{\|}{CH_3-C-CH_3} + CO_2\uparrow
$$

β-羟基丁酸　　　　　　β-丁酮酸（乙酰乙酸）　　　　　丙酮

3. 草酰乙酸　学名为 α-酮丁二酸，结构式为$\overset{O}{\overset{\|}{HOOCCCH_2COOH}}$。从延胡索酸可制得草酰乙酸，其变化过程如下：

$$
\begin{array}{c}
\underset{\|}{H-C-COOH} \\
HOOC-C-H
\end{array}
\underset{-H_2O}{\overset{H^+/H_2O}{\rightleftharpoons}}
\begin{array}{c}
CH_2COOH \\
\underset{|}{CHOHCOOH}
\end{array}
\underset{[H]}{\overset{[O]}{\rightleftharpoons}}
\begin{array}{c}
CH_2COOH \\
\underset{|}{COCOOH}
\end{array}
$$

延胡索酸　　　　　　　　苹果酸　　　　　　　草酰乙酸

草酰乙酸是晶体，可溶于水，是人体内物质代谢的重要中间产物。在代谢过程中，草酰乙酸能与丙酮酸分别在草酰乙酸脱羧酶和丙酮酸羧化酶的催化下，发生可逆转化作用，这对于代谢产物的分解与更新、保证代谢的正常进行有着一定的生理意义。

$$
\underset{\|}{HOOC-C-CH_2-COOH}
\underset{\text{羧化酶}}{\overset{\text{脱羧酶}}{\rightleftharpoons}}
\underset{\|}{HOOC-C-CH_3} + CO_2\uparrow
$$

在动物组织中草酰乙酸与丙酮酸在一些酶的催化下，还能发生下面的生化反应生成柠檬酸。例如：

$$
\underset{\|}{HOOC-C-CH_2-COOH} + \underset{\|}{CH_2-C-COOH}
\xrightarrow[\text{(醇醛缩合)}]{\text{酶}}
\begin{array}{c}
OH \\
\underset{|}{HOOC-C-CH_2-C-COOH} \\
CH_2-COOH
\end{array}
$$

$$
\xrightarrow{[O]}
\begin{array}{c}
OH \\
\underset{|}{HOOC-CH_2-C-CH_2-COOH} \\
COOH
\end{array}
$$

4. α-酮戊二酸　结构式为 HOOCCOCH$_2$CH$_2$COOH。它是晶体，熔点为 109～110℃，可溶于水。具有 α-酮酸的化学性质，与醇作用生成酯，与羟胺反应生成肟，与苯肼作用生成苯腙,受热易脱羧等。α-酮戊二酸在酶的催化下,发生氧化脱羧后形成琥珀酸,经脱氢生成延胡索酸。

$$\underset{\underset{\alpha\text{-酮戊二酸}}{\text{CH}_2\text{CH}_2\text{COOH}}}{\overset{\text{CO—COOH}}{|}} \xrightarrow{-\text{CO}_2} \underset{\underset{\text{丁醛酸}}{\text{CH}_2\text{—COOH}}}{\overset{\text{CH}_2\text{—CHO}}{|}} \xrightarrow{[\text{O}]} \underset{\underset{\text{琥珀酸}}{\text{CH}_2\text{COOH}}}{\overset{\text{CH}_2\text{COOH}}{|}} \xrightarrow{-2\text{H}} \underset{\text{延胡索酸}}{\text{HOOC—C—H}}$$

重要酮酸中许多反应是人体内糖代谢中的反应。

本 章 小 结

本章主要介绍了取代羧酸中的羟基酸和羰基酸的性质。羟基酸根据羟基所连接的位置又分为醇酸和酚酸两种。醇酸的酸性比对应的同碳数的羧酸酸性要强。羟基越靠近羧基,酸性越强。羟基连在苯环上具有吸电子诱导和供电子共轭两种作用,这两种作用的效果的相反的,羟基在对位是共轭起主导作用,间位时诱导起主要作用,而在邻位时主要是空间效应、电子效应等起作用,导致邻羟基苯甲酸酸性较强。酮酸的酸性相对于羟基酸来说,酸性更强。

对于羟基酸,醇酸中羟基因受羧基的 −I 效应影响,能够被托伦试剂等弱氧化剂氧化。

$$\underset{\underset{\text{OH}}{|}}{\text{R—CH—COOH}} + 2\text{Ag(NH}_3)_2^+ + 3\text{OH}^- \longrightarrow \underset{\underset{\text{O}}{\|}}{\text{R—C—COO}^-} + 2\text{Ag}\downarrow + 2\text{NH}_3\uparrow + 3\text{H}_2\text{O}$$

α-醇酸加热脱水生成交酯,β-醇酸加热脱水生成 α,β-不饱和酸。

$$\text{CH}_3\text{CH—CHCOOH} \xrightarrow{\triangle} \text{CH}_3\text{CH}=\text{CHCOOH} + \text{H}_2\text{O}$$

而酚酸加热易发生脱羧反应。

酮酸的化学性质主要为加热易分解

$$\underset{\substack{\| \\ O}}{R-C-COOH} \xrightarrow[\triangle]{稀H_2SO_4} RCHO + CO_2\uparrow \quad 脱羧反应$$

$$CH_3COCH_2COOH \xrightarrow{微热} CH_3COCH_3 + CO_2\uparrow$$

$$\underset{\substack{\| \\ O}}{RCCH_2COOH} + 2NaOH \xrightarrow{\triangle} RCOONa + CH_3COONa$$

其中 β-丁酮酸、β-羟基丁酸和丙酮称为酮体。酮体在体内的转化：

$$\underset{\substack{| \\ OH}}{CH_3-CH-CH_2-COOH} \underset{[H]}{\overset{[O]}{\rightleftharpoons}} \underset{\substack{\| \\ O}}{CH_3-C-CH_2-COOH} \xrightarrow{酶} \underset{\substack{\| \\ O}}{CH_3-C-CH_3} + CO_2\uparrow$$

练 习 题

1. 选择题

(1) 不能使三氧化铁溶液显色的是

    A. 水杨酸   B. 乙酰乙酸乙酯

    C. β-丁酮酸   D. 乙酰水杨酸

(2) 化合物①苯甲酸，②邻羟基苯甲酸，③对羟基苯甲酸，其酸性排列顺序为：

    A. ①>②>③   B. ②>①>③

    C. ③>②>①   D. ②>③>①

(3) 下列化合物不属于酮体是

    A. 丙酮   B. β-丁酮酸

    C. 乳酸   D. β-羟基丁酸，

(4) 下列化合物加热脱水生成 α,β-不饱和酸的是

    A. 乳酸   B. β-羟基丁酸

    C. γ-羟基丁酸   D. δ-羟基戊酸

(5) 临床上检验酮体的试剂可用

    A. 托伦试剂   B. 斐林试剂

    C. 亚硝酰铁氰化钠   D. 稀硫酸

(6) 下列化合物按酸性由强到弱排序正确的是

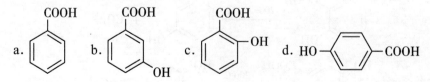

    A. c>d>b>a   B. c>b>a>d

    C. a>c>b>d   D. b>c>a>d

(7) 下列化合物中,能脱水生成内酯的是

    A. α- 羟基丁酸   B. β- 丁酮酸

    C. β- 羟基丁酸   D. γ- 羟基戊酸

(8) 下列化合物不能被托伦试剂氧化的是

    A. α- 羟基丙酸   B. 2- 丙醇

    C. γ- 甲基戊醛   D. 丁醛酸

(9) 下列化合物按酸性强弱排序,正确的是

    ①丙酸;②β- 羟基丙酸;③丙酮酸;④α- 羟基丙酸

    A.④>③>②>①   B.②>③>④>①

    C.③>④>②>①   D.③>①>④>②

(10) β- 丁酮酸又称为

    A. 乙酰乙酸   B. 草酸

    C. 醋酸   D. 苯甲酸

2. 用系统命名法命名下列化合物,并写出俗称

(1) $CH_3-\overset{O}{\underset{\|}{C}}-COOH$

(2)
$$\text{HO}\underset{\underset{\text{OH}}{}}{\overset{\overset{\text{COOH}}{}}{\bigcirc}}\text{OH}$$

(3) $CH_3-\overset{O}{\underset{\|}{C}}-CH_2-\overset{O}{\underset{\|}{C}}-OC_2H_5$

(4) $HO-\underset{\underset{CH_2-COOH}{|}}{CH}-COOH$

(5) $CH_2-\underset{\underset{OH}{|}}{CH}-COOH$ $\underset{OH}{}$

(6)
$$\underset{\underset{\text{OH}}{}}{\overset{\overset{\text{COOH}}{}}{\bigcirc}}$$

3. 写出下列物质的结构式

(1) 乳酸   (2) 草酰乙酸   (3) 柠檬酸   (4) 乙酰乙酸   (5) 酒石酸   (6) 酮体

4. 完成下列化学反应式

(1) $HO-\underset{\underset{CH_2CH_2COOH}{|}}{CHCH_2COOH} \overset{\triangle}{\longrightarrow}$

(2) $CH_3\underset{\underset{OH}{|}}{CHCOOH} \overset{\triangle}{\longrightarrow}$

(3) $CH_3-\overset{O}{\underset{\|}{C}}-\overset{CH_3}{\underset{\underset{C_6H_5}{|}}{\overset{|}{C}}}-COOH \overset{\triangle}{\longrightarrow}$

(4)
$$\overset{\overset{O}{\|}}{\underset{\underset{CH_3}{}}{\bigcirc}} \quad \overset{NaOH}{\underset{\triangle}{\longrightarrow}}$$

(5) $CH_3CH_2-\overset{O}{\underset{\|}{C}}-COOH \overset{[H]}{\longrightarrow}$

(6)
$$\underset{\underset{\text{OH}}{}}{\overset{\overset{\text{COOH}}{}}{\bigcirc}} + (CH_3CO)_2O \overset{H^+}{\underset{80℃}{\longrightarrow}}$$

(7)

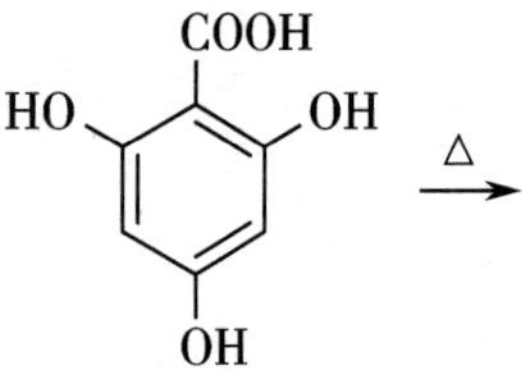

$$HO-\underset{OH}{\overset{COOH}{\bigcirc}}-OH \xrightarrow{\triangle}$$

5. 用化学方法区别下列各组化合物

(1) 水杨酸　乳酸　乙酰乙酸甲酯

(2) 丙酮　乙酰丙酮

6. 推断题

(1) 写出化合物 A、B、C、D、E 的结构式

$$酮酸A \xrightarrow[Pt]{H_2} B \xrightarrow{HBr} C \xrightarrow{Na_2CO_3} D \xrightarrow{KCN} E \xrightarrow[H_2O]{H^+} \alpha\text{-}甲基戊二酸$$

(2) 化合物 A 的分子式为 $C_7H_6O_3$，能溶于氢氧化钠和碳酸氢钠；还能与三氯化铁发生颜色反应；与甲醇作用生成有香气的物质 $C_8H_8O_3$。将 $C_8H_8O_3$ 硝化，可得到两种一元硝基化合物。试写出 A 的结构。

（徐恒瑰）

第十章 含氮有机化合物

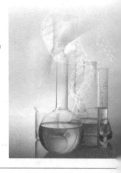

含氮有机化合物是指分子中含有碳氮键的化合物。其种类较多，如胺、酰胺、重氮化合物、偶氮化合物、硝基化合物及腈等。含氮有机化合物又是一类重要的生物活性物质，如构成蛋白质的氨基酸，构成核酸的嘧啶碱和嘌呤碱，以及含氮的激素等都具有重要的生理功能，都与人类生命活动密切相关。本章重点讨论胺类、重氮和偶氮类以及酰胺类化合物的结构及其主要化学性质。

第一节 胺

一、胺的分类和命名

胺（amine）可以看作氨（NH_3）的烃基衍生物。

（一）分类

根据胺分子中氮原子上所连烃基的个数，可将胺分为伯胺（primary amine）、仲胺（secondary amine）、叔胺（tertiary amine）、季铵（quaternary ammonium）。

$$
\begin{array}{cccc}
R-NH_2 & \underset{R'}{\overset{R}{{}\diagdown{}}}NH & \underset{R''}{\overset{R}{{}\diagdown{}}}R'-N & R'-\overset{\overset{R}{|}}{\underset{\underset{R'''}{|}}{N^+}}-R'' \\
\text{伯胺} & \text{仲胺} & \text{叔胺} & \text{季铵}
\end{array}
$$

季铵类化合物包括季铵碱（quaternary ammonium base $R_4N^+OH^-$）和季铵盐（quaternary ammonium salt $R_4N^+X^-$）。

根据分子中氮原子上所连烃基的种类不同，可以将胺分为脂肪胺（alphatic amine）、芳香胺（aromatic amine）。例如：

	脂肪胺	芳香胺
伯胺	$CH_3CH_2NH_2$	$CH_3-\bigcirc\!\!\!\!-NH_2$
仲胺	$(CH_3CH_2)_2NH$	$\bigcirc\!\!\!\!-NHCH_3$

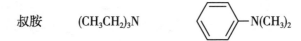

叔胺　　　　(CH₃CH₂)₃N

注意伯、仲、叔胺与伯、仲、叔醇在结构上的不同。

$$CH_3-\overset{\underset{\displaystyle NH_2}{|}}{CH}-CH_3 \qquad CH_3-\overset{\underset{\displaystyle OH}{|}}{CH}-CH_3$$

伯胺　　　　　　　　　　仲醇

根据胺分子中所含氨基（—NH₂ amino）的数目可分为一元胺和多元胺。例如：

$$CH_3CH_2NH_2 \qquad\qquad H_2NCH_2CH_2CH_2CH_2CH_2NH_2$$

乙胺（一元胺）　　　　　　　1，5-戊二胺（尸胺，二元胺）

（二）命名

在烃基的名称后加"胺"字，即命名为某胺。相同的烃基合并起来，将其数目、名称写于母体名称胺之前；不相同的烃基，则按次序规则写于母体名称之前。例如：

$$CH_3NH_2 \qquad\qquad (CH_3)_2NH \qquad\qquad (CH_3)_2CHNHCH_3$$

甲胺　　　　　　　　二甲胺　　　　　　　甲异丙胺

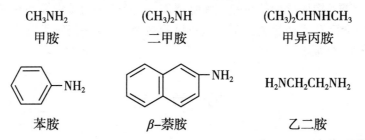

苯胺　　　　　　　β-萘胺　　　　　　　乙二胺

芳香仲胺和叔胺的命名是以苯胺为母体，脂肪烃基为取代基。命名时在氮原子上所连取代基名称前冠以"N-"或"N, N-"，以表示该取代基直接与氮原子相连。例如：

N-甲基苯胺　　　　N, N-二甲基苯胺　　　N-甲基-N-乙基苯胺

较复杂胺的命名，以烃为母体，将氨基或烃氨基（-NHR、-NR₂）作为取代基。例如：

$$\underset{\underset{\displaystyle NH_2 \quad CH_3}{| \quad\quad |}}{CH_3CHCH_2CHCH_2CH_3} \qquad\qquad \underset{\underset{\displaystyle CH_3 \quad N(CH_3)_2}{| \quad\quad |}}{CH_3CHCH_2CHCH_2CH_3}$$

4-甲基-2-氨基己烷　　　　　2-甲基-4-二甲氨基己烷

季铵类化合物的命名与无机氢氧化铵和铵盐的命名类似。例如：

$$(CH_3CH_2)_4N^+OH^- \qquad\qquad CH_3CH_2N^+(CH_3)_3\ Cl^-$$

氢氧化四乙铵　　　　　　　　氯化三甲基乙铵

命名胺类化合物时，应注意"氨""胺"和"铵"的区别。在表示 NH₃ 或"基"时用"氨"，如氨气 NH₃、甲氨基（CH₃NH—）等；表示氨的烃基衍生物用"胺"；表示季铵类化合物或胺的盐则用"铵"。

二、胺的结构

氨分子中氮原子外层的 5 个电子分布在 4 个 sp^3 不等性杂化轨道上，其中 3 个 sp^3 杂化

轨道与 3 个氢原子的 *s* 轨道重叠，形成 3 个 σ 键，整个分子呈棱锥形结构，剩下的孤对电子占据另一个 *sp³* 杂化轨道，位于棱锥体顶端。所以，氨分子的空间结构与甲烷分子的正四面体结构相类似，也是一个四面体，但不是正四面体。脂肪胺具有类似的结构，如图 10-1。

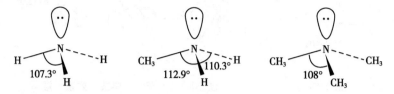

图 10-1　氨、甲胺和三甲胺的结构

胺的孤对电子位于棱锥体的顶端，决定了胺的某些化学性质，例如碱性和亲核性。

当胺分子中氮原子连有三个不同的原子或基团时，此氮原子为手性氮原子。胺分子即为手性分子，可以有一对对映异构体（图 10-2）。然而这对对映异构体至今尚未分离得到，这是由于胺分子中氮上的孤对电子体积太小，起不到一个基团的作用。这两个对映异构体可通过一个平面形过渡态互相转变，由于这种转变所需能量低，约为 25kJ/mol，转变的速度又很快，所以目前还不能把互变速度这样快的简单胺的对映异构体拆分开来。

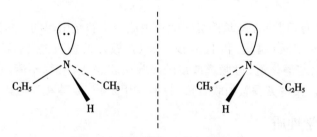

图 10-2　甲乙胺的一对对映异构体

在季铵类化合物中，氮的 4 个 *sp³* 杂化轨道都与其他原子成键。当 4 个与氮成键的原子或基团的体积足够大且互不相同时，这种分子具有手性，且能分离出比较稳定的、具有光学活性的对映异构体（图 10-3）。

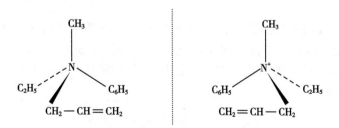

图 10-3　季铵盐的对映异构体

苯胺的结构与脂肪胺的结构不同，表现在苯胺的分子虽呈棱锥体，但趋向于平面化。测定结果表明：H—N—H 平面与苯环平面的二面角接近于 39.5°，H—N—H 键角为 113.9°，说明苯胺分子中氮原子上的孤对电子参与苯环的共轭，降低了氮上的电子云密度（图 10-4）。

尽管苯胺分子不是一个平面型分子，但氮原子的孤对电子云仍能与苯环的大 π 电子云尽可能大的相互重叠，形成较为稳定的共轭体系，使其在化学性质上与脂肪胺有所不同（图 10-5）。

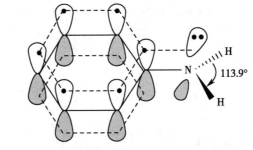

图 10-4　苯胺的结构　　　　图 10-5　苯胺分子中共轭体系示意图

三、胺的物理性质

低级脂肪胺在常温下均是无色气体，如甲胺、二甲胺、三甲胺和乙胺。丙胺至十一胺是液体，十一胺以上均为固体。胺是极性物质，能与水形成氢键，因此，低级胺（六个碳以下）能溶于水，溶解度随相对分子质量增加而降低，高级胺则难溶于水。

在胺分子中，氮原子若连有氢原子，分子间可以形成氢键，如伯胺和仲胺。叔胺的氮原子上不连氢原子，分子间不能形成氢键，所以相对分子质量相同的胺的沸点是伯胺>仲胺>叔胺>烷烃。

低级脂肪胺具有鱼腥味，腌鱼的臭味就是由低级脂肪胺引起的。鱼肉腐烂时可产生恶臭且有毒的 1，4- 丁二胺（腐胺）和 1，5- 戊二胺（尸胺）；芳香胺也具有特殊的气味，毒性很大。例如苯胺可通过消化道、呼吸道或皮肤吸收引起恶心、视物不清、皮肤起疹和精神不安，使用时要小心。某些芳香胺如联苯胺、3，4- 二甲苯胺、β- 萘胺等则具有致癌作用。

四、胺的化学性质

（一）胺的碱性和成盐反应

胺分子中氮原子上的孤对电子能接受质子而呈碱性。胺在水溶液中存在如下电离平衡：

$$RNH_2 + H_2O \rightleftharpoons RNH_3^+ + OH^-$$

$$K_b = \frac{[RNH_3^+][OH^-]}{[RNH_2]}$$

胺的碱性越强，越容易接受质子，其共轭酸 RNH_3^+ 的酸性就越弱。故胺碱性的强弱可以用 pK_b 表示，也可以用其共轭酸（RNH_3^+）的 pKa 来表示。pKb 越小，或 pKa 越大，胺的碱性越强。从表 10-1 中可知，脂肪胺的碱性强于氨，氨的碱性强于芳香胺。脂肪胺的碱性强弱与下列因素有关。

表 10-1　一些常见胺的理化常数

化合物	结构式	熔点 /℃	沸点 /℃	pK_a*
氨	NH_3	−78	−33	9.24
甲胺	CH_3NH_2	−92	−7.5	10.65
二甲胺	$(CH_3)_2NH$	−96	7.5	10.73
三甲胺	$(CH_3)_3N$	−117	3.5	9.78
乙胺	$CH_3CH_2NH_2$	−80	17	10.70

续表

化合物	结构式	熔点/℃	沸点/℃	pK_a*
二乙胺	$(CH_3CH_2)_2NH$	−50	56	10.94
三乙胺	$(CH_3CH_2)_3N$	−115	89	10.75
苯甲胺	$C_6H_5CH_2NH_2$	—	184	9.73
苯胺	$C_6H_5NH_2$	−6	184	4.60
二苯胺	$(C_6H_5)_2NH$	−53	302	1.20
对甲苯胺	$C_6H_4CH_3NH_2$	44	200	5.08
对硝基苯胺	$C_6H_4NO_2NH_2$	148	332	1.00

注：pK_a* 为胺共轭酸的离解常数。

电子效应：饱和脂肪胺中烷基的 +I 效应使氮原子上的电子云密度增大，氮接受质子的能力增强，故脂肪胺的碱性强于氨。氮上所连烷基越多，胺的碱性也就应该越强。实验证明，在气态或非质子溶剂中脂肪胺的碱性强弱顺序是叔胺>仲胺>伯胺。然而，在水溶液中测定的碱性强弱顺序则不一样，如实验测得三种胺的碱性强弱顺序为：二甲胺>三甲胺>甲胺。可见，胺的碱性强弱还要受溶剂的影响。

溶剂化效应：胺接受质子形成铵离子，在水溶液中与水发生溶剂化作用。铵离子上的氢原子数目越多，溶剂化能力越强，铵离子的电荷越分散，其稳定性越高，胺的碱性也就越强。铵离子的稳定性顺序为：

$$R\overset{+}{N}\begin{matrix} H\cdots OH_2 \\ —H\cdots OH_2 \\ H\cdots OH_2 \end{matrix} > R_2\overset{+}{N}\begin{matrix} H\cdots OH_2 \\ H\cdots OH_2 \end{matrix} > R_3\overset{+}{N}—H\cdots OH_2$$

因此，水溶液中胺的碱性减弱顺序应为：伯胺>仲胺>叔胺。

空间效应：氮原子上所连的烃基数目越多或烃基体积增大，对氮上孤对电子的屏蔽作用也增大，使其接受质子的能力减弱，胺的碱性也就减弱。即碱性强弱的顺序为：伯胺>仲胺>叔胺。

三种效应综合作用的结果是仲胺的碱性强于伯胺和叔胺。伯胺和叔胺的碱性强弱常因烷基的不同而有差异，但无明显的规律。例如甲胺的碱性比三甲胺强，而乙胺的碱性比三乙胺弱。

芳香胺分子中由于氮上的孤对电子与苯环形成共轭体系，使氮上的电子部分离域到芳环上，从而降低了氮上的电子云密度，因此其碱性比氨和脂肪胺都要弱得多。芳烃基的体积增大，也使其碱性减弱。

取代芳香胺的碱性强弱与取代基的性质和在环上的相对位置有关，视其诱导效应、共轭效应和空间效应（包括邻位效应）等综合影响而定。

综上所述，胺的碱性是电子效应、溶剂化效应、空间效应等因素综合影响的结果。季铵碱是一种强碱，碱性与氢氧化钠或氢氧化钾相当，故胺的碱性强弱顺序大致为：

季铵碱>脂肪胺>氨>芳香胺

胺具有碱性，可以与酸发生成盐反应。例如：

$$(CH_3)_2NH + HCl \longrightarrow (CH_3)_2N\overset{+}{H}_2Cl^- \ 或 \ (CH_3)_2NH·HCl$$
　　　二甲胺　　　　　　　　氯化二甲铵　　　二甲胺盐酸盐

$$C_6H_5NH_2 + HCl \longrightarrow C_6H_5NH_3^+Cl^- \text{ 或 } C_6H_5NH_2 \cdot HCl$$

苯胺   氯化苯铵   苯胺盐酸盐

苯胺只能与强酸成盐，二苯胺的碱性比苯胺弱得多，虽可与强酸成盐，但其盐遇水立即分解。三苯胺则近于中性，与强酸也不成盐。

铵盐一般都溶于水，与强碱（NaOH 或 KOH）作用又重新游离出原来的胺。因此，利用此性质可以分离或精制胺。

$$C_6H_5NH_3^+Cl^- + NaOH \longrightarrow C_6H_5NH_2 + NaCl + H_2O$$

制药工业上常利用铵盐溶解性较好，性质稳定，将难溶于水的胺类制成相应盐。例如，局部麻醉药盐酸普鲁卡因（procaine hydrochloride）其水溶液可用于肌内注射。

$$H_2N-\langle\rangle-COOCH_2CH_2N(C_2H_5)_2 + HCl \longrightarrow [H_2N-\langle\rangle-COOCH_2CH_2\overset{+}{N}(C_2H_5)_2]Cl^-$$
$$\overset{\;}{H}$$

普鲁卡因   盐酸普鲁卡因

胺具有碱性，易与核酸及蛋白质的酸性基团发生作用。在生理条件下，胺易形成铵离子，氮原子又能参与氢键的形成，因此易与多种受体部位结合而显示出多种生物活性。一般伯胺活性较高，仲胺次之，叔胺最低。

（二）酰化反应

氨、伯胺和仲胺与酰化剂（如酰卤、酸酐）作用，氨基上的氢原子被酰基取代形成酰胺。在有机化合物中引进酰基的反应叫**酰化反应**（即第八章羧酸衍生物的氨解反应）。叔胺氮原子上无氢原子，所以不能发生酰化反应。

$$\begin{matrix} & O & & & & O & \\ & \| & & & & \| & \\ R-C-Cl & + & R'NH_2 & \longrightarrow & R-C-NHR' & + & HCl \end{matrix}$$

$$\begin{matrix} & O & & R'' & & & O & R'' & \\ & \| & & \diagup & & & \| & \diagup & \\ R-C-Cl & + & N-H & \longrightarrow & R-C-N & + & HCl \\ & & R' & & & & & R' & \end{matrix}$$

胺的酰化反应的中间过程是胺类化合物对羧酸衍生物的亲核加成，因此反应的难易取决于胺氮原子上的电子云密度的高低。胺的碱性越强，进攻能力越强，反应速率越快。芳香胺比脂肪胺的碱性弱得多，所以反应速率也慢得多。芳香胺不能与酯类起反应，但能被酰卤或酸酐所酰化。例如，苯胺与乙酐作用生成乙酰苯胺：

$$\langle\rangle-NH_2 + (CH_3CO)_2O \longrightarrow \langle\rangle-NHCOCH_3 + CH_3COOH$$

酰化反应对于药物的结构修饰具有重要的意义。在药物分子中引进酰基后，常可增加药物的脂溶性，有利于体内的吸收，改善疗效，并可降低药物毒性。例如，对氨基苯酚具有解热镇痛作用，但因毒副作用强，不宜用于临床。若乙酰化成对羟基乙酰苯胺（扑热息痛，paracetamol）后，降低了毒副作用，增强了疗效。

$$HO-\langle\rangle-NH_2 \xrightarrow{\text{乙酰化}} HO-\langle\rangle-NH-\overset{\displaystyle O}{\overset{\|}{C}}-CH_3$$

（三）与苯磺酰氯反应

苯磺酰氯可由苯磺酸与氯化亚砜或五氯化磷反应制得。

$$\text{苯}—SO_3H \xrightarrow{SOCl_2} \text{苯}—SO_2Cl + HCl$$

苯磺酰氯如同酰氯一样能与伯胺、仲胺反应，生成难溶于水的苯磺酰胺。由伯胺所生成的苯磺酰胺因氮原子上还连有一个活泼的氢原子，它在碱性溶液中能生成可溶性的盐；仲胺所生成的苯磺酰胺分子中的氮不连氢原子，它因不能溶于碱性溶液而沉淀析出；而叔胺因分子中氮原子上不连氢原子，所以与苯磺酰氯不反应。故苯磺酰氯可用来鉴别伯、仲、叔三种胺，这类反应被称为兴斯堡反应（Hinsberg reaction）。

$$RNH_2 + \text{苯}—SO_2Cl \longrightarrow \text{苯}—SO_2NHR\downarrow \xrightarrow{NaOH} [\text{苯}—SO_2NR]^-Na^+$$
$$\text{溶于水的盐}$$

$$R_2NH + \text{苯}—SO_2Cl \longrightarrow \text{苯}—SO_2—NR_2\downarrow \xrightarrow{NaOH} \text{不反应}$$

$$R_3N + \text{苯}—SO_2Cl \longrightarrow \text{不反应}$$

（四）与亚硝酸反应

不同种类的胺与亚硝酸反应的产物各不相同，所以常用此类反应进行鉴别和合成。由于亚硝酸不稳定，在反应过程中通常由亚硝酸钠与强酸作用制得。

1. 伯胺与亚硝酸的反应　脂肪伯胺在酸性条件下与亚硝酸反应的最终产物是醇、烯烃等混合物和氮气。反应放出的氮气是定量的，根据放出的氮气的体积可测定某些物质中的伯胺基的含量。反应通式为：

$$R—NH_2 + HNO_2 \xrightarrow{H^+} R—OH + H_2O + N_2\uparrow$$

$$CH_3CH_2NH_2 \xrightarrow[0\sim5℃]{NaNO_2+HCl} CH_3CH_2OH + CH_2{=}CH_2 + CH_3CH_2Cl + N_2\uparrow$$

低温条件下，芳香伯胺在强酸性溶液中与亚硝酸反应，生成芳香重氮盐（diazonium salt），该反应称为重氮化反应（diazotization）。例如：

$$\text{苯}—NH_2 + NaNO_2 + HCl \xrightarrow{0\sim5℃} \text{苯}—N_2^+Cl^- + NaCl$$

重氮盐在低温水溶液中较稳定，温度升高时分解，放出氮气生成酚。

$$\text{苯}—N_2^+Cl^- \xrightarrow[\triangle]{H_2O} \text{苯}—OH + N_2\uparrow$$

2. 仲胺与亚硝酸反应　脂肪仲胺和芳香仲胺与亚硝酸作用都生成 N-亚硝基胺（简称亚硝胺），它们是黄色、中性、不溶于水和酸的油状液体或固体。

$$\begin{array}{c}C_2H_5 \\ \diagdown \\ C_2H_5 \diagup \end{array}NH \xrightarrow{NaNO_2+HCl} \begin{array}{c}C_2H_5 \\ \diagdown \\ C_2H_5 \diagup \end{array}N—NO + H_2O$$

$$N\text{-亚硝基二乙胺}$$

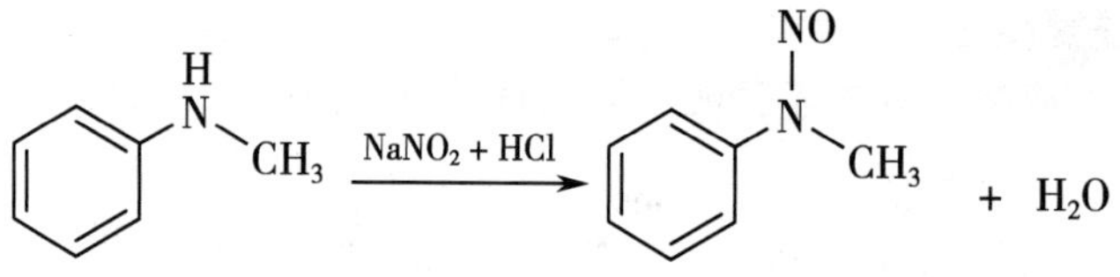

N-甲基-N-亚硝基苯胺

亚硝基化合物的毒性很强，它可以破坏生物体内的细胞蛋白，是引起人类癌症的主要致癌物，在近 300 种 N- 亚硝基化合物中约 90% 具有致癌作用。

亚硝胺也可在人体内合成，在胃、口腔、肺及膀胱中最易合成，体内亚硝基化问题已引起人们极大的重视。有研究表明：在硫氰根离子的存在下，伯胺与亚硝酸作用也能生成亚硝胺。人的唾液中硫氰根离子浓度约为 1.9×10^{-3} mol/L，而吸烟者唾液中的硫氰根离子浓度为不吸烟者的 3 倍。在 pH 为 2 时，该浓度的硫氰根离子可使亚硝化反应速率增加 100～300 倍，这也可能是吸烟者患癌率比不吸烟者高的原因之一。

亚硝胺类还可通过胎盘诱发胎儿畸形，如亚硝胺类中的甲基亚硝基脲和乙基亚硝基脲可使胎儿发生神经系统的畸形。

腌制的蔬菜及鱼肉制品中往往有较高含量的硝酸盐和胺类化合物。作为着色剂和防腐添加剂的亚硝酸盐易与食品中的胺类物质作用生成亚硝胺。

亚硝胺在波长为 300nm 的紫外线照射下，发生不可逆光解反应，因此乡村新鲜空气中不会含有亚硝胺的污染。维生素 C 能还原亚硝酸盐，可以阻止亚硝胺的体内合成。从这个意义上讲，多吃新鲜蔬菜和水果也有防癌作用。

3. 叔胺与亚硝酸的反应　脂肪叔胺与亚硝酸反应形成不稳定的亚硝酸盐，其溶于水，无明显的反应现象。

$$R_3N + HNO_2 \longrightarrow R_3NH^+NO_2^-$$
$$(CH_3CH_2)_3N + HNO_2 \xrightarrow{0\sim5℃} (CH_3CH_2)_3N \cdot HNO_2$$

芳香叔胺与亚硝酸反应，发生芳环上的亲电取代反应，生成 N- 亚硝基化合物。

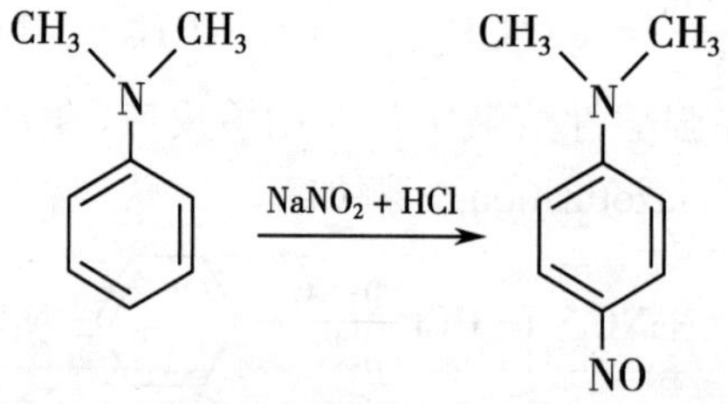

N,N-二甲基苯胺　　N,N-二甲基对亚硝基苯胺

二甲氨基是邻、对位定位基，亚硝基主要进入其对位。如果其对位被占据，则进入其邻位。

上述 N- 亚硝基化合物都是在强酸条件下发生的反应，产物呈橘黄色，用碱中和后显翠绿色。

根据上述反应可知，伯、仲、叔胺在低温下与 HNO_2 反应生成的产物和现象不同，可以用来鉴别几种不同类型的胺。

（五）芳香胺苯环的亲电取代反应

芳香胺的氨基直接连在苯环上，氨基与苯环形成共轭体系，使苯环的电子云密度增加，易于发生苯环上的亲电取代反应。

1. 卤代反应　苯胺与溴水发生反应时立即生成 2，4，6- 三溴苯胺白色沉淀，这个反应可用于苯胺的鉴别和定量分析。

如果要在苯胺分子中引入一个卤原子，可以先使氨基乙酰化，以降低氨基的定位能力，然后再进行卤代。例如：

2. 硝化反应　苯胺极易被氧化，故不能直接用苯胺进行硝化。若欲制备苯胺硝化产物，应先将苯胺酰化后再硝化，最后再通过碱性水解除去酰基，即可得目标产物。也可以将芳香胺先制成铵盐后再硝化。如将苯胺溶于浓硫酸中使其形成硫酸盐后再硝化，最后用碱处理，便可得到间硝基取代物。

例如：

3. 磺化反应　苯胺用浓硫酸磺化时首先生成硫酸盐，然后在加热条件下生成对氨基苯磺酸。对氨基苯磺酸分子内同时含有碱性氨基和酸性磺酸基，在分子内可形成内盐。

对氨基苯磺酸

对氨基苯磺酰胺简称磺胺（sulfanilamide，SA），是最简单的磺胺类药物，也是其他磺胺类药物的基本骨架。

若用 $H_2N\text{-}G$ 代表不同的氨（胺），进行磺酰氯的氨解，可以得到各种磺胺类药物。

磺胺类药为广谱抗生素，主要是抑制细菌生长和繁殖。

五、重要的胺及其衍生物

1. 乙二胺（$H_2NCH_2CH_2NH_2$） 为无色透明液体，溶于水和醇，具有扩张血管的作用。乙二胺的戊酸盐是治疗动脉硬化的药物。

乙二胺与氯乙酸钠作用，生成乙二胺四乙酸，又称 EDTA，是重要的分析试剂和螯合剂，可用于分离、提纯放射性物质和治疗某些放射性疾病。

$$H_2NCH_2CH_2NH_2 \ + \ ClCH_2COONa \longrightarrow$$

$$\begin{array}{cc} NaOOCCH_2 & CH_2COONa \\ \quad\diagdown NCH_2CH_2N\diagup \quad & \\ NaOOCCH_2 & CH_2COONa \end{array}$$

EDTA（钠盐）

2. 三乙醇胺（$(HOCH_2CH_2)_3N$） 三乙醇胺的脂肪酸盐具有很强的乳化能力，有去污作用。药剂学用作洗涤剂和乳化剂。

3. 苯胺（$C_6H_5NH_2$） 为无色油状液体，沸点为 184℃，具有特殊气味，微溶于水，易溶于有机溶剂。苯胺有毒，通过皮肤或吸入蒸气使人中毒。当空气中苯胺浓度达到百万分之一时，人在其中几小时后就会出现中毒症状。中毒原因主要是血红蛋白被氧化为高铁血红蛋白，使中枢神经系统受到抑制。苯胺是重要的有机合成原料，可用于染料和药物的制造。

4. 新洁尔灭 又名溴化二甲基十二烷基苄铵，是一种季铵盐，为微黄色黏稠液，易溶于水及醇，水溶液呈碱性。其分子结构具有憎水的长链烷基和亲水的季铵离子，所以它是一种表面活性剂，能乳化油脂，起到去污、清洁的作用。另外，它又能渗入细菌体内，引起细胞破裂或溶解，起到抑菌和杀菌作用。新洁尔灭无刺激性，又不污染衣服，是一种较好的消毒防腐剂，常用于皮肤、黏膜、创面、器皿和手术前的消毒等。

$$\left[C_6H_5-CH_2-\overset{\displaystyle C_{12}H_{25}}{\underset{\displaystyle CH_3}{N}}-CH_3 \right]^+ Br^-$$

5. β- 苯乙胺类药物　这类药物种类较多，包括目前称为生源胺（biogenic amine）的一类物质。生源胺是指人体中担负神经冲动传导作用的胺类化合物，如肾上腺素、去甲肾上腺素、多巴胺以及不属于 β- 苯乙胺类药物的乙酰胆碱和 5- 羟色胺等。

从胺类化合物的角度看，肾上腺素是仲胺，去甲肾上腺素为伯胺。

另一类拟肾上腺素药也是以 β- 苯乙胺为基本结构的药物，其中比较重要的是麻黄碱和苯异丙胺等，其结构相似于肾上腺素，作用也是兴奋神经系统，故这类药物又称为兴奋药。

$$C_6H_5 - \underset{|\atop OH}{C}H - \underset{|\atop CH_3}{C}H - NHCH_3 \qquad C_6H_5 - CH_2 - \underset{|\atop CH_3}{C}H - NH_2$$

$$\text{麻黄碱} \qquad\qquad\qquad \text{苯异丙胺}$$

第二节　重氮化合物和偶氮化合物

重氮化合物（diazo compound）是指烃基与重氮基（$-N^+\equiv N$）相连构成的化合物，表示为 $RN^+\equiv N$；偶氮化合物（azo compound）是指偶氮基（$-N=N-$）的两端都与烃基相连构成的化合物，通式为 $R-N=N-R$。它们本身不存在于自然界中，都是合成产物。

氯化重氮苯　　　　　　　偶氮苯

由于脂肪族重氮盐极不稳定，反应过程中易发生分子重排、异构、取代和消去等副反应，所以无实用价值。通常所称重氮盐均指芳香族重氮化合物。

重氮化合物中，由于重氮基正离子的强吸电子性，使碳氮键极性增加，在一定条件下重氮基易被亲核试剂取代并放出氮气。另外，重氮基本身又是亲电试剂，能取代芳香胺或酚类苯环上的氢，生成偶氮化合物。

一、取代反应（放出氮的反应）

重氮盐在不同条件下可以被羟基、氰基、卤素或氢原子取代，同时放出氮气。这类反应可将重氮盐转变为其他基团。反应通式如下：

上述反应因都有氮气放出，所以又称为重氮盐的放氮反应。这一类反应常用于合成各种芳香族化合物和药物。

例如合成 1，3，5- 三溴苯，可用苯胺为原料，通过溴化反应，重氮化反应和重氮盐的放氮反应得到。

将重氮盐的硫酸溶液加热煮沸，水解生成酚并放出氮气。

将重氮盐与次磷酸（H_3PO_2）的水溶液或与乙醇反应，重氮基被氢取代形成芳烃。此法可用于除去苯环上的 -NH_2 或 -NO_2。

在亚铜离子的催化下，重氮基被—Cl、—Br、和—CN 等基团取代，形成卤代苯和苯基腈，此反应称为 Sandmeyer 反应。

苯基腈水解可得到苯甲酸，可用于某些芳香酸的制备。

若直接用碘化钾与重氮盐共热，不需要催化剂就可以得到产率较高的碘代芳烃，这是合成碘代芳烃的适宜方法。

重氮盐的硝化反应常用于制备一些不能直接采用硝化反应制备的多官能团的化合物。例如：

对硝基苯重氮氟硼酸盐　　　　　　　　对-二硝基苯

二、偶联反应（保留氮的反应）

在适当的条件下，重氮盐可与芳香胺或酚类化合物作用，生成一类有颜色的偶氮化合物。这类反应称为偶联反应。偶氮化合物分子中含有偶氮基—N=N—，仍然保留着重氮盐中的两个氮原子，所以偶联反应是保留氮的反应。

重氮正离子中的氮原子，其正电荷因离域而分散，故重氮正离子是较弱的亲电试剂，只能进攻活性较高的芳环，发生亲电取代反应，如：

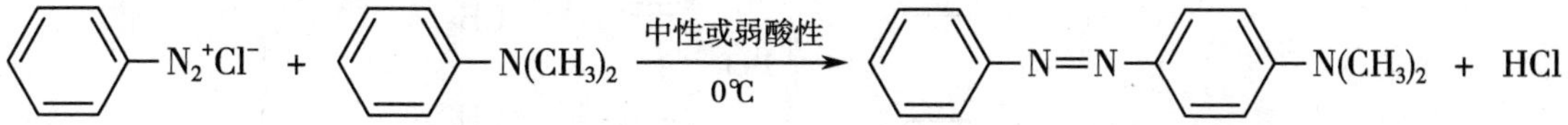

对二甲氨基偶氮苯（黄色）

反应最佳 pH 在 5～7。pH 在 5 以下时芳香胺形成盐，氨基变成铵盐，后者不能使芳环上的电子云密度升高，不利于重氮正离子的进攻。

重氮盐与酚类化合物的偶联反应，则在弱碱性溶液中进行最快。

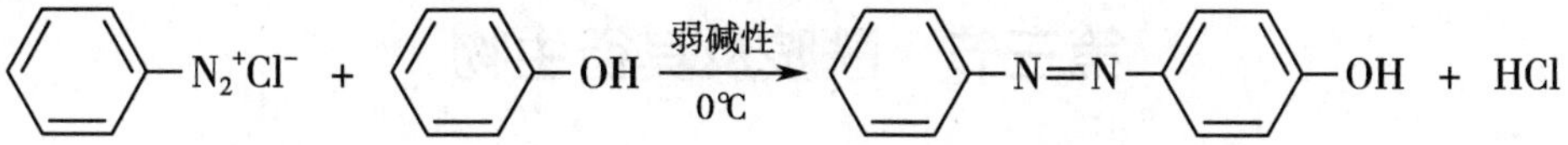

对羟基偶氮苯（橘黄色）

酚在弱碱性溶液中转变为芳氧负离子 $Ar-O^-$，其中的氧负离子是比—OH 更强的邻、对位定位基。

当溶液的 pH>10 时，偶联反应不能进行，因为重氮正离子存在以下平衡：

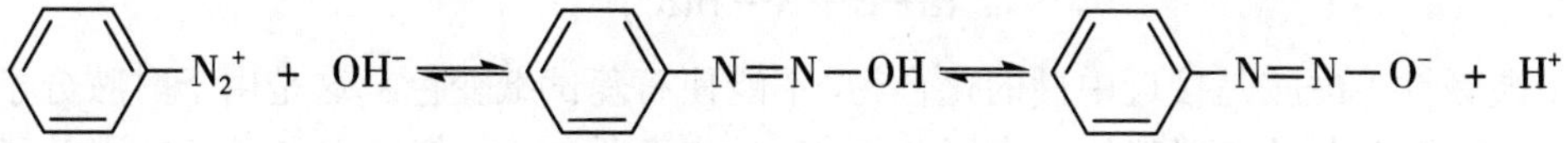

重氮酸 pH 9~11　　　　　　　　重氮酸盐 pH 11~13

重氮酸和重氮酸盐都不能进行偶联反应。

重氮盐与芳香胺或酚的偶联反应，由于电子效应和空间效应的影响，通常发生在羟基或氨基的对位，当对位已被占据时则发生在邻位，一般不可能发生在间位。如下列化合物箭头所示位置。

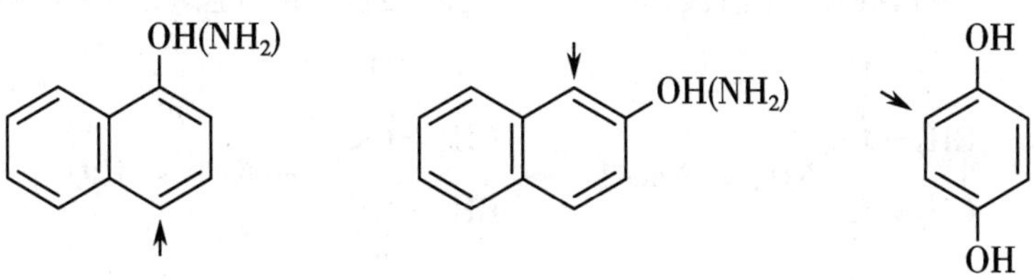

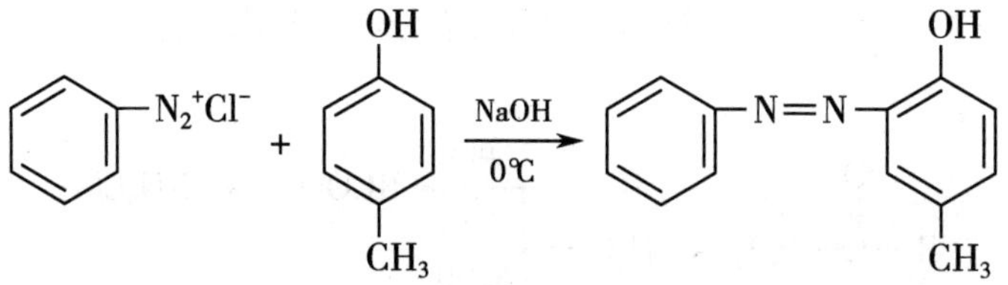

5-甲基-2-羟基偶氮苯

　　芳香族偶氮化合物大多性质稳定，具有鲜明的颜色，其中许多被用于纤维染色，所以这些偶氮化合物又称为偶氮染料，有的偶氮化合物的颜色能随着溶液的 pH 改变而产生变化，这类化合物在分析化学中用作指示剂。例如甲基橙（对二甲氨基偶氮苯磺酸钠）就是常用的酸碱指示剂。它的变色原因是在酸性（pH<3.0）条件下，偶氮结构变成醌型结构而呈红色。

$$NaO_3S{-}\langle\ \rangle{-}N{=}N{-}\langle\ \rangle{-}N{\langle}^{CH_3}_{CH_3}$$

$$NaOH \Updownarrow HCl$$

$$NaO_3S{-}\langle\ \rangle{-}\underset{H}{N}{-}N{=}\langle\ \rangle{=}\overset{+}{N}{\langle}^{CH_3}_{CH_3}$$

　　甲基橙的变色范围是 pH 3.0～4.4，pH<3.0 显红色，pH>4.4 则显黄色，pH 3.0～4.4 显橙色。

第三节　酰胺及其衍生物

一、酰胺

　　羧酸分子中羟基被氨基或烃氨基取代后的化合物称为酰胺，通式为：

$$\overset{O}{\underset{\|}{R-C}}-\overset{H(R')}{\underset{|}{N}}-H(R'')$$

　　1. 酸碱性　酰胺是接近中性的化合物，不能使石蕊试纸变色。这是由于酰胺分子中的氮原子上的孤对电子与羰基的 π 电子共轭，氧的电负性较大，使氮上电子云向羰基氧方向转移，结果使氮的电子云密度降低，碱性减弱。

$$R-\overset{\overset{O}{\|}}{C}-\ddot{N}H_2$$

　　酰亚胺分子中，由于亚氨基氮原子的孤对电子受两个羰基的影响，电子云密度降低较多，结果使亚氨基上的氢原子较活泼，显示出一定的酸性，能与强碱作用生成稳定的盐。

$$\begin{array}{c}CH_2-\overset{O}{\underset{\|}{C}}\\|\qquad\qquad NH\\CH_2-\underset{\|}{C}\\\quad O\end{array} + NaOH \longrightarrow \begin{array}{c}CH_2-\overset{O}{\underset{\|}{C}}\\|\qquad\qquad N^--Na^+\\CH_2-\underset{\|}{C}\\\quad O\end{array} + H_2O$$

　　2. 水解　通常情况下酰胺水解较慢，但在酸或碱的催化下能加速反应进行，生成羧酸或羧酸盐。

$$R-\overset{\overset{O}{\|}}{C}-NH_2 + H_2O \xrightarrow{\substack{HCl\\\triangle}\atop\substack{NaOH\\\triangle}} \begin{array}{l}RCOOH + NH_4Cl\\RCOONa + NH_3\uparrow\end{array}$$

在生物体内蛋白质和多肽均含有大量具有酰胺键结构的分子；生物细胞中存在多种酰胺键水解酶。这些大分子化合物在体内各种酰胺键水解酶的催化下水解成易被吸收的小分子化合物。

青霉素分子中有酰胺键，易被酸、碱及酶水解，其水溶液极不稳定、不耐热，在室温下24h大半失效，所以这一类药物需制成粉针剂，在临用时配制，当日用完。

3．与亚硝酸的反应　酰胺与亚硝酸反应，生成羧酸并放出氮气。

$$R-\overset{\overset{\text{O}}{\|}}{C}-NH_2 + HNO_2 \longrightarrow RCOOH + N_2\uparrow + H_2O$$

二、尿素

脲（urea）又称尿素，是碳酸的二元酰胺，结构式为 H_2NCONH_2，是哺乳动物体内蛋白质代谢的最终产物，成人每天经尿液排泄 25～30g 脲。

脲为无色长菱形结晶，熔点为 132～133℃，易溶于水和乙醇，难溶于乙醚。

尿素具有一般酰胺的性质，但由于分子结构中有两个氨基与一个羰基相连，所以它又有一些特殊的化学性质。主要有以下几点。

1．弱碱性　尿素分子的两个氨基中的一个可与强酸作用生成盐，所以尿素呈弱碱性，但其水溶液不能使石蕊试纸变色。尿素能与硝酸、草酸等反应，生成难溶于水和浓酸的盐。利用此反应可从尿液中分离出尿素。

$$H_2NCONH_2 + HNO_3 \longrightarrow H_2NCONH_2 \cdot HNO_3 \downarrow$$
$$\text{硝酸脲（白色沉淀）}$$

2．水解反应　尿素和酰胺一样，能在酸或碱的作用下水解，生成氨或二氧化碳。

$$(H_2N)_2CO + H_2O \longrightarrow \begin{cases} \overset{HCl}{\underset{\triangle}{}} CO_2\uparrow + NH_4Cl \\ \overset{NaOH}{\underset{\triangle}{}} NH_3\uparrow + Na_2CO_3 \end{cases}$$

3．与亚硝酸反应　尿素分子中两个氨基与亚硝酸反应生成碳酸，同时定量地放出氮气。

$$H_2N-\overset{\overset{\text{O}}{\|}}{C}-NH_2 + NHO_2 \longrightarrow H_2CO_3 + N_2\uparrow + H_2O$$
$$\longrightarrow CO_2\uparrow + H_2O$$

此反应可用于测定尿素的含量。此外，在重氮化反应中可用尿素来除去过剩的亚硝酸。

4．缩二脲反应　将脲缓慢加热至 150～160℃（温度过高时分解），两分子脲缩合成缩二脲，并放出氨。

$$H_2N-\overset{\overset{\text{O}}{\|}}{C}-NH_2 + H-NH-\overset{\overset{\text{O}}{\|}}{C}-NH_2 \xrightarrow{150\sim160℃} H_2N-\overset{\overset{\text{O}}{\|}}{C}-NH-\overset{\overset{\text{O}}{\|}}{C}-NH_2$$

缩二脲为无色针状结晶，难溶于水，易溶于稀碱溶液。在缩二脲的稀碱溶液中滴加微量稀硫酸铜溶液时则产生紫红色的颜色反应，此反应称为缩二脲反应。凡是分子中含有两个或两个以上相邻酰胺键（—CONH—）的化合物都能显示这种颜色反应,故可用于某些有机化合物（比如多肽、蛋白质等）的分析鉴定。

三、胍

胍（$H_2N-\overset{\overset{\displaystyle NH}{\|}}{C}-NH_2$）可以看成是尿素分子中的氧被亚氨基取代后的化合物,故又称为亚氨基脲。

胍分子中一个氨基除去一个氢后剩下的基团叫胍基,而胍分子除去一个氨基剩下的基团叫脒基。

$$H_2N-\overset{\overset{\displaystyle NH}{\|}}{C}-NH_2 \qquad H_2N-\overset{\overset{\displaystyle NH}{\|}}{C}-NH- \qquad H_2N-\overset{\overset{\displaystyle NH}{\|}}{C}-$$

胍　　　　　　　　胍基　　　　　　　　脒基

胍为无色结晶,熔点为 50℃,易溶于水。胍是强碱（$pK_b=0.52$）,碱性与 KOH 相当,它与空气中的二氧化碳和水反应,生成稳定的碳酸盐。

$$H_2N-\overset{\overset{\displaystyle NH}{\|}}{C}-NH_2 + CO_2 + H_2O \longrightarrow (H_2N-\overset{\overset{\displaystyle NH}{\|}}{C}-NH_2)_2 \cdot H_2CO_3$$

游离胍在氢氧化钡水溶液中加热,极易水解生成脲和氨。如:

$$HN=\overset{\overset{\displaystyle NH_2}{}}{\underset{\underset{\displaystyle NH_2}{}}{C}} + H_2O \xrightarrow[\triangle]{Ba(OH)_2} CO(NH_2)_2 + NH_3\uparrow$$

许多胍的衍生物都具有良好的药理作用,如链霉素、精氨酸、吗啉胍等。

四、丙二酰脲

脲与酰化剂作用生成酰脲。丙二酰脲是脲与丙二酰氯或丙二酸酯作用生成的化合物。

$$R-\overset{\overset{\displaystyle O}{\|}}{C}-Cl + H_2N-\overset{\overset{\displaystyle O}{\|}}{C}-NH_2 \longrightarrow R-\overset{\overset{\displaystyle O}{\|}}{C}-HN-\overset{\overset{\displaystyle O}{\|}}{C}-NH_2$$

丙二酰氯　　　　　　　　　　丙二酰脲

丙二酰脲又叫巴比妥酸（barbituric acid）,是白色结晶,熔点为 245℃,微溶于水。丙二酰脲分子结构中含有一个活泼的亚甲基（—CH₂—）和两个二酰亚氨基（$-\overset{\overset{\displaystyle O}{\|}}{C}-HN-\overset{\overset{\displaystyle O}{\|}}{C}-$）。这些结构可发生酮式和烯醇式的互变异构:

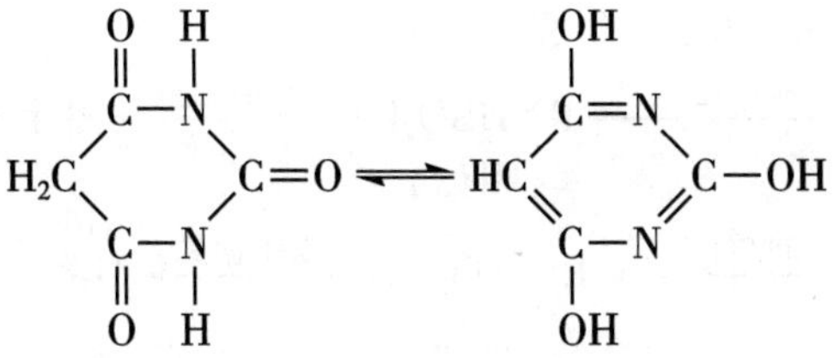

酮型　　　　　　　　烯醇型

在烯醇式结构中,三个羟基中的氢在水溶液中易电离出 H^+,所以其酸性($pKa=3.98$)比醋酸酸性($pKa=4.75$)强。

丙二酰脲本身无治疗作用,但它亚甲基上的两个氢原子被烃基取代后的化合物在临床上具有镇定和催眠的作用,是一类对中枢神经系统起抑制作用的镇静剂和安眠药,总称为巴比妥类药物。临床上常见的有苯巴比妥、戊巴比妥和异戊巴比妥等。

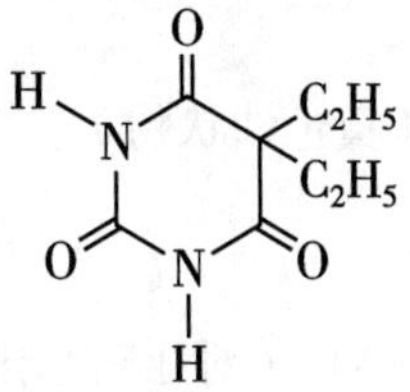

巴比妥 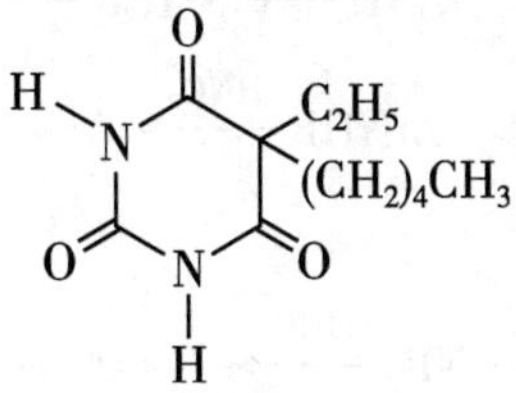　　　　　　　　戊巴比妥

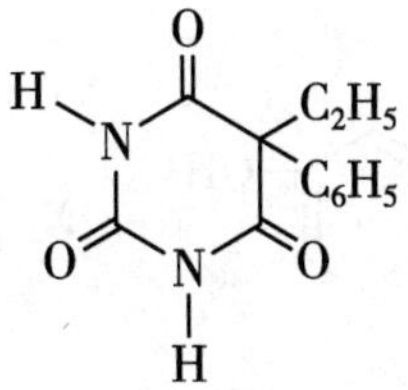

苯巴比妥 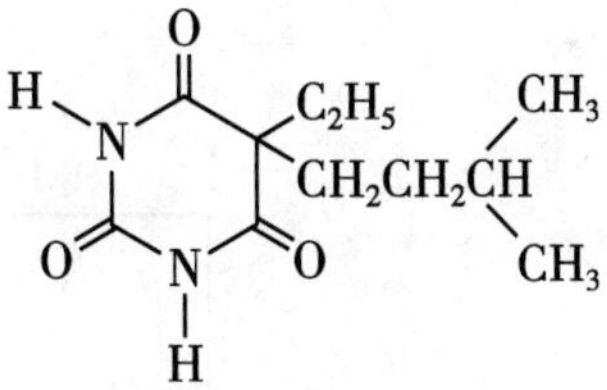　　　　　　　　异戊巴比妥

本 章 小 结

1. 胺的命名　简单胺类化合物的命名,以胺为母体,烃基为取代基,称为某胺;芳香胺以苯胺为母体,在脂肪烃基名称前冠以"N-";复杂胺的命名,以烃基为母体,氨基作为取代基。

2. 胺的碱性　胺一般具有碱性,碱性大小受电子效应、空间效应等影响。其碱性的一般规律是:季铵碱>脂肪胺>氨>芳香胺。

3. 胺的反应

(1) 成盐反应

$$RNH_2 \underset{\text{Lewis酸}}{\overset{\text{质子酸}}{\rightleftharpoons}} 盐$$

(2) 酰化反应

$$RNH_2 \xrightarrow{R'COCl 或酐、酯} RNHCOR'$$
$$R_2NH \xrightarrow{R'COCl 或酐、酯} R_2NCOR'$$
$$R_3N \xrightarrow{R'COCl 或酐、酯} 不反应$$

（3）Hinsberg 磺酰化反应（鉴别伯胺、仲胺、叔胺）

$$RNH_2 \xrightarrow{PhSO_2Cl} \underset{\text{（固体）}}{RNHSO_2Ph} \xrightarrow{NaOH\ 溶液} 溶于\ NaOH$$

$$R_2NH \xrightarrow{PhSO_2Cl} \underset{\text{（固体）}}{R_2NSO_2Ph} \xrightarrow{NaOH\ 溶液} 不溶于\ NaOH$$

$$R_3N \xrightarrow{PhSO_2Cl} 不反应$$

（4）与 HNO_2 的反应

$$RNH_2 \xrightarrow{HNO_2} [R-\overset{+}{N}\equiv N] \xrightarrow{H_2O} N_2\uparrow + 醇等混合物$$

$$ArNH_2 \xrightarrow[HX]{HNO_2} Ar-\overset{+}{N}\equiv NX^- （重氮盐）$$

$$R_2NH \xrightarrow{HNO_2} R_2N-N=O \quad （N-亚硝基胺）$$

$$ArNHR \xrightarrow{HNO_2} \underset{\underset{R}{|}}{ArN}-NO \quad （黄色油状物）$$

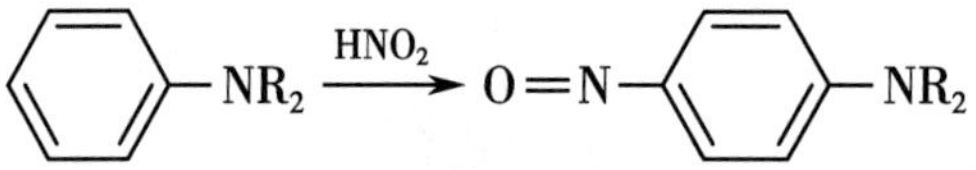

—NR₂ $\xrightarrow{HNO_2}$ O=N—⟨⟩—NR₂（对亚硝基化合物）

4. 重氮盐的反应

（1）取代反应

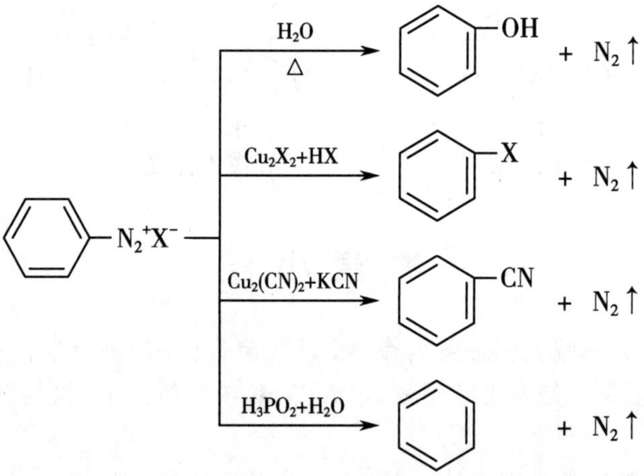

（2）偶联反应

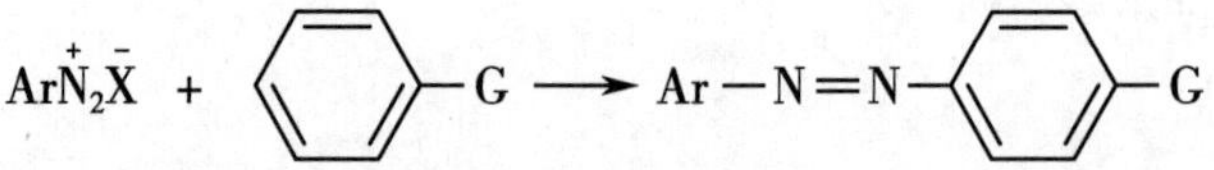

G 为强斥电子基团，如 $-NH_2$、$-OH$、$-OR$ 等

练 习 题

1. 选择题

（1）下列化合物中，碱性最强的是

A. 乙酰胺　　　　　　　　　　B. 二乙胺

C. 三乙胺　　　　　　　　　　D. 苯胺

(2) 下列化合物属于季铵盐的是

A. 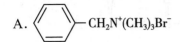　　　　B.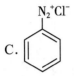

C.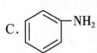

D.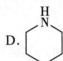

(3) 新洁尔灭常用的消毒剂,按其化学结构应属于

　　A. 季铵碱　　　　　　　　　　B. 酰胺

　　C. 内酰胺　　　　　　　　　　D. 季铵盐

(4) 与亚硝酸作用放出氮气的化合物是

　　A. H_2NCONH_2　　　　　　　B. $CH_3NHCH_2CH_3$

　　C. $C_6H_5CON(CH_3)_2$　　　　D. $(CH_3)_2NCH_2CH_3$

(5) 能与亚硝酸作用生成难溶于水的黄色油状物的化合物是

　　A. 乙胺　　　　　　　　　　　B. 六氢吡啶

　　C. 二甲基苄胺　　　　　　　　D. N,N-二甲基酰胺

(6) **不**能发生酰化反应的是

　　A. $CH_3CH_2NHCH_3$　　　　　B. $CH_3CH_2N(CH_3)_2$

　　C. 　　　　　　　D.

(7) 磺胺类药物的基本结构是

　　A. H_2N——CONH₂ 写作 H_2N——$CONH_2$　　　B. H_2N——SO_2NH_2

　　C. HO——SO_2NH_2　　　　　D. H_2N——SO_3H

(8) 关于尿素的性质,**不**适当的叙述是

　　A. 能发生缩二脲反应　　　　　B. 具有弱碱性

　　C. 加热能生成缩二脲　　　　　D. 碱性水解放出氨气

(9) 重氮盐在低温下与酚类化合物的偶联反应属

　　A. 亲电取代反应　　　　　　　B. 亲核加成反应

　　C. 亲核取代反应　　　　　　　D. 亲电加成反应

(10) **不**含氮原子的药物是

　　A. 扑热息痛　　　　　　　　　B. 普鲁卡因

　　C. 阿司匹林　　　　　　　　　D. SMZ

(11) 能发生缩二脲反应的是

A. $H_2N-\overset{\overset{\displaystyle O}{\|}}{C}-CH_3$

B. $H_2NCH_2-\overset{\overset{\displaystyle O}{\|}}{C}-NHCH_3$

C. $H_2N-\overset{\overset{\displaystyle O}{\|}}{C}-NH_2$

D. $H_2N-\overset{\overset{\displaystyle O}{\|}}{C}-NH-\overset{\overset{\displaystyle O}{\|}}{C}-NH_2$

2. 用系统命名法命名下列化合物

(1) $(CH_3CH_2)_3N$

(2) （苯基）$-NH-C_2H_5$

(3) （苯基）$-NH_2$，$-CH_3$

(4) $[(C_2H_5)_2N(CH_3)_2]^+Br^-$

(5) $CH_3CH_2\overset{\overset{\displaystyle O}{\|}}{C}-NH_2$

(6) （苯基）$-NH-COCH_3$

(7) （苯基）$-N=N-$（苯基）$-\overset{\displaystyle CH_3}{\underset{\displaystyle CH_3}{N}}$

(8) $(CH_3)_3C-C(C_2H_5)_2NH_2$

(9) CH_3-（苯基）$-CH_2NH_2$

(10) （苯基，带 $N_2^+Cl^-$ 和 $CH(CH_3)_2$）

3. 写出下列化合物的结构式

(1) 胆碱　(2) 邻-甲基苄胺　(3) α-萘胺

(4) 2,4,6-三溴苯胺　(5) 乙二胺　(6) 三苯基膦

4. 完成下列反应化学式

(1) $(CH_3CH_2)_3N+HBr \longrightarrow$

(2) $C_6H_5NHCH_2CH_3 \xrightarrow[0\sim5℃]{NaNO_2+HCl}$

(3) H_2N-（苯基）$-OCH_3$ $\xrightarrow{\begin{array}{c}CH_3COCl\\\hline C_6H_5SO_2Cl\end{array}}$

(4) $CH_3(CH_2)_4NHCH_3+(CH_3CO)_2O \longrightarrow$

(5) CH_3-（哌啶环）$NH \xrightarrow[0\sim5℃]{NaNO_2+H_2SO_4}$

(6) HO_3S-（苯基）$-NH_2 \xrightarrow[0\sim5℃]{HNO_2}$ $\xrightarrow[pH=5\sim7]{}$ （苯基）$-N(CH_3)_2$

(7) （苯基）$-N(C_2H_5)_2 \xrightarrow{HNO_2}$

5. 用简便的化学方法鉴别下列各组化合物

（1）甲胺　二甲胺　三甲胺

（2）*N*-甲基苯胺　邻-甲苯胺　*N*,*N*-二甲基苯胺　环己基甲胺

6. 推测结构式

（1）某芳香族化合物 A 分子式为 $C_7H_7NO_2$，根据下列反应确定 A 的结构。

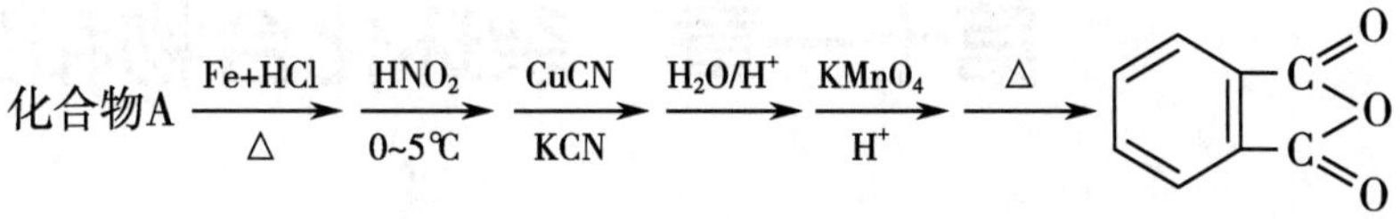

$$化合物A \xrightarrow[\triangle]{Fe+HCl} \xrightarrow[0\sim5℃]{HNO_2} \xrightarrow[KCN]{CuCN} \xrightarrow{H_2O/H^+} \xrightarrow[H^+]{KMnO_4} \xrightarrow{\triangle}$$

（2）某化合物 A（$C_8H_{11}N$），呈碱性，A 在低温下与亚硝酸钠的硫酸溶液反应得到化合物 B，将 B 加热有氮气放出，并生成 2,4-二甲基苯酚。B 在弱酸性溶液中与苯胺反应得到一种有鲜艳颜色的化合物 C。试写出 A、B、C 的结构以及有关的反应式。

7. 合成题

（1）由甲苯合成间氯甲苯。

（2）以苯为原料合成 1,3,5-三溴苯。

8. 讨论题

（1）为什么重氮盐与酚的偶联反应宜在弱碱性（pH＝8～9）介质中进行，而与胺的偶联反应宜在中性或弱酸性（pH＝5～7）介质中进行？

（2）磺胺类药物的基本母体结构为对氨基苯磺酰胺，它可以由对氨基苯磺酸制得。对氨基苯磺酸（$H_2N-\bigcirc-SO_3H$）具有以下性质：①熔点较高（290～300℃）；②难溶于水和有机溶剂；③溶于 NaOH 水溶液；④不溶于盐酸。如何解释上述现象？

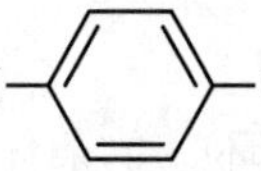

（李俊波）

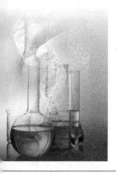

第十一章 杂环化合物和生物碱

第一节 杂环化合物

由碳原子和非碳原子所构成的环状有机化合物称为杂环化合物（heterocyclic compounds）。环中的非碳原子称杂原子（heteroatom），常见的杂原子为氮、氧、硫等。杂环化合物通常是指环系较为稳定，具有一定程度芳香性的一类化合物，即芳杂环（aromatic heterocycles）。这类化合物在结构上与芳香环相似，是一个闭合的共轭体系，一般都符合 $4n+2$ 规则。

一、杂环化合物的分类

杂环化合物的分类可按环的数目不同，分为单杂环和稠杂环。单杂环按环的大小又可分为五元杂环和六元杂环；稠杂环分为由苯环与单杂环稠合而成的苯稠杂环和单杂环互相稠合而成的杂稠杂环。杂环中的杂原子可以是一个、两个或多个，杂原子可以相同或不同。常见杂环化合物的结构和名称见表11-1。

表11-1 常见杂环化合物的结构和名称

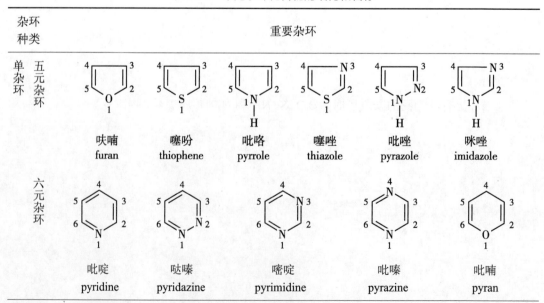

续表

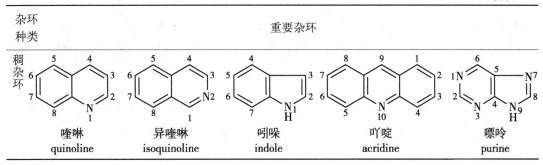

杂环种类	重要杂环				
稠杂环	喹啉 quinoline	异喹啉 isoquinoline	吲哚 indole	吖啶 acridine	嘌呤 purine

二、杂环化合物的命名

杂环化合物的命名比较复杂,我国使用的是音译法,即按英文的读音,用同音汉字加上"口"字旁命名(表 11-1)。杂环的编号,一般从杂原子开始(个别例外)顺环编号,并注明取代基的位置、数目和名称,杂环母体及取代杂环化合物的编号原则如下:

1. 当环上只有一个杂原子时,杂原子的编号为 1。有时以希腊字母编号,与杂原子相邻的碳原子为 α 位,依次为 β 位和 γ 位。例如:

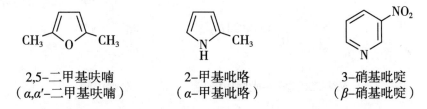

2,5-二甲基呋喃　　　　　　2-甲基吡咯　　　　　　3-硝基吡啶
(α,α'-二甲基呋喃)　　　(α-甲基吡咯)　　　(β-硝基吡啶)

2. 当环上有两个相同的杂原子时,连接氢原子或取代基的杂原子编号为 1,并使另一个杂原子的编号尽可能的小。例如:

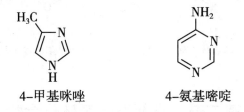

4-甲基咪唑　　　　　　4-氨基嘧啶

3. 当环上有不相同的杂原子时,按 O、S、NH 和 N 的顺序编号,并使另一个杂原子的编号尽可能小。例如:

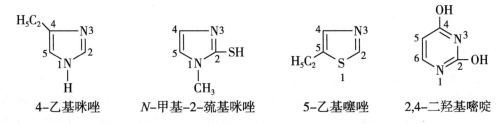

4-乙基咪唑　　　N-甲基-2-巯基咪唑　　　5-乙基噻唑　　　2,4-二羟基嘧啶

4. 特殊编号,如异喹啉、嘌呤等(表 11-1)。例如:

191

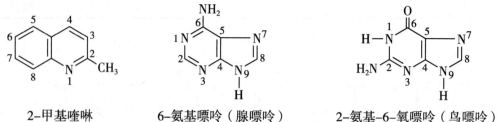

2-甲基喹啉　　　　　6-氨基嘌呤（腺嘌呤）　　　2-氨基-6-氧嘌呤（鸟嘌呤）

5. 某些杂环可能有互变异构现象，为了区别各异构体，常在大写斜体"H"前标明多氢原子所在的位置。例如：

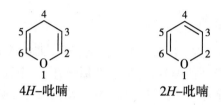

4H-吡喃　　　　　　2H-吡喃

6. 还可以将杂环作为取代基，含官能团侧链为母体进行命名。例如：

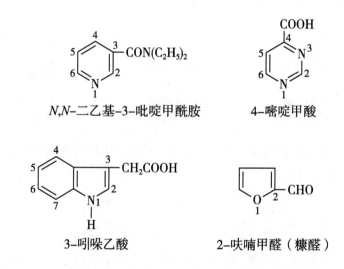

N,N-二乙基-3-吡啶甲酰胺　　　　　4-嘧啶甲酸

3-吲哚乙酸　　　　　　2-呋喃甲醛（糠醛）

第二节　含氮五元杂环化合物

一、吡咯

（一）吡咯的物理性质

吡咯存在于煤焦油和骨焦油中，为无色液体，沸点为 131℃，熔点为 −18.15℃，气味与 $CHCl_3$ 类似，不溶于水，能与乙醇和乙醚混溶。

（二）吡咯的结构

吡咯分子呈平面构型，碳原子与氮原子均以 sp^2 杂化轨道互相连接成 σ 键；每个碳原子上还有 1 个未参与杂化的 p 轨道（含有 1 个 p 电子），氮原子上也有一个未参与杂化的 p 轨道（含有 2 个 p 电子），这 5 个 p 轨道相互平行重叠形成 5 个原子 6 个 p 电子的富电子闭合共轭体系,符合 Hückel 规则,具有芳香性。氮原子的另一个 sp^2 杂化轨道与氢形成 N—H σ 键。其分子轨道如图 11-1 所示。

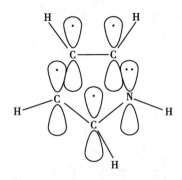

图 11-1 吡咯的分子轨道示意图

吡咯的闭合大 π 键不同于苯和吡啶,它是在 5 个 p 轨道上分布着 6 个 π 电子,电子离域的结果使氮原子上的 π 电子云密度降低,而环上碳原子的电子云密度升高,其中 α 位电子云密度比 β 位高(图 11-2)。类似吡咯环上的 π 电子云密度比苯高的芳杂环亦称为多 π 芳杂环。因此,吡咯易发生亲电取代反应。

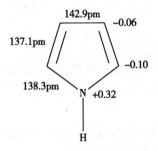

图 11-2 吡咯的有效电荷分布和键长

(三)吡咯的化学性质

1. 酸碱性 吡咯分子中,由于氮原子上的孤对电子参与了闭合大 π 键的形成,氮原子上的电子云密度降低,接受质子的能力很差,故它的碱性极弱(其 $pK_b = 13.6$),比苯胺(其 $pK_b = 9.40$)还弱得多,只能缓慢地溶于冷稀的强酸中,该溶液稍微受热,则生成一种聚合物——吡咯红,浓酸使吡咯树脂化,吡咯与卤代烷不能生成季铵盐。另外,氮原子上电子云密度的降低,使 N—H 键的极性有所增加,氢能以 H^+ 的形式解离,而显示弱酸性($pK_a = 17.5$),能与固体氢氧化钾共热成盐:

$$\text{吡咯-NH} + \text{KOH(s)} \xrightarrow{\triangle} \text{吡咯-NK}$$

2. 亲电取代反应 吡咯比苯更容易发生卤代、硝化、磺化反应,也能进行傅-克反应,取代基主要进入 α 位。因为吡咯遇强酸时易发生聚合等反应,所以不能直接用强酸进行硝

化、磺化等反应,而需要采用较温和的非质子性试剂进行反应。例如:

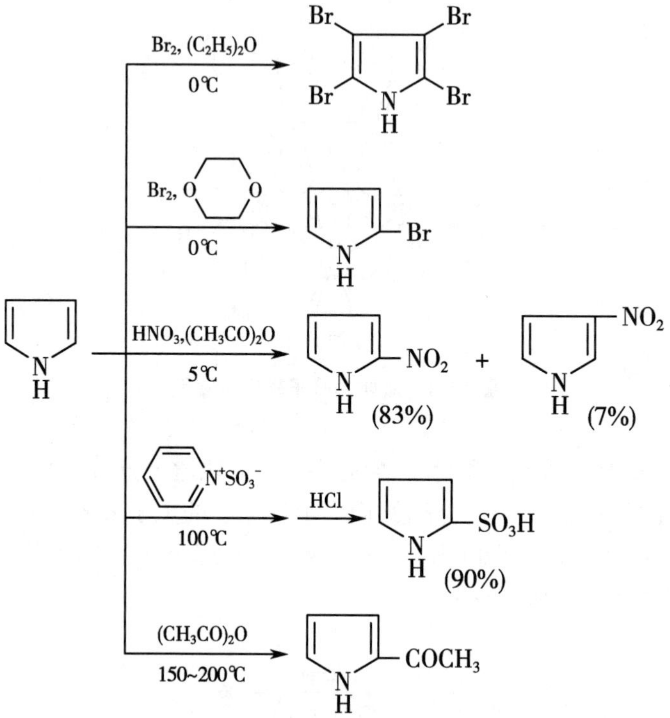

此外,吡咯易氧化,在空气中因氧化而迅速变黑,不易发生加成反应。浓盐酸浸过的松木片遇到吡咯的蒸气时显红色,可用于吡咯及其衍生物的检验。

(四)吡咯衍生物

吡咯衍生物广泛存在于动植物体中,如叶绿素、血红素、胆红素、维生素 B_{12} 以及许多生物碱中均含有吡咯环,它们具有重要的生理作用。

1. 卟吩(porphine) 是由四个吡咯环的 α-碳原子通过次甲基(—CH=)相连而成的复杂共轭体系,呈平面构型,含有多个 π 电子,显示芳香性,其取代物称为卟啉(porphyrin)。在卟吩分子中,四个氮原子可以分别以共价键及配价键与不同的金属离子结合,形成叶绿素、血红素、维生素 B_{12} 等各种化合物。

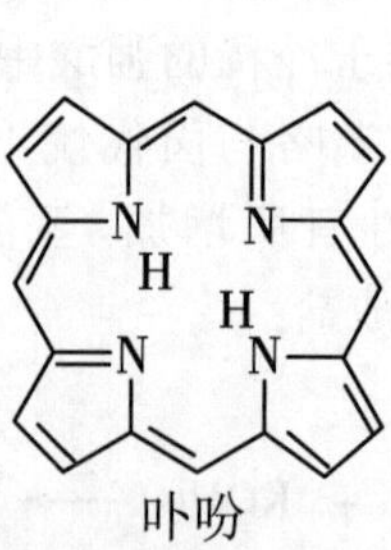

卟吩

2. 血红素(heme) 是高等动物体内输送氧的物质,它与蛋白质结合成血红蛋白而存在于红细胞中,用盐酸水解血红蛋白,即可得氯化血红素。血红素分子中含有卟吩环,卟吩环中氮原子结合亚铁离子,四个吡咯环的 β 位还连有不同的取代基。

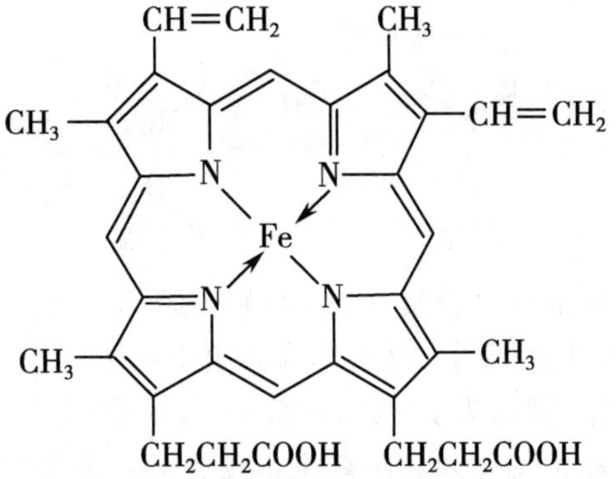

血红素

3. 叶绿素（chlorophyll） 是存在于植物的叶和茎中的绿色色素，它与蛋白质结合存在于叶绿体中，是植物进行光合作用所必需的催化剂，植物通过叶绿素吸收了太阳能才能进行光合作用。叶绿素是叶绿素 a 和叶绿素 b 的混合物，两者的比例为 3∶1。叶绿素 a 和叶绿素 b 的结构式如下：

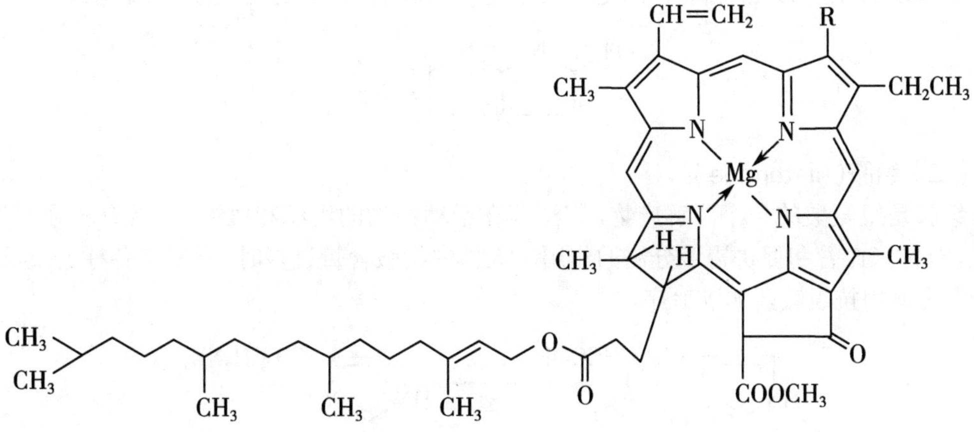

式中，R＝CH₃，叶绿素 a；R＝CHO，叶绿素 b。

二、咪唑、噻唑及其衍生物

含有两个杂原子的五元杂环称为唑。咪唑是含有两个氮原子的五元杂环，噻唑是含有一个氮原子和一个硫原子的五元杂环，它们都是平面型分子，结构式如下：

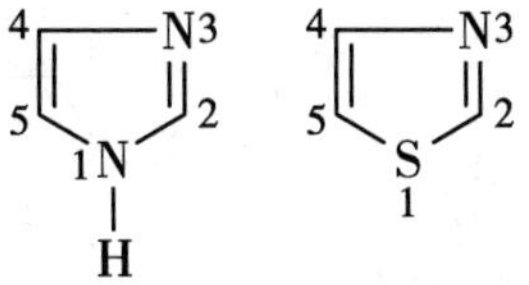

咪唑　　　　噻唑

咪唑为无色晶体，熔点为 90℃，沸点为 256℃。咪唑可以与水形成氢键，因此它易溶于水。咪唑 3- 位上的氮原子能与质子结合，而显碱性，能与强酸生成稳定的盐。同时咪唑也有微弱的酸性，N—H 键上的氢原子可被金属置换成盐。在生理条件 pH 7.4 下，咪唑以质子化状态（酸型）和未质子化的中性状态（中性型）同时存在：

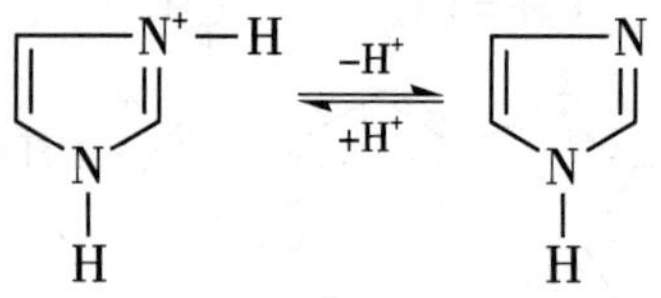

$$酸型 \quad\quad 中性型$$

酸型和中性型存在于酶的活性位置上，起着酸和碱的作用。如在酶活性部位的组氨酸分子中的咪唑环既可作为碱接受质子，又可作为酸给出质子。

噻唑为无色有臭味液体，沸点为 117℃，易溶于水，有弱碱性，对氧化剂、还原剂稳定。

咪唑和噻唑的衍生物在生物体内和医药上都很重要。例如，咪唑的衍生物组氨酸是生物体中最必需的氨基酸之一，它在血液中的含量约为 11%，是许多酶和功能蛋白质的重要组成部分。维生素 B_1、青霉素为噻唑的衍生物。下面是一些重要的咪唑和噻唑的衍生物：

（一）盐酸左旋咪唑（levamisole hydrochloride）

盐酸左旋咪唑为白色针状结晶，熔点为 225～230℃，比旋光度不低于 −121.5°，易溶于水、丙酮和乙醇，微溶于氯仿，是一种广谱驱虫药，对蛔虫、钩虫及蛲虫都有较好的驱除作用，对丝虫成虫和微丝蚴也有较强驱除作用，它同时还是一种非特异性免疫调节剂。其结构式如下：

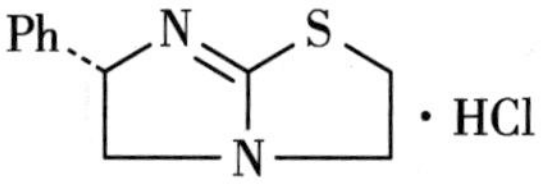

（二）组胺（histamine）

组胺是组氨酸的一个降解产物，广泛存在于动植物的组织和血液中，具有较强的生理活性，有扩张血管和促进胃液分泌的作用。人体中组胺含量过多时，会发生各种过敏反应。临床上可服用抗组胺药加以治疗。

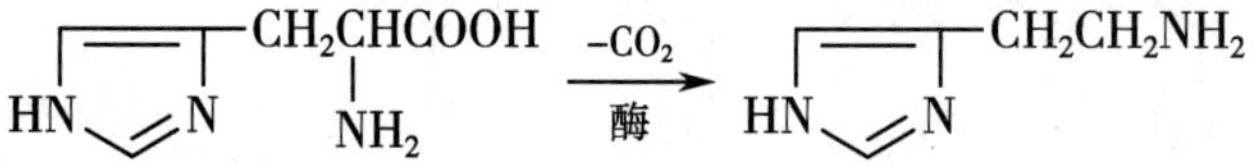

$$组氨酸\ histidine \quad\quad\quad 组胺$$

（三）青霉素（penicillin）

天然的青霉素有青霉素 G、F、X、K、二氢青霉素 F、3-戊烯青霉素和顶芽孢菌素七种，它们的基本结构是 6-氨基青霉烷酸（6-aminopenicillanic acid），由 β-内酰胺环（A 环）和氢化噻唑环（B 环）稠合而成，2-位上连羧基，6-位上连酰氨基。各种青霉素的区别在于取代基 R 的不同。

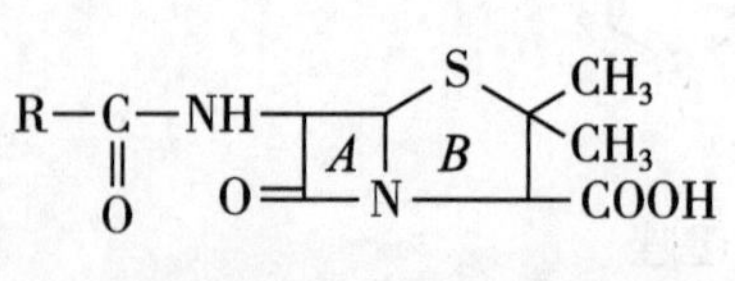

青霉素的基本结构

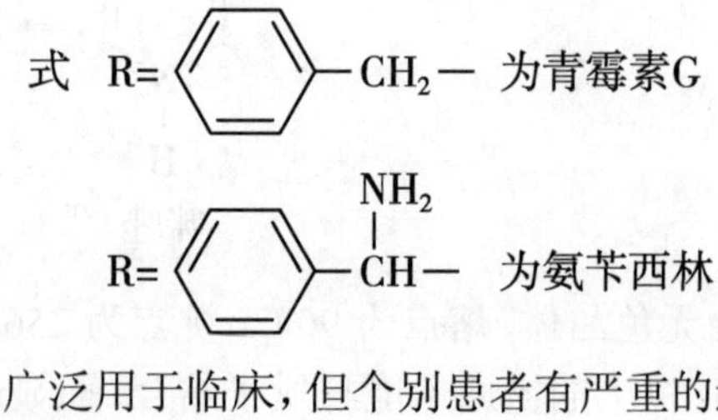

青霉素有抑菌作用，且毒性低，疗效好，广泛用于临床，但个别患者有严重的过敏反应。

（四）维生素 B_1

维生素 B_1（vitamin B_1）是由噻唑环和含氨基的嘧啶环通过亚甲基—CH_2—连接而成的

化合物,医药上称为硫胺素(thiamine),常用的是它的盐酸盐,其结构式如下:

维生素B₁

焦磷酸硫胺素（TPP）

维生素 B₁ 为白色晶体,易溶于水,对酸稳定,遇碱分解。在植物中分布很广,主要存在于种子的外皮和胚芽中,米糠、麦麸、酵母、瘦肉、白菜中含有丰富的维生素 B₁。它在细胞内以焦磷酸硫胺素(TPP)的形式存在,作为脱羧酶的辅酶参与糖代谢。当机体缺乏维生素 B₁ 时,糖代谢受阻,其代谢的中间产物丙酮酸和乳酸在组织中积累,使机体尤其是神经组织的能量来源发生障碍,从而影响神经组织的正常功能,导致多发性神经炎、脚气病及食欲不振,因此,临床上常用维生素 B₁ 作为辅助药物治疗上述疾病。

第三节　含氮六元杂环化合物

一、吡啶

（一）吡啶的物理性质

吡啶是具有特殊臭味的无色液体,沸点为 115.5℃。吡啶分子中的孤对电子能与水形成氢键,所以它能与水以任意比例互溶。此外,吡啶能溶解大多数极性和非极性有机化合物;还能溶解某些无机盐类,是实验室中常用的高沸点溶剂。

（二）吡啶的结构

吡啶的分子式为 C_5H_5N,可以看作苯环上的一个 CH 原子团被氮原子置换而生成的六元杂环化合物。吡啶的结构与苯相似,氮原子和五个碳原子处于同一平面上,环上的碳原子都以 sp^2 杂化轨道相互重叠形成 C—C σ 键,氮原子则以不等性 sp^2 杂化轨道与相邻碳原子的 sp^2 杂化轨道相互重叠形成 C—N σ 键,每个原子上还有一个未参与杂化的 p 轨道(含有 1 个 p 电子)垂直于环平面,相互重叠形成一个 6 原子 6 电子的闭合共轭体系,符合 Hückel 规则,具有芳香性。吡啶的分子轨道见图 11-3。

在吡啶分子中,由于氮原子的电负性比碳大,因此环上电子云向氮原子偏移,氮原子上的电子云密度增大,碳原子的电子云密

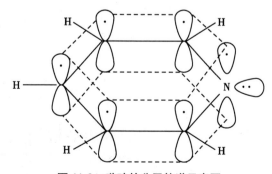

图 11-3　吡啶的分子轨道示意图

度较低，即吡啶环上电子云密度不平均分布（图 11-4、图 11-5），所以吡啶的亲电取代反应比苯难，反应部位主要发生在间位（即 β 位）上。类似于吡啶环上的 π 电子云密度比苯低的芳杂环亦称为缺 π 芳杂环。

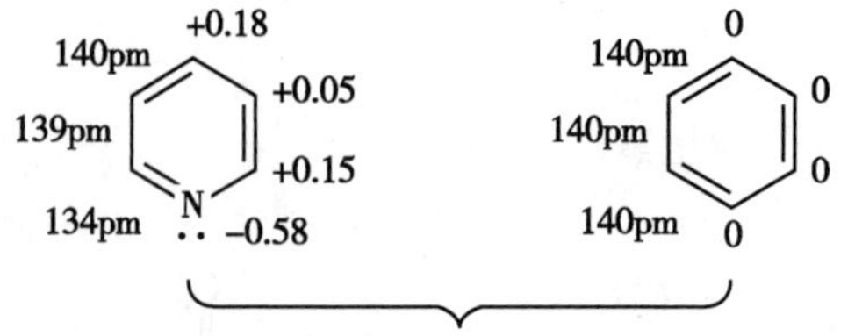

图 11-4　吡啶和苯分子中有效电荷分布和键长 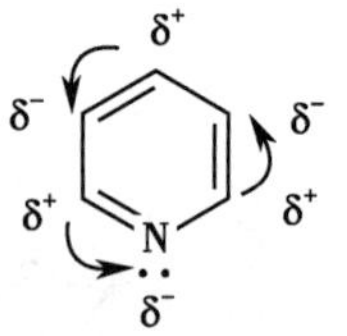　　图 11-5　π 电子云的交替极化

（三）吡啶的化学性质

1. 碱性和亲核性　吡啶氮原子上未参与成键的孤对电子能接受 H^+，使吡啶呈碱性，能与强酸和 Lewis 酸结合生成盐。吡啶的 $pK_b = 8.8$，其碱性比氨（$pK_b = 4.75$）弱，比苯胺（$pK_b = 9.3$）略强。

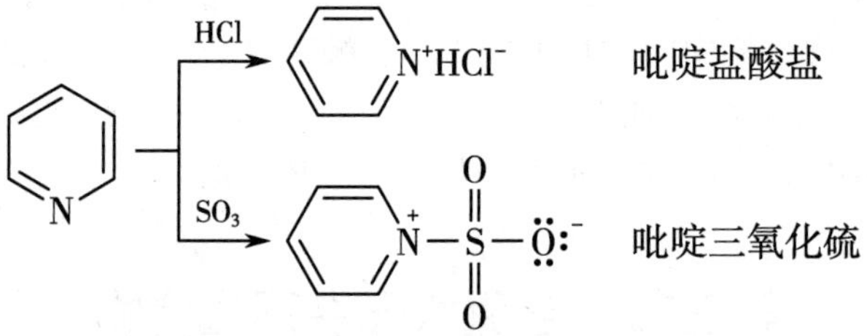

吡啶与三氧化硫生成的吡啶三氧化硫是一种温和的非质子磺化剂，可用于对酸敏感的化合物，如吡咯的磺化反应中。

吡啶与叔胺相似，氮原子上的孤电子对可以进攻卤代烷中缺电子的中心碳原子，反应生成季铵盐，因此吡啶具有良好的亲核性。

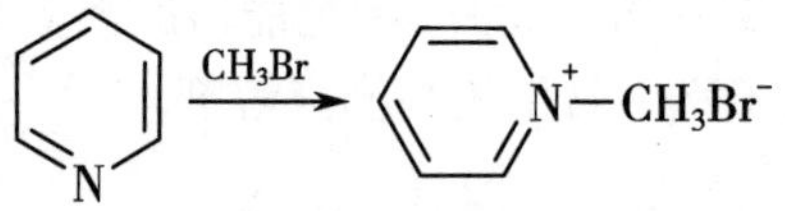

2. 亲电取代反应　吡啶的芳环上可发生亲电取代反应，但比苯要困难，只有在强烈条件下才能进行，取代基主要进入 β 位。

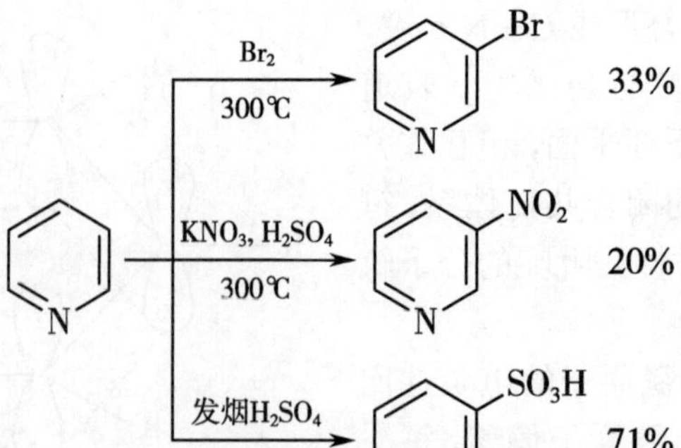

3. 侧链上的氧化反应　吡啶的烷基侧链，像烷基苯一样，在强氧化剂如 KMnO₄ 作用下，侧链的 α-H 容易被氧化，生成吡啶甲酸。

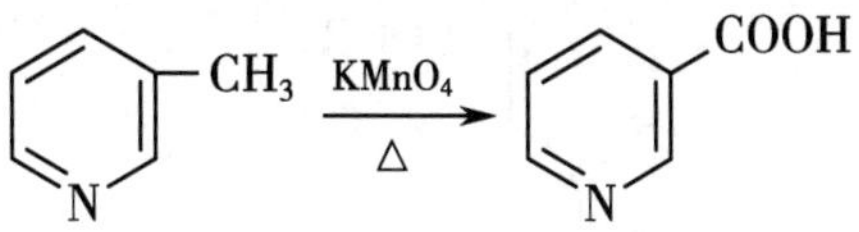

β-吡啶甲酸（烟酸）

4. 还原反应　吡啶的还原加氢比苯容易，加氢后生成六氢吡啶，后者具有仲胺的结构，碱性比吡啶强（pKa＝11.2）：

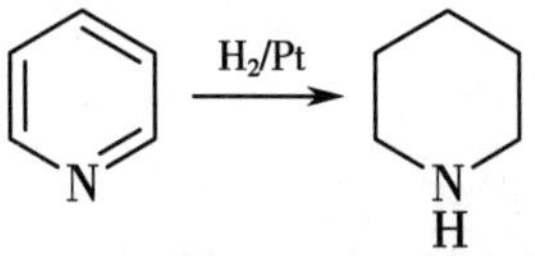

六氢吡啶（哌啶）

（四）吡啶的衍生物

1. 维生素 PP（vitamin PP）　烟酸（β- 吡啶甲酸）和烟酰胺（β- 吡啶甲酰胺）统称为维生素 PP，存在于酵母、肉类、谷物和花生中，属于 B 族维生素类。它们都是白色晶体，能溶于热水和乙醇中，对酸、碱和热稳定。人、植物和某些细菌可将色氨酸转变成烟酸，烟酸在体内可转变成烟酰胺。维生素 PP 参与体内氧化还原过程，促进新陈代谢，能保持神经组织的健康，对中枢神经和交感神经系统有维护作用。人体缺乏维生素 PP 时，会出现神经营养障碍，易患癞皮病。烟酸能扩张血管，并有降低血浆中胆固醇和脂肪的作用，但大剂量服用时对人的胃和皮肤有一定的副作用。

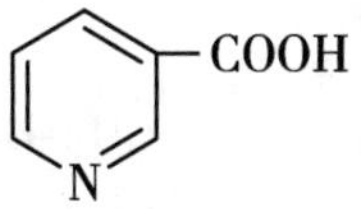

烟酸 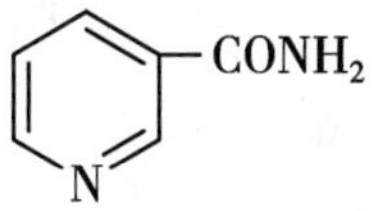　　　　烟酰胺

2. 辅酶 NAD 及辅酶 NADP　烟酰胺腺嘌呤二核苷酸（nicotinamide adenine dinucleotide，NAD）常称为辅酶Ⅰ，烟酰胺腺嘌呤二核苷磷酸酯（nicotinamide adenine dinucleotide phosphate，NADP）常称为辅酶Ⅱ。NAD 和 NADP 都是脱氢酶的辅酶，参与机体内的生物氧化还原过程，主要是通过烟酰胺结构的变化来促进反应中的电子转移。如 NAD 与乳酸脱氢酶结合，能将乳酸氧化为丙酮酸，而 NAD 变成了 NADH。

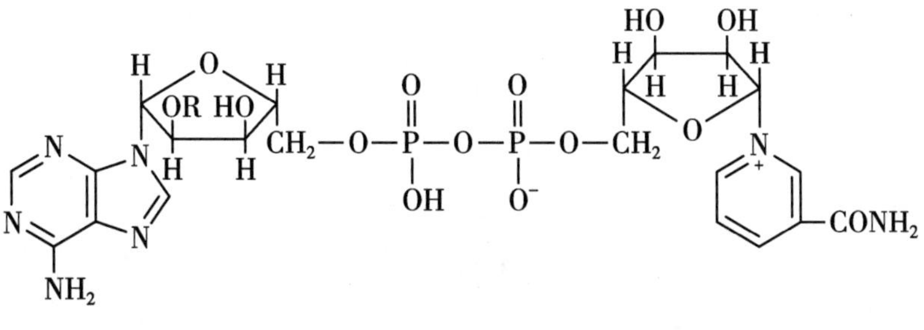

式中，R＝H 时即 NAD，R＝PO$_3$H$_2$ 时为 NADP。

若用 R 代表烟酰胺以外的部分，则 NAD 可表示为：

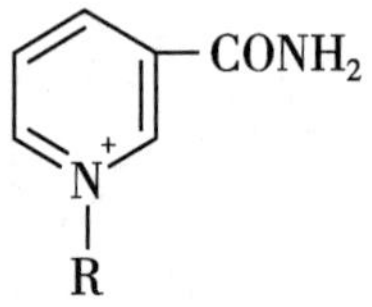

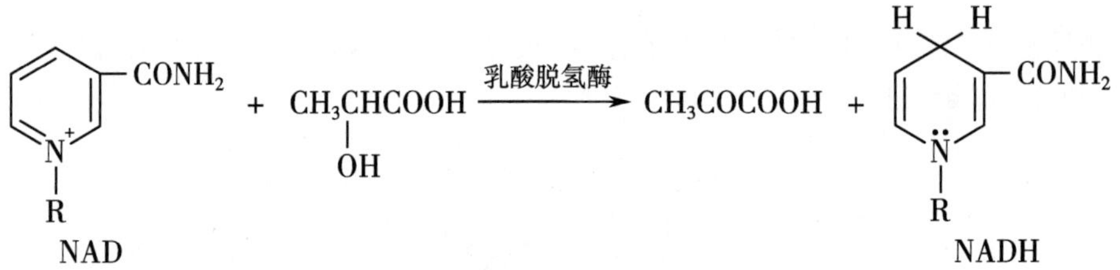

NAD + CH$_3$CHCOOH（OH） $\xrightarrow{\text{乳酸脱氢酶}}$ CH$_3$COCOOH + NADH

3. 维生素 B$_6$（vitamin B$_6$）　包括吡哆醇、吡哆醛和吡哆胺，广泛存在于鱼、肉、谷物和蔬菜中，均为无色晶体，对酸较稳定，在碱性溶液中易被破坏，对光敏感，与三氯化铁作用呈红色。维生素 B$_6$ 在体内经磷酸化作用转变为磷酸吡哆醛和磷酸吡哆胺，磷酸吡哆醛和磷酸吡哆胺作为辅酶参与生物体中的转氨基作用。值得一提的是磷酸吡哆醛是自然界中最具多样性的一种辅酶，它参与蛋白质代谢的某些过程，如脱羧、脂肪代谢、能量代谢、中枢神经系统活动以及血红蛋白的生物合成等。

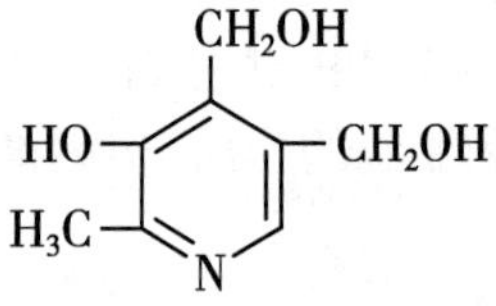

吡哆醇 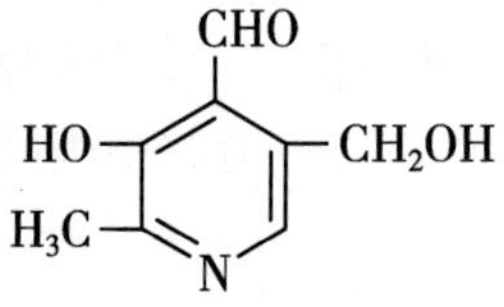　　　　　　　吡哆醛 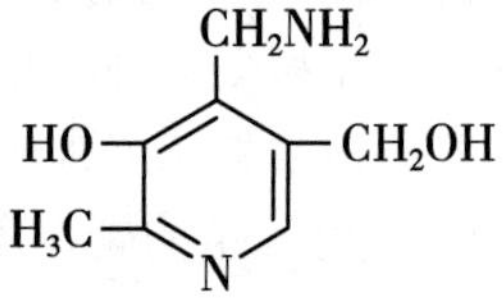　　　　　　　吡哆胺

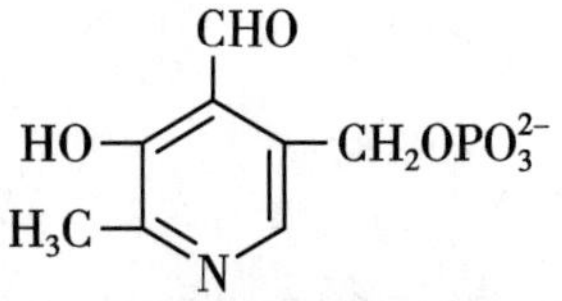

磷酸吡哆醛 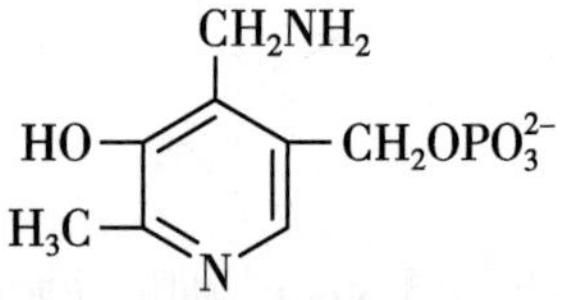　　　　　　　磷酸吡哆胺

人体缺乏维生素 B$_6$，也能引起像烟酸缺乏一样的病症。临床上常用维生素 B$_6$ 治疗妊娠、放射病及抗癌药所致的呕吐，脂溢性皮炎等。

4. 异烟肼（isoniazide）　又称为雷米封（remifon），为白色针状结晶或粉末，熔点为170～173℃，易溶于水和乙醇，可用于结核病的治疗，对维生素 PP 有拮抗作用，长期服用时，应补充维生素 PP。

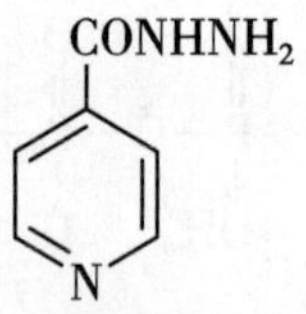

异烟肼

二、嘧啶及其衍生物

嘧啶是无色晶体,熔点为 22℃,易溶于水,碱性比吡啶弱。

嘧啶的衍生物广泛存在于自然界,其重要的衍生物胞嘧啶、尿嘧啶和胸腺嘧啶是核酸的组成部分。

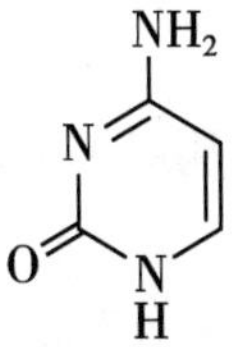

| 胞嘧啶（C）
（4-氨基-2-氧嘧啶） | 尿嘧啶（U）
（2,4-二氧嘧啶） | 胸腺嘧啶（T）
（5-甲基-2,4-二氧嘧啶） |

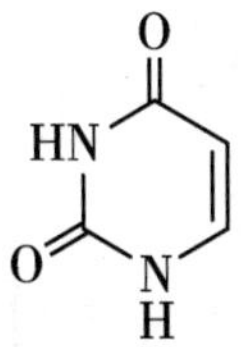

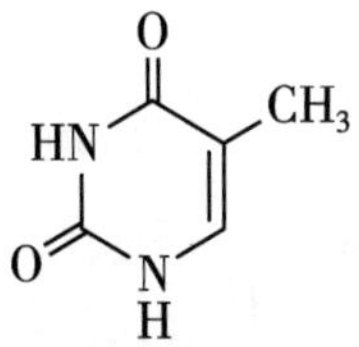

这些嘧啶衍生物可以产生酮式和烯醇式互变异构现象,如尿嘧啶的互变异构。

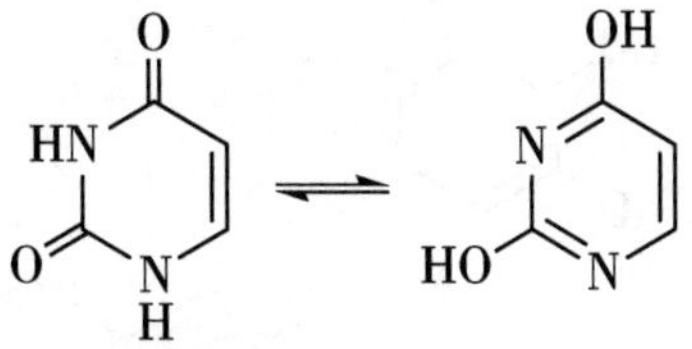

酮式　　　　　烯醇式

医药上较重要的巴比妥类安眠药和磺胺嘧啶类抗菌药也含有嘧啶环。

第四节　稠杂环化合物

一、吲哚及其衍生物

吲哚是由苯环和吡咯环稠合而成,为无色结晶,熔点为 52℃,不溶于水,溶于有机溶剂中。它与 β-甲基吲哚都具有粪臭味,共存于粪中。纯的吲哚在极稀时有花的香气,可用作香料。

吲哚环存在于包括一千多种吲哚生物碱的天然产物中,许多有重要的生理活性。β-吲哚乙酸是一种植物生长调节剂。色氨酸是人体必需的一种氨基酸。色胺和 5-羟色胺存在于哺乳动物的脑组织中,与中枢神经系统的功能有关。

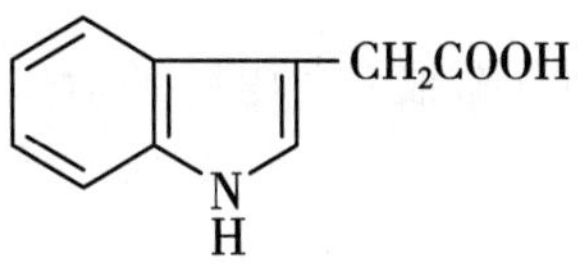

β-吲哚乙酸 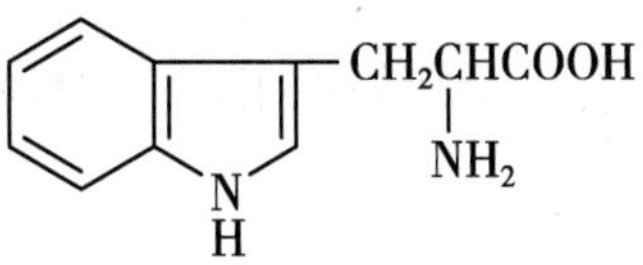　　　　色氨酸

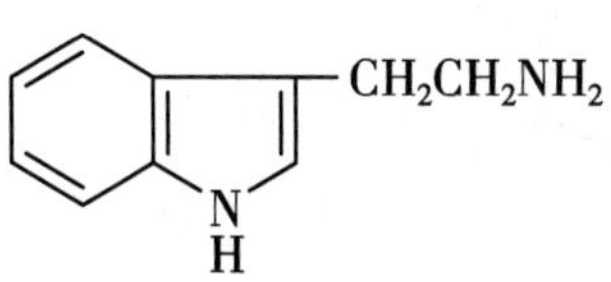

色胺 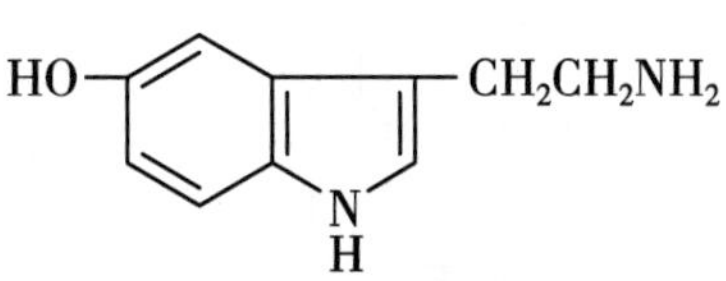　　　　　5-羟色胺

二、喹啉和异喹啉衍生物

喹啉和异喹啉是由苯环和吡啶环稠合而成的稠环化合物,两者是同分异构体,都存在于煤焦油中。它们是许多生物碱的母体。奎宁是传统的抗疟药,存在于金鸡纳树皮中。许多合成的抗疟药就是以奎宁的结构为基础设计和筛选出来的,如氯喹:

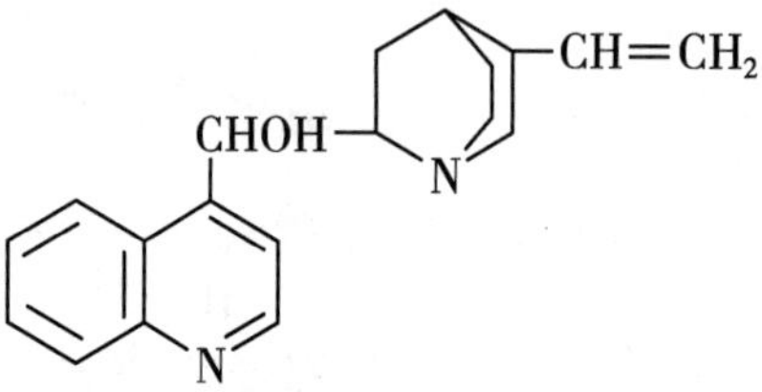

奎宁 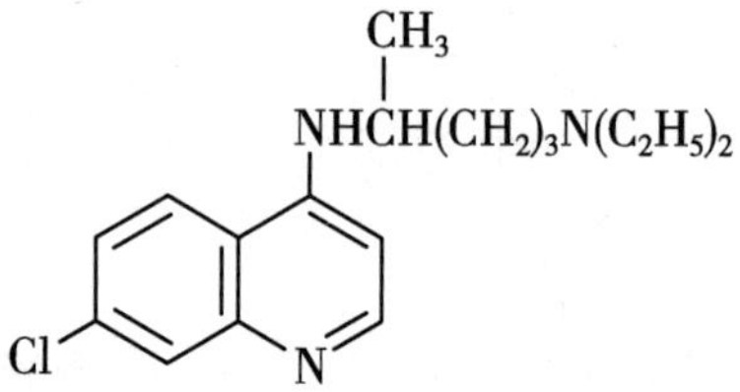　　　　　　　　　氯喹

异喹啉族生物碱包括吗啡生物碱,例如罂粟碱:

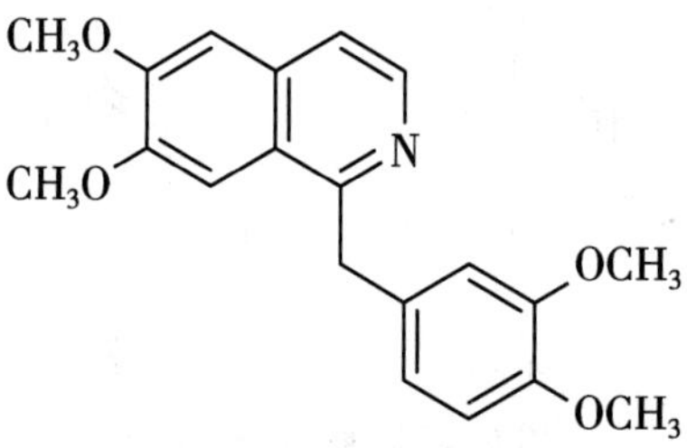

罂粟碱

三、嘌呤及其衍生物

嘌呤是由咪唑和嘧啶两个杂环稠合而成,是无色晶体,熔点为 217℃,易溶于水,可溶于乙醇。嘌呤是两种互变异构体形成的平衡体系,平衡偏向于 9H 形式。在药物中以 7H-嘌呤式的衍生物较常用,在化学式中则多采用 9H- 嘌呤式。

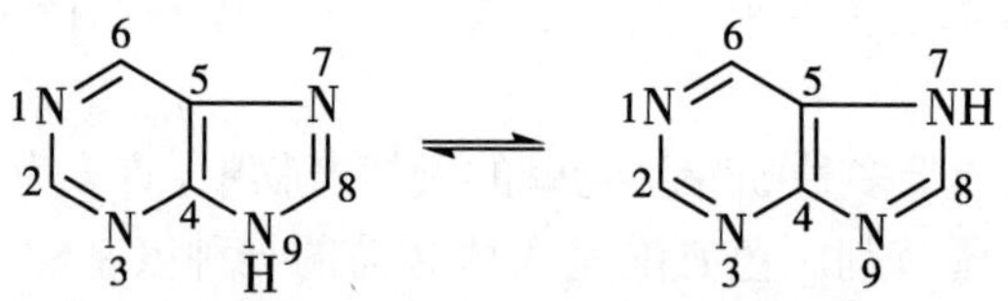

9H-嘌呤　　　　　　　　7H-嘌呤

嘌呤本身不存在于自然界中,但它的衍生物却分布很广。嘌呤的衍生物腺嘌呤、鸟嘌呤为核酸的组成部分。

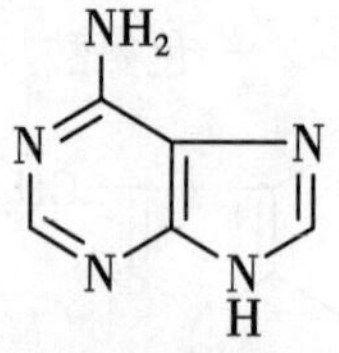

腺嘌呤（A）　　　　　　鸟嘌呤（G）
（6-氨基嘌呤）　　　　（2-氨基-6-羟基嘌呤）

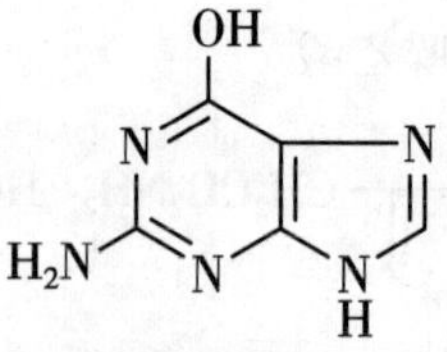

次黄嘌呤、黄嘌呤和尿酸是腺嘌呤与鸟嘌呤在体内的代谢产物，存在于哺乳动物的尿液和血液中。

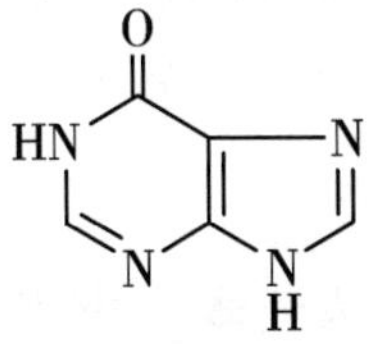

次黄嘌呤　　　　　　黄嘌呤　　　　　　　尿酸
（6-氧嘌呤）　　　（2,6-二氧嘌呤）　　（2,6,8-三氧嘌呤）

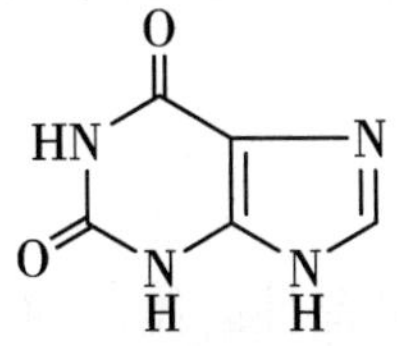

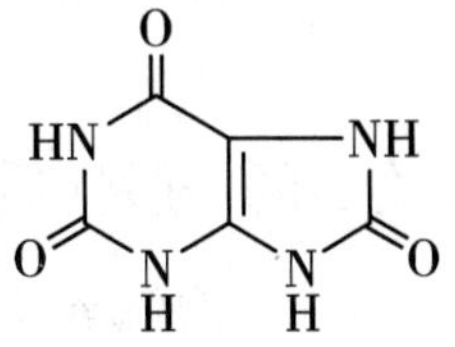

健康人每天尿酸的排泄量为 0.5～1g，代谢不正常时，尿液中的尿酸含量过高，就会形成尿结石。当血中的尿酸含量过高时，可能沉积在关节处，形成痛风石。

上述嘌呤衍生物均有酮式和烯醇式的互变异构，如尿酸和鸟嘌呤：

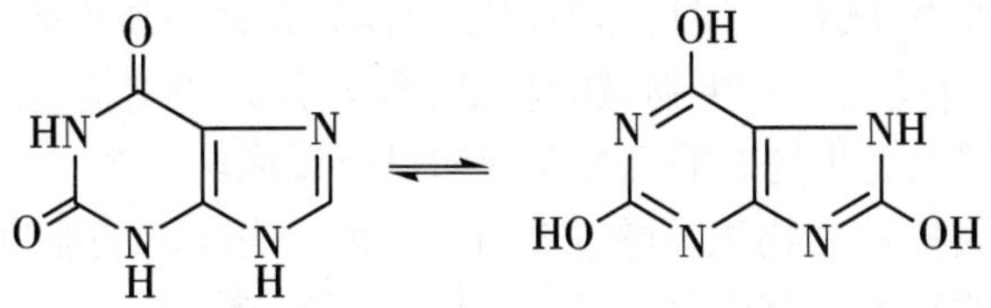

尿酸

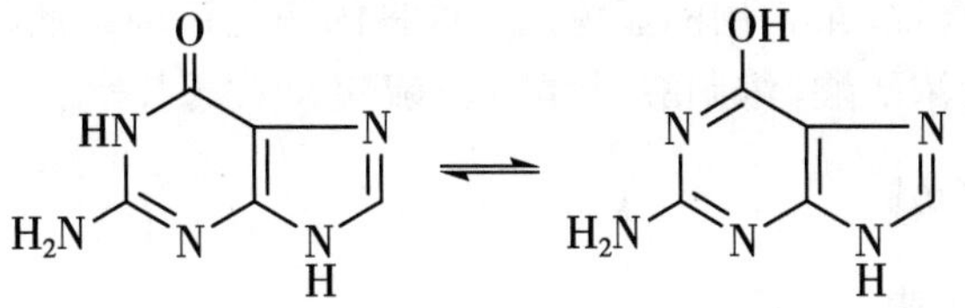

鸟嘌呤

第五节　生　物　碱

一、生物碱的概念

生物碱（alkaloid）是指存在于生物体中一类含氮且具有一定生理活性的有机碱性化合物。自从 1806 年德国学者 Sertürner FW 从鸦片中分离出吗啡碱以后，迄今已从自然界分出 10 000 多种生物碱。生物碱广泛地分布于植物界，故又称植物碱。许多生物碱是极有价值的药物，确定了生物碱的结构以后，可以根据它来合成许多类似的化合物，寻找新的更有效的药物。此外，我国采用中草药治病已有数千年的历史，其中若干品种的有效成分就是生物碱，因此生物碱化学在发展民族医药学的工作中显得尤为重要。

二、生物碱的分类和命名

1. 分类　生物碱常见的分类方法有两种：

（1）根据所来源的植物分类，如麻黄生物碱、长春花生物碱。

（2）根据生物碱中的杂环分类,如吡啶类生物碱、喹啉类生物碱。

2．命名 生物碱的命名,一般多根据来源进行命名,如麻黄中提取的生物碱叫麻黄碱,烟草中提取的生物碱叫烟碱等;有的生物碱也常采用国际通用名译音,例如烟碱也叫尼古丁。

三、生物碱的一般性质

1．物理性质 生物碱绝大多数为结晶性固体,只有极少数为液体,一般都有苦味和旋光性。生物碱一般都难溶于水而易溶于有机溶剂。

2．酸碱性 多数生物碱具有碱性,与酸反应可生成盐,其盐与强碱作用后可使生物碱重新游离出来。由于生物碱大多不溶于水,所以在医药上常把生物碱制成盐类来使用,但它不能与碱性药物一起使用,否则生物碱会游离出来析出沉淀而失效。

3．旋光性 大多数生物碱具有旋光性,自然界的生物碱多数为左旋体,但有一些则无旋光性,如小檗碱、罂粟碱等。生物碱的生理活性与其旋光性密切相关,如左旋莨菪碱的散瞳作用大于右旋莨菪碱100倍,去甲乌药碱仅左旋体具有强心作用等。

4．沉淀反应和显色反应 在生物碱的预试、提取分离和结构鉴定中,常常需要一种简便的检识方法。最常用的是生物碱的沉淀反应和显色反应。

沉淀反应是利用大多数生物碱在酸性条件下,遇一些沉淀剂能生成弱酸性不溶性复盐或络合物沉淀。常用的沉淀剂有碘化汞钾（K_2HgI_4）、碘化铋钾（$BiI_3 \cdot KI$）、碘 - 碘化钾、苦味酸、鞣酸、磷钨酸（$H_3PO_4 \cdot 12WO_3 \cdot H_2O$）、硅钨酸（$12WO_3SiO_2 \cdot 4H_2O$）等。

对大多数生物碱来说,最常用的显色剂是改良的碘化铋钾试剂,主要用于薄层层析中。此外,常用的显色剂有浓硫酸、浓硝酸、甲醛 - 浓硫酸和浓氨水等。

四、常见的生物碱

（一）麻黄碱（麻黄素）

麻黄是我国特产,4000 年前即已入药。它含有多种生物碱,其中主要存在的是两种麻黄碱,其含量达 1.5%。即 D-$(-)$- 麻黄碱（占 80% 左右）和 L-$(+)$- 伪麻黄碱（约 20%）,它们的结构如下（麻黄碱有两个不同的 *C,应有 4 个旋光异构体）。

$$
\begin{array}{cc}
\text{CH}_3 & \text{CH}_3 \\
\text{H}\!-\!\text{NHCH}_3 & \text{H}\!-\!\text{NHCH}_3 \\
\text{H}\!-\!\text{OH} & \text{HO}\!-\!\text{H} \\
\text{C}_6\text{H}_5 & \text{C}_6\text{H}_5
\end{array}
$$

D-$(-)$-麻黄碱 　　　　L-$(+)$-伪麻黄碱

它们是非对映异构体,在生理效应上,D-$(-)$- 麻黄碱是 L-$(+)$- 伪麻黄碱的 5 倍。L-$(+)$- 伪麻黄碱在 25% 盐酸中加热,发生差向异构化,其中约 42% 转为 D-$(+)$- 麻黄碱。一般常用的麻黄碱系指 D-$(-)$- 麻黄碱。

在临床上常用盐酸麻黄碱（亦称盐酸麻黄素）治疗气喘等症。盐酸麻黄碱对中枢神经有兴奋作用,也有散瞳作用。

将麻黄碱脱氧制得的脱氧麻黄碱,是一种无味透明晶体,形状像冰糖又似冰,故又称冰毒,是目前国际、国内严禁的毒品,是诸多毒品中最强的一种,对人体损害程度远强于海洛因,吸、食或注射 0.2g 即可致死。一般吸食持续 1～2 周,心理和机体便会产生严重的依赖性即成瘾,它对心、肺、肝、肾以及神经系统有毒害作用。近年来又有其衍生物如 MDMA,以"摇头丸""蓝精灵"等商品名出现在青少年中,造成了极大的危害。

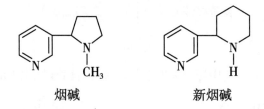

N–甲基苯异丙胺(脱氧麻黄素)   MDMA

(二)烟碱

烟草中含有十多种生物碱,其中最重要的是烟碱和新烟碱,结构如下:

烟碱   新烟碱

它们均是微黄色的液体,生理效应也基本相同,少量有兴奋中枢神经、增高血压的作用,大量能抑制中枢神经系统,使心肌麻痹致死,因此不能药用。几毫克的烟碱就能引起头痛、呕吐、意识模糊等中毒症状,吸烟过多的人会逐渐引起慢性中毒。烟草生物碱是有效的农业杀虫剂,也可氧化得到烟酸。

(三)小檗碱

小檗碱又名黄连素,在自然界分布很广,主要从黄檗、黄连、三颗针和古山龙中提取,它属于异喹啉生物碱,是一种季铵类化合物。

小檗碱(黄连素)

小檗碱为黄色针状晶体,熔点为 145℃,味甚苦,游离的小檗碱可溶于水,但难溶于有机溶剂。一般常用的盐酸黄连素则易溶于沸水,而对冷水的溶解度较小。盐酸黄连素对痢疾杆菌、葡萄球菌和链球菌等有显著的抑制作用,临床上常用于治疗痢疾、胃肠炎等症,无耐药性和副作用。

(四)莨菪碱

莨菪碱存在于茄科植物内。其外消旋体即阿托品。

阿托品为长柱状晶体,熔点为 118℃,无旋光性,易溶于乙醇、氯仿等有机溶剂,难溶于水。医疗上常用的硫酸阿托品为白色结晶性粉末,分子中含一分子结晶水,即 $(C_{17}H_{22}NO_3)_2 \cdot H_2SO_4 \cdot H_2O$,

易风化,遇光易变质,故应避光保存。临床上用作抗胆碱药,能抑制唾液、汗腺等多种腺体的分泌,且能散瞳。硫酸阿托品还用于缓解平滑肌的痉挛、治疗胃和十二指肠溃疡病。也可作为有机磷农药中毒的解毒剂。

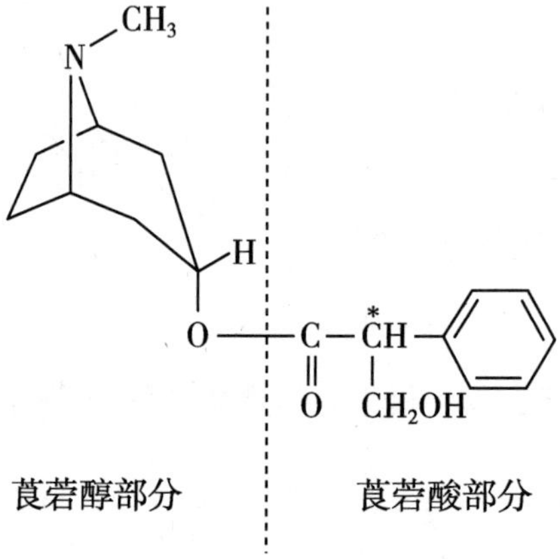

莨菪醇部分　　　　莨菪酸部分

莨菪碱

除了莨菪碱外,从茄科植物中还分离出东莨菪碱、山莨菪碱和樟柳碱等,因产地不同而异。

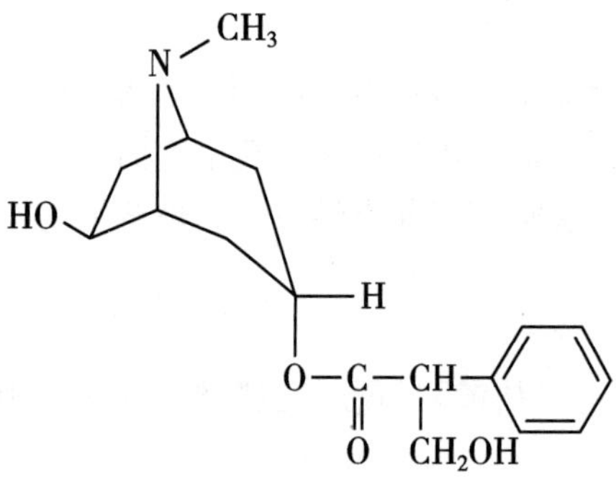

山莨菪碱 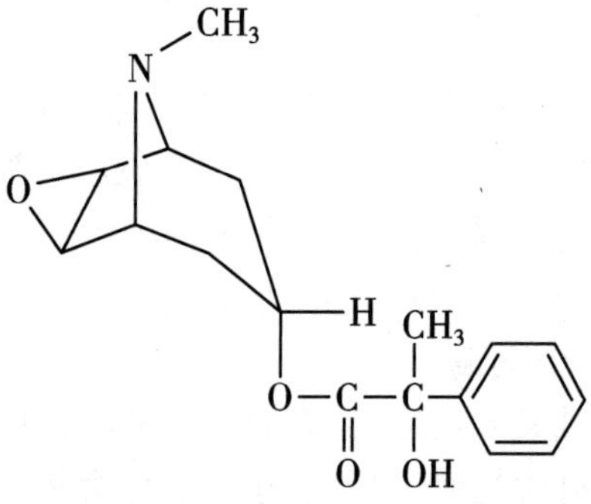　　　　　　　　　　　樟柳碱

山莨菪碱和樟柳碱均有明显的抗胆碱作用,并有扩张微动脉,改善血液循环的作用。也可解除有机磷农药中毒,用于散瞳、慢性气管炎的平喘等。其毒性比硫酸阿托品小。

(五)吗啡碱

阿片是罂粟未成熟的浆汁,其中至少含有 25 种生物碱,而吗啡(morphine)是阿片中的主要生物碱,含量一般为 7%～14%,其结构中含有一个被还原了的异喹啉环。它的盐酸盐是强烈的镇痛药物,能持续 6h,也可镇咳,但容易成瘾,只能作为解除癌症晚期患者痛苦的药物而使用。

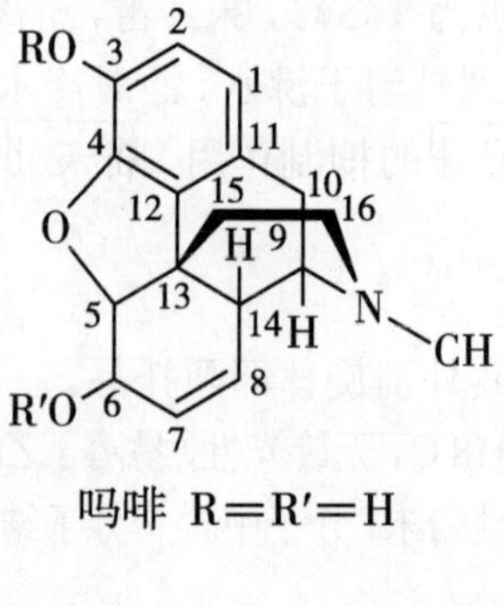

吗啡 R＝R′＝H

吗啡及其衍生物的构型与镇痛作用有密切关系,当构型改变时,不仅会导致镇痛作用的降低或消失,甚至会产生不同的作用。当吗啡中的 R 为—CH$_3$ 所取代,得到能供药用的衍生物可待因,它的镇痛作用低,仅为吗啡的 1/12～1/6,但镇咳效用好,成瘾性也小。

将吗啡二个羟基均乙酰化,生成海洛因(heroin),镇痛和麻醉作用均较吗啡强,但毒性也较吗啡大 5～10 倍,成瘾性更为严重,终被列为禁用的麻醉药。海洛因纯品为白色结晶或粉末,它不存在于自然界,是对人类危害最大的三大毒品(海洛因、可卡因、大麻)之一。海洛因的合成,不仅没有成为药品造福人类,反而成了危害人类的"白色瘟疫"。

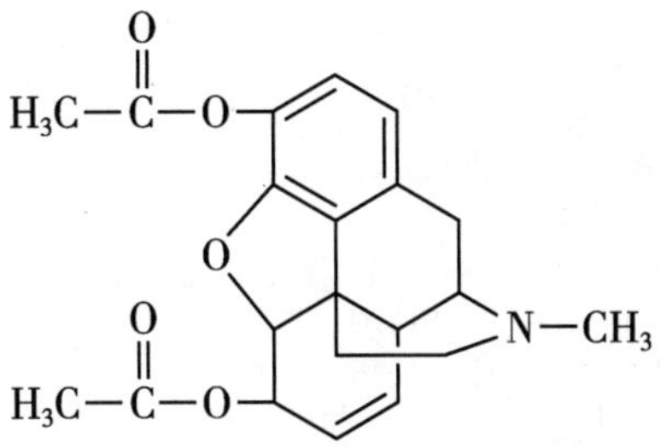

海洛因 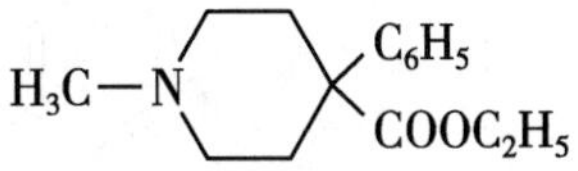　　　　　　　　　　　度冷丁

度冷丁的化学名称叫哌替啶,是人工合成的吗啡代用品,其盐酸盐为白色结晶状粉末,无味,能溶于水和乙醇,一般制成针剂。对人体的作用机制与吗啡相似,但镇痛作用较吗啡小,具有一定成瘾性,被列入国家麻醉药品予以管制。

本 章 小 结

一、五元杂环(吡咯)的结构和性质

1. 结构特点　吡咯分子呈平面构型,环中的碳原子与氮原子均以 sp^2 杂化,氮原子上的孤对电子参与共轭,为富电子闭合共轭体系,符合 Hückel 规则,具有芳香性。

2. 化学性质

(1)弱酸性:能与固体氢氧化钾共热成盐。

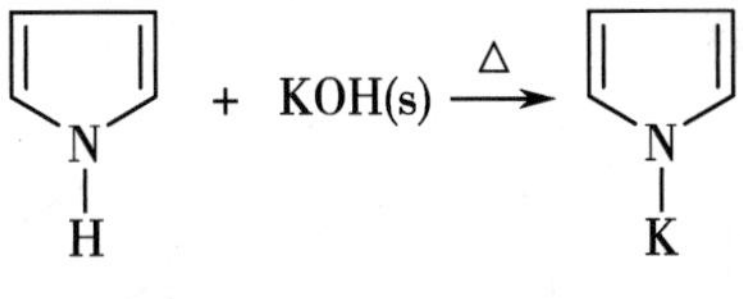

(2)亲电取代反应

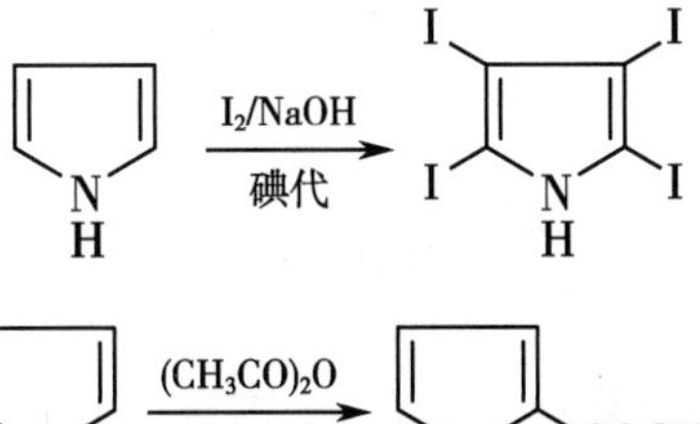

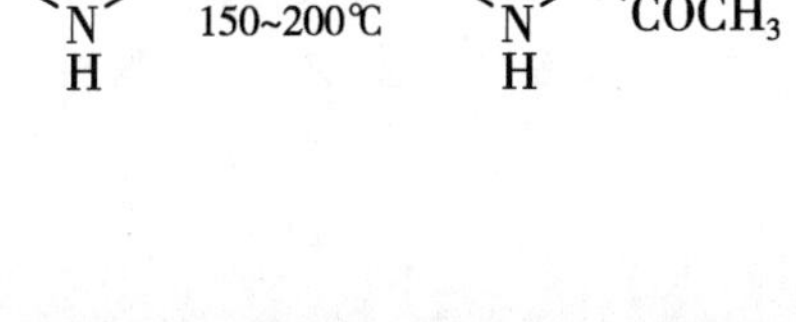

二、六元杂环(吡啶)的结构和性质

1. **结构特点** 吡啶的结构与苯相似,可以看作苯环上的一个 CH 原子团被氮原子置换而生成的六元杂环化合物。环中的碳原子与氮原子均以 sp^2 杂化,每个原子上 p 轨道上还各有一个未参与杂化的 p 电子,相互重叠形成闭合共轭体系,符合 Hückel 规则,具有芳香性。

2. **化学性质**

(1)碱性:吡啶的 $pK_b = 8.8$,能与强酸形成盐,但其碱性比氨($pK_b = 4.75$)弱,比苯胺($pK_b = 9.3$)略强。

(2)亲电取代反应

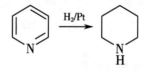

(3)侧链氧化反应

(4)还原反应:吡啶加氢后生成六氢吡啶,后者具有仲胺的结构,碱性比吡啶强。

三、几类常见的稠杂环结构

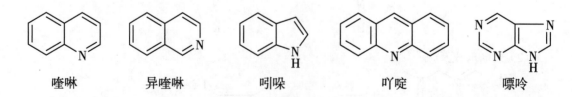

喹啉　　　　　异喹啉　　　　　吲哚　　　　　吖啶　　　　　嘌呤

四、生物碱

1. **生物碱概念** 通常是指存在于生物体中一类含氮且具有一定生理活性的有机碱性化合物。

2. **生物碱分类** 根据所来源的植物分类,如麻黄生物碱、长春花生物碱等;也常根据生物碱中的杂环分类,如吡啶类生物碱、喹啉类生物碱、吲哚类生物碱等。

3. 性质

（1）生物碱绝大多数为结晶性固体，多难溶于水而易溶于有机溶剂，一般都有苦味和旋光性。

（2）多数生物碱具有碱性，与酸反应可生成盐。

（3）常用的检识方法：大多数生物碱在酸性条件下，遇一些沉淀剂能生成弱酸性不溶性复盐或络合物沉淀。常用的试剂有碘化铋钾（$BiI_3 \cdot KI$）、磷钨酸（$H_3PO_4 \cdot 12WO_3 \cdot H_2O$）等。

练 习 题

1. 选择题

（1）体内辅酶 I 的结构式内含有何种杂环基本结构

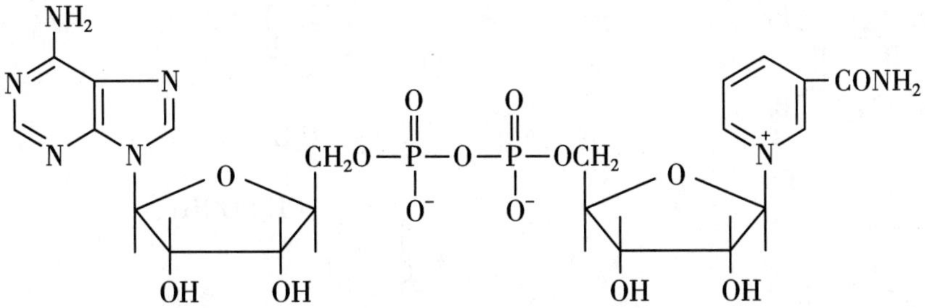

A. 嘌呤、嘧啶   B. 嘌呤、吡啶

C. 喹啉、吡啶   D. 喹啉、嘧啶

（2） 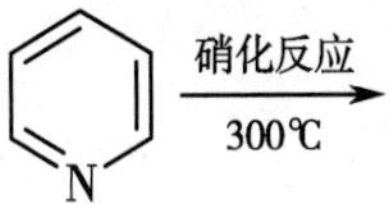 主产物是

A. 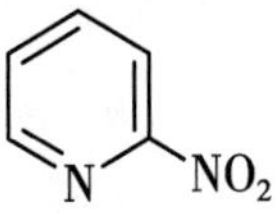   B.

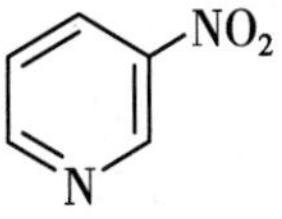

C. 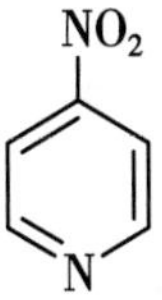   D.

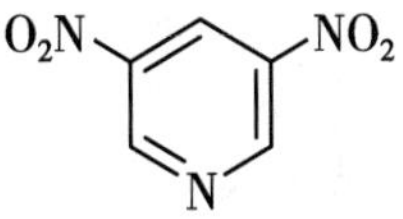

（3） 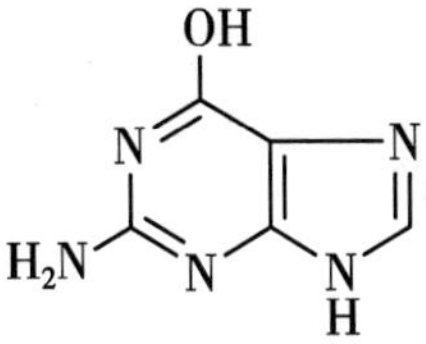 应命名为

A. 4-羟基-6-氨基嘌呤   B. 2-氨基-6-羟基嘌呤

C. 2-氨基-4-羟基嘌呤   D. 5-羟基-7-氨基嘌呤

（4）下列杂环中属于嘧啶结构的是

A. 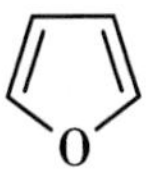   B.

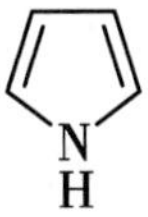

C. 　　　　　　　　D. (结构式)

（5）在叶绿素和血红素中存在的杂环基本单元是
    A. 吡咯　　　　　　　　　　B. 呋喃
    C. 噻吩　　　　　　　　　　D. 嘧啶
（6）碱性最弱的化合物是
    A. 氨　　　　　　　　　　　B. 甲胺
    C. 吡咯　　　　　　　　　　D. 吡啶

2. 命名下列各杂环化合物

（1）(结构式)

（2）(结构式)

（3）(结构式)

（4）(结构式)

（5）(结构式)

（6）(结构式)

（7）(结构式)

（8）(结构式)

3. 写出下列化合物的结构式
（1）8- 羟基喹啉　　　　　　　（2）4- 羟基 -5- 氟嘧啶
（3）噻唑 -5- 磺酸　　　　　　 （4）6- 巯基嘌呤
（5）β- 吡啶甲酰胺　　　　　　（6）3- 吲哚甲酸乙酯

4. 完成下列反应化学式

（1）(结构式) + KOH $\xrightarrow{\triangle}$

（2）(结构式) $\xrightarrow[\triangle]{KMnO_4}$ $\xrightarrow[\triangle]{NH_3}$

（3）(结构式) $\xrightarrow[\triangle]{浓H_2SO_4/HgSO_4}$

（4）(结构式) $\xrightarrow[\triangle]{H_2/Ni}$

5. 讨论题

(1) 为什么嘧啶分子中含有两个碱性的氮原子却为一元碱,且其碱性比吡啶弱得多?

(2) 说明嘌呤的酸性比咪唑强,碱性却比咪唑弱的原因。

(3) 头孢菌素的结构如何?其母体是什么?有何临床应用?

(4) 紫杉醇的结构如何?其母体是什么?有何临床应用?

(谭晓虹)

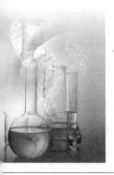

第十二章 糖 类

糖类(saccharide 或 sugar)是自然界存在量最大、分布最广的有机化合物。绿色植物的根、茎、叶和果实中含的葡萄糖、果糖、蔗糖、淀粉和纤维素,哺乳动物乳汁中的乳糖、肝脏和肌肉中的糖原,都属于糖类。

糖类化合物一般由碳、氢、氧 3 种元素组成,早期分析发现这类化合物都符合通式 $C_m(H_2O)_n$,其中氢、氧原子个数之比恰与水分子中的相同,且分子内所含碳原子与水成某种比例,如葡萄糖的分子式为 $C_6H_{12}O_6$ 可写作 $C_6(H_2O)_6$。因此,糖类化合物也被称"碳水化合物"(carbohydrates),意为"碳的水合物"。但后来发现,有些化合物如鼠李糖(分子式为 $C_6H_{12}O_5$,甲基戊糖的一种),按其结构和性质应属糖类,但却不符合通式 $C_m(H_2O)_n$;而另一些化合物如醋酸(CH_3COOH)、甲醛($HCHO$),分子式虽符合上述通式,但其结构和性质却与糖类完全不同。因此把糖类称作"碳水化合物"并不严谨,只因为习惯原因,仍在个别领域中沿用这个名称。

从结构上看,糖类化合物是指多羟基醛或酮和可以通过简单水解形成此类醛或酮的化合物。糖类化合物一般可分为三类:

1. 单糖(monosaccharide) 指不能水解成更小分子的糖类,如葡萄糖和果糖。

2. 低聚糖(oligosaccharide)(旧称寡糖) 指能水解成几个(一般指 2~10 个)单糖分子的糖类,其中主要的是能水解成两分子单糖的二糖,如麦芽糖、蔗糖和乳糖。

3. 多糖(polysaccharide) 指能水解成十个以上甚至几百、几千个单糖分子的糖类,如淀粉、纤维素和糖原。

单糖和低聚糖一般可溶于水,具有甜味,习惯上称之为糖(sugar)。多糖绝大多数不溶于水,个别可悬浮于水中,形成胶体,一般不具有甜味。糖类一般常根据其来源而用俗名。如来自葡萄汁中的葡萄糖、来自甘蔗汁的蔗糖以及来自乳汁的乳糖等。

本章重点介绍单糖的结构、性质,某些重要二糖和多糖的组成和结构特点,并阐述糖类化合物的生物特性及其在医学上的应用。

第一节 单 糖

单糖按其结构中含的醛基或酮基,可分为醛糖(aldoses)和酮糖(ketoses)两类;按分子中碳原子数目,单糖又分为丙糖、丁糖、戊糖及己糖等。最简单的单糖是甘油醛和二羟基丙酮,它们是糖代谢的中间产物。

$$\begin{array}{ccc}
\text{CHO} & & \text{CH}_2\text{OH} \\
| & & | \\
\text{CHOH} & & \text{C}{=}\text{O} \\
| & & | \\
\text{CH}_2\text{OH} & & \text{CH}_2\text{OH}
\end{array}$$

甘油醛（丙醛糖）　　二羟基丙酮（丙酮糖）

自然界存在最普遍的单糖是含有 5 个或 6 个碳原子的戊糖和己糖。

一、单糖的开链结构和构型

单糖中多含有手性碳原子，存在着对映异构现象。随着单糖分子中手性碳原子数目的增加，对映异构体数目也增加。如丁醛糖有 2 个手性碳原子，2 对对映异构体；己醛糖有 4 个手性碳原子，8 对对映异构体，通常所说的葡萄糖只是其中的一种。碳原子数相同的醛糖和酮糖互为同分异构体，但酮糖比醛糖少一个手性碳原子，所以对映异构体的数目比相应的醛糖少。例如：

丁醛糖　　　丁酮糖　　　戊醛糖　　　戊酮糖　　　己醛糖　　　己酮糖

单糖的结构常用 Fischer 投影式来表示。一般将主链竖向排列，编号小的羰基写在上端，碳链编号自上而下。如葡萄糖（glucose）的结构可用下列几种式子来表示。

Ⅰ　　　　　Ⅱ　　　　　Ⅲ　　　　　Ⅳ

为书写方便，在 Ⅱ 式中已将手性碳原子省去，横线和竖线交叉点表示手性碳原子；更简之，手性碳原子上的 H 亦可省去，而只用一短横表示羟基（—OH），如 Ⅲ 式；对于醛糖，还可以用"△"表示醛基，用"○"表示末位羟甲基（—CH₂OH），如 Ⅳ 式。本书中采用较多的是 Ⅲ 式。

单糖立体异构体的构型，习惯上用 *D/L* 标记。规定若单糖分子中编号最大的手性碳原子的构型与 *D*- 甘油醛相同者，构型为 *D* 型（—OH 在 Fischer 投影式右边），与 *L*- 甘油醛相同者为 *L* 型（—OH 在 Fischer 投影式左边）。

自然界存在的单糖大多为 *D* 型。例如，*D*- 核糖、*D*- 葡萄糖、*D*- 甘露糖、*D*- 半乳糖、*D*-

果糖等,其中以 *D*- 葡萄糖最重要、最常见。葡萄糖的分子式为 $C_6H_{12}O_6$,化学方法证明它是 2,3,4,5,6- 五羟基己醛。葡萄糖的开链结构可以用 Fischer 投影式及其简式表示,在简写式中手性碳上的—OH 用一短横线表示,—H 不标出。

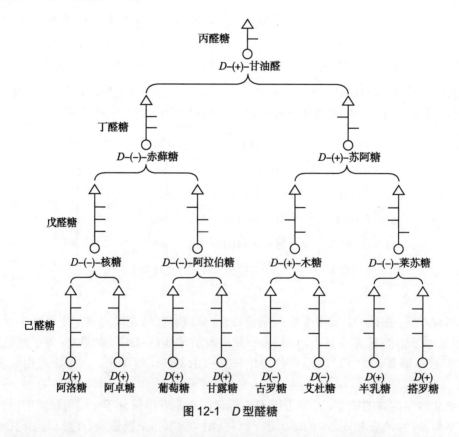

在己醛糖的 16 个旋光异构体中,有 8 个属 *D*- 型糖,8 个属 *L* 型糖,分别组成 8 对对映异构体。如 *D*- 葡萄糖和 *L*- 葡萄糖便是一对对映异构体。在旋光仪中测得 *D*- 葡萄糖是右旋的,称 *D*-(+)- 葡萄糖。因为对映异构体的比旋光度大小相等方向相反,所以 *L*- 葡萄糖是左旋的,称 *L*-(-)- 葡萄糖。自然界存在的单糖多为 *D* 型糖。

图 12-1 列出了由 *D*- 甘油醛逐一增加手性碳原子而衍生出的所有 *D* 型丁醛糖、戊醛糖和己醛糖异构体的构型和名称。

图 12-1 *D* 型醛糖

己酮糖比己醛糖少一个手性碳原子,所以旋光异构体数目比己醛糖少,只有 $2^3 = 8$ 个,组成 4 对对映异构体。其中分布最广也最重要的是果糖。*D*- 果糖的构型为:

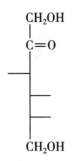

可见 *D*-果糖 C_3 以下各手性碳原子的构型与 *D*-葡萄糖的完全一样。

当然,糖的构型也可用绝对构型来表示,如 *D*-(+)-葡萄糖 4 个手性碳原子的绝对构型分别为 2*R*、3*S*、4*R*、5*R*。

二、单糖的变旋光现象和环状结构

(一)葡萄糖的变旋光现象

葡萄糖的开链结构可以说明它的许多反应,但不能解释另外一些实验现象。例如,*D*-葡萄糖在不同条件下结晶:从乙醇中得到熔点为 146℃,$[\alpha]_D^t$ 为 +112° 的 *D*-葡萄糖晶体;从吡啶中析出熔点为 150℃,$[\alpha]_D^t$ 为 +18.7° 的 *D*-葡萄糖晶体。上述任何一种晶体新配制的水溶液在放置过程中比旋光度都会逐渐变化,直至达到 +52.5° 的恒定值。这种在水溶液中物质的比旋光度自行改变最终达到定值的现象称为变旋光现象(mutamerism)。此外,葡萄糖有一个醛基,但其仅与一分子醇类(干燥 HCl 存在下)缩合生成缩醛;葡萄糖也不和 $NaHSO_3$ 发生反应。用葡萄糖的开链结构无法解释这些反应特性。

经物理及化学方法进一步证实,晶体葡萄糖是可以形成环状结构,联系到醛可以与醇生成半缩醛的反应,葡萄糖分子中由于碳链的弯曲使醛基与 C_5—OH 接近,容易相互作用形成六元环状半缩醛结构。在形成环状结构时,开链葡萄糖的羰基碳原子 C_1 变成一个新的手性碳原子,其上的半缩醛羟基有两种构型:半缩醛羟基在 Fischer 投影式右边的,称为 α 型,在 Fischer 投影式左边的,称为 β 型。葡萄糖的这两种环状结构,分别称为 α-*D*-(+)-葡萄糖和 β-*D*-(+)-葡萄糖,二者在结构上的差别只是 C_1 半缩醛羟基的构型不同,故二者又称为端基异构体或异头物(anomer)。

α-*D*-(+)-葡萄糖 $[\alpha]_D^t$ +112°	*D*-(+)-葡萄糖	β-*D*-(+)-葡萄糖 $[\alpha]_D^t$ +18.7°

$$[\alpha]_D^t +52.5°$$

α-*D*-葡萄糖和 β-*D*-葡萄糖的任一晶体溶于水中,两种环状结构均可通过开链结构相互转化,逐渐达到动态平衡。在互变平衡混合物中,α-*D*-(+)-葡萄糖约为 36%,β-*D*-(+)-葡萄糖约为 64%，开链醛式含量很少，不足 0.1%。两种葡萄糖晶体溶于水后，其相对含量在互变平衡体系中不断变化，所以溶液的比旋光度也随互变平衡的进程而变化，最后达到定值，这就是产生变旋光现象的原因。大多数单糖在水中都存在环状半缩醛结构和开链结构之间的互变平衡，且在成环和开链的平衡中通常都更有利于成环。因此变旋光现象是它们的共性。

（二）葡萄糖环状结构的表示

上述葡萄糖的环状结构用 Fischer 投影式表示，称为直立环氧式，但不能确切地反映单糖的立体形象。为更合理地反映单糖的环状结构，常采用哈沃斯（Haworth）式表示。

在哈沃斯式中，为了说明单糖环的形状，把含氧的六元环单糖看成杂环吡喃的衍生物，称为吡喃糖（pyranose）；含氧的五元环单糖看成杂环呋喃的衍生物，称为呋喃糖（furanose）。葡萄糖通常以吡喃糖的形式存在。

现以 D- 葡萄糖为例，说明由 Fischer 投影式写成哈沃斯式的过程：先将开链式（Ⅰ）顺时针旋转 90° 成水平状得（Ⅱ）式，由于碳链的弯曲得到（Ⅲ）式。为了形成含氧六元环，使 C_5 上的羟基应更靠近醛基，可通过 $C_4 \sim C_5$ 间 σ 键旋转得到（Ⅳ）式，使 C_5 羟基靠近醛基。当 C_5 羟基上的氧分别从羰基碳平面上方或下方（如弯箭头 a 和 b 所示的方向）接近羰基碳原子，就生成环状半缩醛 α-D-(+)- 吡喃葡萄糖或 β-D-(+)- 吡喃葡萄糖。

α-D-(+)- 吡喃葡萄糖   β-D-(+)- 吡喃葡萄糖

在哈沃斯式中，成环的六个原子在同一平面上写成平面六边形，并将环上的氧原子置于平面的后右上方；环上的碳原子从最右边开始按顺时针方向编号；原 Fischer 投影式中处于左边的羟基写在环的上方，右边羟基写在环的下方；D 型糖的尾基（—CH₂OH）始终处于环平面上方，所以 α- 半缩醛羟基位于环下方，与尾基处于异侧，β- 半缩醛羟基位于环上方，与尾基处于同侧。

为书写方便,哈沃斯式环碳原子上的—H 常省略;当不必强调半缩醛羟基的构型时,可用"～"与半缩醛羟基连接。

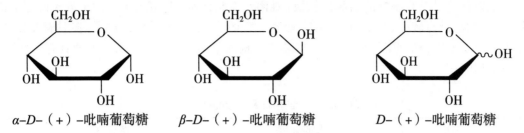

$\alpha\text{-}D\text{-}(+)\text{-}$吡喃葡萄糖　　　　$\beta\text{-}D\text{-}(+)\text{-}$吡喃葡萄糖　　　　$D\text{-}(+)\text{-}$吡喃葡萄糖

糖的环状结构有时也用其构象式表示。X 射线分析已证明吡喃糖中的六元环以椅式构象存在,例如 $\alpha\text{-}D\text{-}(+)\text{-}$吡喃葡萄糖和 $\beta\text{-}D\text{-}(+)\text{-}$吡喃葡萄糖的优势构象式如下:

$\alpha\text{-}D\text{-}(+)\text{-}$吡喃葡萄糖　　　　　　　　　　$\beta\text{-}D\text{-}(+)\text{-}$吡喃葡萄糖

可以看出,$\beta\text{-}D\text{-}(+)\text{-}$吡喃葡萄糖中,所有较大的基团都在 e 键上,相互距离较远,斥力较小;而 $\alpha\text{-}D\text{-}(+)\text{-}$吡喃葡萄糖中,半缩醛羟基在 a 键上,其余较大基团在 e 键上,因此 β 型比 α 型内能更低,更稳定,这也是在互变异构平衡中 $\beta\text{-}D\text{-}(+)\text{-}$吡喃葡萄糖的含量较高的原因。可见用构象式表示糖的结构,能更清楚了解结构和性质间的关系。

(三)果糖的结构

果糖(fructose)分子式为 $C_6H_{12}O_6$,属于 D 型的己酮糖。游离态的果糖具有六元吡喃环状结构,是由 C_6 上的羟基与酮基结合形成环状半缩酮。结合态的果糖由 C_5 上的羟基与酮基结合形成五元呋喃环状半缩酮。

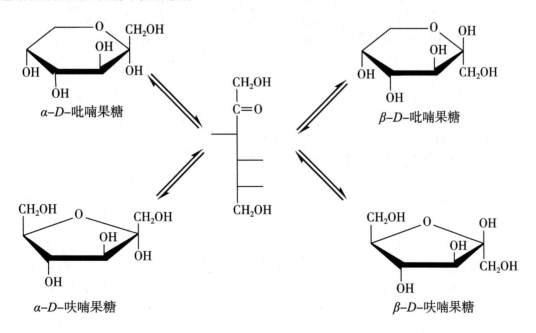

$\alpha\text{-}D\text{-}$吡喃果糖　　　　　　　　　　　　　　　　　$\beta\text{-}D\text{-}$吡喃果糖

$\alpha\text{-}D\text{-}$呋喃果糖　　　　　　　　　　　　　　　　　$\beta\text{-}D\text{-}$呋喃果糖

三、单糖的物理性质

单糖都是具有吸湿性的结晶性物质，难溶于有机溶剂，易溶于水。由于分子间氢键的存在，单糖的熔点较高（表 12-1）。单糖因含有多个（除丙糖外）手性碳原子，多具有旋光性，比旋光度是鉴别糖的重要物理常数。有环状结构的单糖有变旋光现象。单糖具有甜味，甜度各不相同。

表 12-1　一些单糖及二糖的物理常数

名称	比旋光度	熔点 /℃
D- 核糖	$-23.7°$	87
D- 脱氧核糖	$-59.0°$	90
D- 葡萄糖	$+52.5°$	146
D- 甘露糖	$+14.6°$	132
D- 半乳糖	$+80.2°$	167
D- 果糖	$-92.4°$	104

四、单糖的化学性质

单糖是含羟基、羰基的多官能团化合物，故具有羟基和羰基的化学性质。单糖在其水溶液中以开链结构和环状结构平衡存在，所以单糖的化学性质，除具有一般醇或醛、酮的性质外，还有以环状结构进行的一些反应。

（一）脱水反应（糖类的显色反应）

酸可使糖类脱水生成糠醛及其衍生物，例如：

葡萄糖　　　　　　　　　　　　5-羟甲基糠醛

生成的糠醛及其衍生物可与酚或芳香胺类反应生成有色产物。如用浓 H_2SO_4 作脱水剂，然后再与 α- 萘酚反应，则可得紫色产物。这对所有的糖都呈阳性反应，称做莫里许反应（Molisch reaction），这是检验糖类的通用试验。

（二）在稀碱溶液中的差向异构化反应

在弱碱如 $Ba(OH)_2$ 溶液中，D- 葡萄糖、D- 甘露糖和 D- 果糖可以通过烯二醇中间体进行相互转化。由于与羰基相连的 α- 碳上的氢原子有一定酸性，在碱性条件下互变异构形成烯二醇。烯二醇羟基上的氢也有明显酸性，当 C_1—OH 上的氢从双键两个方向进攻 C_2，可分别得到 D- 葡萄糖（按 a 指示方向）和 D- 甘露糖（按 b 指示方向）；当 C_2—OH 上的氢进攻 C_1 时则得到果糖。其中 D- 葡萄糖、D- 甘露糖二者在结构上的差别只是一个手性碳原子的构型不同，其余手性碳原子构型完全相同，这样的异构体互称为差向异构体（epimer），差向异构体间的转化又称为差向异构化（epimerism）。

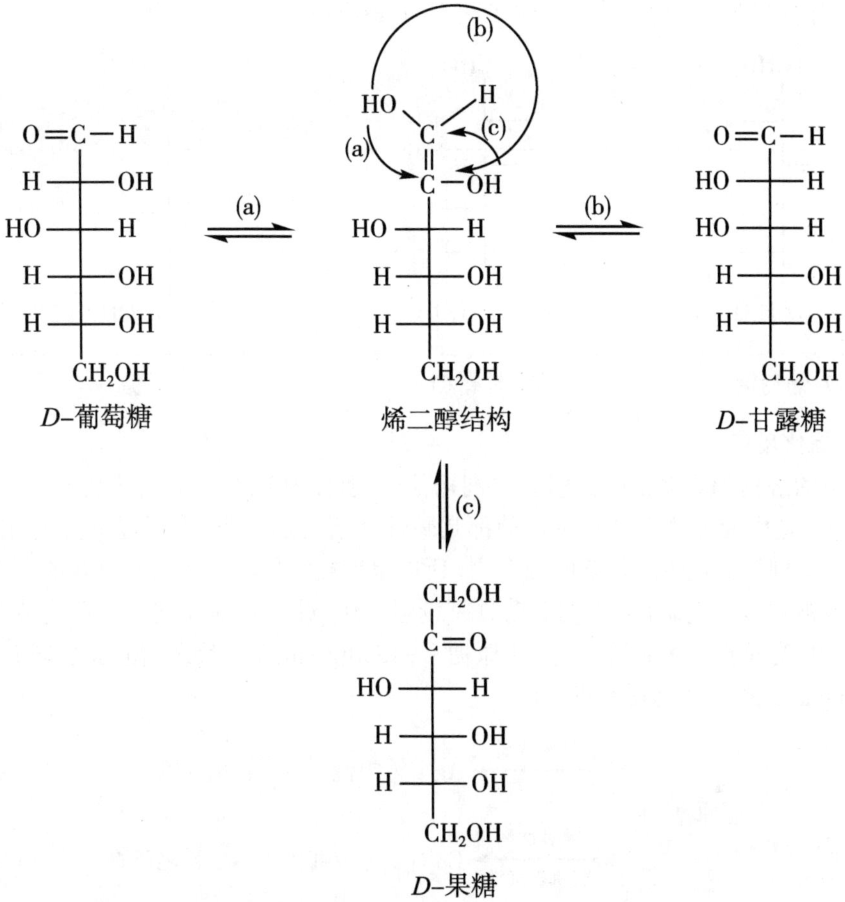

（b）

HO—C—H

（a）C——（c）

C——OH

HO——H

H——OH

H——OH

CH₂OH

O=C—H			O=C—H
H——OH			HO——H
HO——H	(a) ⇌	烯二醇结构 (b) ⇌	HO——H
H——OH			H——OH
H——OH			H——OH
CH₂OH			CH₂OH

D-葡萄糖　　　　　烯二醇结构　　　　　*D*-甘露糖

(c)

CH₂OH

C=O

HO——H

H——OH

H——OH

CH₂OH

D-果糖

生物体在酶的催化下也能进行上述的转变。

（三）成脎反应

正像醛、酮可与羰基试剂苯肼加成生成苯腙一样，醛糖或酮糖也可与苯肼生成苯腙。若苯肼过量，则反应继续进行下去生成二苯腙，糖的二苯腙称做糖脎（osazone）。成脎反应是 α-羟基醛和 α-羟基酮的特有反应，实际过程很复杂，反应的总结果如下（以葡萄糖为例）：

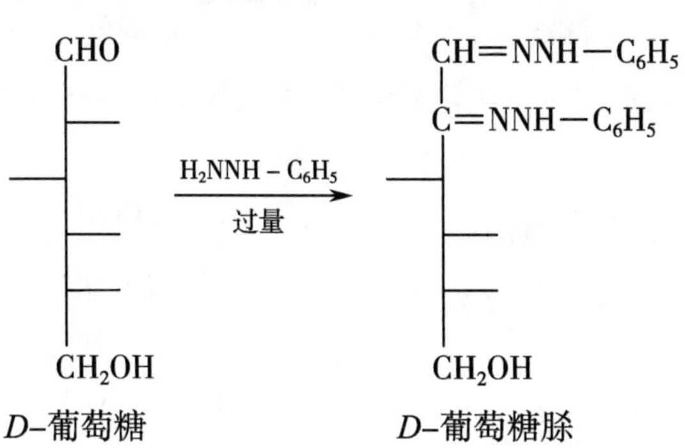

CHO　　　　→ $\xrightarrow[\text{过量}]{H_2NNH-C_6H_5}$ →　　　CH=NNH—C₆H₅

C=NNH—C₆H₅

CH₂OH　　　　　　　　　　　　　　CH₂OH

D-葡萄糖　　　　　　　　*D*-葡萄糖脎

由糖生成糖脎，引入了两个苯肼基，相对分子质量大增，水溶性则大为降低，因此在糖溶液中加入过量苯肼，加热即可析出糖脎。糖脎是美丽的黄色结晶，不同的糖脎的晶形、熔点和成脎时间都各不相同，所以成脎反应常用于糖的定性鉴定。

成脎反应仅发生在 C_1 和 C_2 上，并不涉及其他碳原子，所以 C_3 以下构型相同的糖，将形成相同的糖脎,例如,*D*-葡萄糖、*D*-果糖和*D*-甘露糖都生成相同的糖脎。

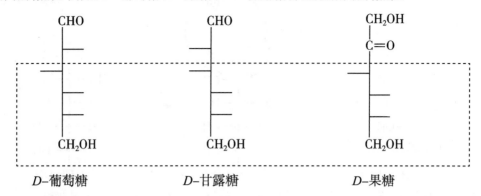

| *D*–葡萄糖 | *D*–甘露糖 | *D*–果糖 |

(四)氧化反应

单糖中的醛糖和酮糖都能被弱氧化剂托伦试剂、斐林试剂和班氏试剂氧化。酮糖之所以能被氧化,是因为上述 3 种弱氧化剂都是碱性试剂,酮糖可以发生差向异构化而转变成醛糖。由于单糖异构化生成复杂的混合物,所以单糖被氧化的产物也是复杂的混合物。

单糖能被弱氧化剂氧化,说明单糖具有较强的还原性。在糖化学中,凡能被托伦试剂、斐林试剂、班氏试剂氧化的糖,称为还原糖(reducing sugar);反之,则称为非还原糖(non reducing sugar)。单糖都是还原糖。

$$还原糖 + \begin{cases} \xrightarrow[\text{托伦试剂}]{} Ag\downarrow(银镜) + 氧化产物 \\ \\ \xrightarrow[\text{斐林试剂}]{} Cu_2O\downarrow(砖红色) + 氧化产物 \\ \text{或班氏试剂} \end{cases}$$

糖尿病患者由于血液和尿液中葡萄糖含量较高,临床上可用班氏试剂来检验尿中的葡萄糖的含量,帮助诊断糖尿病。

溴水能氧化醛糖成为糖酸而不能氧化酮糖。因为溴水是酸性试剂,酮糖因不发生差向异构化而不被氧化。所以可利用溴水来区别醛糖和酮糖。

$$\left.\begin{array}{l} 醛糖(如葡萄糖) \\ 酮糖(如果糖) \end{array}\right\} \xrightarrow{Br_2水} \begin{array}{l} 褪色 \\ 不褪色 \end{array}$$

若用较强氧化剂(如稀 HNO_3)氧化醛糖时,不仅醛基被氧化,碳链另一端的羟甲基也被氧化而生成糖二酸。

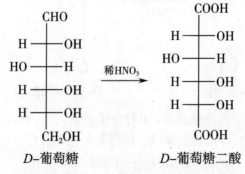

| *D*–葡萄糖 | *D*–葡萄糖二酸 |

在生物体内,*D*-葡萄糖在酶催化下,伯醇羟基被氧化,生成 *D*-葡萄糖醛酸(glucuronic

acid）。在肝脏中它可以和有毒物质醇、酚结合成无毒的糖苷类化合物排出体外，因此 *D*- 葡萄糖醛酸是肝脏的解毒剂之一。

（五）成苷反应

单糖环状结构中的半缩醛（酮）羟基易与含羟基、氨基、巯基等有活泼氢的化合物失水，生成具有缩醛（酮）结构的产物，称为糖苷（glycoside），也称甙或配糖体。常把这类反应称为成苷反应（glycosidation），因此糖分子中的半缩醛（酮）羟基又称为苷羟基。

糖苷由糖和非糖两部分组成。糖部分称为糖基，非糖部分称为配基或苷元。通过氧原子把糖和配基连接起来的化学键称氧苷键或糖苷键。除氧苷键外，在糖和配基之间还可以通过氮原子、硫原子相连，分别称为氮苷键、硫苷键等。

糖苷的化学性质与缩醛相似。在中性或碱性条件下比较稳定。但在稀酸或酶的作用下，苷键容易水解，得到相应的糖和配基。由于糖苷分子中没有半缩醛（酮）羟基，不能再转变成开链结构，因此糖苷无还原性和变旋光现象。

糖苷类化合物在自然界中存在很广，很多具有生物活性。

五、重要的单糖及其衍生物

（一）*D*- 核糖和 *D*- 脱氧核糖

D- 核糖（ribose）和 *D*- 脱氧核糖（deoxyribose）均为戊醛糖，是核糖核酸和脱氧核糖核酸的重要组分，也存在于某些酶和维生素中。两者结构的区别在于脱氧核糖 C_2 上只有氢原子，没有羟基。它们通常以 β 型呋喃糖的形式存在，与嘌呤碱或嘧啶碱结合成核苷。

D-核糖 β-*D*-呋喃核糖 *D*-脱氧核糖 β-*D*-呋喃脱氧核糖

（二）*D*- 葡萄糖

D- 葡萄糖（glucose）是自然界分布最广的己醛糖。它是许多低聚糖、多糖及糖苷等的组成成分。葡萄糖为无色结晶，易溶于水，难溶于乙醇、乙醚。游离态的葡萄糖常见于植物果实、蜂蜜、动物血液、淋巴液及尿液中。其甜度相当于蔗糖的 70%，水溶液具有右旋光性，故又称右旋糖。其含量测定也可使用旋光法。

葡萄糖经酶促磷酸化得到 α-D-吡喃葡萄糖-6-磷酸酯，简写为 G6P，在变位酶作用下，可转化成 α-D-吡喃葡萄糖-1-磷酸酯，简写为 G1P。α-D-吡喃葡萄糖-6-磷酸酯在异构酶作用下生成 α-D-呋喃果糖-6-磷酸酯，参与人体的糖代谢。

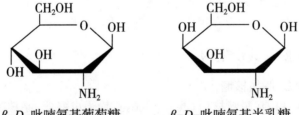

α-D-吡喃葡萄糖-1-磷酸酯　　　α-D-吡喃葡萄糖-6-磷酸酯　　　α-D-呋喃果糖-6-磷酸酯

人体血液中的葡萄糖称为血糖（blood sugar），正常值为 3.9～6.1mmol/L（葡萄糖氧化酶法），维持血糖浓度的恒定具有重要生理意义。

（三）D-果糖

D-果糖（fructose）是自然界含量最丰富的己酮糖，以游离态广泛存在于水果和蜂蜜中，甜度是蔗糖的 1.7 倍。果糖比旋光度为 −92.4°，又称左旋糖。它也是蔗糖的组成成分之一。某些植物如菊根粉中，含有 D-呋喃果糖的聚合物，称菊糖（inulin），相对分子质量 5 000 左右。由静脉注入体内的菊糖因不被消化分解，将完全从肾脏排出，故菊糖清除实验在临床上用于肾功能测定。

果糖在人体内形成磷酸酯，在糖的代谢中占有重要地位。

（四）氨基糖

氨基糖（aminosugar）是己醛糖分子中的 C_2—OH 被氨基取代的衍生物。其中以氨基葡萄糖和氨基半乳糖最常见，二者的差异在于 C_4 构型。

β-D-吡喃氨基葡萄糖　　　β-D-吡喃氨基半乳糖

氨基糖常以结合态存在于糖蛋白及蛋白多糖中，链霉素也含有氨基葡萄糖组分。海洋中许多甲壳动物及昆虫外壳的主要成分之一的甲壳素，就是 N-乙酰氨基葡萄糖的聚合物。游离的 D-氨基半乳糖可引起肝细胞损害，常用于实验性肝损伤动物模型的研究。

（五）维生素C

维生素C并不是糖，但在工业上它可由葡萄糖合成，从结构上看，它是一个 L-不饱和糖酸的内酯，常看作单糖的衍生物。有生理活性的天然维生素C是 L 型。

维生素 C 可溶于水，$[\alpha]_D^t = +21°$，因具有双烯醇结构而显酸性。维生素 C 大量存在于新鲜蔬菜和水果中，尤以柠檬、橘子、番茄中含量最多，它有防治坏血病的作用，所以药用名又叫抗坏血酸。维生素 C 极易被氧化为去氢抗坏血酸，所以是一种很强的还原剂，还具有清除自由基的作用。

第二节 二 糖

最常见的低聚糖是二糖。重要的二糖有蔗糖、麦芽糖、乳糖和纤维二糖等，它们的分子式为 $C_{12}H_{22}O_{11}$，可看作两分子单糖脱水所形成的糖苷，它们水解后生成两分子单糖。由于两分子单糖脱水成苷的方式不同，所以生成的二糖性质也不同。据此二糖又可分为还原性二糖和非还原性二糖。

一、还原性二糖

还原性二糖是由一分子单糖的半缩醛羟基和另一分子单糖的醇型羟基脱水而成的。这样形成的二糖分子中，还保留一个半缩醛羟基，可以互变成开链式结构和 α-、β- 两种端基异构体。因此，具有与一般单糖相似的性质：变旋光现象、成脎反应和还原性。正因为这类二糖具有还原性，能还原托伦试剂、斐林试剂和班氏试剂等弱氧化剂，故称还原性二糖。

（一）麦芽糖和纤维二糖

麦芽糖和纤维二糖都是由两分子葡萄糖彼此以 C_1 和 C_4 通过 1，4- 苷键而成的还原性二糖。区别仅在于麦芽糖中成苷的半缩醛羟基是 α 型的，所成的苷键称 α-1，4- 苷键；而在纤维二糖中成苷的半缩醛羟基是 β 型，所成的苷键是 β-1，4- 苷键。麦芽糖可看作由下列方式形成：

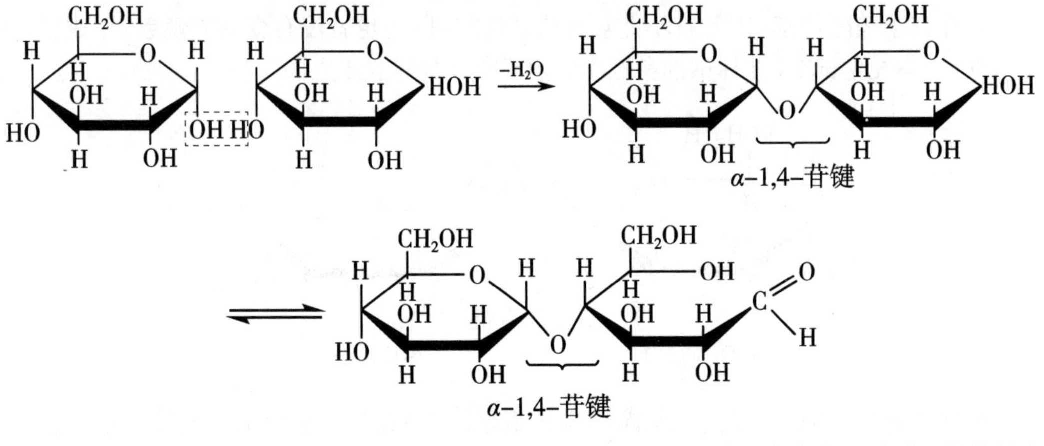

麦芽糖是淀粉水解的中间产物，在用淀粉发酵制酒的过程中，靠存在于麦芽（发芽的大麦）中的淀粉酶作催化剂进行水解而生成麦芽糖。饴糖的主要成分就是麦芽糖，麦芽糖为无色针状结晶，通常含一分子结晶水，分子式 $C_{12}H_{22}O_{11}\cdot H_2O$，易溶于水，水溶液的比旋光度为 +137°，甜味次于蔗糖。

纤维二糖是纤维素水解的中间产物。

α- 苷键和 β- 苷键都可被酸水解。但酶对糖苷键的水解却有选择性。麦芽糖酶能水解 α- 苷键而不能水解 β- 苷键；而苦杏仁酶则相反，它能水解 β- 苷键而不能水解 α- 苷键。所以麦芽糖经麦芽糖酶，纤维二糖经苦杏仁酶水解后均得葡萄糖。

（二）乳糖

乳糖是由 β-D-(+)- 半乳糖和 D-(+)- 葡萄糖以 β-1, 4- 苷键形成的二糖，以半乳糖的半缩醛羟基成苷，而葡萄糖的半缩醛羟基则仍保留着。

乳糖因存在于人和哺乳动物的乳汁中而得名。人乳约含乳糖 5%～8%，牛乳含乳糖 4%～5%。

乳糖为白色结晶粉末，含 1 分子结晶水（$C_{12}H_{22}O_{11} \cdot H_2O$），甜味不及蔗糖，难溶于水，不吸湿，水溶液的比旋光度为 +55.3°。在制药工业中，常利用其吸湿性小的特点作为药物的稀释剂以配制片剂及散剂。

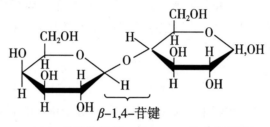

β-D-(+)-吡喃半乳糖　　　D-(+)-吡喃葡萄糖

乳糖中的 β-1, 4- 苷键可被乳糖酶水解，将乳糖水解成半乳糖和葡萄糖。

上述麦芽糖、纤维二糖、乳糖以及其他大多数二糖，因分子中均保留有半缩醛羟基，所以都是还原糖。

二、非还原性二糖

非还原性二糖是两分子单糖均以其半缩醛羟基脱水而成的糖苷。这样形成的二糖分子中不再存在半缩醛羟基，因此就不能互变成开链式，因而也就没有变旋光现象，不成脲，无还原性（不与托伦试剂、斐林试剂和班氏试剂反应），故称非还原性二糖。

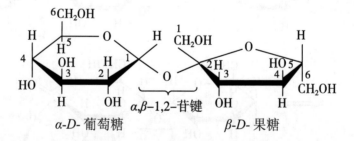

α-D- 葡萄糖　　　　　β-D- 果糖

蔗糖即普通食糖，以甘蔗和甜菜中含量最多，蔗糖是最重要的非还原性二糖，它是由 α-D- 葡萄糖的 C_1 和 β-D- 果糖的 C_2 通过氧苷键形成的二糖。式中 β-D- 呋喃果糖的碳环是按逆时针方向排列的，各手性碳原子上的基团与顺时针方向排列时是上下倒置的。蔗糖的上述结构已在 1953 年经合成而确定。

可见，蔗糖既是 α-D- 葡萄糖苷，又是 β-D- 果糖苷。

蔗糖易被酸水解成等量的 D- 葡萄糖和 D- 果糖。蔗糖的比旋光度为 +66.5°，但水解后的混合物的比旋光度却变成了 −19.75°，与水解前的旋光方向相反，因此蔗糖水解的过程称转化，水解后的混合物称为转化糖。蜂蜜中含有大量的转化糖，它比单独的葡萄糖和蔗糖更甜。

$$C_{12}H_{22}O_{11} + H_2O \xrightarrow[\text{或H}^+]{\text{转化酶}} C_6H_{12}O_6 + C_6H_{12}O_6$$

蔗糖   *D*-葡萄糖   *D*-果糖

$[\alpha]_D^{20} = +66.5°$ $[\alpha]_D^{20} = +52.5°$ $[\alpha]_D^{20} = -92°$

转化糖 $[\alpha]_D^{20} = -19.75°$

第三节 多 糖

多糖是一类天然高分子化合物。多糖在稀酸或酶催化下水解得到一系列中间产物，水解的最终产物是单糖或单糖的衍生物。完全水解后，只能得到一种单糖的多糖称为匀多糖，如淀粉、糖原、纤维素等；完全水解后，得到两种或两种以上不同单糖及其单糖衍生物的多糖称为杂多糖，如透明质酸、肝素等。

多糖在性质上与单糖和低聚糖有很大差别。多糖一般无固定熔点，难溶于水，少数能在水中形成胶体溶液，一般无甜味和变旋光现象。

一、淀粉

淀粉（starch）广泛分布于自然界，是人类获取糖类的主要来源，也是重要的工业原料。淀粉是白色无定形粉末。天然淀粉可分为直链淀粉（amylose）和支链淀粉（amylopectin）两类，其比例随作物品种不同而变化。两种淀粉水解的最终产物都是 *D*-葡萄糖。

（一）直链淀粉

直链淀粉存在于淀粉的内层，不易溶于冷水，在热水中有一定的溶解度。通常由250～300 个 *D*-葡萄糖以 α-1，4-苷键连接而成，呈线型直链，支链很少。由于 α-1，4-苷键的氧原子有一定的键角，因此直链淀粉的链状分子具有规则的螺旋状空间排列（图12-2），每一周螺旋约含 6 个葡萄糖单位。直链淀粉的螺旋状结构的空穴中恰好能容纳碘分子，二者可形成蓝色复合物，加热后，蓝色消失。

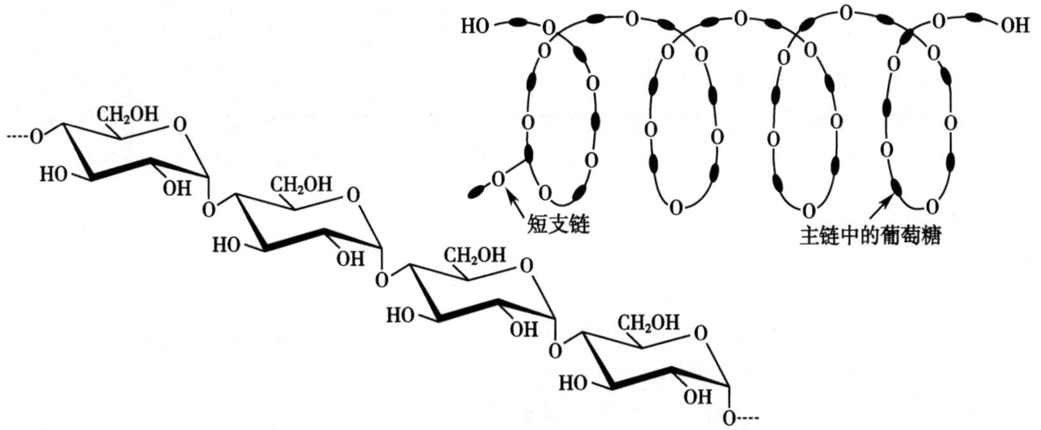

图 12-2 直链淀粉的螺旋状结构

（二）支链淀粉

支链淀粉又称胶淀粉，组成淀粉的皮质。支链淀粉不溶于热水，但可膨胀成糊状。其相对分子质量因来源不同而异，含 6 000~40 000 个 D-葡萄糖单位。在支链淀粉中，由 20~25 个葡萄糖单位以 α-1, 4 苷键结合成短支链，这些支链再通过 α-1, 6 苷键与主链相连，从而形成多分支链状结构（图 12-3）。

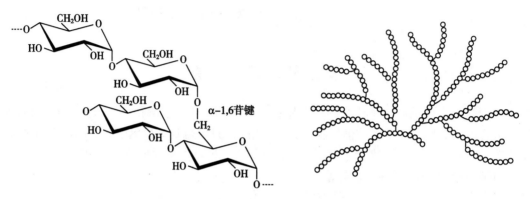

图 12-3　支链淀粉的分支链状

支链淀粉遇碘呈紫红色。

淀粉在酸催化下逐步水解，先生成糊精、麦芽糖，完全水解产物为 D-葡萄糖。在体内，淀粉先经淀粉酶催化水解成麦芽糖，后者再经麦芽糖酶催化水解成葡萄糖供机体利用。

$$(C_6H_{10}O_5)_n \longrightarrow (C_6H_{10}O_5)_m \longrightarrow C_{12}H_{22}O_{11} \longrightarrow C_6H_{12}O_6$$

$$\quad 淀粉 \qquad\qquad 糊精 \qquad\qquad 麦芽糖 \qquad\quad 葡萄糖$$

二、糖原

糖原（glycogen）是人和动物体内储存的多糖，主要存在于肝脏和肌肉中，有肝糖原和肌糖原之分。糖原是人体活动所需能量的主要来源，糖原的合成与分解是糖代谢的重要内容。

糖原的结构与支链淀粉相似，也由 D-葡萄糖通过 α-1, 4 苷键结合形成直链，又以 α-1, 6 苷键连接形成分支，但分支程度更高，支链更多、更短，每条短支链约含 12~18 个葡萄糖单位。糖原相对分子质量在 10^5~10^7，由数万个葡萄糖组成，属于高分子多分支多糖，糖原的结构如图 12-4 所示：

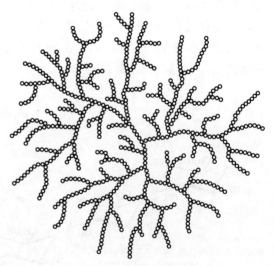

图 12-4　糖原的分支状结构

每个糖原分子只有一个还原端，糖原的多分支结构不仅增大了糖原的水溶性，而且增加了非还原端的数目。糖原的合成与分解都是由非还原端开始的。

人体约含 400g 糖原，用以保持血液中葡萄糖含量的基本恒定。

三、纤维素

纤维素(cellulose)是自然界分布最广,存在量最多的一种多糖。木材含纤维素50%~70%,棉花含92%~98%。此外,动物体内发现有动物纤维素。

组成纤维素的结构单位是 D-葡萄糖。它们之间通过 β-1,4苷键连接成长直链,一般无支链。借助羟基的分子间氢键相互作用,各条纤维素的直链互相平行成束状,进一步绞扭成绳索状。

天然纤维素由8 000~10 000个葡萄糖单位组成,相对分子质量为 $5 \times 10^5 \sim 2.5 \times 10^6$。通常为白色微晶形,不溶于水,无还原性。在稀酸中水解,可得纤维二糖。在高温、高压下水解最终产物为 D-葡萄糖。

由于人体内缺乏切断 β-1,4苷键的酶,所以不能将纤维素分解为葡萄糖而利用。但它具有刺激胃肠蠕动,促进排便及保持胃肠道微生物平衡等作用。

纤维素是重要的工业原料,除用于纺织、造纸外,还可用来生产火药、人造丝、玻璃纸、电影胶片等。

四、右旋糖酐

右旋糖酐(dextran)是蔗糖发酵生产的 D-葡萄糖聚合物,具有粘性和强右旋光性,故称右旋糖酐。临床上用的右旋糖酐含400~500个葡萄糖单位,单糖间主要通过 α-1,6苷键连接。因具有提高血浆渗透压、改善微循环等作用,可代血浆用于外伤性出血、损伤等补充血容量。

五、蛋白多糖

蛋白多糖(proteoglycan)又称黏多糖(mucopolysaccharide),是一类由多糖链和蛋白质以共价键组成的大分子,其多糖链中含有氨基糖或其衍生物,作为结构成分广泛分布在软骨、结缔组织及角膜中,具有黏稠性,是组织间质及黏液的重要组分,具有多种功能。重要的蛋白多糖有透明质酸、肝素等。

(一)透明质酸

透明质酸是一种分布很广的杂多糖,黏滞性大,存在于眼球玻璃体、关节液和脐带中,有润滑、保护细胞的作用。有些细菌,因含透明质酸酶,能分解透明质酸而侵入机体。透明质酸只含少量蛋白质,其多糖链由 N-乙酰氨基葡萄糖和 D-葡萄糖醛酸组成的二糖单位聚合而成。

(二)肝素

肝素因肝脏内含量最多而得名,在心、肺、脾、肌肉、血管壁、肠黏膜及胸腺中也都有。肝素是人和动物体内的天然抗血凝物质,是凝血酶的对抗物。临床上广泛用作输血的抗凝剂,还用来防止血栓形成。肝素相对分子质量约17 000,是由 D-葡萄糖醛酸-2-硫酸酯和

2-磺酰氨基-*D*-葡萄糖-6-硫酸酯组成的多糖。

本 章 小 结

一、单糖的化学性质

1. 氧化反应

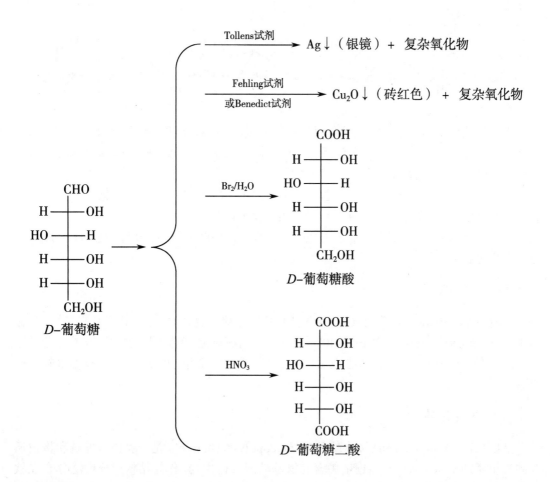

2. 还原反应

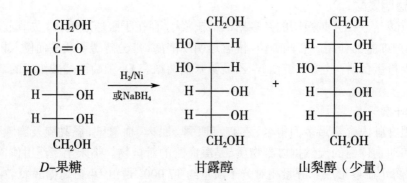

3. 成脒反应

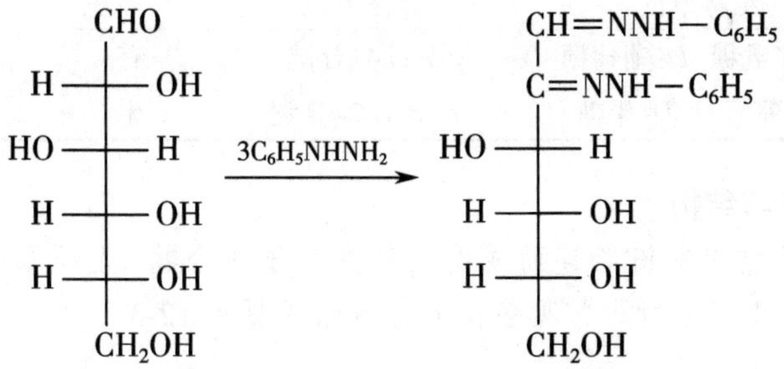

D-葡萄糖　　　　　　　　　　　　　　　D-葡萄糖脒

4. 脱水反应

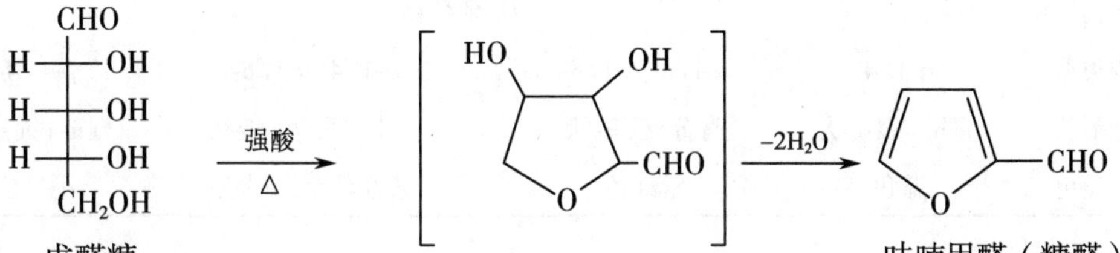

戊醛糖　　　　　　　　　　　　　　　　　呋喃甲醛（糠醛）

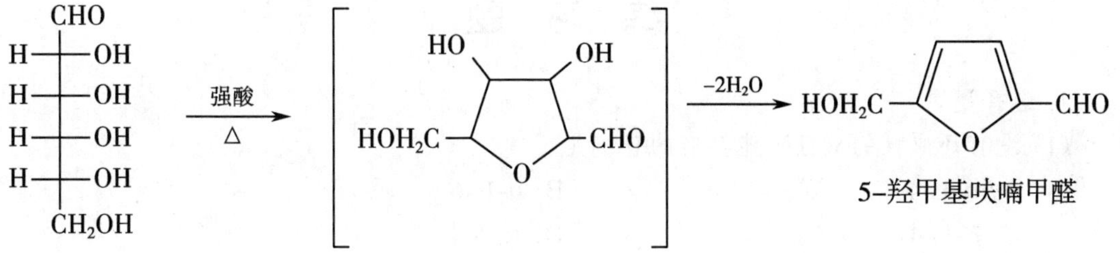

己醛糖　　　　　　　　　　　　　　　　　5-羟甲基呋喃甲醛

5. 成苷反应

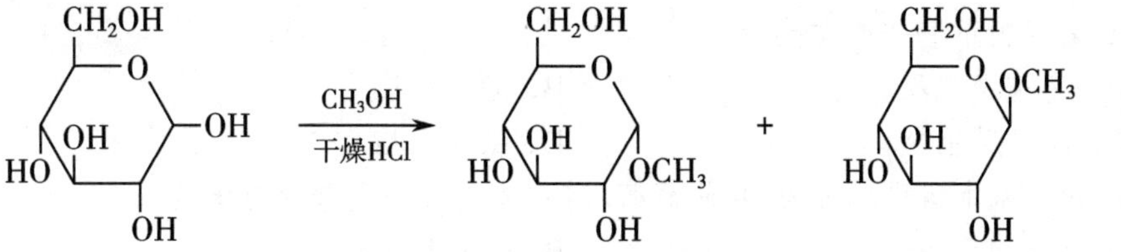

α-D-吡喃葡萄糖甲苷　　　β-D-吡喃葡萄糖甲苷

二、双糖的结构与性质

双糖是由两分子单糖形成的糖苷，在酸或酶的作用下水解可生成两分子单糖。常见双糖的基本结构及性质见表 12-2。

表 12-2　常见双糖结构及性质

名称	结构单位	苷键类型	苷羟基	还原性及变旋光现象
麦芽糖	两分子 D- 葡萄糖	α-1, 4- 苷键	有	有
纤维二糖	两分子 D- 葡萄糖	β-1, 4- 苷键	有	有

续表

名称	结构单位	苷键类型	苷羟基	还原性及变旋光现象
乳糖	D-半乳糖、D-葡萄糖	β-1,4-苷键	有	有
蔗糖	D-葡萄糖、D-果糖	α,β-1,2-苷键	无	无

三、多糖的组成与结构

多糖是由许多单糖以苷键相连而成的天然高分子化合物，无还原性及变旋光现象，完全水解可得单糖及单糖衍生物。常见多糖的结构组成见表12-3。

表 12-3　常见多糖的结构组成

类别	直链淀粉	支链淀粉	糖原	纤维素
基本结构单位		D-葡萄糖		
苷键类型	α-1,4	α-1,4、α-1,6-	α-1,4、α-1,6-	β-1,4-
分子形状	直链、螺旋状	有分支、链状	分支多而短、链状	直链、绳索状
与碘显色	蓝色	紫红色	紫红色至红褐色	不显色

练 习 题

1. 选择题

(1) 没有还原性的双糖可能具有的苷键是

  A. α-1,4　　　　　　　　　　B. α-1,6

  C. β-1,4　　　　　　　　　　D. α,β-1,2

(2) α- 和 β- 葡萄糖**不**是

  A. 差向异构体　　　　　　　　B. 异头物

  C. 对映异构体　　　　　　　　D. 非对映异构体

(3) α- 葡萄糖甲基苷能发生

  A. 变旋光现象　　　　　　　　B. 酯化反应

  C. 成脎反应　　　　　　　　　D. 银镜反应

(4) 淀粉的基本组成单位为 D-葡萄糖，其中支链淀粉所包含苷键为

  A. α-1,4 和 α-1,6　　　　　B. β-1,4 和 α-1,6

  C. α-1,4 和 β-1,4　　　　　D. β-1,4 和 β-1,6

(5) 互为差向异构体的两种单糖，一定为

  A. 端基异构体　　　　　　　　B. 互变异构体

  C. 对映异构体　　　　　　　　D. 非对映异构体

(6) D-葡萄糖与无水乙醇在干燥氯化氢催化下得到的产物结构属于

  A. 醇　　　　　　　　　　　　B. 酯

  C. 缩醛　　　　　　　　　　　D. 半缩醛

(7) 戊醛糖开链结构的旋光异构体 L 型的个数

  A. 2　　　　　　　　　　　　B. 3

C. 4   D. 6

(8) 下列关于葡萄糖的论述，**错误**的是

    A. 能与 Molisch 试剂发生反应，得到紫色产物

    B. 能发生银镜反应

    C. 能与醇发生酯化反应

    D. 能被氧化为 CO_2 和 H_2O

(9) D-(+)葡萄糖各手性碳原子的构型依次是

    A. $2R$、$3S$、$4R$、$5R$ B. $2S$、$3R$、$4S$、$5S$

    C. $2R$、$3R$、$4S$、$5R$ D. $2S$、$3R$、$4R$、$5R$

2. 写出下列化合物的名称

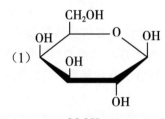

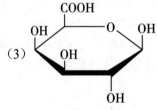
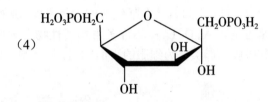

3. 根据下列名称写出化合物的结构式

(1) D-葡萄糖   (2) L-葡萄糖   (3) D-半乳糖   (4) D-甘露糖

4. 写出 D-半乳糖与下列试剂的反应产物

(1) HNO_3 (2) Br_2/H_2O (3) $CH_3OH+HCl$(干燥)   (4) $NaBH_4$ (5) 苯肼(过量)

5. 用化学方法区别下列化合物

(1) 葡萄糖   果糖   甲基葡萄糖苷   (2) 葡萄糖   蔗糖   淀粉

(3) 麦芽糖   纤维素   淀粉

6. 推测结构式

柳树皮中存在一种糖苷叫水杨苷(salicin)，与 $FeCl_3$ 不发生显色反应，当用苦杏仁酶水解时得到 $β$-D-(+)-葡萄糖和水杨醇(邻羟基苯甲醇)，写出水杨苷的结构式。

7. 讨论题

醛糖能与斐林试剂、苯肼等反应，表现出醛基的典型性质，但它却不能与 Schiff 试剂、亚硫酸氢钠饱和溶液反应，为什么？

（唐晓栋）

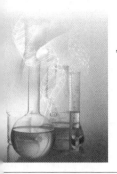

第十三章　脂　类

　　脂类(lipids)是广泛存在于动植物体内的一类天然有机化合物,主要包括油脂和类脂两大类。油脂是油和脂肪的总称。类脂在物理性质及物质形态方面与油脂类似,因此称为类脂,如磷脂、糖脂、甾族化合物等。脂类化合物都难溶于水,易溶于有机溶剂;具有酯的结构或成酯的可能。

　　脂类是生物维持正常生命活动不可缺少的物质之一,在生物体内可作为生物膜和其组织成分,也可作为机体新陈代谢的能量来源,其释放的热能是糖类物质的两倍。同时,脂类又是维生素 A、D、E、K 等许多生物活性物质的良好溶剂,一些脂溶性维生素必须随同脂质一起吸收。脂类作为细胞的表面物质,与细胞识别、种属特异性和免疫等密切相关。

第一节　油　脂

一、油脂的组成、结构和命名

　　油脂是油和脂肪的总称,在常温下呈液态的称为油(oil),呈固态或半固态的称为脂肪(fat)。

　　油脂是一分子甘油和三分子高级脂肪酸组成的酯。其基本结构如下:

$$
\begin{array}{c}
\quad\quad\quad\quad O \\
\quad\quad\quad\quad \| \\
H_2C-O-C-R \\
\quad\quad\quad\quad O \\
\quad\quad\quad\quad \| \\
HC-O-C-R' \\
\quad\quad\quad\quad O \\
\quad\quad\quad\quad \| \\
H_2C-O-C-R''
\end{array}
$$

　　如果 R、R′、R″ 全相同时,该油脂属于单甘油酯,称为单三酰甘油(simple triacylglycerol);R、R′、R″ 不完全相同时,该油脂属于混甘油酯,称为混三酰甘油(mixed triacylglycerol)。天然油脂多为混甘油酯,且为多种混甘油酯及其他成分组成的复杂混合物。

　　组成油脂的脂肪酸种类很多,天然油脂中已发现的脂肪酸有 80～90 种,绝大多数是偶数碳原子的直链脂肪酸,若有不饱和键,则多为顺式构型。常见的脂肪酸见表 13-1。

表 13-1　油脂中常见脂肪酸

类别	名称	结构式
饱和脂肪酸	月桂酸（十二碳酸）	$CH_3—(CH_2)_{10}—COOH$
	豆蔻酸（十四碳酸）	$CH_3—(CH_2)_{12}—COOH$
	软脂酸（十六碳酸）	$CH_3—(CH_2)_{14}—COOH$
	硬脂酸（十八碳酸）	$CH_3—(CH_2)_{16}—COOH$
不饱和脂肪酸	油酸（9-十八碳烯酸）	$CH_3—(CH_2)_7—CH=CH—(CH_2)_7—COOH$
	*亚油酸（9,12-十八碳二烯酸）	$CH_3—(CH_2)_4—CH=CH—CH_2—CH=CH—(CH_2)_7—COOH$
	*亚麻酸（9,12,15-十八碳三烯酸）	$CH_3—CH_2CH=CH—CH_2—CH=CH—CH_2—CH=CH—(CH_2)_7—COOH$
	*花生四烯酸（5,8,11,14-二十碳四烯酸）	$CH_3—(CH_2)_4—CH=CH—CH_2—CH=CH—CH_2—CH=CH—CH_2—CH=CH—(CH_2)_3—COOH$
	神经酸（15-二十四碳烯酸）	$CH_3—(CH_2)_7—CH=CH—(CH_2)_{13}—COOH$

注：*为营养必需脂肪酸。

多数脂肪酸在人体内均能合成，只有亚油酸、亚麻酸、花生四烯酸等是人体内不能合成的，必须由食物供给，故称为营养必需脂肪酸。其中，亚油酸能促进胆固醇和胆汁酸的排出，降低血中胆固醇的含量。必需脂肪酸供应不足或过多被氧化，可导致细胞膜和线粒体结构的异变，甚至引起癌变；多烯酸中具有代表性的有花生四烯酸（AA 酸）和 DHA（俗称"脑黄金"），它们是前列腺素、血栓素和白三烯等生理活性物质的前体，这些活性物质对调节细胞代谢和功能很重要。

脂肪酸的命名常用俗名，如硬脂酸、油酸。脂肪酸的系统命名法与一元羧酸的系统命名法基本相同，不同之处是脂肪酸的碳原子有三种编码体系，如表 13-2 所示：

表 13-2　脂肪酸碳原子的三种编码体系

编码体系	CH_3	CH_2	CH_2	CH_2	CH_2	CH_2	CH_2	CH_2	CH_2	CH_2	CH_2	CH_2	CH_2	COOH
△编码体系	14	13	12	11	10	9	8	7	6	5	4	3	2	1
ω 编码体系	1	2	3	4	5	6	7	8	9	10	11	12	13	14
希腊字母	ω	………………………………………………								δ	γ	β	α	

注：△编码体系从脂肪酸羧基碳原子开始计数编号；ω 编码体系是从脂肪酸的甲基端的甲基碳原子开始计数编号；希腊字母编号规则与羧酸的命名原则相同，离羧基最近的碳原子为 α- 碳原子，最远的甲基碳原子称为 ω- 碳原子。

例如：亚麻酸 $CH_3CH_2CH=CHCH_2CH=CHCH_2CH=CH(CH_2)_7COOH$

△编码体系的系统命名为：$\triangle^{9,12,15}$-十八碳三烯酸，简写为 $18:3\ \triangle^{9,12,15}$；

ω 编码体系的系统命名为：$\omega^{3,6,9}$-十八碳三烯酸，简写为 $18:3\ \omega^{3,6,9}$。

这两种编码体系分别用于不同的地方。

简单三酰甘油命名时，根据脂肪酸的名称称为三某酰甘油或甘油三某脂酸酯，混三酰甘油用 α、β 和 α' 标明脂肪酸的位次。例如：

$$H_2C-O-\overset{O}{\overset{\|}{C}}-(CH_2)_{16}CH_3$$
$$HC-O-\overset{O}{\overset{\|}{C}}-(CH_2)_{16}CH_3$$
$$H_2C-O-\overset{O}{\overset{\|}{C}}-(CH_2)_{16}CH_3$$

三硬脂酰甘油
（甘油三硬脂酸酯）

$$\alpha\ H_2C-O-\overset{O}{\overset{\|}{C}}-(CH_2)_{16}CH_3$$
$$\beta\ HC-O-\overset{O}{\overset{\|}{C}}-(CH_2)_{14}CH_3$$
$$\alpha'\ H_2C-O-\overset{O}{\overset{\|}{C}}-(CH_2)_7CH=CH(CH_2)_7CH_3$$

α硬脂酰-β-软脂酰-α'-油酰甘油
（甘油-α-硬脂酸-β-软脂酸-α'-油酸酯）

另外，国际纯化学和应用化学联合会及国际生物化学联合会（IUPAC-IUB）的生物化学命名委员会（Commission on Biochemical Nomenclature）建议采用下列原则：

$$
\begin{array}{lr}
CH_2OH & 1 \\
HO-C-H & 2 \\
CH_2OH & 3
\end{array}
\left.\phantom{\begin{array}{l}1\\2\\3\end{array}}\right\}\text{立体专一编号}
$$

上式为 Fischer 投影式，碳原子编号自上而下不能颠倒，第 2 号碳原子上的—OH 一定要放在左边。这种编号称为立体专一编号（stereo-specific numbering），常用 Sn 表示，写在化合物名称的前面。根据这些原则，下式可命名为：

$$H_3C(H_2C)_{14}-\overset{O}{\overset{\|}{C}}-O-\overset{\displaystyle H_2C-O-\overset{O}{\overset{\|}{C}}-(CH_2)_{16}CH_3}{\underset{\displaystyle H_2C-O-\overset{O}{\overset{\|}{C}}-(CH_2)_7CH=CH(CH_2)_7CH_3}{C-H}}$$

Sn-α-硬脂酰-β-软脂酰-α'-油酰甘油

二、油脂的物理性质

纯净的油脂是无色、无臭、无味的物质，相对密度小于水，不溶于水，易溶于乙醚、氯仿、丙酮、苯及热乙醇中，油脂的熔点和沸点与组成甘油酯的脂肪酸的结构有关，脂肪酸的链越长越饱和，油脂的熔点越高；脂肪酸的链越短越不饱和，油脂的熔点则越低。由于天然油脂都是混合物，所以其没有恒定的沸点和熔点。

三、油脂的化学性质

（一）皂化

油脂在酸、碱或脂酶（lipase）的作用下发生水解反应，生成一分子甘油和三分子高级脂肪酸。如果用碱（如氢氧化钠、氢氧化钾）进行水解，得到的产物是甘油和高级脂肪酸钠盐（或钾盐），这些盐称为肥皂，因此，油脂在碱性溶液中的水解称为皂化反应（saponification）。

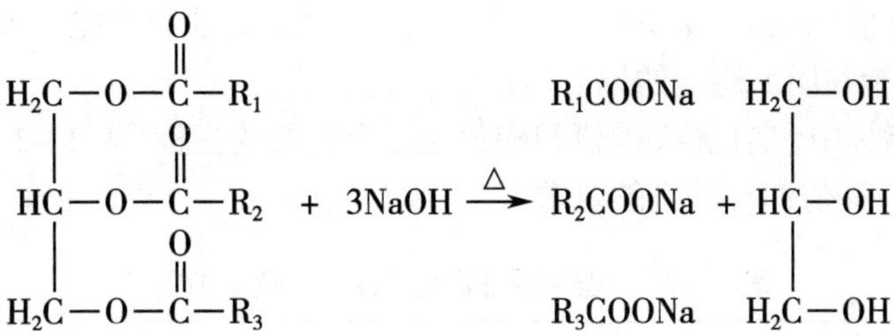

$$
\begin{array}{c}
\begin{matrix}
\text{H}_2\text{C}-\text{O}-\overset{\displaystyle \overset{\text{O}}{\|}}{\text{C}}-\text{R}_1 \\
\text{HC}-\text{O}-\overset{\displaystyle \overset{\text{O}}{\|}}{\text{C}}-\text{R}_2 \\
\text{H}_2\text{C}-\text{O}-\overset{\displaystyle \overset{\text{O}}{\|}}{\text{C}}-\text{R}_3
\end{matrix}
\ +\ 3\text{NaOH} \xrightarrow{\triangle}
\begin{matrix}
\text{R}_1\text{COONa} \\
\text{R}_2\text{COONa} \\
\text{R}_3\text{COONa}
\end{matrix}
\ +\
\begin{matrix}
\text{H}_2\text{C}-\text{OH} \\
\text{HC}-\text{OH} \\
\text{H}_2\text{C}-\text{OH}
\end{matrix}
\end{array}
$$

1g 油脂完全皂化所需氢氧化钾的毫克数称为皂化值（saponification number）。皂化值越大表示油脂的平均相对分子质量越小，油脂中含低分子量的脂肪酰基越多。

各种油脂都有一定的皂化值范围，因此可以用皂化值来判断油脂的纯度。

（二）加成

含不饱和脂肪酸的油脂，分子里的碳碳双键可以和氢、碘等进行加成。

1. 加氢　油脂在金属催化下发生催化加氢反应，天然油脂分子中不饱和双键经加氢后变为饱和键，这样得到的油脂称为氢化油（hydrogenation oil）。由于加氢后可以提高油脂饱和度，原来液态的油变为半固态或固态的脂肪，所以氢化油又称为硬化油，硬化油不仅熔点升高，且不容易变质，有利于保存和运输。目前我国油脂硬化的原料以棉籽油、菜油为主。氢化程度较低的油脂主要用于生产人造奶油或作猪油的代用品。

2. 加碘　油脂中的不饱和双键可与碘发生加成反应。100g 油脂所吸收碘的克数称为碘值（iodine number）。碘值越大，说明油脂的不饱和程度越高。由于碘和碳碳双键的加成反应较慢，故常用氯化碘代替碘，因为其中的氯原子可以使碘活化。

3. 酸败　油脂在空气中放置过久，或储存不当，发生变质，会产生难闻的臭味，这种变化称为酸败（rancidity）。酸败的化学本质是油脂水解出的游离不饱和脂肪酸的双键受到空气中的氧、水、微生物的作用，发生氧化反应，生成过氧化物，此过氧化物继续分解或氧化产生有臭味的低级醛和羧酸等。

油脂中的饱和脂肪酸比较稳定，但在霉菌或微生物作用下，发生 β- 氧化，生成 β- 酮酸，β- 酮酸进一步分解成酮或羧酸。饱和脂肪酸的整个 β- 氧化过程包括：脱氢、水化、再脱氢、降解等四个反应，生成酮和羧酸：

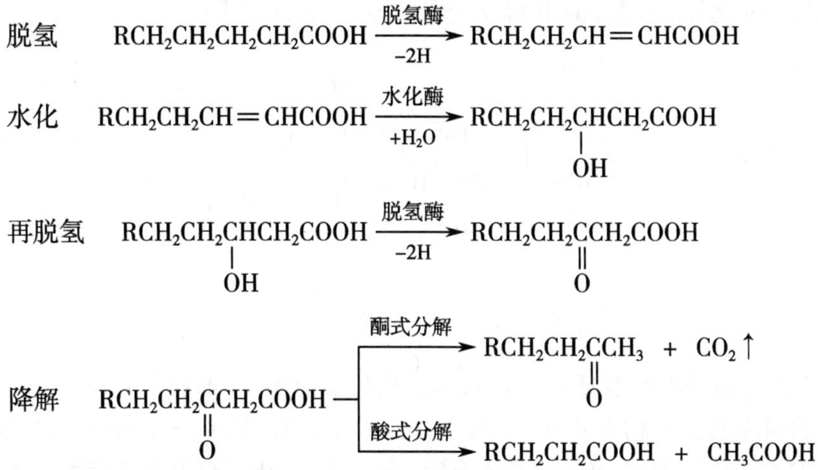

脱氢　$\text{RCH}_2\text{CH}_2\text{CH}_2\text{CH}_2\text{COOH} \xrightarrow[-2\text{H}]{\text{脱氢酶}} \text{RCH}_2\text{CH}_2\text{CH}=\text{CHCOOH}$

水化　$\text{RCH}_2\text{CH}_2\text{CH}=\text{CHCOOH} \xrightarrow[+\text{H}_2\text{O}]{\text{水化酶}} \text{RCH}_2\text{CH}_2\underset{\overset{|}{\text{OH}}}{\text{CH}}\text{CH}_2\text{COOH}$

再脱氢　$\text{RCH}_2\text{CH}_2\underset{\overset{|}{\text{OH}}}{\text{CH}}\text{CH}_2\text{COOH} \xrightarrow[-2\text{H}]{\text{脱氢酶}} \text{RCH}_2\text{CH}_2\underset{\overset{\|}{\text{O}}}{\text{C}}\text{CH}_2\text{COOH}$

降解　$\text{RCH}_2\text{CH}_2\underset{\overset{\|}{\text{O}}}{\text{C}}\text{CH}_2\text{COOH}$
$\begin{cases} \xrightarrow{\text{酮式分解}} \text{RCH}_2\text{CH}_2\underset{\overset{\|}{\text{O}}}{\text{C}}\text{CH}_3 \ +\ \text{CO}_2\uparrow \\[2mm] \xrightarrow{\text{酸式分解}} \text{RCH}_2\text{CH}_2\text{COOH} \ +\ \text{CH}_3\text{COOH} \end{cases}$

油脂酸败的程度常用酸值来表示。中和 1g 油脂中的游离脂肪酸所需要氢氧化钾的毫克数称为油脂的酸值（acidic number）。一般酸值大于 6.0 的油脂不能食用，油脂应储存在密闭的容器中，并放置在阴凉避光的地方，或加入抗氧化剂。

油脂的理化指标中，皂化值、碘值和酸值是三个重要的指标（表 13-3），药典中对药用油脂的皂化值、碘值、酸值都有严格的要求。

表 13-3　一些常见油脂的皂化值、碘值和酸值

油脂名称	皂化值 /mg	碘值 /g	酸值 /mg
猪油	195～208	46～66	1.56
牛油	190～200	31～47	—
蓖麻油	176～187	81～90	0.12～0.8
棉籽油	191～196	102～115	0.6～0.9
大豆油	189～194	120～136	—
亚麻油	189～196	170～204	1～3.5
桐油	190～197	160～180	—
花生油	185～195	93～198	—

含高度不饱和脂肪酸的油类经空气氧化后，可形成一层坚硬而富于弹性的薄膜，根据此原理油漆工业常用干性油和半干性油作原料生产油漆。

第二节　磷脂和糖脂

一、磷脂

磷脂（phospholipid）广泛存在于动物的肝、脑、神经细胞以及植物种子中。根据与磷酸成脂的成分不同，磷脂分为甘油磷脂和鞘磷脂（又叫神经磷脂）。

（一）甘油磷脂

甘油磷脂（phosphoglyceride）又称为磷酸甘油酯。它是油脂分子中一个酰基被磷酰基取代后生成的二酰化甘油磷酸酯，其母体是磷脂酸，结构式如下：

$$\begin{array}{c} \quad\quad\quad\quad \underset{\|}{\overset{O}{}} \\ \quad O \quad H_2C-O-\overset{\overset{\displaystyle O}{\|}}{C}-R \\ R'-\overset{\overset{\displaystyle \|}{O}}{C}-O-CH \quad\; \overset{\displaystyle O}{} \\ \quad\quad\quad H_2C-O-\overset{\overset{\displaystyle \|}{P}}{P}-OH \\ \quad\quad\quad\quad\quad\quad\; | \\ \quad\quad\quad\quad\quad\quad OH \end{array}$$

L-磷脂酸（phosphatidic acid）

天然存在的甘油磷脂类都属于 Sn- 甘油 -3- 磷酸酯的构型，即属于 L 型。

最常见的磷脂酸衍生物有两种：卵磷脂和脑磷脂。卵磷脂（lecithin）是磷脂酸中磷酸和胆碱 $HOCH_2CH_2N^+(CH_3)_3OH^-$ 所形成的酯；脑磷脂（cephalin）则是磷脂酸中磷酸和胆胺 $HOCH_2CH_2NH_2$ 所形成的酯。

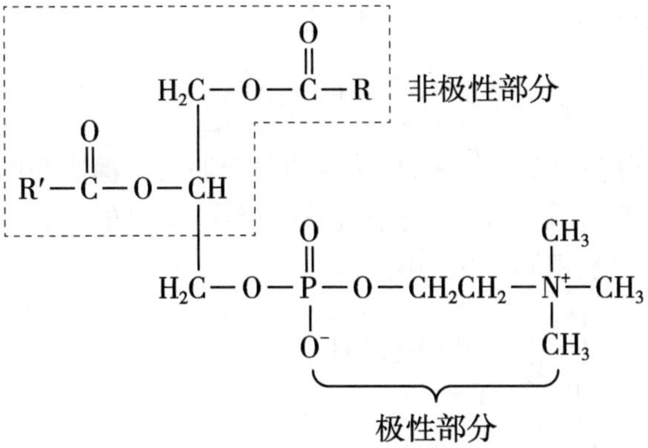

卵磷脂（lecithin） 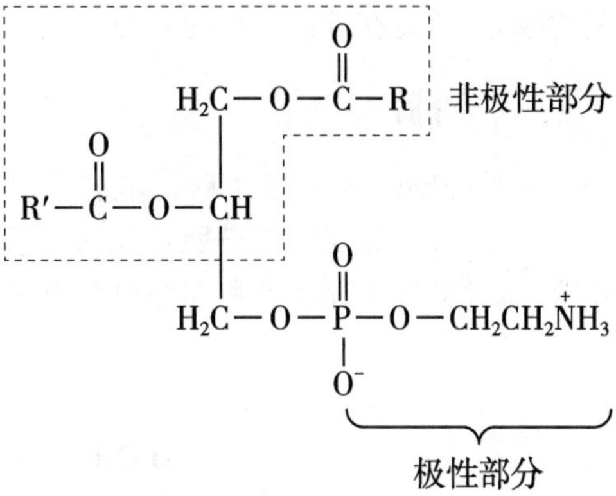　　　　　　　　　　　脑磷脂（cephalin）

磷酸酯部分因保留一个酸性氢，同时又含有一个碱性的氨基，因而可以在分子内形成偶极离子。

卵磷脂和脑磷脂的结构中，均含有极性和非极性两部分，具有和肥皂、洗涤剂相同的结构，也是良好的乳化剂。正是由于这种结构特点，使得磷脂类化合物在细胞膜中起着重要的生理作用。卵磷脂组分的胆碱与人体脂肪代谢密切关系，能促进油脂迅速生成卵磷脂，可以防止脂肪在肝内大量存积。胆碱和卵磷脂都是常用的抗脂肪肝的药物，脑磷脂与血液的凝固有关，存在于血小板内，能促使血液凝固的凝血激酶就是由脑磷脂与蛋白质组成的。

（二）鞘磷脂

鞘磷脂（sphingomyelin）分子中不含甘油，而是一个长链的不饱和氨基醇（鞘氨醇），其结构式如下：

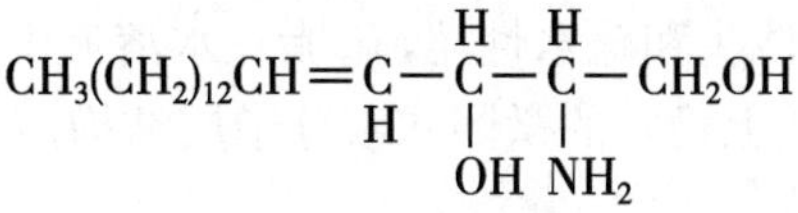

鞘氨醇（sphingol）

鞘磷脂又称神经鞘磷脂，是鞘脂类的典型代表。它是由鞘氨醇、高级脂肪酸、磷酸和胆碱组成的，分子中有一个酰氨键和两个磷酸酯键。鞘磷脂的结构如下：

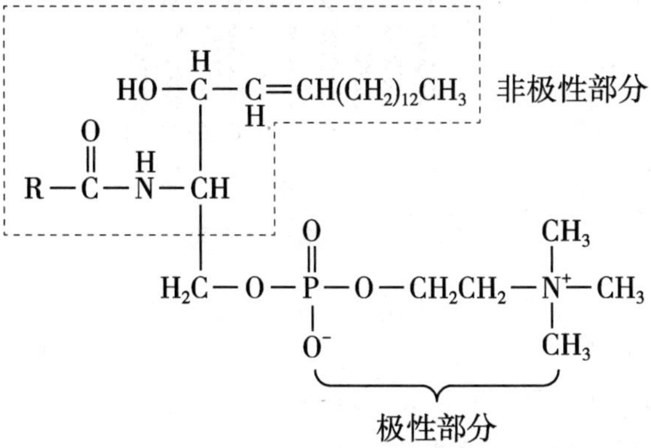

鞘磷脂（sphingomyelin）

鞘磷脂是白色结晶，在光和空气中比较稳定。不溶于丙酮及乙醚，而溶于热乙醇。

鞘磷脂是动植物细胞膜的主要成分，尤其在脑和神经组织中含量最丰富。它是构成髓鞘的成分，包裹在神经纤维的外面，在传递神经冲动时起到绝缘作用。

二、糖脂

糖脂（glycolipid）是由糖、脂肪酸和鞘氨醇构成，常与磷脂共存的复合脂类。糖脂在脑中含量最多，所以又叫**脑苷脂**。结构上脑苷脂可看作 N- 脂酰鞘氨醇的糖苷，常见的糖有半乳糖、葡萄糖等。存在脑和神经组织中的 β- 半乳糖脑苷脂的结构如下：

$$HO-C-C=CH(CH_2)_{12}CH_3$$

$$\beta\text{-半乳糖脑苷脂}\quad(\beta\text{-galactose cerebroside})$$

脑苷脂是白色蜡状物，溶于热乙醇、丙酮和苯，而不溶于乙醚。

脑苷脂类化合物是动物组织细胞表面的重要组分。例如，红细胞表面的脑苷脂类与血型专一性有关，经研究证明：用 α- 半乳糖苷酶处理 B 型血可使其转变为 O 型血。

三、磷脂的生物学意义

磷脂存在于一切细胞的细胞膜中，是生物体的基本结构要素，磷脂的特殊功能依赖于它们的物理性质和结构特征。磷脂分子的共同特点是：都有亲水性头和疏水性尾。由于在同一分子中同时存在着亲水性头和疏水性尾，磷脂在水溶液中，亲水性头朝向水，疏水性尾则相互紧密相聚，形成热力学上稳定的微团式双分子层结构，如图 13-1 所示：

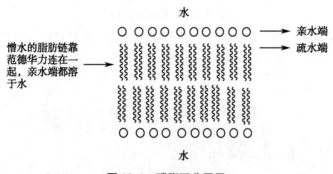

图 13-1　磷脂双分子层

磷脂双分子层（或称脂双层）是生物膜最基本的结构，其中固醇类分子安插在磷脂分子中间，与磷脂的脂肪链相互作用，对脂质双层的流动性影响极大。脂质双层中的脂类分子在一定温度范围内既有晶态特征，又有液态的可移动特性（液晶态）。当温度低于相变温度时由液态变为晶态，高于相变温度时则变成液态。许多正常生理活动都必须在液晶态下才能顺利进行。所有的膜都由不同成分的脂双层和相连的蛋白质组成，一些蛋白质松散地连接在脂双层的亲水面，而另一些蛋白质则深埋入脂双层的非极性基质中，或穿过脂双层。不同的蛋白质和不同的磷脂所构成的细胞膜对各类物质的渗透性不一样，能选择性地让某些物质透过。

第三节　甾族化合物

甾族化合物(steroids)，又称类固醇化合物，广泛存在于动、植物体内，含量虽少，却具有特殊生理功能，在生命活动中起着十分重要的作用。

一、甾族化合物的基本骨架和命名

甾族化合物都具有一个环戊烷多氢菲的骨架(又称甾核)和三个侧链组成，4 个环分别用字母 A、B、C 和 D 表示，各个碳原子右图所示的顺序编号，一般在 C_{10} 和 C_{13} 上各有一甲基，称为角甲基，在 C_{17} 上连有一个不同碳原子数的碳链。此类化合物的结构特点，可通过"甾"字形象地表示出来，"田"表示 4 个环，"巛"象征地表示两个角甲基和 C_{17} 上的取代基。其基本骨架如下：

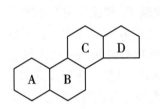

环戊烷多氢菲　　　　　　　　甾族化合物基本骨架

甾族母核的名称与 C_{10}、C_{13}、C_{17} 上三个侧链 R、R′、R″ 相关，见表 13-4。

表 13-4　甾族化合物母核名称与侧链的关系

甾族母核名称	R	R′	R″
甾烷(gonane)	—H	—H	—H
雌甾烷(estrane)	—H	—CH₃	—H
雄甾烷(androstane)	—CH₃	—CH₃	—H
孕甾烷(pregnane)	—CH₃	—CH₃	—CH₂CH₃
胆烷(cholane)	—CH₃	—CH₃	$CH_3CHCH_2CH_2CH_3$
胆甾烷(cholestane)	—CH₃	—CH₃	$CH_3CHCH_2CH_2CH_2CH(CH_3)_2$

甾族化合物大都来源于自然界，常用俗名。若按系统命名法应先确定甾体母核，将各取代基或功能基的名称、数量、位置和构型表示在母核名称前，若将含官能团的甾体作为母体，则按化合物类型将其名称放在母核后面。

3β-羟基-1, 3, 5(10)-雌甾三烯-17-酮
（雌酚酮）

3α, 7α-二羟基-5β-胆烷-24-酸
（鹅去氧胆酸）

命名差向异构体,可在习惯名称前加"表"字。如:

雄甾酮(α-androsterone)　　　　　表雄甾酮(β-androsterone)

甾族化合物也可依据其生理性质和结构特征分为:甾醇、胆酸类、甾族皂苷、强心苷元、蟾蜍素、甾族激素和甾族生物碱等。

二、甾族化合物的构型和构象

甾族化合物母核的基本骨架有 7 个手性碳原子,理论上应有 128 个对映异构体。但是由于稠环的存在及其引起的空间位阻,实际存在的异构体非常少。天然或人工合成的绝大多数甾族化合物,其母核的 B 环和 C 环、C 环和 D 环之间总是反式稠合(以 B/C 反、C/D 反表示),而 A 环和 B 环间,既有顺式稠合(称正系或 5β 型),也有反式稠合(称别系或 5α 型)。当甾族化合物分子中 $C_4 \sim C_5$ 和 $C_5 \sim C_6$ 间有不饱和键存在时,就无正系和别系之分了。

正系:A/B(顺),B/C(反),C/D(反)　　　别系:A/B(反),B/C(反),C/D(反)
β- 构型或 5β- 系甾族化合物　　　　　　　α- 构型或 5α- 系甾族化合物

正系和别系的构象式如下:

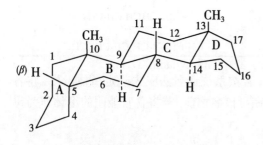

正系(5β-系)　　　　　　　　　　　别系(5α-系)

三、生物体内重要的甾族化合物

(一)甾醇类

1. 胆固醇(cholesterol)又称胆甾醇,是一种重要的动物甾醇,因最初是从胆石中得到而得名,其分子式为 $C_{27}H_{46}O$。其结构特点是:C_3 上的羟基为 3β 构型,$C_5 \sim C_6$ 间有一个双键,C_{17} 上有一个含 8 个碳原子的侧链。其结构式如下:

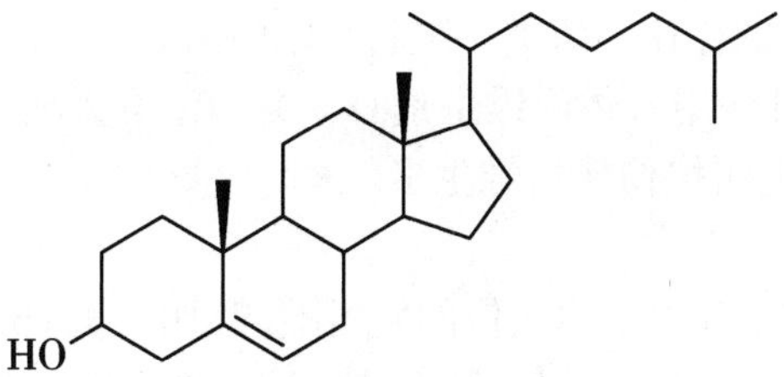

胆固醇（cholesterol）

胆固醇为白色或略带黄色的晶体，熔点为 148.5℃，比旋光度 $[\alpha]_D^{20}=-39.5°$（氯仿）；不溶于水，易溶于热乙醇、乙醚、氯仿等。正常人每 100ml 血清中含总胆固醇（即游离胆固醇和胆固醇的酯）约 200mg，体内胆固醇代谢发生障碍时血液中胆固醇含量增加，可导致动脉粥样硬化和胆结石等症。近年也有文献报道，人体内长期胆固醇偏低会诱发癌症。

将少量胆固醇溶于醋酐中，再滴加少量浓硫酸，即呈现红—紫—褐—绿的颜色反应，其颜色深浅与胆固醇浓度成正比，此反应称列勃曼 - 布查反应（Lieberman-Burchard reaction）。该反应既可定性分析又可定量分析检查甾族化合物。

2. 7- 去氢胆固醇、麦角固醇和维生素 D

（1）7- 去氢胆固醇（7-dehydrocholesterol）：与胆固醇结构上的差别是 B 环有共轭双键。其经紫外线照射，B 环开环转变为维生素 D_3（vitamin D_3）。

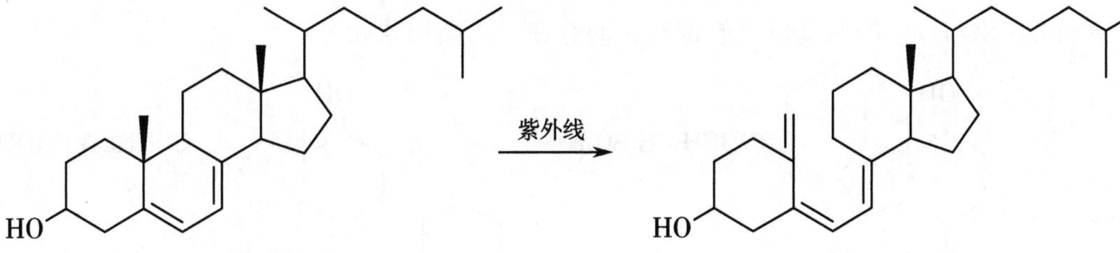

7-去氢胆固醇　　　　　　　　　　维生素D_3

（2）麦角固醇（ergosterol）：是一种植物甾醇，分子式 $C_{28}H_{44}O$，存在于酵母和麦角中。其结构与 7- 去氢胆固醇的区别在于 C_{17} 的侧链上多了一个甲基和双键。麦角固醇的熔点为 168℃（含 1.5mol 结晶水），比旋光度 $[\alpha]_D^{20}=-135°$（氯仿）。麦角固醇经紫外线照射，发生一系列变化，B 环打开生成维生素 D_2（vitamin D_2）。麦角固醇的衍生物 22，23- 二氢麦角固醇（22，23-dihydroergosterol），经紫外线照射后转变为维生素 D_4（vitamin D_4）。

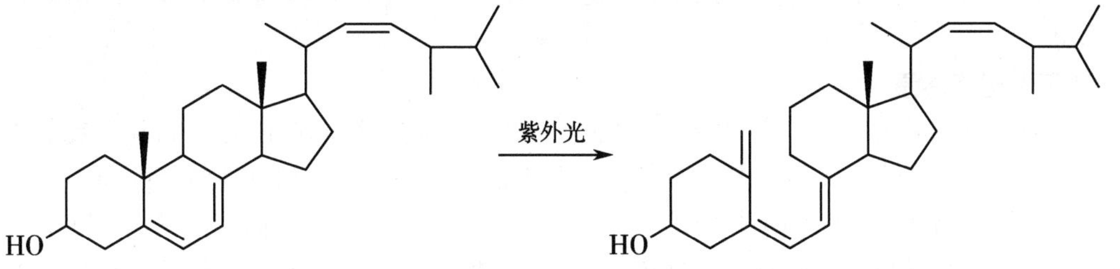

麦角固醇　　　　　　　　　　维生素D_2

（3）维生素 D（vitamin D）：不具备甾族结构。它是 7- 去氢胆固醇、麦角固醇等固醇类化合物在紫外线照射下 B 环开环所得化合物。D 族维生素包括 D_1、D_2、D_3、D_4、D_5、D_6 和 D_7。它们结构相似，A 环上都有一个环外双键，仅侧链不同。临床观察结果表明：维生素 D_2、D_3

最为重要，生理活性最强，多存在丁鱼类、牛乳及蛋黄中。其主要生理作用是促进 Ca^{2+} 吸收和其代谢正常化，起到造骨作用。体内维生素 D_2、D_3 的浓度太低，会引起 Ca^{2+} 缺乏，使幼儿患佝偻病，因此维生素 D 也叫抗佝偻病维生素。

（二）胆甾酸类

人和动物的胆汁中含有多种结构相似的胆甾酸，称胆汁酸（bile acids），包括胆酸、脱氧胆酸、鹅胆酸和石胆酸等。它们的结构特征：都属于 5β 系甾族化合物，C_{17} 的侧链上结合五个碳原子，末端碳为羧基碳，分子中无双键，环上的羟基，均为 α- 构型。胆汁中含量最多、最重要的是胆酸（cholic acids）（3α，7α，12α- 三羟基 -5β- 胆烷 -24- 酸），其次是脱氧胆酸（deoxycholic acids），脱氧胆酸与胆酸不同的是 C_7 上无羟基。其结构式如下：

胆酸　　　　　　　　　　　　　　　脱氧胆酸

胆汁中游离状态的天然胆酸很少，大多数与甘氨酸（H_2NCH_2COOH）或牛磺酸（$H_2NCH_2CH_2SO_3H$）中的氨基以酰胺键结合而存在。其结构式如下：

牛磺胆酸（choleinie acids）　　　　　甘氨胆酸（glycocholic acids）

胆汁酸均以钠盐或钾盐形式存在，称为胆汁酸盐（cholate）。胆汁酸盐是一种乳化剂。胆汁酸的生理功能是使脂肪及胆固醇酯等疏水脂质乳化成细小微团，增加消化吸收酶对脂质的接触面积，以便机体对脂类的消化与吸收；其次，生物体内的胆酸是从胆固醇转化生成的，可抑制胆汁中胆固醇的析出；此外，某些胆酸还有解痉、健胃、降低血液中胆甾醇含量等作用。

（三）甾族激素

1. 性激素（hormones）　是由生殖器官产生的一类内分泌甾族性激素，可调节或促进男女性生理若干特征的形成和器官的发育。性激素可分雌性激素和雄性激素两类。

（1）雌性激素主要由卵巢分泌：可分为两类：一类由成熟卵泡产生，称为雌激素（estrogen），是引起哺乳动物动情的物质，具有促进雌性第二性征发育和性器官最后形成的作用，例如雌二醇、雌酮、雌三醇等；另一类是由卵泡排卵后的破裂卵泡组织形成的黄体中分泌得到的孕激素，如天然孕激素——黄体酮（progesterone），它主要的生理作用是保证受精卵着床，维持妊娠。临床上用于治疗痛经、子宫出血和闭经。孕激素与雌激素联用可作为避孕药。

β-雌二醇（β-estradiol）　　黄体酮（progesterone）

（2）雄性激素（male hormone）：可控制雄性生殖器官的发育和第二性征。主要有雄甾酮、去氢表雄酮和睾酮（testosterone）。其中以睾酮的活性最高。睾酮除具有雄激素活性外，还有一定程度的促蛋白同化作用，能够促进蛋白质的合成和抑制蛋白质异化，能促进机体组织与肌肉的增长。

睾丸酮（testosterone）　　去氢表雄酮（β-dehydroandrosterone）

2. 肾上腺皮质激素（adrenal corticoid）　是哺乳动物的肾上腺皮质细胞产生的激素。按生理功能可分为糖代谢皮质激素（如可的松（cortisone））和盐代谢皮质激素（如醛固酮）。缺乏这些激素可引起糖和蛋白质代谢失常以及电解质平衡失调等，导致全身无力甚至死亡。

所有肾上腺皮质激素都有相同的骨架，都是含 21 个碳原子的类固醇，只是 C_3、C_{11}、C_{17}、C_{18}、C_{20} 和 C_{21} 的氧化程度不同。有活性的皮质激素都具有 4-烯酮的结构，常见的皮质激素结构式如下：

皮质酮（corticosterone）　　可的松（cortisone）　　氢化可的松（hydrocortisone）

醋酸强的松　　醋酸强的松龙

四、合成甾族药物

合成甾族化合物既可以解决天然甾族化合物的不足，又可以改变其结构，增强其生理活性，减少副作用等。例如对肾上腺皮质激素结构进行改造，合成的地塞米松等抗炎药物和避孕药物。目前女用避孕药物主要有两类：抑制排卵的避孕药物和抗着床避孕药物。

抑制排卵的避孕药物大多是在改变黄体酮结构的基础上发展起来的。最早的口服避孕药为炔诺酮（17*α*- 乙炔基 -19- 失碳睾丸素）和异炔诺酮（$\Delta^{5(10)}$-17*α*- 乙炔基 -17*β*- 羟基－雌甾烯 -3- 酮）。其与少量雌性激素（如炔雌醇 -3- 甲醚）混合，能抑制排卵，达到避孕目的。

炔诺酮一般是以去氢表雄酮为原料，经自由基反应引入 19- 羟基，然后选择性羟基氧化，最后通过甲基消除反应的方法合成得到的。

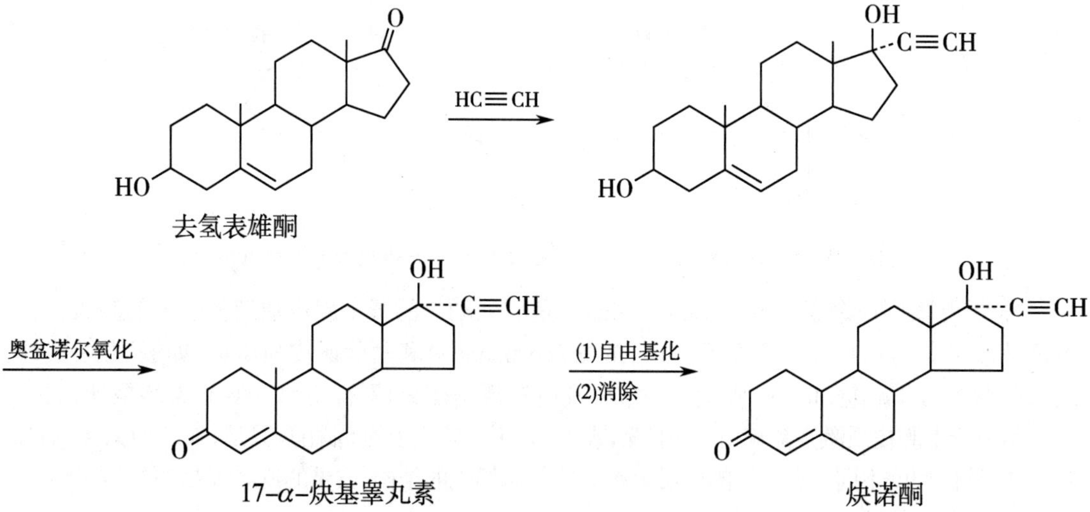
O
HC≡CH
OH
C≡CH
HO
HO
去氢表雄酮
OH
C≡CH
奥盆诺尔氧化
(1)自由基化
(2)消除
OH
C≡CH
O
O
17–α–炔基睾丸素
炔诺酮

从雄性激素开发出促蛋白同化药物，如诺龙、司坦唑、美雄酮等。

本章小结

一、油脂

1. 油脂的组成、结构和命名

油脂：是一分子甘油和三分子高级脂肪酸组成的酯。

油脂命名：简单三酰甘油命名时，根据脂肪酸的名称称为三某酰甘油或甘油三某脂酸酯，混三酰甘油用 *α*, *β* 和 *α′* 标明脂肪酸的位次。

必需脂肪酸：不能在体内合成，必须由食物供给的脂肪酸。

食用油脂中含的脂肪酸在结构上有以下特点：含偶数碳原子的直链脂肪酸；含 18 碳原子的不饱和脂肪酸的第一个双键位于 C_9-C_{10}，多为顺式构型。

2. 油脂的皂化反应、加成反应和油脂的酸败

皂化值：1g 油脂完全皂化所需要的氢氧化钾的毫克数。

碘值：100g 油脂所吸收碘的克数。

酸值：中和 1g 油脂中的游离脂肪酸所需要氢氧化钾的毫克数。

二、磷脂和糖脂

卵磷脂是由甘油、高级脂肪酸、磷酸、胆碱生成的磷脂酰胆碱。

脑磷脂是甘油、高级脂肪酸、磷酸、胆胺生成的磷脂酰胆胺。

糖脂(glycolipid)是由糖、脂肪酸和鞘氨醇构成,常与磷脂共存的复合脂类。

三、甾族化合物

甾族化合物又称类固醇化合物,广泛存在于动、植物体内,含量虽少,却具有特殊的生理功能,在生命活动中起着十分重要的作用。

1. 甾族化合物的基本骨架

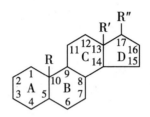

2. 重要的甾族化合物　胆固醇、胆酸、甾体激素(黄体酮、睾酮)等。

练 习 题

1. 选择题

(1) 脂肪在人体内消化过程的乳化剂是

　　A. 脂肪酸　　　　　　　　　　B. 胆酸

　　C. 胆汁酸盐　　　　　　　　　D. 胆固醇

(2) 肥皂溶于热水,冷却后用盐酸中和,最后的析出物可能是

　　A. 硬脂酸钠　　　　　　　　　B. 苯甲酸钠

　　C. 十二烷基苯磺酸钠　　　　　D. 硬脂酸

(3) 碘值的大小可用来判断

　　A. 油脂的相对分子质量　　　　B. 油脂的平均相对分子质量

　　C. 油脂的分子质量　　　　　　D. 油脂的不饱和程度

(4) 脑磷脂的水解产物中,不含有的是

　　A. 胆胺　　　　　　　　　　　B. 丙三醇

　　C. 高级脂肪酸　　　　　　　　D. 丝氨酸

(5) 所谓必需脂肪酸是指

　　A. 人体内不能合成的脂肪酸　　B. 人体内能合成的脂肪酸

　　C. 相对分子质量很小的脂肪酸　D. 相对分子质量很大的脂肪酸

(6) 胆固醇的列勃曼 - 布查反应可用来作为胆固醇的

　　A. 定性分析　　　　　　　　　B. 定量分析

　　C. 既可定性分析又可定量分析　D. 干燥剂

(7) 根据下列油脂的皂化值确定其平均相对分子质量最小的是

　　A. 豆油:189~195　　　　　　B. 奶油:210~230

　　C. 牛油:190~200　　　　　　D. 猪油:195~203

(8) 属于甾族化合物的是

A.

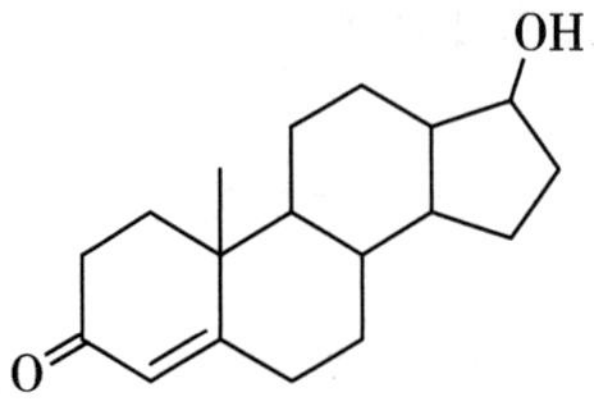

B.

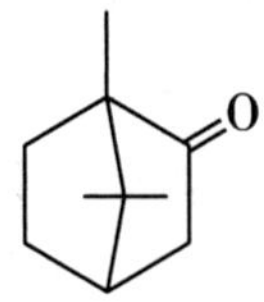

C.

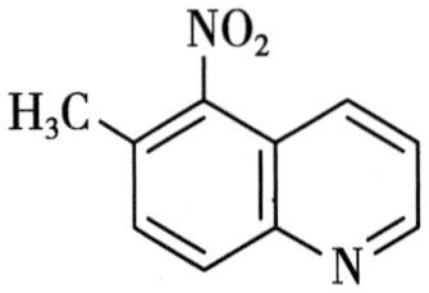

D.

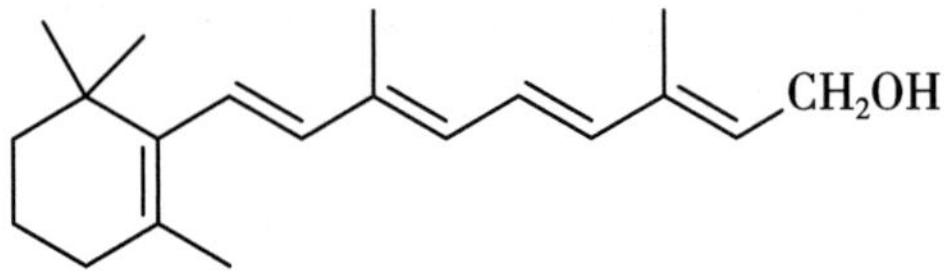

2. 命名下列化合物

(1)
$$
\begin{array}{l}
H_2C-O-\overset{\overset{\displaystyle O}{\|}}{C}-(CH_2)_{14}CH_3 \\
HC-O-\overset{\overset{\displaystyle O}{\|}}{C}-(CH_2)_{16}CH_3 \\
H_2C-O-\overset{\overset{\displaystyle O}{\|}}{C}-(CH_2)_7CH=CH(CH_2)_7CH_3
\end{array}
$$

(2) $HOCH_2CH_2N^+(CH_3)_3OH^-$

3. 写出下列化合物的结构式

(1) 胆固醇　(2) 7-去氢胆固醇　(3) 胆酸

(4) 卵磷脂　(5) $18:2\triangle^{9,12}$

4. 讨论题

(1) 橄榄油的组成成分之一——三酰甘油。

1) 写出三酰甘油的结构式。

2) 写出氢化产物的皂化反应式。

(2) 写出磷脂酰胆碱完全水解的反应式。

(3) 谈谈下列各对化合物在结构上的差异和共同点

1) 油脂　磷脂　2) 磷脂　神经磷脂

3) 卵磷脂　脑磷脂　4) 麦角固醇　胆固醇

(4) 解释下列名词

1) 皂化值　2) 碘值　3) 酸败

(5) 什么是胆酸、胆汁酸、胆汁酸盐？胆汁酸盐在脂肪消化过程中作用如何？

(6) 生物细胞膜的主要成分是什么？脂双层是如何形成的？

(罗人仕)

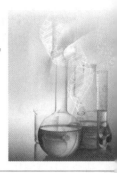

第十四章 氨基酸和蛋白质

蛋白质是生命的物质基础，存在于所有的生物体中。蛋白质是一类结构复杂、功能特异的天然大分子化合物，对蛋白质结构和功能的研究，是生命科学的重大课题之一。

蛋白质在生物体中的分布不完全一致，植物组织中的蛋白质含量相对较少，而动物组织中含量较多。人体蛋白质的含量约占总固体质量的 45%，其中，肌肉和内脏中含量丰富，而骨骼、牙齿及脂肪组织中含量较低。

蛋白质在生命活动过程中起重要的作用，生命机体中的每一个细胞和所有重要组成部分都有蛋白质参与。例如，在新陈代谢中起催化作用的酶和调节作用的某些激素，在抗御疾病中起免疫作用的抗体，在血液中起运输氧和二氧化碳作用的血红蛋白等都是蛋白质。近代生物学的研究还表明，蛋白质的作用不仅表现在遗传信息的传递和控制方面，而且对细胞膜的通透性及高等动物的思维、记忆活动等方面也起着重要的作用。

蛋白质具有如此特殊的功能是由其复杂的结构决定的。蛋白质由氨基酸组成，蛋白质多肽链中氨基酸的种类、数目和排列顺序赋予蛋白质特定的分子结构形态，决定了每一种蛋白质的空间结构，从而又决定了蛋白质的各种生理功能。

第一节 氨 基 酸

蛋白质是一类复杂的、通过酰胺键连接而成的大分子化合物。各种不同来源的蛋白质，在酸、碱或酶的作用下，都能进行水解，最终生成各类不同的 α-氨基酸所组成的混合物。因此，α-氨基酸是组成蛋白质的基本单位。

一、氨基酸的结构、分类和命名

氨基酸是形成蛋白质的最主要物质，动植物体内也有游离的氨基酸。氨基酸是一类取代羧酸，可视为羧酸分子中烃基上的氢原子被氨基取代的一类产物。目前在自然界中已发现的氨基酸有几百种，但由天然蛋白质水解得到的氨基酸仅约 20 种。这些氨基酸都是 α-氨基酸，它们在化学结构上的共同点是氨基都连接在 α-碳原子上，其通式为：

$$R \overset{*}{-} CHCOOH$$
$$|$$
$$NH_2$$

式中 R 代表不同的基团，R 不同就形成不同的 α-氨基酸。

除甘氨酸外，各种天然氨基酸的 α- 碳原子都是手性碳原子，故具有旋光性。氨基酸的构型取决于 α- 碳原子上氨基的空间位置。如用 D/L 法标记，构成天然蛋白质的氨基酸都是 L 型；如用 R/S 法标记，则除半胱氨酸外，都是 S 型。但 α- 氨基酸的构型习惯上仍常用 D/L 法标记。

$$
\begin{array}{ccc}
\text{COOH} & \text{COOH} & \text{COOH} \\
\text{H}_2\text{N} - \text{H} & \text{H}_2\text{N} - \text{H} & \text{H}_2\text{N} - \text{H} \\
\text{R} & \text{CH}_3 & \text{CH}_2\text{OH} \\
L\text{-氨基酸} & L\text{-(+)-丙氨酸} & L\text{-(-)-丝氨酸}
\end{array}
$$

由天然蛋白质水解所得的 20 种 α- 氨基酸的名称、结构及中英文缩写符号见表 14-1。氨基酸可用系统命名法命名，但更常用的是俗名，即根据其来源和特性命名。该 20 种氨基酸的分类方法很多。按 R 基的结构，可分为脂肪族、芳香族和杂环氨基酸三类。按分子中所含氨基与羧基的相对数目，可分为中性氨基酸、酸性氨基酸和碱性氨基酸三类。所谓中性氨基酸是指分子中氨基和羧基的数目相等的氨基酸，但中性氨基酸中由于羧基电离能力较氨基大，其水溶液实际不呈中性，而显微酸性。分子中羧基的数目多于氨基的称为酸性氨基酸，氨基的数目多于羧基的称为碱性氨基酸。氨基酸也可根据侧链 R 基的极性及所带电荷，分为以下四类：非极性 R 基的中性氨基酸（表 14-1 中 1～8），不带电荷的极性 R 基中性氨基酸（表 14-1 中 9～15），带负电荷 R 基的酸性氨基酸（表 14-1 中 16～17）和带正电荷 R 基的碱性氨基酸（表 14-1 中 18～20）。

表 14-1　20 种 α- 氨基酸的名称和结构式

名称	缩写字母		结构式
	中文	英文	
1. 丙氨酸（α- 氨基丙酸）	丙	Ala, A	CH$_3$CHCOOH | NH$_2$
2. *缬氨酸（β- 甲基 -α- 氨基丁酸）	缬	Val, V	CH$_3$CH—CHCOOH |　| CH$_3$　NH$_2$
3. *亮氨酸（γ- 甲基 -α- 氨基戊酸）	亮	Leu, L	CH$_3$CHCH$_2$CHCOOH |　　| CH$_3$　NH$_2$
4. *异亮氨酸（β- 甲基 -α- 氨基戊酸）	异亮	Ile, I	CH$_3$CH$_2$CH—CHCOOH |　| CH$_3$　NH$_2$
5. *蛋氨酸（α- 氨基 -γ- 甲硫基戊酸）	蛋	Met, M	CH$_3$S—CH$_2$CH$_2$CHCOOH | NH$_2$
6. *苯丙氨酸（β- 苯基 -α- 氨基丙酸）	苯丙	Phe, F	—CH$_2$CHCOOH | NH$_2$
7. *色氨酸[α- 氨基 -β-（3- 吲哚基）丙酸]	色	Try, W	—CH$_2$CHCOOH | NH$_2$

续表

名称	缩写字母		结构式
	中文	英文	
8. 脯氨酸(α-吡咯啶甲酸)	脯	Pro, P	(见结构式)
9. 甘氨酸(氨基乙酸)	甘	Gly, G	H—CHCOOH 　　| 　　NH₂
10. 半胱氨酸(α-氨基-β-巯基丙酸)	半胱	Cys, C	CH₂CHCOOH 　|　| 　SH NH₂
11. 丝氨酸(α-氨基-β-羟基丙酸)	丝	Ser, S	CH₂CHCOOH 　|　| 　OH NH₂
12. *苏氨酸(α-氨基-β-羟基丁酸)	苏	Thr, T	HOCH—CHCOOH 　|　　| 　CH₃　NH₂
13. 酪氨酸(α-氨基-β-对羟苯基丙酸)	酪	Tyr, Y	HO—⟨苯环⟩—CH₂CHCOOH 　　　　　　　| 　　　　　　　NH₂
14. 天冬酰胺(α-氨基丁酰胺酸)	天胺	Asn, N	H₂N—C—CH₂CHCOOH 　　||　　　| 　　O　　　NH₂
15. 谷氨酰胺(α-氨基戊酰胺酸)	谷胺	Gln, Q	H₂N—C—CH₂CH₂CHCOOH 　　||　　　　| 　　O　　　　NH₂
16. 天冬氨酸(α-氨基丁二酸)	天	Asp, D	HOOCCH₂CHCOOH 　　　　　| 　　　　NH₂
17. 谷氨酸(α-氨基戊二酸)	谷	Glu, E	HOOCCH₂CH₂CHCOOH 　　　　　　| 　　　　　NH₂
18. 精氨酸(α-氨基-δ-胍基戊酸)	精	Arg, R	NH(CH₂)₃CHCOOH 　　|　　　　| H₂N—C=NH　NH₂
19. *赖氨酸(α,ω-二氨基己酸)	赖	Lys, K	CH₂(CH₂)₃CHCOOH 　|　　　　| 　NH₂　　NH₂
20. 组氨酸[α-氨基-β-(4-咪唑基)丙酸]	组	His, H	⟨咪唑环⟩—CH₂—CHCOOH 　　　　　　　| 　　　　　　NH₂

注:*为必需氨基酸。

　　除上述在天然蛋白质中广泛存在的 20 种 α-氨基酸外,另有几种氨基酸只在少数蛋白质中存在,如 4-羟基脯氨酸、甲状腺素;还有一些氨基酸不是蛋白质的组成成分,称为非蛋白氨基酸,它们中有些是重要的代谢物前体或中间体,如鸟氨酸、瓜氨酸等。

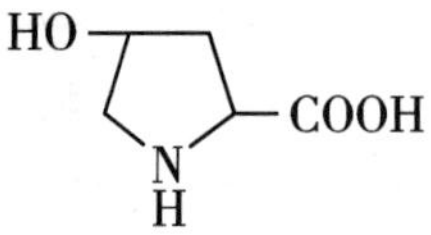

4-羟基脯氨酸

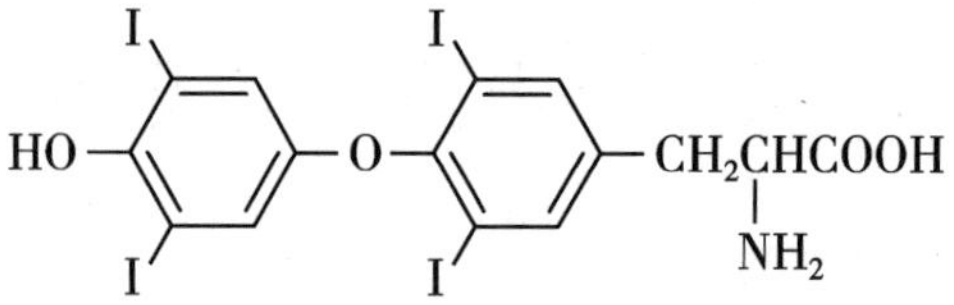

甲状腺素

$$\underset{\text{鸟氨酸}}{H_2NCH_2CH_2\underset{\displaystyle NH_2}{\underset{|}{C}}HCOOH} \qquad \underset{\text{瓜氨酸}}{H_2N-\underset{\displaystyle O}{\underset{\|}{C}}-NHCH_2CH_2CH_2\underset{\displaystyle NH_2}{\underset{|}{C}}HCOOH}$$

不同蛋白质中所含的氨基酸的种类和数量各不相同。有些氨基酸在人体内不能合成或不能合成足够数量以维持健康，必须依靠外源供给，这些氨基酸称为必需氨基酸（表 14-1 中标注为 * 者）。它们是生命的必需物质。营养学实验证明，没有这八种必需氨基酸，人体就会产生由于缺乏营养所引起的病症。含有全部必需氨基酸的蛋白质称为完全蛋白质。例如，牛乳中的酪蛋白含有 19 种氨基酸和全部必需氨基酸，是完全蛋白质；玉米中的醇溶蛋白质，由于缺乏赖氨酸和色氨酸，为非完全蛋白质。因此，从营养价值上看，食用不同来源的蛋白质更有利于必需氨基酸的充分供应。

二、氨基酸的性质

组成蛋白质的 α- 氨基酸都是无色结晶。在晶体中，氨基酸以内盐的形式存在，因此，熔点较高，一般在 200℃以上。氨基酸被加热到熔点时，易分解放出二氧化碳。α- 氨基酸都能溶于强酸或强碱溶液中。除少数外，一般均可溶于水，而难溶于酒精，几乎所有的氨基酸均不溶于乙醚。

氨基酸的化学性质与分子中所含羧基、氨基和侧链 R 基有关，因此具有羧酸、胺的一般性质，又具有侧链 R 基上的官能团以及各官能团相互影响而产生的特殊性质。

（一）与亚硝酸的反应

α- 氨基酸中的 $-NH_2$，具有伯胺的性质，可与亚硝酸作用，定量地放出氮气。

$$R-\underset{\displaystyle NH_2}{\underset{|}{C}}HCOOH + HNO_2 \longrightarrow R-\underset{\displaystyle OH}{\underset{|}{C}}HCOOH + N_2\uparrow + H_2O$$

通过测定反应中放出氮气的体积，可以计算出氨基的含量。该方法称为范斯莱克（Van Slyke）氨基氮测定法，在 α- 氨基酸的分析方面经常采用。

（二）与 2，4- 二硝基氟苯反应

在室温和近中性条件下，氨基酸中的 $-NH_2$ 可与 2，4- 二硝基氟苯（CNFB）反应生成稳定的二硝基苯基氨基酸（DNP- 氨基酸）。DNP- 氨基酸呈黄色，使用纸层析与标准 DNP- 氨基酸比较，可用于氨基酸的检测。英国科学家桑格尔（Sanger）用此法首次阐明了组成胰岛素的氨基酸的种类、数目和排列顺序，为认识蛋白质的结构作出了重要的贡献。

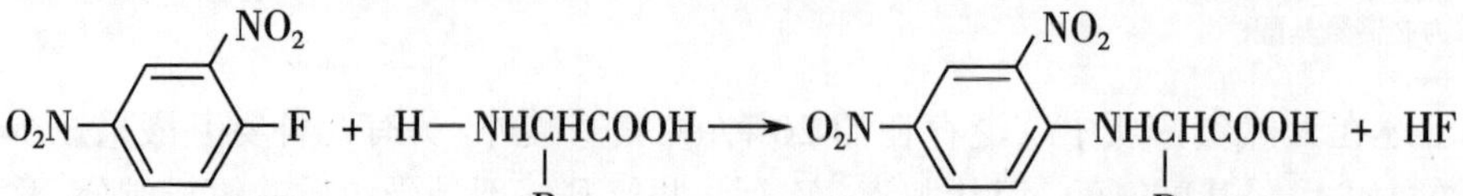

DNFB　　AA　　DNP-AA

（三）氧化脱氨基反应

氨基酸经氧化剂或氨基酸氧化酶的作用，可脱去氨基生成酮酸。此反应在脱氨前涉及脱氢与水解两个步骤。该过程，也是生物体内氨基酸分解代谢的重要方式。

$$R-\underset{\underset{NH_2}{|}}{CH}COOH \xrightarrow{-2H} R-\underset{\underset{NH}{||}}{C}-COOH \xrightarrow{+H_2O} R-\underset{\underset{NH_2}{|}}{\overset{\overset{OH}{|}}{C}}-COOH \xrightarrow{-NH_3} R-\underset{\underset{O}{||}}{C}-COOH$$

（四）与茚三酮的反应

α-氨基酸与水合茚三酮在水溶液中共热，能生成蓝紫色物质，称为罗曼氏紫（Ruhemenn's purple）。

$$\text{（茚三酮结构）} + H_2N\underset{\underset{R}{|}}{CH}COOH \xrightarrow{\triangle} \text{（罗曼氏紫结构）} N \text{（结构）} + RCHO + CO_2\uparrow$$

罗曼氏紫

此反应在氨基酸的分析化学中具有重要意义。用纸层析或柱层析的方法把各种氨基酸分开后，用茚三酮显色可以定性或定量地测定各种 α-氨基酸，是鉴别 α-氨基酸的一种常用方法。

需要注意的是，在 20 种 α-氨基酸中，脯氨酸与茚三酮反应显黄色；此外，N-取代的 α-氨基酸以及 β- 或 γ-氨基酸等均不与茚三酮发生显色反应。

（五）脱羧反应

氨基酸与氢氧化钡共热或在高沸点溶剂中回流，可脱去羧基，生成相应的胺类化合物。

$$R-\underset{\underset{NH_2}{|}}{CH}COOH \xrightarrow[\triangle]{Ba(OH)_2} RCH_2NH_2 + CO_2\uparrow$$

在生物体内，脱羧反应也可因某种酶作用而发生。例如，蛋白质腐败时，鸟氨酸可生成腐胺，赖氨酸可生成尸胺，组氨酸可生成组胺。这些胺类化合物大都有毒，或可在体内引起变态反应。

（六）成肽反应

在适当条件下，氨基酸分子间氨基与羧基相互脱水缩合生成的一类化合物，称为肽。由二分子氨基酸缩合而成的肽叫二肽。

$$H_2N\underset{\underset{R_1}{|}}{CH}COOH + H_2N\underset{\underset{R_2}{|}}{CH}COOH \xrightarrow[\triangle]{-H_2O} H_2N\underset{\underset{R_1}{|}}{CH}CO-NH\underset{\underset{R_2}{|}}{CH}COOH$$

肽分子中的酰胺键（—CO—NH—）称为肽键。许多氨基酸分子通过多个肽键互相连接起来，便形成多肽。

（七）两性和等电点

氨基酸分子中同时含有碱性的氨基和酸性的羧基，既能和酸作用成盐，又能和碱作用成盐，所以是两性化合物，具有两性性质。

$$\text{RCHCOOH} \xleftarrow{\text{HCl}} \text{RCHCOOH} \xrightarrow[\text{-H}_2\text{O}]{\text{NaOH}} \text{RCHCOO}^-\text{Na}^+$$
$$\underset{\text{NH}_3^+\text{Cl}^-}{|} \qquad \underset{\text{NH}_2}{|} \qquad \underset{\text{NH}_2}{|}$$

在氨基酸分子内部,氨基和羧基也能互相作用而生成内盐。内盐是一种既带正电荷又带负电荷的离子,故称为两性离子或偶极离子。

$$\text{RCHCOOH} \rightleftharpoons \text{RCHCOO}^-$$
$$\underset{\text{NH}_2}{|} \qquad \underset{\text{NH}_3^+}{|}$$

实验证明,氨基酸在晶体状态或纯水中主要是以两性离子的形式存在。在不同的 pH 溶液中,氨基酸能以正离子、负离子和两性离子三种形式存在,形成一个动态平衡体系。

由上可知,氨基酸在溶液中的荷电状态与溶液的 pH 有关。若调节溶液 pH,使氨基酸分子内羧基和氨基的电离度相等,则氨基酸形成两性离子的浓度最高,净电荷为零,氨基酸在电场中既不向正极移动,也不向负极移动,此时溶液的 pH 就称为该氨基酸的等电点 (isoelectric point, pI)。在等电点时,氨基酸溶液的 pH=pI,氨基酸主要以电中性的两性离子存在;溶液的 pH<pI 时,即在 pI 的酸侧,氨基酸带正电荷,在电场中向负极移动;溶液的 pH >pI 时,即在 pI 的碱侧,氨基酸带负电荷,在电场中向正极移动。

$$\text{RCHCOOH}$$
$$\underset{\text{NH}_2}{|}$$

$$\text{RCHCOO}^- \underset{\text{OH}^-}{\overset{\text{H}^+}{\rightleftharpoons}} \text{RCHCOO}^- \underset{\text{OH}^-}{\overset{\text{H}^+}{\rightleftharpoons}} \text{RCHCOOH}$$
$$\underset{\text{NH}_2}{|} \qquad\qquad \underset{\text{NH}_3^+}{|} \qquad\qquad \underset{\text{NH}_3^+}{|}$$

负离子	两性离子	正离子
pH > pI	pH=pI	pH<pI

各类氨基酸由于组成和结构不同,故具有不同的等电点。中性氨基酸由于羧基的电离略大于氨基,所以其溶液呈弱酸性,须加适量的酸才能使之调节至等电点,故中性氨基酸的等电点小于 7;酸性氨基酸的羧基多于氨基,须加较多的酸才能调节至等电点,故酸性氨基酸的等电点更小;要使碱性氨基酸达到等电点,必须加适量的碱调节,故碱性氨基酸的等电点大于 7。氨基酸处于等电点时,溶解度最小,最易从溶液中析出。根据氨基酸的等电点不同,通过调节溶液 pH 的方法,可以从氨基酸的混合物中分离出某种氨基酸。

(八)侧链 R 基的反应

氨基酸的侧链 R 基中含有多种基团,在一定的条件下,可发生某些特殊的化学反应。例如,丝氨酸 R 基上含有羟基,可形成磷酸酯。

$$\text{NH}_2\text{CHCH}_2\text{OH} \xrightarrow{\text{H}_3\text{PO}_4} \text{NH}_2\text{CHCH}_2\text{O} \overset{\overset{\displaystyle O}{\|}}{-}\text{P}-\text{OH}$$
$$\underset{\text{COOH}}{|} \qquad\qquad\qquad \underset{\text{COOH}}{|} \qquad \underset{\text{OH}}{|}$$
$$\text{丝氨酸} \qquad\qquad\qquad \text{丝氨酸磷酸酯}$$

半胱氨酸 R 基上含有巯基,易被氧化成带有二硫键的胱氨酸,胱氨酸还原又可生成半胱氨酸。

$$\underset{\substack{| \\ CH_2SH \\ \text{半胱氨酸}}}{NH_2CHCOOH} \underset{+2H}{\overset{-2H}{\rightleftharpoons}} \underset{\substack{| \quad\quad | \\ CH_2-S-S-CH_2 \\ \text{胱氨酸}}}{NH_2CHCOOH \ NH_2CHCOOH}$$

二硫键亦常存在于蛋白质中,它们作为连接蛋白质分子不同部分的桥梁,对蛋白质分子的形状和构型有直接影响。二硫键的断裂,不仅引起蛋白质分子结构的改变,也会引起蛋白质分子活性的丧失。

含有某些特殊R基的氨基酸,还可发生某些特殊的颜色反应。例如:

1. 蛋白黄反应 含有苯基的氨基酸与浓硝酸作用可生成黄色硝基化合物,加入碱后则黄色可转变为橙红色。此反应可用于苯丙氨酸、酪氨酸和色氨酸的鉴别。

2. 米伦(Millon)反应 含有酚羟基的氨基酸与米伦试剂(由硝酸汞、硝酸亚汞和硝酸组成的混合液)共热,可生成红色沉淀。此反应可用于酪氨酸的鉴别。

3. 乙醛酸的反应 含有吲哚环的氨基酸与乙醛酸混合后,再滴加浓硫酸,可在二液层交界面处出现紫红色环。此反应可用于色氨酸的鉴别。

第二节 肽

一、肽的组成和命名

肽是氨基酸分子通过肽键相连而组成的化合物。由两个氨基酸缩合而成的叫二肽,由三个氨基酸缩合而成的叫三肽,由较多的氨基酸缩合而成的叫多肽。虽然存在着环肽,但绝大多数肽为链状分子。多肽链可简单表示如下:

$$\underset{\substack{| \\ R_1}}{H_2NCHCO}-\underset{\substack{| \\ R_2}}{NH-CHCO}-\underset{\substack{| \\ R_3}}{NH-CHCO}-\underset{\substack{| \\ R_4}}{NH-CHCO}\cdots\underset{\substack{| \\ R_n}}{NH-CHCOOH}$$

多肽链中的每个氨基酸单位通常称为残基。在多肽链的一端保留着一个未结合的氨基,称为N端,通常写在左边;在多肽链的另一端保留着一个未结合的羧基,称为C端,通常写在右边。

氨基酸组成肽的结构时,既和组成肽链的氨基酸的种类和数目有关,也和肽链中各氨基酸的排列顺序有关。例如,由甘氨酸和丙氨酸组成的二肽,可有两种不同的连接方式。

$$\underset{\substack{\text{甘氨酰丙氨酸(甘丙肽)} \\ (\text{I})}}{H_2NCH_2CONH\overset{\substack{CH_3 \\ |}}{CH}COOH} \qquad \underset{\substack{\text{丙氨酰甘氨酸(丙甘肽)} \\ (\text{II})}}{H_2N\overset{\substack{CH_3 \\ |}}{CH}CONHCH_2COOH}$$

(I)和(II)互为异构体,它们的区别是:肽链(I)是由甘氨酸的羧基与丙氨酸的氨基形成的,甘氨酸部分保留自由氨基,丙氨酸部分保留自由羧基;肽链(II)则是由丙氨酸的羧基与甘氨酸的氨基形成的,因此丙氨酸部分保留自由的氨基,而甘氨酸部分保留自由的羧基。同理,由3种不同的氨基酸可形成6种不同的三肽,由4种不同的氨基酸可形成24种不同的四肽。所以,由多种氨基酸按不同的排列顺序互相结合,可以形成许许多多不同的多肽。

肽的命名方法是以含 C 端的氨基酸为母体,将肽链中其他氨基酸名称中的酸字改为酰字,按它们在肽链中的排列顺序由左到右逐个写在母体名称前。如(Ⅰ)应命名为甘氨酰丙氨酸,简称甘丙肽;(Ⅱ)则命名为丙氨酰甘氨酸,简称丙甘肽。

但是,即使是较简单的肽,写结构式也很麻烦。因此,在大多数情况下,常使用缩写式。在肽(或蛋白质)中的氨基酸单位用表 14-1 中的英文三字母或单字母表示,连接一个氨基酸的肽键则用破折号表示。例如:

$$\overset{\displaystyle CH_3 \qquad\qquad CH_2OH}{\underset{\displaystyle |\qquad\qquad\quad |}{H_2NCH_2CONHCHCONHCHCOOH}}$$

名称:甘氨酰丙氨酰丝氨酸(甘丙丝肽)
缩写式:Gly–Ala–Ser或G–A–S

二、肽键的结构

大量实验研究已证明,肽键是构成肽和蛋白质分子的基本化学键,肽键与相邻的两个 α- 碳原子所组成的基团,称为肽单位($-C_\alpha-CONH-C_\alpha$)。多肽链就是许多重复的肽单位连接而成,它们构成多肽链的主链骨架。各种多肽链的主链骨架都是一样的,但侧链 R 基的结构和顺序可以不同,这种不同对多肽和蛋白质的空间构象有重要影响。

根据对一些简单的肽和蛋白质肽键进行精细的测定分析,得出图 14-1 所示结果。

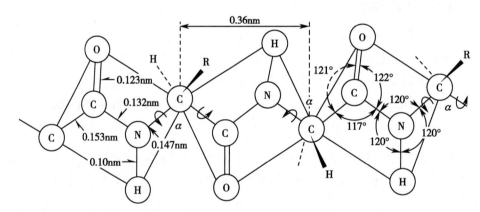

图 14-1　肽键平面及各键长、键角数据

从以上有关数据可知,肽键具有以下特征:

(1)肽键中的 C—N 键长为 0.132nm,比 C_α—N 键的键长(0.147nm)短,而比一般的 C=N 双键键长(0.128nm)长。肽键中的 C—N 键的性质介于单、双键之间,具有部分双键性质。

(2)肽键的 C 及 N 周围的 3 个键角和均为 360°,说明与 C—N 相连的 6 个原子处于同一平面上,这个平面称为肽键平面。

(3)肽键平面中与 C—N 键相连的氧原子和氢原子或两个 α- 碳原子呈反式分布。

根据以上特性,可把多肽链的主链看成是由一系列刚性平面组成。两个相邻的肽键相衔接时,由于非键合原子的相互影响,使两个平面之间出现一定的夹角,而 α- 碳原子正好位于两个肽平面的交界线上。在肽键平面上,由于两端的 α- 碳原子可以自由旋转,从而可使主链出现各种构象。

三、天然存在的肽

肽主要作为蛋白质代谢的中间产物。生物体内也存在一些肽以游离状态存在,常具有特殊的结构和功能,起着重要的生理作用。

(一)谷胱甘肽

谷胱甘肽学名 γ- 谷氨酰半胱氨酰甘氨酸,其结构特点是谷氨酸与半胱氨酸之间的肽键是通过谷氨酸的 γ- 羧基而不是通常的 α- 羧基与半胱氨酸的 α- 氨基形成的。因为含有游离的巯基,称为还原型谷胱甘肽,常用 GSH 表示:

$$
\underset{\text{COOH}}{\text{H}_2\text{NCHCH}_2\overset{\alpha\;\;\beta\;\;\gamma}{\text{CH}_2\text{CONHCHCONHCH}_2\text{COOH}}}\quad\underset{\text{CH}_2\text{SH}}{}
$$

谷胱甘肽广泛存在于生物细胞中,参与细胞的氧化还原过程,是一种重要的三肽。还原型谷胱甘肽中的巯基极其活泼,能进行可逆的氧化还原反应。氧化时,—SH 被氧化成 —S—S—,使两分子还原型谷胱甘肽转变为氧化型谷胱甘肽,常用 G—S—S—G 表示:

$$
\begin{array}{l}
\text{H}_2\text{NCHCH}_2\text{CH}_2\text{CONHCHCONHCH}_2\text{COOH}\\
\quad\quad\ \ |\text{COOH}\quad\quad\quad\quad\ \ |\text{CH}_2\text{S}\\
\quad\quad\ \ |\text{COOH}\quad\quad\quad\quad\ \ |\text{CH}_2\text{S}\\
\text{H}_2\text{NCHCH}_2\text{CH}_2\text{CONHCHCONHCH}_2\text{COOH}
\end{array}
$$

还原型谷胱甘肽和氧化型谷胱甘肽的关系可用简式表示如下:

$$
2\text{G}-\text{SH} \underset{+2\text{H}}{\overset{-2\text{H}}{\rightleftharpoons}} \text{G}-\text{S}-\text{S}-\text{G}
$$

(二)催产素和加压素

催产素和加压素都是脑垂体分泌的肽类激素。这两种激素在结构上较为相似,都是由 9 个氨基酸组成。肽链中的两个半胱氨酸,保留一个未结合的氨基;C 端氨基酸是甘氨酸,它的羧基以酰胺形式存在。这两个激素只是残基 3 及 8 不同,其余氨基酸顺序都一样。

$$
\begin{array}{ll}
\underset{\text{人催产素}}{
\begin{array}{l}
\text{H}_2\text{N}-\overset{1}{\text{Cy}}-\overset{2}{\text{Tyr}}-\overset{3}{\text{Ile}}\\
\quad\quad\ |\text{S}\\
\quad\quad\ |\text{S}\\
\quad\quad\ |_6\quad\quad\ _5\quad\quad\ |_4\\
\text{Cy}-\text{Asn}-\text{Glu}\\
\ |_7\quad\quad\ _8\quad\quad\ _9\\
\text{Pro}-\text{Leu}-\text{Gly}-\text{CONH}_2
\end{array}}
&
\underset{\text{加压素}}{
\begin{array}{l}
\text{H}_2\text{N}-\overset{1}{\text{Cy}}-\overset{2}{\text{Tyr}}-\overset{3}{\text{Phe}}\\
\quad\quad\ |\text{S}\\
\quad\quad\ |\text{S}\\
\quad\quad\ |_6\quad\quad\ _5\quad\quad\ |_4\\
\text{Cy}-\text{Asn}-\text{Glu}\\
\ |_7\quad\quad\ _8\quad\quad\ _9\\
\text{Pro}-\text{Arg}-\text{Gly}-\text{CONH}_2
\end{array}}
\end{array}
$$

催产素和加压素在组成结构上差别虽很少,但它们的生理功能却显著不同,催产素能使子宫平滑肌收缩,具有催产及排乳作用;加压素能使小动脉收缩,从而增高血压,并有减少排尿的作用,所以也称抗利尿激素,是调节水代谢的重要激素。

(三)心钠素

近年来发现,一些过去认为不具有分泌激素功能的器官,如心脏、肾脏、肺等,也能分

泌激素。心钠素就是一类由心房分泌的多肽激素，又称心房肽，分为心房肽Ⅰ、Ⅱ、Ⅲ和人
α-心房肽，它们具有强大的排钠、利尿、松弛胃肠平滑肌、扩张血管、改善心律、加强心肌营
养等多种重要的生理作用。其中人α-心房肽是一种二十八肽，化学结构如下：

$$
\begin{array}{l}
\text{Ser}\diagup\text{Ser}-\text{Arg}-\text{Leu}-\text{Ser}-\text{H}\\
\qquad\diagdown\text{Cys}-\text{Phe}-\text{Gly}-\text{Gly}-\text{Arg}-\text{Met}-\text{Asp}-\text{Arg}\\
\qquad\qquad\mid\\
\qquad\qquad\text{S}\\
\qquad\qquad\mid\\
\qquad\qquad\text{S}\\
\qquad\qquad\mid\\
\qquad\diagup\text{Cys}-\text{Gly}-\text{Leu}-\text{Gly}-\text{Ser}-\text{Glu}-\text{Ala}-\text{Gly}\\
\text{Asn}\diagdown\text{Ser}-\text{Phe}-\text{Arg}-\text{Tyr}-\text{OH}
\end{array}
$$

心钠素（人α-心房肽）

第三节　蛋　白　质

蛋白质（protein）是一类存在于一切细胞中的含氮生物大分子化合物，种类繁多，结构
复杂。从各种生物组织中提取的蛋白质，经过元素分析，发现它们的元素组成除含有碳、
氢、氧和氮外，还有少量的硫和磷。有些蛋白质还含有微量的铁、铜、锰、碘、锌等。各种蛋
白质的元素组成变化不大，大致如表 14-2 所示（干重含量）。

表 14-2　蛋白质中各元素组成

元素种类	C	H	O	N	S	P
相对含量 / %	50～55	6.0～7.5	19～24	15～17	0～4	0～0.8

生物体中所含的氮元素，绝大部分存在于蛋白质中。各种不同来源的蛋白质的含氮量
相当接近，平均约为 16%，这是蛋白质元素组成上的一个显著特点。因此，在任何生物样品
中，每克氮的存在相当于 6.25g 蛋白质的存在。6.25 称为蛋白质系数。故只需测定生物样
品的含氮量，就可粗略地计算样品中蛋白质的含量。

样品中蛋白质百分含量（g%）＝每克样品含氮量克数×6.25×100%

对任何一种给定的蛋白质来说，它的所有分子在氨基酸的组成和顺序以及肽链的长度方
面都应是相同的，都具有一定的相对分子质量和肽链数。但不同的蛋白质相对分子质量变化
范围很大，从几千到一百万以上，如表 14-3 所示，有的甚至更高。根据计算，蛋白质 20 种氨
基酸的平均相对分子质量约为 138，但在多数蛋白质中，较小的氨基酸占优势，平均接近 128。
又因为每形成一个肽键将除去一分子水，所以氨基酸残基的平均相对分子质量为 110。因此，
对于不含辅基的简单蛋白质，用 110 除以它的相对分子质量即可估计氨基酸残基的数目。

表 14-3　一些蛋白质的相对分子质量

蛋白质	相对分子质量	残基数目	肽链数目
胰岛素	5 733	51	2
核糖核酸酶（牛胰）	12 460	124	1
糜蛋白酶（牛胰）	22 600	241	1

续表

蛋白质	相对分子质量	残基数目	肽链数目
血红蛋白（人）	64 500	574	1
γ-球蛋白（马）	149 900	～1 250	4
谷氨酸脱氢酶（牛肝）	1 000 000	～8 300	～40

一、蛋白质的结构

蛋白质不仅是构成有机体的基本材料，同时还承担着多种多样的生理作用和生物功能，而这些作用和功能又是由它们所具有的特殊结构所决定的。蛋白质结构十分复杂，每一种蛋白质都有其特定的连接方式和空间结构。为了认识和说明上的方便，通常将蛋白质的结构分为几个不同的结构层次加以研究。

（一）一级结构

一级结构又叫初级结构。研究蛋白质一级结构的核心是确定氨基酸残基在肽链中的排列顺序。在一级结构中，肽键是氨基酸残基之间的主要连接方式。因此，由多种氨基酸残基通过肽键连接而成的多肽链就是一级结构的主体。在化学上，一级结构一般是指蛋白质所含多肽链的数目，每条链中氨基酸的种类、数目和排列顺序，同时也指链与链间二硫键的位置等。例如，牛胰岛素的一级结构如下：

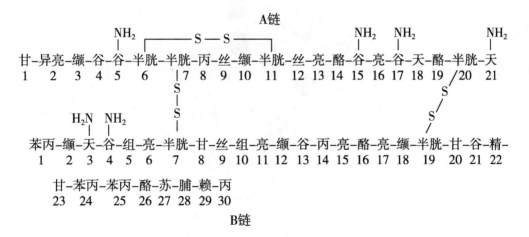

由以上一级结构可知，牛胰岛素是由两条肽链共 51 个氨基酸组成。A 链含有 11 种共 21 个氨基酸残基，N 端为甘氨酸，C 端为天冬酰胺，A 链本身的 6 位和 11 位上的两个半胱氨酸通过二硫键相连成环；B 链含 16 种共 30 个氨基酸残基，其 N 端为苯丙氨酸，C 端为丙氨酸。A 链和 B 链又通过两个二硫键互相连接成胰岛素分子，相对分子质量约为 6 000。

不同蛋白质的一级结构不同，不同有机体中实现同一功能的蛋白质其一级结构也可能是不同的。例如，牛胰岛素 A 链环状结构中含有丙氨酸、丝氨酸、甘氨酸和异亮氨酸；而猪胰岛素环状结构中含有苏氨酸、丝氨酸和异亮氨酸。

蛋白质的一级结构是由基因上的遗传密码的排列顺序决定的，它包含着决定蛋白质空间结构的基本因素，也是蛋白质生物功能多样性和种属特异性的结构基础。

（二）二级结构

蛋白质的二级结构是指蛋白质分子多肽链本身的盘旋卷曲或折叠所形成的空间结构。

实验证明，多肽链的二级结构主要是 α- 螺旋结构和 β- 折叠结构，它们是蛋白质分子的基本构象。

α- 螺旋是蛋白质中最常见、含量最丰富的二级结构。在 α- 螺旋中，多肽链主链可以按右手方向或左手方向盘绕形成右手螺旋或左手螺旋，但右手螺旋比左手螺旋稳定，因此，蛋白质的 α- 螺旋几乎都是右手的。在 α- 螺旋结构中，肽链以螺旋的方式围绕中心轴盘旋卷曲上升，每隔 3.6 个氨基酸残基螺旋上升一圈，每圈轴向升高 0.54nm，每个氨基酸残基轴向升高 0.15nm。每个氨基酸残基的 N—H 可与后面第四个氨基酸残基的羧基之间因空间位置近而形成氢键，平行于螺旋中心轴，如图 14-2 所示。

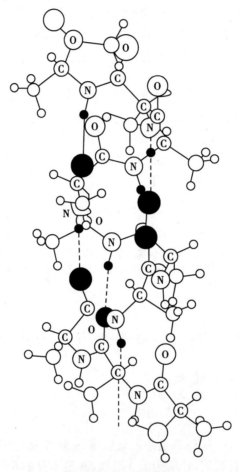

图 14-2　右手 α- 螺旋

一条多肽链能否形成 α- 螺旋，以及形成的螺旋是否稳定，取决于多肽链中氨基酸的组成和排列顺序。研究发现，在 α- 螺旋结构中伸向外侧的 R 基的大小及其所带电荷的性质对多肽链 α- 螺旋的形成至关重要。如果 R 基特别大，可由于位阻的影响，使 α- 碳原子不能自由旋转，而妨碍 α- 螺旋的形成；或者，由脯氨酸参与形成的肽链，由于吡咯的环内氮原子上没有氢，不能与上下螺旋环中的羧基形成链内氢键，使 α- 螺旋被中断。

如果 R 基小，且不带电荷，在 pH = 7 的水溶液中可自发地卷曲成 α- 螺旋。但在同样的条件下，某些氨基酸若在肽链中排列较近，例如，赖氨酸、精氨酸 R 基都带正电荷；或谷氨酸、天冬氨酸 R 基都带负电荷，由于所带电荷互相排斥，也可影响链内氢键的形成，而使

α- 螺旋不稳定。所以，凡具有以上几种情况时，多肽链的某些链段就可存在无规则卷曲的结构。

β- 折叠是蛋白质中第二种最常见的二级结构。两条或多条几乎完全伸展的呈锯齿状的多肽链侧向聚集在一起，相邻肽链上的 $\diagdown$NH和$\diagdown$C$=$O之间形成有规则的氢键，这种构象就是蛋白质的β- 折叠结构。β- 折叠结构有两种类型（图 14-3）：一种是平行式，肽键的排列极性（N → C）是一顺的，即所有肽链的 N 末端都在同方向，如β- 丝蛋白；另一种是反平行式，肽链的极性一顺一倒，N 端间隔相同，如丝心蛋白。

β- 折叠与α- 螺旋的差别在于：α- 螺旋结构的肽链是卷曲的棒状螺旋，而β- 折叠结构的肽链则几乎是完全伸直的；另外，β- 折叠结构中的氢键是由邻近两条肽链中的一条的羧基和另一条的－NH－之间形成的，而α- 螺旋结构是在同一条肽链上的不同氨基酸的羧基和－NH－之间形成的。

上述α- 螺旋和β- 折叠结构是指蛋白质分子中局部肽链的有规则的结构单元。此外，在蛋白质分子肽链中还经常会出现一些没有规律的部分或 180° 的回折，称为无规卷曲和β- 转角，它们也是近年来受到重视的一种构象结构单位。因此，常把在肽链中不同片断上所形成的α- 螺旋、β- 折叠、无规卷曲和β- 转角四种结构单元统称为蛋白质的二级结构。

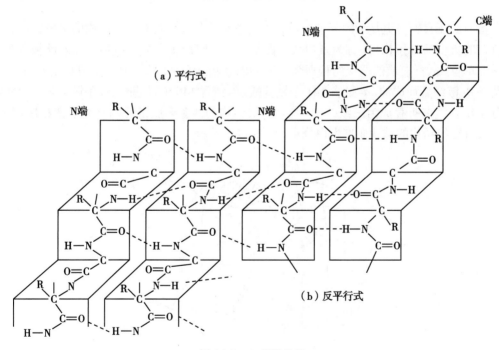

图 14-3　β- 折叠结构

（三）三级与四级结构

三级结构是指蛋白质分子在二级结构的基础上进一步卷曲、折叠而构成的一种不规则的、特定的、更复杂的空间结构。例如，存在于哺乳动物肌肉中的肌红蛋白的三级结构，如图 14-4 所示。肌红蛋白含有 153 个氨基酸残基和一个血红素辅基。肌红蛋白整个分子是一条多肽盘绕成一个外圆中空的不对称结构，它的主链是由 8 个比较直的长短不等的肽段组成，最长的螺旋含 23 个残基，最短的含 7 个残基，彼此在弯折处隔开。分子中几乎 80% 的氨基酸残基都处于 α- 螺旋区内，在拐弯处 α- 螺旋受到破坏而形成松散肽链。肌红蛋白中含亲水基团侧链的氨基酸残基几乎全部分布在分子的外部，疏水侧链的氨基酸残基被埋在分子内部，使肌红蛋白成为可溶性蛋白质。

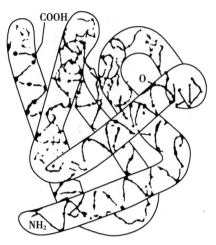

图 14-4　肌红蛋白三级结构

　　蛋白质还有一些更复杂的分子结构。由两条和两条以上具有三级结构的多肽链缔合形成特定的蛋白质分子构象，称为蛋白质的四级结构。组成蛋白质四级结构的多肽被称为亚基或亚单位，故蛋白质的四级结构即为亚基间的互相缔合。例如，血红蛋白是由两条 α- 链和两条 β- 链缔合而成的，α- 链含 141 个氨基酸，β- 链含 146 个氨基酸，每条链均与一个血红素分子结合盘曲折叠成为三级结构，具有三级结构的四条多肽链两两交叉紧密相嵌，形成一个具有四级结构的球状血红蛋白分子，如图 14-5 所示。

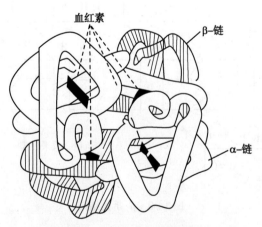

图 14-5　血红蛋白四级结构

　　肽键是蛋白质多肽链中的主键，而除了主键以外的其他键型，都称为副键（图 14-6），其中包括二硫键、酯键等共价键以及盐键、疏水键、氢键等非共价键。副键在蛋白质分子立体结构的维系中起着至关重要的作用。二硫键存在于两个半胱氨酸残基之间；酯键是含羟基的 α- 氨基酸的羟基与含有两个羧基的 α- 氨基酸的 β- 或 γ- 羧基结合而成；盐键是由 α- 氨基酸的多余羧基和自由氨基组成的离子键；疏水键则是指蛋白质分子中一些疏水性较强的氨基酸（如缬氨酸、亮氨酸、异亮氨酸、苯丙氨酸等）的烃基彼此相互吸引聚集在一起，维系蛋白质分子稳定性的一种作用力；氢键是维系蛋白质分子立体结构中最重要的作用力，它既存在于肽链之中，也存在于肽链之间。氢键的键能虽小，但因蛋白质分子中的氢键很多，故对维系蛋白质分子立体结构的稳定性起着极其重要的作用。

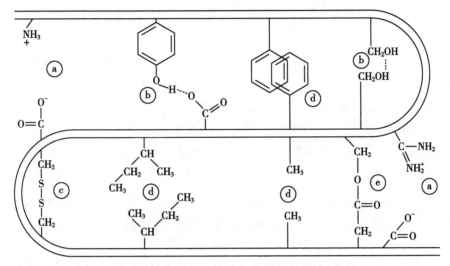

a. 盐键；b. 氢键；c. 二硫键；d. 疏水键；e. 酯键。

图 14-6　维系蛋白质立体结构的副键

二、蛋白质的性质

蛋白质性质取决于蛋白质的分子组成和结构特征。不同类型的蛋白质其物理性质可存在很大差别，但化学性质却往往相似。各种天然蛋白质虽然都是由 20 种左右的 α-氨基酸组成，但分子中 α-氨基酸的种类、数目、排列顺序，肽链的长短和折叠的方式，亚基的多少，非蛋白成分的结构以及大分子的空间结构等都各不相同。因此，蛋白质一方面具有某些与氨基酸相似之性质，另一方面又具有一些大分子化合物的性质。同时，一种蛋白质立体结构的改变，都可能对其理化性质产生影响或丧失相应的生理功能。

（一）胶体性质

蛋白质相对分子质量很大，其分子颗粒的直径一般在 1～100nm，位于胶体质点的范围，所以具有胶体溶液的特征。如布朗运动、电泳现象、不能透过半透膜以及具有吸附性质等。

蛋白质分子表面带有许多极性基团，在一定的 pH 溶液中可电离而带有同种电荷，使蛋白质胶粒不易接近而难以聚集沉淀；蛋白质分子上的极性基团又可吸引水分子在其表面定向排列而形成一层水化膜，阻止了蛋白质胶粒间的直接碰撞。因此，蛋白质在水中不易沉淀，可形成较稳定的亲水胶体。

利用蛋白质不能透过半透膜的性质，可用来分离提纯蛋白质，这种方法称为透析法。具体操作是将含有小分子杂质的蛋白质放入用天然或人工方法制取的透析袋中，然后将袋置于流水中进行透析，此时小分子杂质不断地从透析袋中渗出，而大分子蛋白质仍留在袋内，经过一段时间后，就可达到纯化蛋白质的目的。

（二）两性和等电点

由于蛋白质的多肽链中仍含有游离的氨基和羧基。所以和 α-氨基酸一样，也具有两性电离和等电点的性质，在不同的 pH 条件下，可解离为正离子和负离子，即蛋白质的带电状态与溶液的 pH 有关。

$$
\begin{array}{c}
\text{COOH} \\
\text{Pr} \\
\text{NH}_2
\end{array}
$$

（Pr代表蛋白质大分子）

$$
\underset{\substack{\text{负离子}\\ \text{pH}>\text{pI}}}{\text{Pr}\begin{array}{l}\text{COO}^-\\ \text{NH}_2\end{array}}
\underset{\text{OH}^-}{\overset{\text{H}^+}{\rightleftharpoons}}
\underset{\substack{\text{两性离子}\\ \text{pH}=\text{pI}}}{\text{Pr}\begin{array}{l}\text{COO}^-\\ \text{NH}_3^+\end{array}}
\underset{\text{OH}^-}{\overset{\text{H}^+}{\rightleftharpoons}}
\underset{\substack{\text{正离子}\\ \text{pH}<\text{pI}}}{\text{Pr}\begin{array}{l}\text{COOH}\\ \text{NH}_3^+\end{array}}
$$

不同的蛋白质由于组成不同，故都有特定的等电点。含碱性氨基酸较多的蛋白质称为碱性蛋白质，其等电点大于 7；含酸性氨基酸较多的蛋白质称为酸性蛋白质，其等电点小于 7。

人及动物体内大多数蛋白质的等电点在 5.0 左右，而体液 pH 为 7.4，所以体内蛋白质大多为负离子状态，可与 K^+、Na^+、Ca^{2+} 等离子结合成盐。

蛋白质在等电点时，由于彼此没有相同电荷的排斥现象，所以溶解度最小，容易聚集沉淀。利用这一性质，可以分离和提纯蛋白质。

蛋白质在偏离等电点的溶液中，带有正电或负电，在电场中向电荷相反的电极移动，这种现象称为电泳。蛋白质电泳的方向、速度主要取决于其所带电荷的性质、数量和分子大小，利用这种性质可对混合蛋白质进行分离、纯化和测定，此种方法称为电泳分析法。临床上可通过测定血清蛋白质成分来诊断疾病。

（三）变性

天然蛋白质因受物理或化学因素的影响，改变了其结构，从而导致蛋白质生物活性和理化性质的改变，这种作用称为蛋白质的变性。

使蛋白质变性的因素很多。物理因素如加热、紫外线照射、X 射线、超声波、剧烈振荡和搅拌等；化学因素如强酸、强碱、尿素、重金属盐、三氯乙酸、乙醇、丙酮等。但不同的蛋白质对各种变性因素的敏感程度是不同的。

蛋白质的变性，是由于蛋白质分子内部结构的改变引起的。天然蛋白质内部可通过副键的作用而使整个分子具有紧密的结构。变性后氢键被破坏，蛋白质分子可从原来有规则的紧密结构变为无规则的松散结构。一般来说，蛋白质的变性是蛋白质二、三级以上的高级结构的改变或破坏，而一级结构未发生变化。

在变性因素作用下，蛋白质可出现各种变性现象。例如，生物活性发生改变，使酶失去催化能力，抗体失去免疫作用，激素丧失调节作用等；理化性质和生化性质也可发生改变，使结晶能力和溶解度降低，黏度增加，易被蛋白质水解酶水解等。

蛋白质的变性按性质和程度的不同，可分为可逆变性和不可逆变性两种类型。蛋白质变性后如分子结构改变不大（如改变至三级结构），可重新恢复原来性质的，称为可逆变性。变性后如分子结构改变较大时（如改变至二级结构），就不易恢复原有性质，称为不可逆变性。

蛋白质的变性现象在日常生活和医疗实践中的应用很多。例如，加热使鸡蛋凝固；在豆浆中加入盐卤或石膏制成豆腐；用紫外线或 75% 乙醇溶液消毒灭菌；用放射性同位素治疗肿瘤等。与此相反，在实验和生产上制备某些蛋白质制品（如疫苗、酶制剂等）时，则要注意避免引起变性而导致蛋白质活性丧失。

（四）沉淀

蛋白质溶液能保持稳定主要依靠两个因素：第一，蛋白质分子在溶液中带有电荷，同种电荷互相排斥，不易聚集成大颗粒；第二，蛋白质分子与水形成水化层，相互间不易接近而聚集。但是，如果条件发生改变，破坏了蛋白质稳定的因素，则蛋白质分子在溶液中就可发生凝聚，形成更大的颗粒并从溶液中析出。这种现象称为蛋白质的沉淀。蛋白质在溶液中发生沉淀的过程如图 14-7 所示。

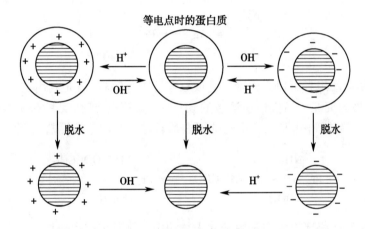

图 14-7　蛋白质胶体颗粒的沉淀

由图 14-7 可知，如将蛋白质溶液的 pH 调到该蛋白质的等电点，此时蛋白质分子呈等电状态，虽然相同电荷的排斥作用消失了，但还有水化层起保护作用，一般不发生沉淀。如果再加入脱水剂，使蛋白质分子再失去水化层，则蛋白质分子将由于互相碰撞而沉淀析出；反之，如使蛋白质先脱去水化层，再调 pH 至等电点，也会产生同样结果。

应该指出，有些蛋白质（如白明胶）的两种稳定因素均较强，要使这类蛋白质沉淀，需同时消除两种稳定因素；而有些蛋白质往往是其中一种因素是主要的，则只要消除主要因素就可使它们沉淀。

使蛋白质沉淀主要有以下几种方式：

1. **盐析**　在蛋白质溶液中加入中性盐类（如氯化钠、硫酸钠、硫酸铵等）至一定浓度时，蛋白质便可沉淀析出，这种作用称为盐析。

盐析使蛋白质沉淀的主要原因是由于电解质离子的水化能力比蛋白质强，可以破坏蛋白质胶粒的水化层，同时使蛋白质胶粒所带的电荷削弱，即电荷被部分中和。蛋白质胶体的稳定因素被消除，使胶粒相互碰撞而凝聚沉淀。

盐析沉淀的蛋白质，其分子内部结构没有改变，可保持原来的生物活性，当再加溶剂稀释后，则沉淀可以重新溶解，一般不至于使蛋白质变性，所以盐析是可逆的沉淀；另外，使蛋白质盐析沉淀时，加入电解质的用量较大，故分离较困难。

蛋白质盐析时所需盐的最小浓度称为盐析浓度。各种不同的蛋白质，由于分子颗粒大小和亲水程度不同，发生沉淀时所需要的盐析浓度也不同。因此，可用不同浓度的盐溶液使溶液中的不同蛋白质分段析出，这种操作方法称为分段盐析。在临床检验中，利用分段盐析可以测定血清白蛋白和球蛋白含量，借以帮助诊断某些疾病。

2. 有机溶剂沉淀　当向蛋白质溶液中加入一定量甲醇、乙醇或丙酮等极性有机溶剂时，由于它们对水的亲和力较大，可引起蛋白质脱去水化层以及降低介电常数而增加蛋白质颗粒间的相互作用，使蛋白质凝聚而沉淀。用有机溶剂使蛋白质沉淀，如果控制在低温下操作，并且尽可能缩短处理的时间，则可使变性速度减慢。但如果长时间接触，则沉淀的蛋白质可因变性而不再溶解。

3. 重金属盐沉淀　当蛋白质溶液的 pH 大于其等电点时，某些带正电荷的重金属离子如 Ca^{2+}、Hg^{2+}、Pb^{2+} 和 Ag^+ 等，可与带负电荷的蛋白质颗粒结合成不溶性盐而沉淀。例如：

误服重金属盐的患者可口服大量牛乳或豆浆等进行解救，就是利用这一基本性质。

4. 某些酸类的沉淀　当蛋白质溶液的 pH 小于其等电点时，某些带负电荷的酸类如钨酸、苦味酸、三氯醋酸等，可与带正电荷的蛋白质颗粒结合成不溶性盐而沉淀。例如：

这类沉淀反应在临床检验中常用来除去体液中干扰测定的蛋白质。

（五）蛋白质的水解

蛋白质在酸、碱溶液中加热或在酶催化下，能水解为相对分子质量较小的化合物，如腙、胨、肽类等，最后得到各种 α-氨基酸。

食物中的蛋白质进入人体后，不能直接摄取成为身体的组成部分，它必须在消化道内经各种酶的催化而水解为氨基酸，氨基酸被肠壁吸收入血液，然后在体内重新合成人体所需要的各种蛋白质。

有机肥料在土壤中分解时，蛋白质先水解成 α-氨基酸，然后再经氧化脱氨作用，产生游离氨，供植物吸收。

（六）显色反应

蛋白质由氨基酸组成，当蛋白质分子中含有某种特殊结构的氨基酸时，便可和某种显色剂产生一定的显色反应，这是蛋白质能呈多种颜色反应的主要原因。例如，茚三酮反应、黄蛋白反应、米伦反应等（表 14-4）。

此外，蛋白质又是一类具有两个以上肽键的化合物，故还能发生缩二脲反应，即在碱性溶液中与硫酸铜溶液作用出现紫红色，通常此法也用于蛋白质的鉴定，但氨基酸和二肽不发生缩二脲反应。

表14-4　蛋白质的颜色反应

反应名称	加入试剂	颜色变化	起反应的蛋白质
茚三酮反应	水合茚三酮	蓝紫色	所有蛋白质
缩二脲反应	氢氧化钠、硫酸铜溶液	浅红色至蓝紫色	所有蛋白质
蛋白黄反应	浓硝酸再加氨水	黄色至橙色	含苯丙氨酸、酪氨酸或色氨酸的蛋白质
米伦反应	硝酸、亚硝酸、硝酸汞、硝酸亚汞混合物	红色	含酪氨酸的蛋白质

三、蛋白质的分类

蛋白质的结构十分复杂，目前尚无法按其化学结构进行分类。一般依据化学组成的复杂程度，可将蛋白质分为单纯蛋白质和结合蛋白质两大类。

（一）单纯蛋白质

单纯蛋白质是指只由氨基酸组成的蛋白质。按单纯蛋白质的物理性质，特别是溶解性的不同，又可分为七类（表14-5）。

表14-5　单纯蛋白质分类

类别	溶解性	举例
清蛋白	溶于水及中性盐溶液，不溶于饱和硫酸铵溶液	血清清蛋白、乳清蛋白
球蛋白	不溶于水，溶于稀中性盐溶液，不溶于半饱和硫酸铵溶液	免疫球蛋白、纤维蛋白原、卵黏蛋白
谷蛋白	不溶于水、中性盐溶液及乙醇，溶于稀酸、稀碱	米谷蛋白、麦谷蛋白
醇溶谷蛋白	不溶于水、中性盐溶液，溶于70%～80%乙醇	醇溶谷蛋白、醇溶玉米蛋白
硬蛋白	不溶于水、稀酸、稀碱、中性盐溶液和一般有机溶剂	胶原蛋白、弹性蛋白、角蛋白
组蛋白	溶于水、稀酸、稀碱，不溶于稀氨水	胸腺组蛋白
精蛋白	溶于水、稀酸、稀碱、稀氨水	鱼精蛋白

清蛋白和球蛋白在动植物细胞及体液中普遍存在。这两类蛋白质可用盐析方法分离。近年来研究较多的免疫球蛋白是一组直接参与免疫反应的抗体蛋白的总称，大多属于血清 γ- 球蛋白。它们不仅存在于血液中，而且存在于体液、外分泌液以及某些淋巴细胞的膜上。

谷蛋白和醇溶谷蛋白是两类重要的植物蛋白质，也是面筋的主要成分。醇溶谷蛋白含有大量的谷氨酰胺（40%），水解时生成谷氨酸，所以工业上可用面筋和豆饼为原料来制造味精。

精蛋白和组蛋白为相对分子质量较小、结构较简单、不易被热所凝固的两类碱性蛋白质。在它们的分子中含有大量的碱性氨基酸（如精氨酸和组氨酸）。精蛋白存在于成熟的精细胞中，与脱氧核糖核酸（DNA）结合在一起。从黄鱼精细胞中提取的鱼精蛋白，在临床上可用作止血剂。组蛋白一般存在于细胞核中，与 DNA 结合。由于组蛋白的等电点在 pH = 10 左右，因此，带有正电荷的组蛋白与带有负电荷的 DNA 磷酸基团通过静电引力连接在一起。

硬蛋白的溶解度小，故又称为不溶性蛋白。硬蛋白性质稳定，不易被消化液消化。动物体内具有支持及保护功能的纤维状蛋白质，都是由硬蛋白组成的。胶原是结缔组织、皮肤和骨骼中的一种重要硬蛋白。将骨骼用稀盐酸浸泡一二天后，骨中无机盐溶解，剩下的物质即为胶原。胶原用水煮沸即成为白明胶。弹性蛋白是弹性组织（如韧带、血管、肌腱）中的蛋白质，水煮不能成为白明胶。角蛋白是角、指甲、毛发、皮肤角质层中的一种含有大量胱氨酸的硬蛋白。

（二）结合蛋白质

结合蛋白质是由单纯蛋白质和非蛋白质基团（辅基）两部分结合而成的。结合蛋白质彻底水解后除产生氨基酸外，尚有其他成分，如糖、脂肪、核酸、磷酸和色素等。按辅基的不同，结合蛋白质可分为如表14-6所示的几类。

表14-6　结合蛋白质分类

类别	辅基	举例
核蛋白	核酸	脱氧核糖核蛋白、烟草花叶病毒
糖蛋白和黏蛋白	糖类及其衍生物	卵清蛋白、γ-球蛋白、血清黏蛋白
脂蛋白	脂类	β-脂蛋白、卵黄球蛋白
色蛋白	色素	血红蛋白、细胞色素 C
磷蛋白	磷酸	胃蛋白酶、酪蛋白

核蛋白存在于一切生物体中，是由蛋白质和核酸组成的。如动植物细胞核中的核蛋白是由 DNA 和组蛋白结合而成的。核蛋白在生命活动过程中起着非常重要的作用。

糖蛋白和黏蛋白是由蛋白质和糖类物质所组成，广布于生物界，存在于黏液、体液、皮肤、软骨和其他结缔组织中，如唾液中的黏蛋白即由黏多糖和蛋白质组成。从孕妇尿中提取得到的绒毛膜激素、卵清蛋白等都属于糖蛋白。黏蛋白中含糖量在 4% 以上，糖蛋白中含糖量在 4% 以下。

脂蛋白由蛋白质和脂类结合而成，存在于线粒体、微粒体、细胞膜和动物血浆中。一般脂类能溶于乙醚，而脂蛋白则不溶于乙醚而溶于水中，因此，血液中的脂蛋白起到运输脂类的作用，与脂肪的消化吸收或动员利用有着密切的关系。

色蛋白由蛋白质和色素组成。色蛋白种类很多，其中重要的为含卟啉类的色蛋白，血红蛋白就是由珠蛋白和血红素（铁卟啉）组成的。血红蛋白是存在于脊椎动物红细胞中的一种色蛋白，它是血液中含量最多的蛋白质，在体内具有输送氧和二氧化碳的作用。在红细胞内，血红蛋白分子的功能是作为氧的携带者，从富有氧气的肺部将氧转运到氧贫乏的外周组织。血红蛋白还可以通过肽链的 N 端与二氧化碳结合形成碳酸血红蛋白。氧合血红蛋白与碳酸血红蛋白的形成和离解受环境 pH 的影响。比正常生理 pH（7.35～7.45）偏碱时，氧合血红蛋白易形成，碳酸血红蛋白易离解（如肺循环血 pH 为 7.6）；而比正常生理 pH 偏酸时，氧合血红蛋白易离解，碳酸血红蛋白易形成（如肌肉 pH 为 7.2）。

$$HbO_2 + H^+ + CO_2 \underset{肺部(pH\,7.6)}{\overset{肌肉中(pH\,7.2)}{\rightleftharpoons}} Hb{\scriptsize\begin{array}{l}H^+\\ \\CO_2\end{array}} + O_2$$

氧合血红蛋白　　　　　　　　　　　　碳酸血红蛋白

磷蛋白由蛋白质和磷酸组成。磷酸常以酯键与丝氨酸或苏氨酸侧链的羟基结合，如胃蛋白酶、酪蛋白等。

本 章 小 结

一、氨基酸的结构和性质

氨基酸是组成蛋白质的基本单元。α-氨基酸分子是偶极离子,常以内盐的形式存在。

$$H_3\overset{+}{N}\underset{R}{\overset{COO^-}{-}}H$$

氨基酸具有较高的熔点和在有机溶剂中难溶解的性质。除甘氨酸外,其余α-氨基酸均具有旋光性。习惯上采用 D/L 标记构型。生物体内的 α-氨基酸绝大多数为 L 型。如用 R/S 标记法,则除半胱氨酸为 R 型外,其余的 α-氨基酸均为 S 型。

氨基酸的化学性质主要如下(表 14-7):

表 14-7 氨基酸的重要化学反应

有关反应基团	氨基酸的化学反应	重要性
氨基参加的反应	与 HNO_2 作用	为测定氨基氮方法的基础
	成盐	为氨基酸两性离子及制备晶体氨基酸的依据
	酰基化	在人工合成肽中作为氨基的保护基
	烃基化	用于测定肽链 N 端氨基酸并作为氨基的保护基
	氧化脱氨	氨基酸分解代谢的重要反应
羧基参加的反应	成酯或盐	人工合成肽链保护羧基用
	成酰胺	生物体储 NH_2 的方式
	脱羧	氨基酸代谢的重要反应之一
	还原成醇	鉴定肽链末端用
氨基与羧基共同参加的反应	两性离解	对酸碱有缓冲作用
	脱水成肽	为肽链形成的基本反应
	茚三酮反应	氨基酸定性、定量显色用
苯环	与浓硝酸作用产生黄色物质	可作为含苯环结构蛋白质定性试验
酚羟基	与硝酸汞、硝酸亚汞和硝酸作用呈红色	为米伦反应的基础,可供测定酪氨酸
吲哚基	与乙醛、浓硫酸作用呈紫红色	为蛋白质定性试验及测定色氨酸的基础

二、多肽和蛋白质的性质

肽是氨基酸之间以肽键相互连接而成的化合物,例如:

$$\underset{\text{丙氨酰甘氨酰丝氨酸(丙甘丝肽)}}{H_3\overset{+}{N}CHCONHCH_2CONHCHCOO^-}$$

$$\overset{CH_3}{|} \qquad\qquad \overset{CH_2OH}{|}$$

丙氨酰甘氨酰丝氨酸(丙甘丝肽)

Ala–Gly–Ser或A–G–S

多肽是一类重要的化合物,生物体内含有许多生物活性肽。

蛋白质是生物体内一切组织的物质基础。蛋白质的功能取决于蛋白质的结构。

蛋白质的性质取决于蛋白质的分子组成和结构特征,一方面具有与某些氨基酸相似的性质,另一方面又具有一些高分子化合物的性质。

1. 两性解离和等电点 蛋白质是由氨基酸组成,在蛋白质分子链中同样存在游离的碱性基团和酸性基团,如氨基、羧基、胍基、咪唑基等,因此同样存在两性解离和等电点。

$$P\begin{array}{c}NH_2\\COO^-\end{array} \underset{OH^-}{\overset{H^+}{\rightleftharpoons}} P\begin{array}{c}NH_3^+\\COO^-\end{array} \underset{OH^-}{\overset{H^+}{\rightleftharpoons}} P\begin{array}{c}NH_3^+\\COOH\end{array}$$ （P代表蛋白质）

　　阴离子　　　　　　　两性离子　　　　　阳离子
　（pH＞pI）　　　　　（pH=pI）　　　　（pH＜pI）

2. 胶体性质 蛋白质的相对分子质量很大,其分子大小已达到 $1\sim100nm$ 的胶粒范围,其溶液属于胶体分散系。由于蛋白质分子表面有许多极性基团,如 $-COO^-$、$-NH_3^+$、$-OH$、$-SH$、$-CONH_2$ 等,天然蛋白质常以稳定的亲水胶体溶液形式存在,蛋白质分子周围的双电层和水化层是稳定蛋白质胶体系统的主要因素。

3. 蛋白质的沉淀 蛋白质的沉淀是指破坏其水化膜和消除电荷后,蛋白质在溶液中下沉析出,常采用盐析、加脱水剂、加重金属离子和加有机酸等使蛋白质沉淀。

4. 蛋白质的变性 蛋白质受到某些物理或化学因素作用时,引起生物活性丧失及其他理化性质的改变,这种变化称为蛋白质的变性。变性的本质是副键被破坏引起蛋白质天然构象的解体而导致生物功能丧失,并未涉及共价键的破裂。变性有可逆变性和不可逆变性之分。蛋白质变性和沉淀反应的概念不同,但又互相联系,沉淀时可变性,也可不变性;变性可表现为沉淀,也可表现为溶解状态。

5. 蛋白质的颜色反应 蛋白质与某些试剂作用可发生颜色反应,常用来做蛋白质的定性和定量分析,如缩二脲反应、茚三酮反应等。

练 习 题

1. 选择题

(1) 天冬氨酸(pI＝2.77)溶于水后,在电场中
　A. 向负极移动　　　　　　　　B. 向正极移动
　C. 不移动　　　　　　　　　　D. 易水解

(2) 与 HNO_2 作用**不**放出 N_2 的是
　A. 色氨酸　　　　　　　　　　B. 苯丙氨酸
　C. 半胱氨酸　　　　　　　　　D. 脯氨酸

(3) 多肽链中的肽键具有_____结构。
　A. 直线型　　　　　　　　　　B. 平面型
　C. 四面体　　　　　　　　　　D. α-螺旋

(4) 在强碱溶液中与稀 $CuSO_4$ 作用,出现紫红色的化合物是
　A. 尿素　　　　　　　　　　　B. 甘油
　C. 氨基脲　　　　　　　　　　D. 谷胱甘肽

(5) 用重金属盐沉淀蛋白质时,溶液的 pH 最好调节为

　　A. 稍大于该蛋白质的 pI 值　　　　B. 等于该蛋白质的 pI 值

　　C. 稍小于该蛋白质的 pI 值　　　　D. 等于 7.0

(6) 维持蛋白质立体结构的副键**不**包括

　　A. 二硫键　　　　　　　　　　　　B. 肽键

　　C. 疏水键　　　　　　　　　　　　D. 氢键

(7) 下列蛋白质中,属于结合蛋白质的是

　　A. 清蛋白　　　　　　　　　　　　B. 球蛋白

　　C. 核蛋白　　　　　　　　　　　　D. 鱼精蛋白

(8) 盐析使蛋白质沉淀析出,主要破坏的是

　　A. 水化膜　　　　　　　　　　　　B. 疏水作用力

　　C. 氢键　　　　　　　　　　　　　D. 盐键

(9) 下列哪一种说法对蛋白质结构的描述是**错误**的

　　A. 都有一级结构　　　　　　　　　B. 都有二级结构

　　C. 都有三级结构　　　　　　　　　D. 都有四级结构

(10) 氨基酸和蛋白质共有的性质是

　　A. 胶体性质　　　　　　　　　　　B. 沉淀反应

　　C. 两性性质　　　　　　　　　　　D. 变性性质

2. 命名下列化合物

(1) $\overset{\overset{+NH_3}{|}}{H_3C-CH-\underset{\underset{CH_3}{|}}{CH}COO^-}$

(2) $\overset{\overset{+NH_3}{|}}{H_2C-CHCOO^-}$，$\underset{\underset{C_6H_5}{|}}{}$

(3) $\underset{\underset{+NH_3}{|}}{CH_2CH}\overset{\overset{O}{||}}{-C}-NH-\underset{\underset{CH_2SH}{|}}{\overset{\overset{O}{||}}{C}}H-\overset{\overset{O}{||}}{C}-NH-\underset{\underset{CH_2CH(CH_3)_2}{|}}{C}H-COO^-$

(4) $H_2NCCH_2\underset{\underset{+NH_3}{|}}{\overset{\overset{O}{||}}{C}}HCNH\underset{\underset{CH_2OH}{|}}{\overset{\overset{O}{||}}{C}}HCNH\underset{\underset{CH_3}{|}}{\overset{\overset{O}{||}}{C}}HCOO^-$

3. 写出下列化合物的结构式

(1) 异亮氨酸　　(2) 天冬氨酸

(3) 甘氨酰亮氨酸　　(4) 蛋氨酰谷氨酸

4. 完成下列反应式

(1) $H_3\overset{+}{N}CH_2COO^- + HCl \longrightarrow$

(2) $H_3\overset{+}{N}CH_2COO^- + NaOH \longrightarrow$

(3) $\underset{\underset{OH\ \overset{+}{N}H_3}{|\quad|}}{CH_2CHCOO^-} + CH_3\overset{\overset{O}{||}}{C}COOH \xrightarrow[H_2O]{转氨酶}$

（4）组氨酰丙氨酰苏氨酸的酸水解反应

5. 写出赖氨酸与下列试剂反应的产物

（1）NaOH （2）HCl （3）CH_3OH/H^+ （4）$(CH_3CO)_2O$ （5）$NaNO_2/HCl$

6. 推测结构式

某化合物 A（$C_5H_9O_4N$）具有旋光性，与 $NaHCO_3$ 反应放出 CO_2，与 HNO_2 反应放出 N_2 并转变为 B（$C_5H_8O_5$）。B 仍具有旋光性，被氧化可得到 C（$C_5H_6O_5$）。C 无旋光性，但可与 2,4- 二硝基苯肼反应作用生成黄色沉淀，C 在稀 H_2SO_4 存在下加热放出 CO_2 并生成化合物 D（$C_4H_6O_3$），在加热条件下，D 能与 Tollens 试剂反应，其氧化产物为 E（$C_4H_6O_4$），1mol E 能与足量的 $NaHCO_3$ 反应放出 2mol CO_2。试写出 A、B、C、D、E 的结构式。

7. 讨论题

（1）何谓氨基酸的等电点？中性氨基酸的等电点是小于 7、等于 7，还是大于 7？

（2）什么是肽单位？它有哪些基本特征？

（3）蛋白质分子结构可分为几级？维系各级结构的化学键是什么？

（4）蛋白质亲水溶胶的两个稳定因素是什么？

（5）何谓蛋白质变性？变性后的蛋白质与天然蛋白质有什么不同？

（6）血红蛋白为什么会起到运输氧气的作用？

（陆永超）

第十五章　核　　酸

核酸（nucleic acid）最初是从细胞核中发现的酸性化合物，因此得名，它包括脱氧核糖核酸（deoxyribonucleic acid，DNA）和核糖核酸（ribonucleic acid，RNA）两大类。和蛋白质一样，核酸也是非常重要的生物大分子，DNA 是遗传信息的携带者，RNA 主要参与遗传信息的表达，所以核酸又称为"遗传大分子"。

早在 1868 年，瑞士生理学家 Miescher 从绷带的脓细胞核中分离、提取得到核酸与蛋白质的核素结合物，当时称为核素（nuclein）。1898 年 R.Altamann 得到了不含蛋白质的核素，并命名为核酸。但直到 1953 年 J.Watson 和 F.Crick 提出了 DNA 的双螺旋结构模型，发现生物遗传能得以世代相传的分子奥秘，从而揭示核酸在生命活动中的重要作用。当前人们对核酸的研究已成为当今世界范围内最具活力的研究领域之一。1981 年末，我国科学工作者人工合成了酵母丙氨酸转移核糖核酸，并在扫描隧道显微镜这项世界领先新技术的研究中也占有一席之地。20 世纪 80 年代末，国际"人类基因组图谱工程"（HGP）正式启动，我国是唯一参加 HGP 研究的发展中国家。所有这些都标志着我国在研究核酸领域中，达到了世界先进水平，标志着我国在核酸领域的研究已达到世界先进水平。

第一节　核酸的分类和组成

一、核酸的分类

核酸分为脱氧核糖核酸（DNA）和核糖核酸（RNA）两大类。DNA 是生物遗传的主要物质基础，主要存在于细胞核的染色体中，在线粒体和叶绿体内也有少量存在。

RNA 主要存在于细胞质中，微粒体内含量最多，线粒体内较少。RNA 比 DNA 的结构简单，相对分子质量也小一些。RNA 在体内承担遗传信息的表达，即直接参与蛋白质的合成。根据其在蛋白质合成过程中的作用不同，将 RNA 又分为三类：

核糖体 RNA（ribosomal RNA，rRNA），是合成蛋白质的场所。

信使 RNA（messenger RNA，mRNA），是合成蛋白质的模板。在合成蛋白质时，氨基酸的排列顺序是由 mRNA 提供的信息决定的，而 mRNA 传递的信息则从 DNA 复制得到。

转运 RNA（transfer RNA，tRNA），在合成蛋白质时将所需氨基酸运送到多肽链中。

二、核酸的组成

组成核酸的基本单元是核苷酸（单核苷酸）。正如氨基酸组成蛋白质一样，单核苷酸组成了核酸，核酸又称为多核苷酸。

核酸在酸、碱或酶的催化下水解，可得到如下产物：

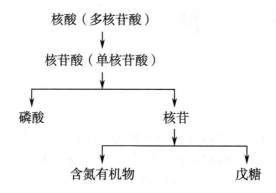

（一）戊糖

组成 DNA 的戊糖是 D-脱氧核糖，而 RNA 中的戊糖是 D-核糖。在核酸中，核糖以 β-D-呋喃环状结构形式存在。

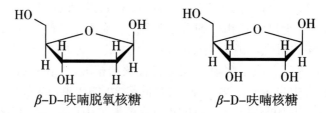

β-D-呋喃脱氧核糖　　　　　β-D-呋喃核糖

（二）含氮有机化合物

组成核酸的是含氮杂环化合物，包括嘧啶和嘌呤的 5 种衍生物。它们被称为核酸的碱基。

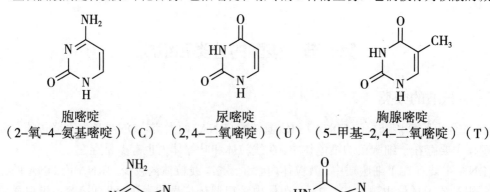

胞嘧啶　　　　　　尿嘧啶　　　　　　　胸腺嘧啶
（2-氧-4-氨基嘧啶）（C）　（2,4-二氧嘧啶）（U）　（5-甲基-2,4-二氧嘧啶）（T）

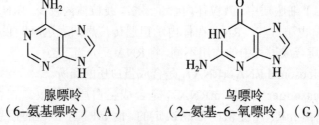

腺嘌呤　　　　　　　　鸟嘌呤
（6-氨基嘌呤）（A）　　　（2-氨基-6-氧嘌呤）（G）

DNA 和 RNA 的区别，除了戊糖的种类不同以外，它们所含嘧啶碱基也有差别。在 DNA 中含胸腺嘧啶，RNA 中则含尿嘧啶。两类核酸的最终水解产物见表 15-1。

表 15-1 两类核酸的最终水解产物

水解产物	DNA	RNA
戊糖	*D*-2-脱氧核糖	*D*-核糖
嘌呤碱	腺嘌呤、鸟嘌呤	腺嘌呤、鸟嘌呤
嘧啶碱	胞嘧啶、胸腺嘧啶	胞嘧啶、尿嘧啶

第二节　核苷和核苷酸

一、核苷

核苷(nucleoside)是戊糖和碱基缩合脱水生成氮苷键化合物。形成核苷时都是戊糖的 1 位碳原子(C_1')上的 β-半缩醛羟基与嘌呤碱 9 位氮上的氢原子或嘧啶碱 1 位氮上的氢原子脱水形成的 β-氮苷键。核苷中戊糖碳原子的编号用带撇的数字 1′、2′⋯表示,以便与碱基上原子的编号区别。

核苷的名称取决于组成的碱基和戊糖。如果戊糖是核糖,则在碱基名称后加词尾"核苷"即可,如核糖与腺嘌呤生成的核苷称为腺嘌呤核苷,简称腺苷;如果戊糖是脱氧核糖,则在核苷名称前加上"脱氧"二字,如脱氧核糖与胞嘧啶生成的核苷称为胞嘧啶脱氧核苷,简称脱氧胞苷。在 DNA 中常见的 4 种核苷的结构式如下:

| 脱氧胸苷 | 脱氧胞苷 | 脱氧鸟苷 | 脱氧腺苷 |

在 RNA 中常见的 4 种核苷的结构式如下:

| 腺苷 | 鸟苷 | 胞苷 | 鸟苷 |

氮苷键与氧苷键一样,在碱性溶液中比较稳定,在酸性溶液中可水解。

二、核苷酸

核苷酸(nucleotide)是指核苷分子中戊糖 C_3' 或 C_5' 上的羟基与磷酸生成的酯。而生物体内的核苷酸,主要是戊糖 C_5' 位的羟基与磷酸生成的酯。

命名核苷酸除了将戊糖部分和碱基部分注明以外,还要指出酯键的位置。例如,脱氧腺苷酸应称为 5'-腺嘌呤脱氧核苷酸或腺嘌呤脱氧核苷-5'-磷酸,又称脱氧腺苷一磷酸(deoxyadenosine monophosphate,dAMP)。同理,胞苷酸的名称为 5'-胞嘧啶核苷酸或胞嘧啶核苷-5'-磷酸,还可称为胞苷一磷酸(cytidine monophosphate,CMP)。结构式表示如下:

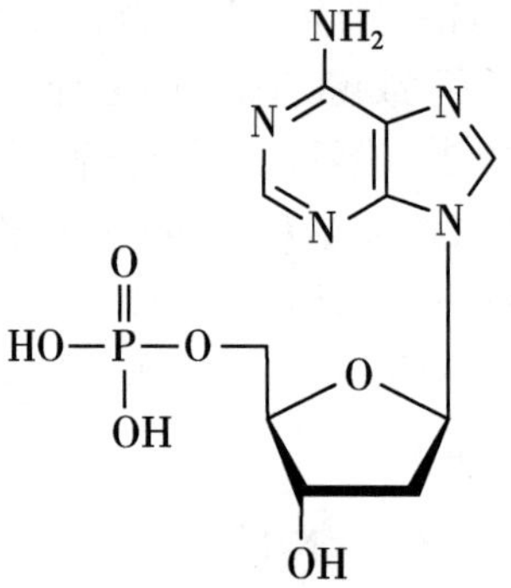

脱氧腺苷 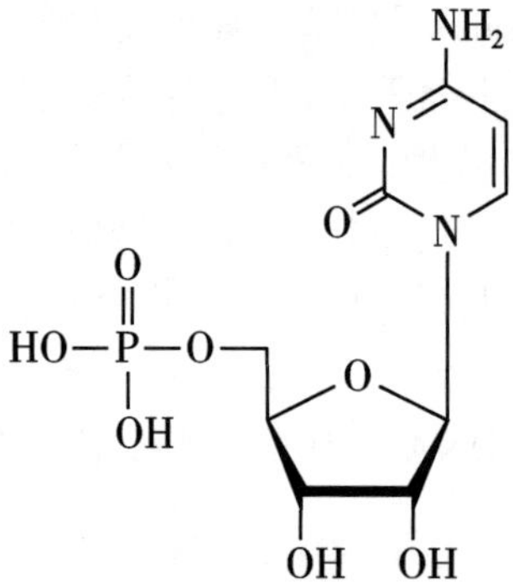　　　　　　　　　　胞苷酸

在生物体内,核苷酸除了组成核酸以外,还有一些是以游离状态或以衍生物形式存在,它们同样具有重要的生理作用。例如腺苷酸(AMP)5'-位的磷酸残基还可与另一分子的磷酸结合,生成腺苷二磷酸(ADP),再与磷酸结合成腺苷三磷酸(ATP)。药用的 ATP 称为三磷酸腺苷。它们的结构式分别如下:

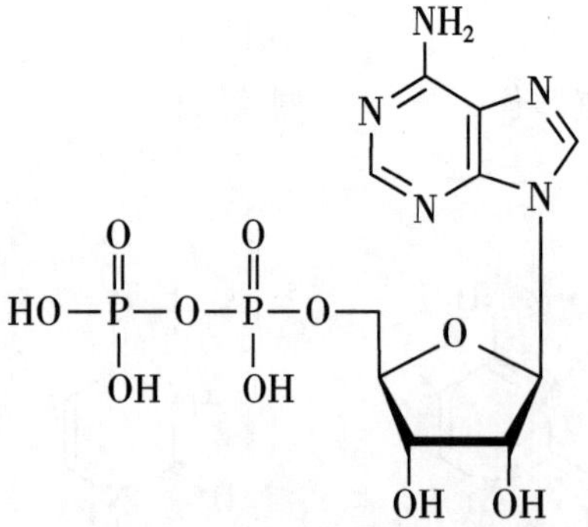

腺苷二磷酸(ADP) 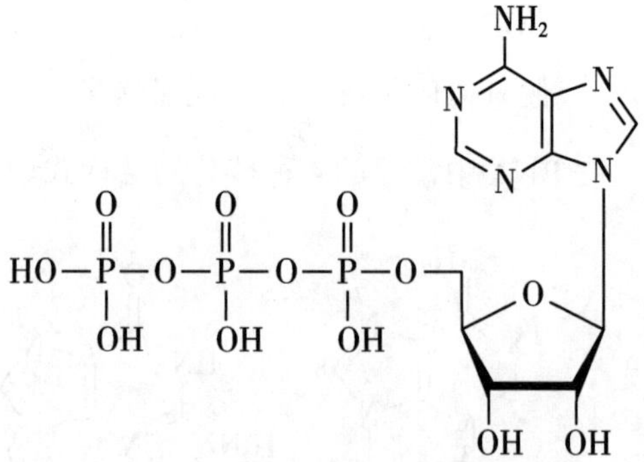　　　　　　　腺苷三磷酸(ATP)

在 ATP 和 ADP 中磷酸与磷酸结合的键含有很高的能量,称为高能磷酸键,常用"～"表示。高能磷酸键水解时,释放出 29.7kJ/mol 的能量,而直接与核苷生成的磷酸酯键,只能放出 14.2kJ/mol 的能量,因此 ATP 被看成是生物体内的能源库。

在细胞的代谢过程中,能量的储存、释放和利用都是以 ATP 为中心,ATP 还是生物体中

磷酰化反应时磷酸根的供体。

其他的核苷酸同样含有高能磷酸键，在体内能量的储存、释放和利用等方面同样起着重要作用。例如，鸟苷三磷酸（GTP）是体内蛋白质合成时的能量供给者；尿苷二磷酸（UDP）参与体内碳水化合物的互变；而胞苷三磷酸（CTP）则在磷脂的生物合成中起重要作用。

核苷酸还以环状形式存在，称为环核苷酸。其中 3′,5′- 环腺苷酸（cAMP）和 3′,5′- 环鸟苷酸（cGMP）较重要，它们普遍存在于生物体内，含量虽然较少，但却有非常重要的生理功能。cAMP 和 cGMP 的结构式分别如下：

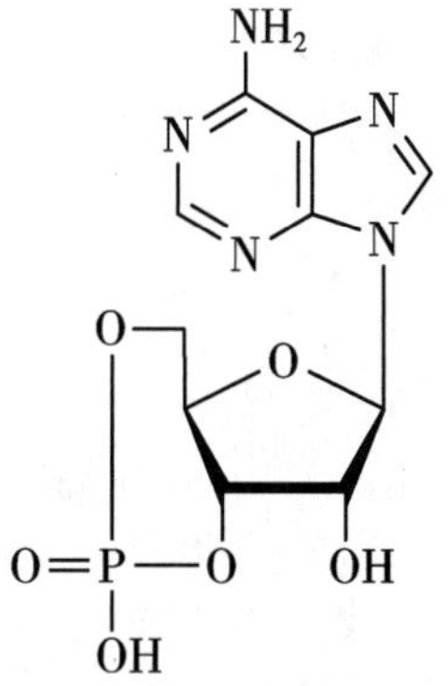

3′,5′-环腺苷酸（cAMP） 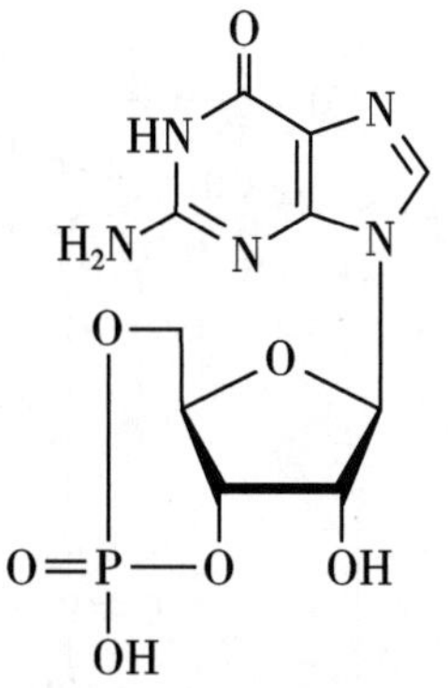　　　　3′,5′-环鸟苷酸（cGMP）

cAMP 和 cGMP 可调节细胞间的信息传递过程。细胞间的信息传递主要有三个途经，第一是神经系统的电冲动，第二是化学信息或激素分泌，第三是体内蛋白质的全合成。这三个过程都在某种程度上受到环核苷酸的调节。

有些核苷酸及其衍生物在工业上也有重要作用。例如，5′- 鸟苷酸在食品工业上可用作助鲜剂，在味精中加入 5% 的 5′- 鸟苷酸，可使味精的鲜度增加 60～100 倍。

第三节　核酸的结构

核酸与蛋白质一样，都是生命活动中遗传信息大分子，结构复杂，具有重要的生物功能。

一、核酸的一级结构

核酸的一级结构是指组成核酸的核苷酸的排列顺序和连接方式，又称为核苷酸序列。由于核苷酸间的差别主要是碱基不同，故也可以将碱基顺序称为核酸的一级结构。DNA 的碱基顺序本身就是遗传信息存储的形式，生物界物种的多样性表现在 DNA 分子中 4 种核苷酸千变万化的不同排列组合。

核苷酸通过前一个核苷酸的糖基上 3′ 位的羟基与其相邻核苷酸 5′ 位的磷酸残基之间形成磷酸二酯键，或核苷酸糖基上 5′ 位的羟基与相邻核苷酸 3′ 位的磷酸残基之间形成磷酸二酯键。如此反复进行，从而构成了一个无支链的线性大分子。DNA 和 RNA 中部分核苷酸链结构如图 15-1 和图 15-2 所示：

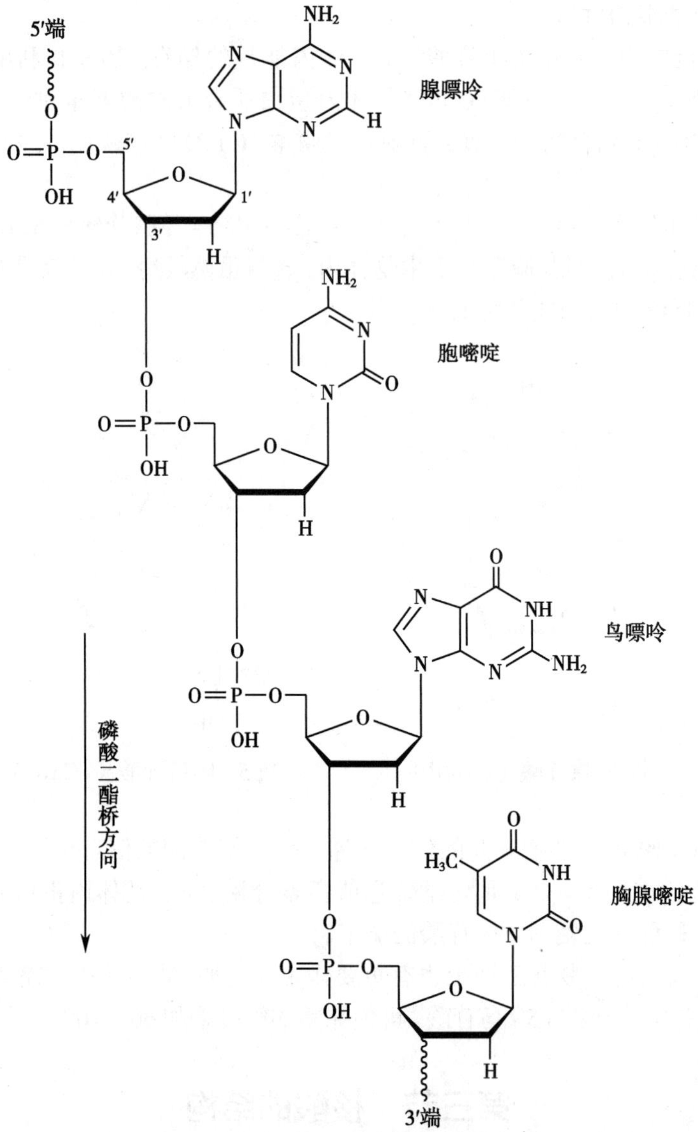

图 15-1 DNA 中部分核苷链结构图

常用速记法表明其结构。速记法书写时将糖和磷酸酯骨架放在两条平行线中，用字母 S 代表糖基，P 代表磷酸酯基；伸出骨架的碱基用其英文名的第一个字母表示，例如 A 代表腺嘌呤，C 代表胞嘧啶等；字母 S 和 P 之间的短线代表磷酸酯键；用两头带有数字的箭头表示磷酸二酯键的走向，见图 15-3。

另一种简化的书写方法是字符式。书写时用英文大写字母代表碱基，用小写字母 p 代表磷酸残基。核酸分子中的的糖基、糖苷基和磷酸二酯键均省略不写，将碱基和磷酸残基相间排列即成。DNA 链和 RNA 链片段的字符式示意如下：

DNA：5'…pApCpGpTpTpG…3'

RNA：5'…pApCpGpUpUpG…3'

上式还可进一步简化为：

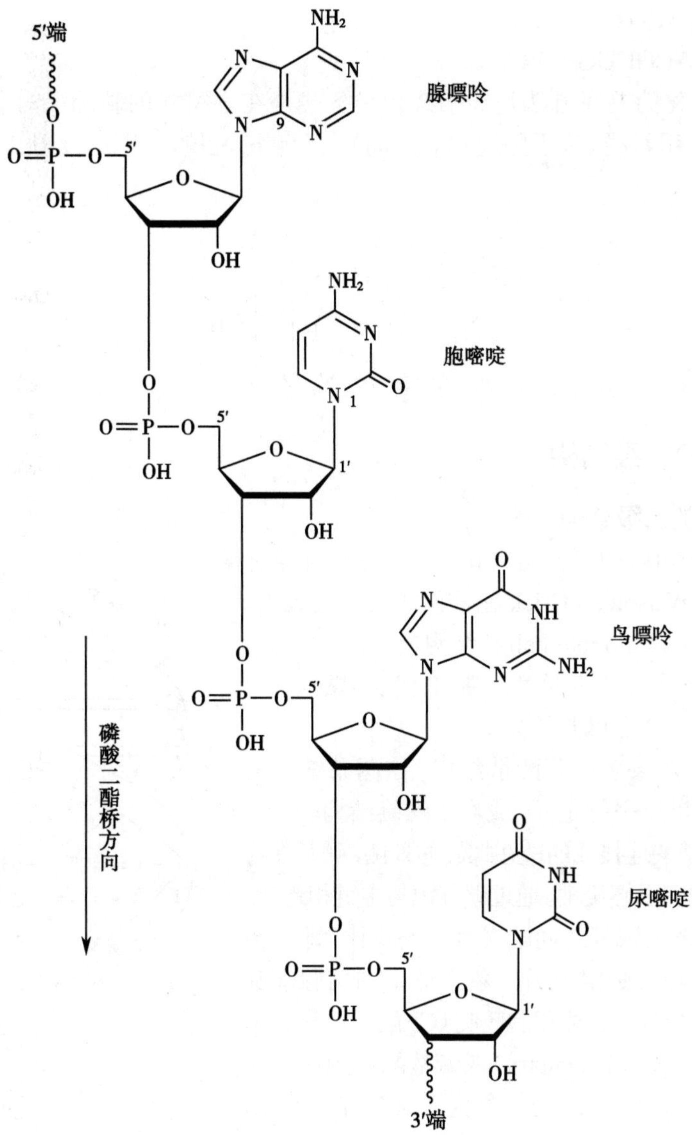

5′端
腺嘌呤
胞嘧啶
鸟嘌呤
尿嘧啶
磷酸二酯桥方向
3′端

图 15-2 RNA 中部分核苷链结构图

3′
5′
3′
5′

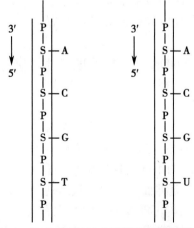

图 15-3 DNA 和 RNA 中部分核苷酸链结构图

DNA: 5′…pACGTTG…3′

RNA: 5′…pACGUUG…3′

还有一种简化的书写方法是线条式。线条式是在字符式的基础上,用竖线(位于碱基之下)表示糖基,用斜线(位于竖线和 p 之间)表示磷酸酯键。例如,上述 DNA 的线条式表示如下:

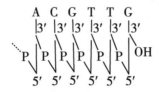

二、核酸的二级结构

(一) DNA 的二级结构

根据 X- 射线衍射的研究结果和当时积累的化学分析数据,1953 年 Watson 和 Crick 在前人研究的基础上,提出了 DNA 双螺旋(double helix)结构模型,其结构示意图见图 15-4,图中 S 代表脱氧核糖,P 代表磷酸。

该模型设想的要点可归纳如下:

(1)DNA 由两条多核苷酸链组成,这两条链沿着一个共同的轴心以反平行走向,成右手螺旋结构。

(2)戊糖和磷酸连接成的链在螺旋的外侧,碱基在螺旋的内侧,它们垂直于螺旋轴,通过糖苷键与主链相连。

(3)两条主链上碱基之间配对有一定规律,即一条主链上的腺嘌呤(A)必定与另一条主链上的胸腺嘧啶(T)配对,而鸟嘌呤(G)必然和胞嘧啶(C)配对。称为碱基互补规律(base complementary)或碱基配对规律。两个相互配对的碱基,彼此之间互称为互补碱基。DNA 的反平行双链和碱基配对及氢键示意图见图 15-5。

(4)稳定双螺旋结构(在横向上)主要靠碱基对之间形成的氢键。此外,范德华力和疏水键对稳定双螺旋结构也起着重要作用。

(5)双螺旋结构的直径为 2 000pm,每 10 个碱基对构成一圈螺旋,螺距 3 400pm,而相邻两对碱基对之间的平面距离为 340pm。

DNA 的二级结构除了上述右手双螺旋结构(B-DNA)的主要形式外,还有其他构型,如左手螺旋的 Z-DNA 等。Z-DNA 与 B-DNA 的不同是螺旋延长,直径变窄,主链中磷原子不是平滑延伸而是呈锯齿状排列。人类对 Z-DNA 功能的研究才刚刚开始,已有资料表明,Z-DNA 结构可能与突变的发生有关;而从 B-DNA 到 Z-DNA 的结构改变,也可能是控制基因的复制和转录的因素之一。

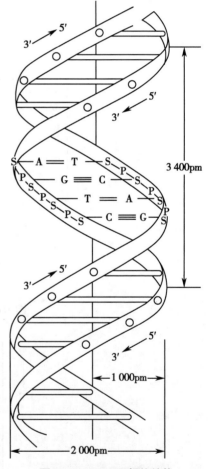

图 15-4 DNA 双螺旋结构

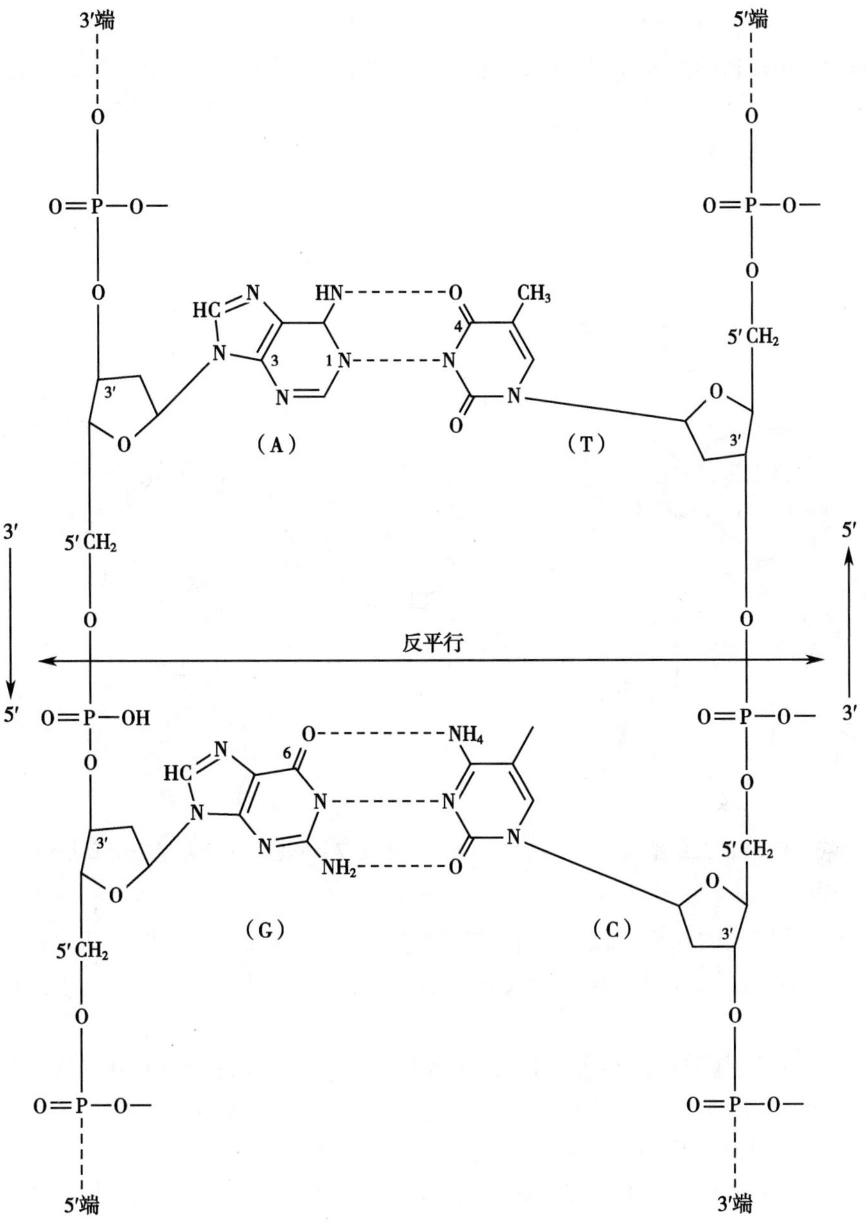

图 15-5 DNA 的反平行双链、碱基配对和氢键

（二）RNA 的二级结构

RNA 和 DNA 的一级结构非常相似，但两者的二级结构却有很大差别。生物体内大多数 RNA 分子由一条多核苷酸链组成，链的许多区域可以发生自身回折，在回折区域里呈现双螺旋结构并实现碱基配对。在 RNA 分子中，碱基互补规律是 A 与 U 配对，G 与 C 配对，配对碱基之间同样形成氢键。应该指出的是 RNA 分子中的糖基是核糖，比脱氧核糖多一个 $2'$ 位羟基。由于 $2'$ 位羟基位于分子密集部位，结果造成对平行碱基的排斥。所以，RNA 分子中只有 40%～70% 的多核苷酸链形成双螺旋结构，其余部分为非螺旋区段，不能配对的碱基则形成突环。RNA 的二级结构示意图见图 15-6。

tRNA、mRNA 和 rRNA 的二级结构各有差别,其中对 tRNA 的研究较多。现已发现的 tRNA 都具有如图 15-7 所示的所谓三叶草形二级结构(图 15-7 中实心方块表示反密码子的位置)。

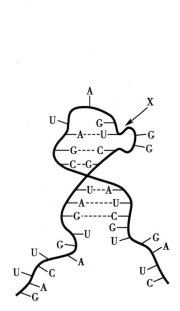

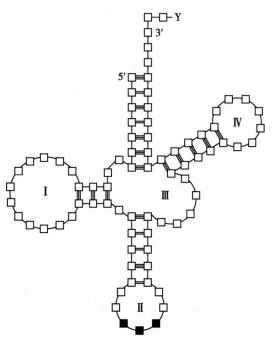

图 15-6　RNA 的二级结构　　　　　图 15-7　酪氨酸 tRNA 的三叶草结构

在 tRNA 单链上的几十个核苷酸中,碱基配对的区域形成双链类似叶柄,碱基不能配对区段向外突出,形成Ⅰ、Ⅱ、Ⅲ、Ⅳ四个突环,类似叶片。其中Ⅱ环带有反密码子,在环中用实心方块表示。

在 tRNA 中,碱基配对并不像在 DNA 中那样严格。例如,在 tRNA 中 G 与 U 也可配对,但结合力较小,不如 G 与 C 那样牢固。此外,在 tRNA 中还有稀有碱基存在。

核酸的结构以及结构与其生物功能之间的关系是非常复杂的,也是目前全世界科学工作者正在深入研究的课题。20 世纪 80 年代末,国际"人类基因组图谱工程"(HGP)启动,该工程被认为是继"曼哈顿原子弹计划"和"阿波罗登月计划"之后的人类自然科学史上最大的研究计划。我国科学家参与了该项工程,成为第六个 HGP 参与国,承担了 1% 的测序任务,主要负责 3 号染色体上 3 000 万个碱基对的测序和初步组装工作,因按时保质保量完成任务,HGP 又给中国原任务的 0.1% 作为奖励。2000 年 6 月,人类基因组工程草图已经全部完成,标志着 HGP 研究取得了重大的突破性进展。

人类的遗传奥秘犹如一部天书,要找出近 10 万个基因的位置和作用,需要经过测序、拼接和标注三个步骤才能"读出"。但要真正理解所包含的遗传信息,"读懂"它还有更复杂更艰巨的工作要做。今后,HGP 计划还要完成序列的全部拼接即完成"精图",接着要确定基因并分析它的功能信息,完成从结构到功能的研究。同时,非编码区的遗传信息,即非基因的占 95% 碱基对的 DNA 代表什么的问题又将是另一个巨大的挑战。人类基因组计划的实施,必将对科学、经济、道义和国际事务产生难以估计的巨大作用。

第四节 核酸的性质

一、核酸的物理性质

DNA 为白色纤维状固体，RNA 为白色粉末。两者均微溶于水，易溶于稀碱溶液，其钠盐在水中的溶解度比较大。DNA 和 RNA 都不溶于乙醇、乙醚、氯仿等一般有机溶剂，而易溶于 2-甲氧基乙醇中。

核酸分子中嘌呤和嘧啶均存在共轭结构，所以在波长 260nm 左右它们有较强的紫外吸收，这常用于核酸、核苷酸、核苷及碱基的定量分析。

核酸溶液的黏度比较大，DNA 的黏度比 RNA 更大。

二、核酸的酸碱性及水解

核酸分子中既含有磷酸基，又含有嘌呤和嘧啶碱，所以它是两性化合物，但酸性强于碱性。它能与金属离子成盐，又能与一些碱性化合物生成复合物。

核酸在不同的 pH 溶液中，带有不同的电荷，因此它可像蛋白质一样，在电场中发生迁移（电泳）。迁移的方向和速率与核酸分子的电荷、大小和形状有关。

在酸、碱（用于 RNA）、酶的作用下，核酸的磷酸酯键或氮苷键可水解。根据需要选择适合的方法及反应条件，得到不同程度的水解产物。

三、核酸的变性、复性和杂交

（一）核酸的变性

核酸在加热、酸、碱或乙醇、丙酮、尿素、酰胺等有机试剂作用下，分子由稳定的双螺旋结构松解为无规则线团结构的现象，称核酸的变性（denaturation）。在变性过程中，破坏了维持双螺旋结构稳定性的氢键和碱基间的堆积力，而磷酸二酯键不会断裂，所以变性不破坏核酸的一级结构。变性后使核酸的一些理化性质发生改变，如在 260nm 处紫外吸收增强、溶液的黏度下降、沉降速度增加等。同时，变性也可使核酸的生物功能发生改变或丧失。

（二）核酸的复性

在核酸的变性中，DNA 的变性最为常见。由加热引起的 DNA 变性称为热变性。DNA 的热变性可提供有关 DNA 组织的特殊信息。

DNA 的变性是可逆的。在适当的条件下，变性 DNA 的两条互补链全部或部分恢复到双螺旋结构的过程，称为复性（renaturation）。热变性的 DNA，一般经缓慢冷却后，即可复性。这一过程称为退火（annealing）。如果将热变性的 DNA 快速冷却至 4℃以下，则变性的 DNA 分子几乎不可能发生复性，这一性质，可用来保持 DNA 的变性状态。

（三）核酸的杂交

核酸在复性时，形成新的螺旋结构，并非完全恢复到变性前的结构，这种按碱基互补，而又不完全互补的两条 DNA 链相互结合的现象称为杂交。核酸的杂交技术可以广泛地应用于核酸的结构和功能的研究，临床上用作遗传性疾病的诊断、肿瘤病因学以及基因工程的研究。

四、DNA 分析技术及其应用

1985 年英国 Leister 大学遗传学家 Alec Jeffreys 教授首次报道 DNA 指纹图技术,标志着 DNA 分析技术的问世。DNA 指纹图技术一经应用,就迅速在多起重大的刑事犯罪侦破和民事诉讼中发挥重要的作用。通过 DNA 指纹图检验,可以直接认定物证的个体来源,或直接确定亲子遗传关系,改变法医物证鉴定只能排除不能认定的历史,建立法医分子遗传学,开创法医物证鉴定发展的新纪元。20 世纪 80 年代末 DNA 扩增(PCR 技术)为法医 DNA 分析提供更加快速简便、准确可靠的技术手段,从此揭开法医 DNA 分析技术迅猛发展的序幕。十余年来,法医 DNA 技术经历了多位点 DNA 指纹图技术、扩增片段长度多态性分析技术(AMPFLP)、线粒体 DNA(mtDNA)测序技术及荧光标记多基因座 STR 复合扩增检测技术。通过综合应用荧光 STR 多基因座的复合检验和 mtDNA 序列分析技术,目前可以对现场发现的来自人体的任何生物组织进行个体来源鉴定,从而直接认定罪犯或串并案件。通过 DNA 鉴定手段使一系列的重特大案件得以快速顺利侦破。另外 DNA 在民事案件中亦有广泛的应用。科学地确认亲子关系将为移民申请、离婚诉讼、抚养、赡养权利、义务纠纷等民事案件提供必要的证据。此外,在医疗行为中产生的部分纠纷也会提出 DNA 检验的要求。如手术治疗后,切除组织是否是该名病人的,用于病理诊断检验的组织、切片个体来源等,都要求通过 DNA 检验提供明确的证据。因此,DNA 成了真正意义上的"物证之首"。

DNA 分析技术,其诞生时间不长,但发展迅速,应用效果惊人。可以预见随着技术手段的日益完善,应用范围的不断扩大,其在促进科学进步和快速打击犯罪、维护社会稳定方面将发挥更大的作用。

本 章 小 结

本章主要要求掌握核酸的分类和组成,核苷和核苷酸的结构,核酸的理化性质,以及 DNA 的一级结构、双螺旋结构的要点和碱基互补规律。

1. 核酸的分类和组成 根据分子中所含戊糖的种类不同,核酸可分为脱氧核糖核酸(DNA)和核糖核酸(RNA)两大类。根据在蛋白质合成过程中所起的作用不同,RNA 又可分为核蛋白体 RNA(rRNA)、信使 RNA(mRNA)和转运 RNA(tRNA)。核酸的基本组成单位是核苷酸,核苷酸由核苷和磷酸组成。

2. 核苷 是戊糖和碱基之间脱水缩合的产物。核苷是由戊糖 C_1 上的 β- 半缩醛羟基与嘌呤碱 9 位或嘧啶碱 1 位氮原子上的氢脱水缩合而成的氮苷。在 DNA 中主要存在脱氧腺苷、脱氧鸟苷、脱氧胞苷和脱氧胸苷;在 RNA 中主要存在腺苷、鸟苷、胞苷和尿苷。

3. 核苷酸 是核苷分子中的核糖或脱氧核糖的 3′ 或 5′ 位的羟基与磷酸所生成的酯。生物体内大多数为 5′ 核苷酸。组成 DNA 的核苷酸有脱氧腺苷酸、脱氧鸟苷酸、脱氧胞苷酸和脱氧胸苷酸;组成 RNA 的核苷酸有腺苷酸、鸟苷酸、胞苷酸和尿苷酸。

4. 核酸的结构 核酸的结构可分为一级结构和二级结构。一级结构是指核酸分子中各核苷酸排列的顺序和连接方式。各核苷酸通过 3′,5′- 磷酸二酯键相互连接。DNA 的二级结构主要是双螺旋结构。RNA 的二级结构不像 DNA 那样有规律。

5. 核酸的简化书写方法 核酸常用简写法来表示。一种方法是将糖和磷酸酯骨架放在两条平行线中,用字母 S 代表糖基,P 代表磷酸酯基;伸出骨架的碱基用其英文名的第一个字母表示;另一种简化的书写方法是字符式。书写时用英文大写字母代表碱基,用小写字母 p 代表磷酸残基。核酸分子中的的糖基、糖苷基和磷酸二酯键均省略不写,将碱基和磷酸残基相间排列即成。

6. 核酸的性质　核酸为白色固体,微溶于水,不溶于乙醇、氯仿等有机溶剂;具有旋光性;对 260nm 的光波有强吸收;核酸为两性化合物,通常显酸性;核酸的变性破坏了双螺旋结构中的碱基间的氢键和堆积力,但不破坏磷酸二酯键;DNA 的复性是指变性 DNA 的两条互补链全部或部分恢复到双螺旋结构的现象。

练 习 题

1. 选择题
(1) RNA 的碱基组成中无
    A. 胸腺嘧啶　　　　　　　　　B. 乌嘌呤
    C. 胞嘧啶　　　　　　　　　　D. 腺嘌呤
(2) RNA 和 DNA 彻底水解后的产物
    A. 戊糖相同,部分碱基不同　　　B. 碱基相同,戊糖不同
    C. 碱基不同,戊糖不同　　　　　D. 碱基不同,戊糖相同
(3) DNA 变性后理化性质有下述改变
    A. 对 260nm 紫外吸收减少　　　B. 溶液黏度下降
    C. 磷酸二酯键断裂　　　　　　　D. 核苷酸断裂
(4) 下列关于 DNA 碱基组成的叙述哪一个是不正确的
    A. 不同物种间 DNA 碱基组成一般是不同的
    B. 同一物种不同组织的 DNA 样品有着相同的碱基组成
    C. 一个给定物种的 DNA 碱基组成因个体的年龄、营养状态和环境改变而改变
    D. 任何一个双链 DNA 样品的嘌呤残基的总数等于嘧啶残基的总数
(5) DNA 完全水解后不含有
    A. 胸腺嘧啶　　　　　　　　　B. 乌嘌呤
    C. 胞嘧啶　　　　　　　　　　D. 腺嘌呤
(6) 下列物质仅存在于 RNA 中不存在于 DNA 中的是
    A. 核糖　　　　　　　　　　　B. 脱氧核糖
    C. 胞嘧啶　　　　　　　　　　D. 腺嘌呤
(7) 组成核酸的是
    A. 戊糖　　　　　　　　　　　B. 嘧啶碱
    C. 核苷酸　　　　　　　　　　D. 核苷
(8) 核酸链的链接是通过
    A. 磷酸酯键　　　　　　　　　B. 肽键
    C. 二硫键　　　　　　　　　　D. 氢键
2. 解释下列名词
(1) DNA 和 RNA　　　　　　　　(2) DNA 的变性和复制

（3）核苷和核苷酸　　　　　　　　　（4）碱基配对规律和碱基互补规律

3．写出下列物质的结构式

（1）尿酸是嘌呤代谢的主要最终产物之一。痛风是由尿酸在体内含量升高，导致尿酸晶体在关节处沉积引起的。试写出尿酸的结构式。

（2）临床上常用 5- 氟尿嘧啶和 6- 巯基嘌呤治疗白血病，试写出它们的结构式。

4．讨论题

（1）请说明 DNA 和 RNA 在组成、结构、功能上的不同之处。

（2）核酸完全水解后可得到哪几类组分？DNA 和 RNA 的水解产物有哪些不同？

（罗人仕）

第十六章　有机波谱学简介

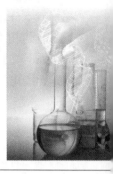

有机化合物的结构鉴定是有机化学研究的重要方面。20世纪50年代发展起来的波谱法，具有快速、准确、样品用量少等优点，为有机化合物的结构鉴定带来很大方便，现在已经成为测定有机化合物结构的重要手段。最常用的波谱包括紫外光谱、红外光谱、磁共振谱和质谱。随着新技术的迅速发展，波谱法也为生物化学、药物学、医学等领域的研究提供了新的手段。本章主要介绍紫外光谱、红外光谱、磁共振谱和质谱的基本知识。

第一节　电磁波谱的基本概念

电磁辐射是光量子波，其波长和频率的关系：

$$\nu = \frac{c}{\lambda}$$

ν 为电磁波的振动频率，λ 为波长，c 为光速（$c = 3 \times 10^{10}\,\mathrm{cm \cdot s^{-1}}$）。波长的常用单位为微米（$\mu m$）和纳米（nm）。$1\mathrm{nm} = 10^{-3}\mu m = 10^{-7}\mathrm{cm}$。频率的单位为赫兹（Hz）和兆兹（MHz，$1\mathrm{MHz} = 10^{6}\mathrm{Hz}$），也常用波长的倒数（$1/\lambda$），即波数（$\bar{\nu}$）表示，单位为 $\mathrm{cm^{-1}}$。

根据波长或频率的不同，可将电磁波分为若干个区域（表16-1）。

表 16-1　电磁波谱的区域划分

类别	紫外可见光谱区			红外光谱区			磁共振区	
	远紫外	紫外	可见	近红外	红外	远红外	微波	无线电波
波长 /nm	100	200	400	800	2 500	25 000	5.0×10^{8}	5.0×10^{9}
波数 /cm^{-1}					4 000	400		
频率 /MHz							600	60

电磁波具有能量（E），其表达式为：$E = h\nu = hc/\lambda$。h 为普朗克（Planck）常数（$6.626 \times 10^{-34}\,\mathrm{J \cdot s}$）。波长越短，波数越大，频率越高，光的能量越高。

分子中的原子、电子都在不停地运动，包括电子运动、原子间的振动及分子转动等。在一定条件下，整个分子有一定的运动状态，各种运动状态均具有一定的能级（电子能级、化学键的振动能级和转动能级等的总和）。当电磁波照射某有机物时，如果某一波长的能量恰好等于分子运动的两个能级之差，分子就吸收该能量的光波，从低能级跃迁到较高能级。将不同波长与对应的吸光度作图，即可得到吸收光谱（absorption spectra）。而各种能级变化需要的跃迁能量不同,因此便形成不同的特征的吸收光谱。

分子内能与分子结构密切相关,因而可以通过测定吸收光谱来获取有机分子结构方面的相关信息。例如,分子吸收了紫外 - 可见光,能引起价电子跃迁到较高能级,产生紫外 - 可见光谱;分子吸收了红外光,能引起键振动能级的跃迁,产生红外光谱;分子吸收了无线电波,能引起分子中某些原子核的自旋跃迁,产生磁共振谱。

第二节　紫　外　光　谱

有机分子吸收 200～400nm 波长的紫外线后,发生电子能级的跃迁,所测得的吸收光谱叫紫外光谱(ultraviolet spectrum)。一般使用的紫外光谱仪的波长范围是 200～800nm,即包括可见光,所以也叫紫外 - 可见光谱。紫外 - 可见光谱图通常以波长为横坐标,单位为 nm,吸光度 A 为纵坐标,吸光度 A 与测定时溶液的浓度 c(mol/L)和光通过的样品厚度 l(cm)成正比。

$$A = -\lg T = \lg \frac{I_0}{I_t}$$

$$A = \varepsilon bc$$

式中,I_0 为入射光的强度,I_t 为透过样品的光的强度,ε 为摩尔吸光系数。

对某一特定的化合物而言,在一定的波长和测试条件下,ε 为一常数。紫外光谱图也可以 ε 或 $\lg\varepsilon$ 为纵坐标。紫外光谱图中化合物的最大吸收波长用 λ_{max} 表示,它是特定化合物紫外光谱的特征常数。例如:对甲基苯乙酮的 λ_{max} 为 252nm。在标明 λ_{max} 时,通常需注明摩尔吸收系数和测定时使用的溶剂,见图 16-1。

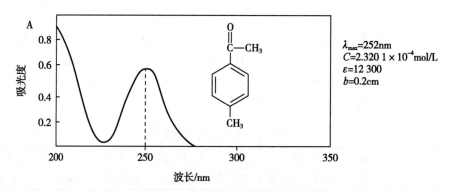

图 16-1　对甲基苯乙酮的紫外光谱图

有机分子吸收一定的紫外 - 可见光后,价电子由低能级跃迁至较高能级,跃迁所吸收的能量等于两个能级的能量差。电子跃迁有 $\sigma \rightarrow \sigma^*$、$n \rightarrow \sigma^*$、$\pi \rightarrow \pi^*$ 和 $n \rightarrow \pi^*$ 等类型。各类电子跃迁所需能量大小顺序为:$\sigma \rightarrow \sigma^* > n \rightarrow \sigma^* > \pi \rightarrow \pi^* > n \rightarrow \pi^*$(图 16-2),反映在紫外光谱图中吸收紫外线的波长不同,即吸收峰的位置不同。

在四种电子跃迁中,$n \rightarrow \pi^*$ 跃迁所需的能量最低,吸收的波长最长,其次是 $\pi \rightarrow \pi^*$ 跃迁。这两种跃迁吸收光的波长在紫外区和可见区内,通过考察孤对电子和 π 电子的跃迁来揭示分子中是否存在共轭体系。一般随着共轭体系的延长,紫外吸收 λ_{max} 向长波方向移动,且强度增大($\pi \rightarrow \pi^*$),因此可判断分子中共轭的程度。值得注意的是,如果两个化合物有相同的共轭体系,即使分子的其他部分截然不同,它们的紫外图谱却非常相似。

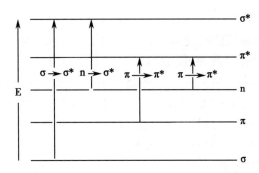

图 16-2 各类电子跃迁所需能量大小示意图

利用紫外光谱还可以测定化合物的纯度或含量。如果已知样品的 ε，在一定厚度 l 的样品池中，测得样品溶液的吸光度 A，则可以根据前述吸光度与样品浓度的关系式求得样品的浓度 c。

第三节 红 外 光 谱

一、红外光谱的基本原理

用连续波长的红外光照射样品，当某一光波的频率刚好与分子中某一化学键的振动频率相同时，分子就会吸收红外光，发生振动能级的跃迁，所测得的吸收光谱叫红外光谱（infrared spectra，IR）。通常的红外光谱的波数是 $400 \sim 4\,000 cm^{-1}$。

（一）分子的振动类型

分子中的原子是通过化学键相互连接的。化学键的键长、键角不是固定不变的，整个分子像用弹簧连接起来的一组小球，在不停地振动着。分子振动能级的跃迁，可由红外光辐射提供能量，也就是说分子吸收红外光的频率是与其结构相关的。分子中的化学键的振动又有不同的形式，其振动对应的频率也不一样，故而产生不同的红外吸收峰。通常把键的振动分为两大类，一类是改变键长的伸缩振动（stretching vibration），即原子沿着键轴伸长或缩短的振动，其特点是只有键长的变化而无键角的改变，常用符号 v 表示。伸缩振动因振动的偶合又分对称伸缩振动（v_s）和不对称伸缩振动（v_{as}）两种（图 16-3）。

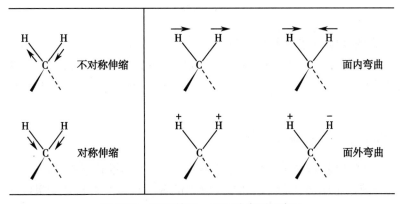

图 16-3 亚甲基 C—H 振动类型示意图

另一类是相邻化学键的原子离开键轴方向而上下左右的振动，称为弯曲振动（bending vibration），其特点是只有键角的改变而无键长的变化。它包含面内弯曲（常用符号 δ 表示）和面外弯曲（常用符号 γ 表示）两种（图 16-3）。

理论上分子的每一种振动在红外光谱中将产生一个吸收峰，但实际获得的红外图谱中吸收峰的数目往往少于分子振动数目，这是因为：只有引起分子偶极矩变化的振动，才产生红外吸收，否则不产生吸收峰；频率相同的振动所产生的吸收峰彼此发生简并；强而宽的吸收峰往往覆盖与之频率相近的弱而窄的吸收峰。

（二）影响振动频率的因素

有机分子中的各个化学键可以近似地看作双原子分子，双原子分子化学键的振动又可以近似地按谐振运动来处理，所以键的振动频率与振动原子的质量及键的强度，即键的力常数有关，它们之间的关系为：

$$\bar{v} = \frac{v}{c} = \frac{1}{2\pi c}\sqrt{\frac{k}{\mu}}，\text{其中 } \mu = \frac{m_1 \cdot m_2}{m_1 + m_2}$$

m_1、m_2 为组成化学键二原子的原子量，k 为键的力常数。从上式可以看出：构成化学键的原子的质量越小，则振动频率或波数越高。如 $O-H$、$N-H$、$C-H$ 等键的伸缩振动吸收峰在红外光谱图的高波数区域出现（2 500～3 650cm^{-1}）。另外，键的力常数 k 越大，则振动频率或波数越高。如单键（与 H 的单键除外）、双键和三键的力常数依次增加。所以在红外光谱图上，就伸缩振动而言，三键吸收区频率较高（2 100～2 260cm^{-1}），双键吸收区频率较低（1 390～1 800cm^{-1}），单键吸收区频率最低（1 030～1 360cm^{-1}）。

弯曲振动不改变键长，它的力常数较小（$k<1$），所以它们产生的吸收峰在低波数区域出现。

二、红外光谱的表示方法

红外光谱图是以波数（cm^{-1}）或波长（μm）为横坐标，以透光率（T）或吸光度 A 为纵坐标得到的谱图。横坐标表示吸收峰位置，纵坐标表示吸收峰的强度。百分透光率（T）的定义为：

$$T(\%) = \frac{I}{I_0} \times 100$$

吸光度的定义为：

$$A = \lg\frac{I_0}{I}$$

式中，I_0 为入射光的强度，I 为透射光的强度。

因对光的吸收越强，透光率（T）就越小，故红外吸收光谱中的吸收峰表现为"谷"。目前 IR 谱中横坐标大多以波数表示，波数范围在 400～4 000cm^{-1}。图 16-4 是 1-辛烯的红外光谱图。

三、基团的特征吸收频率与指纹区

红外光谱图中的吸收峰是由键的振动引起的，同一类型的化学键的振动频率非常相近，总是出现在某一固定范围内，因此有机化合物中的各类基团具有特征的吸收峰，表 16-2 为某些基团的特征吸收频率和相对强度。若在分子的红外谱图中存在某一特征吸收峰，则表示该分子中含有此种化学键。吸收峰有强有弱，一般将其分为 5 种：v_s（很强）；s（强）；m（中强）；w（弱）；v_w（很弱）。

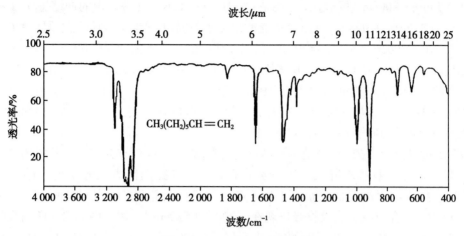

图 16-4 1- 辛烯的红外光谱图

表 16-2 各类键的特征吸收频率

键	化合物类型	频率范围 /cm^{-1}
C—H	烷烃	2 850～2 960，1 350～1 470（s）
C—H	烯烃	3 020～3 080（m），675～1 000（s）
C—H	芳香烃	3 000～3 100（m），675～870（s）
C—H	炔烃	3 300（m）
C—H	醛	2 900，2 700（两个峰，m）
C=C	烯烃	1 640～1 680（m）
C≡C	炔烃	2 100～2 260（m）
C=C	芳香烃	1 500，1 600（s）
C—O	醇，醚，羧酸，酯	1 080～1 300（s）
C=O	醛，酮，羧酸，酯	1 690～1 760（v_s）
O—H	游离醇，酚	3 610～3 640（m）
	形成氢键的醇，酚	3 200～3 600（宽峰，s）
	羧酸	2 500～3 000（宽峰，s）
N—H	胺	3 200～3 500（m）
	2° 胺	3 300～3 350（m）
C—N	胺	1 180～1 360（s）
C≡N	腈	2 210～2 260（s）
—NO₂	硝基化合物	1 515～1 560（s），1 345～1 385（s）

为了便于了解红外光谱与分子结构的关系，根据大量有机化合物的红外光谱所得经验，常把红外光谱的吸收峰分为两大区域：功能区（function region）和指纹区（fingerprint region）。

（一）功能区

功能区又称官能团吸收区（functional group region），该区波数在 1 400～3 800cm^{-1}，这一区域官能团的特征吸收峰较多，这些吸收峰受分子中其他结构的影响较小，彼此间很少重叠,容易辨认。因此,根据官能团区的吸收峰的位置,可以推测未知化合物中所含的官能团。

在 2 700～3 800cm^{-1} 区域内,主要是 C—H、O—H、N—H 等单键的伸缩振动,C—H 的振动一般在 2 700～3 300cm^{-1} 间;氢所连的碳原子不同,则吸收峰的位置不同。≡C—H 的吸收最高,在 3 300cm^{-1} 左右,＝C—H(包括苯环上的 C—H 键)在 3 000～3 100cm^{-1} 间,其吸收强度较低。CH$_3$、CH$_2$ 等与饱和碳原子相连的 C—H 键的吸收位置在 2 850～2 960cm^{-1} 间。吸收峰位置最低的是醛基中的 C—H 键,在 2 700cm^{-1} 左右。由于大部分有机化合物中含有 CH$_3$、CH$_2$ 等,所以 2 900cm^{-1} 左右的这部分吸收峰在鉴别上意义不大;但如在该区域内没有吸收峰,则说明分子中不含 C—H 键。

O—H 可以分为三类,一类是醇羟基,一类是酚羟基,再有一类则是羧基中的羟基。氢键缔合作用能使吸收频率降低。这三类化合物形成氢键的能力依醇＜酚＜酸的次序递增,其吸收频率则逐渐降低,而且峰形变宽。无缔合的醇和酚羟基的吸收峰在 3 610～3 640cm^{-1} 间,缔合的羟基的吸收峰出现在 3 200～3 550cm^{-1}。羧基中的 O—H 的吸收是在 2 500～3 300cm^{-1} 间的一个相当宽的峰,中心位于 3 000cm^{-1} 左右,常与 C—H 伸缩振动的吸收峰相重合。一般情况下,观察不到未缔合的羟基的吸收峰。

胺或酰胺中的 N—H 吸收一般在 3 150～3 500cm^{-1}。氢键对 N—H 吸收峰的影响比对 O—H 小得多。所以 N—H 的吸收峰一般都较尖,但强度较 O—H 小。＝NH(仲胺基,如 N- 取代的胺)的吸收为单峰,而—NH$_2$(伯胺基)的吸收峰为双峰。所以常可以根据峰形区别伯胺或仲胺。叔胺或 N,N- 二取代的酰胺由于没有 N—H 键,所以在该区域内没有吸收峰。胺与酰胺的主要区别之一是后者还有羰基的吸收峰。

除 C≡C 及 C≡N 的吸收在 2 000～2 300cm^{-1} 区域内,一般的化合物在该区内很少有吸收峰。C≡C 及 C≡N 的吸收峰都较弱。

1 500～1 900cm^{-1} 是很重要的区域,C＝C,C＝O,C＝N,N＝O 的吸收都出现在该区域内。最重要的是 C＝O。由于 C＝O 所处的环境不同,它们的伸缩振动频率也有一定的差别。常见饱和脂肪族 C＝O 的振动吸收波数(cm^{-1})为:醛(1 720～1 740)、酮(1 705～1 725)、羧酸(1 700～1 725)、酯(1 730～1 750)、酸酐(1 760,1 810)、酰胺(1 640～1 700)。

与 C＝C 等其他几个基团相比,C＝O 的吸收峰极强,且不易受到干扰。如果 C＝O 和其他双键或苯环共轭,C＝O 振动频率一般会降低 30cm^{-1} 左右。

芳香化合物在 1 600cm^{-1} 附近有环 C—C 伸缩振动的很尖锐的吸收峰。例如聚苯乙烯在 1 603cm^{-1} 处有一很强的吸收峰,因此常用聚苯乙烯作为校正红外光谱的标准。

N—H 的弯曲振动也出现在 1 600～1 650cm^{-1},因此解析图谱时必须注意。

从红外光谱推测化合物的结构,必须熟悉各官能团特征吸收峰的位置。找出化合物的红外光谱特征吸收峰,便可推测它可能存在的官能团。

(二)指纹区

波数一般在 1 400cm^{-1} 以下,这一区域主要是各单键 C—X(X 为 C、N、O 等)的伸缩振动和弯曲振动吸收峰,它随每个化合物的结构不同而异,分子结构有细微变化,就会引起吸收峰的位置和强度的明显改变,犹如人的指纹一样,因人而异。每一化合物在该区都有它自己的特征光谱,为分子结构的鉴定提供重要信息。

不同类型的烯烃与取代苯的 C—H 键弯曲振动特征吸收频率见表 16-3,它们对鉴别烯烃的类型和苯环上取代基的数目与位置提供有用的信息。

表 16-3 烯烃与取代苯的弯曲振动特征吸收频率

烯烃类型	σ/cm^{-1}	取代苯类型	σ/cm^{-1}
$RCH=CH_2$	910 和 990（双峰,s）	单取代苯（5 个邻接 H）	700 和 750（双峰,m → s）
$RCH=CHR$ (cis)	690（m）	邻位取代（4 个邻接 H）	750（m → s）
$RCH=CHR$ (trans)	970（m → s）	间位取代（3 个邻接 H）	780～810 和 690～710（双峰,m → s）
$R_2C=CH_2$	890（m → s）		
$R_2C=CHR$	790～840（m → s）	对位取代（2 个邻接 H）	800～850（m → s）

四、红外光谱解析实例

红外光谱可提供分子中的官能团及其周围情况的信息。在解析红外光谱时,要同时注意红外吸收峰的位置、强度和峰形。吸收峰的位置（即吸收峰的波数值）是红外吸收最重要的特点,然而在确定化合物分子结构时,必须将吸收峰位置辅以吸收峰强度和峰形来综合分析。以羰基为例,羰基的吸收是比较强的,如果在 1 680～1 780cm^{-1} 有吸收峰,但其强度低,这并不表明所研究的化合物存在羰基,而是说明该化合物中可能存在着含有羰基的杂质。吸收峰的形状也决定于官能团的种类,从峰形可辅助判断官能团。以缔合羟基、缔合伯胺基及炔氢为例,它们的吸收峰位置只略有差别,主要差别在于吸收峰形不一样:缔合羟基峰圆滑而钝;缔合伯胺吸收峰有一个小或大的分岔;炔氢则显示尖锐的峰形。

另外,还要注意同一基团的几种振动的相关峰是否同时存在。对任意一个官能团来讲,由于存在多种伸缩振动和弯曲移动,任何一种官能团会在红外图谱的不同区域显示出几个相关的吸收峰。只有当几处应该出现吸收峰的地方都显示吸收峰时,才能得出该官能团存在的结论。例如,当分子中存在酯基时,能同时见到 C=O 吸收 C—O—C 的吸收（1 050～1 300cm^{-1} 的两个吸收峰）。并且对每一处的吸收峰,如同前述,都应同时注意它的位置、强度和峰形三要素。

其次指纹区的某些吸收能提供辨别某些异构体的信息,因此,对指纹区的解析也是不容忽视的。例如,取代苯和烯烃等复杂的分子结构可通过指纹区的吸收峰来确认。

总之,只有同时注意吸收峰的位置、强度、峰形以及相关峰的存在情况,综合考虑指纹区的提供信息后,才能得出较为可靠的结论。

图谱的解析一般应从高波数移向低波数,即先从功能区入手,找出该区域的特征吸收峰,判别分子中可能存在何种官能团,然后寻找其相关峰,以确证该官能团的存在。如果特征峰及其相关峰都表明分子中含有某官能团,就可据此推断样品属于何类化合物。

例 16-1 化合物 C_8H_8O 的红外光谱如图 16-5 所示,试推测其可能的构造式。

解: 在 3 500～3 000cm^{-1} 缺少任何强峰,证明分子中无 OH。约在 1 690cm^{-1} 处有一个很强的吸收峰。显示可能为醛、酮或酰胺类化合物。但是由于分子式中不具有 N,故酰胺可以排除。又因在 2 720cm^{-1} 附近无醛基的 v(C—H)峰,故知该化合物只可能是酮类。3 000cm^{-1} 以上的 v(C—H)特征,以及 700cm^{-1}、1 580cm^{-1}、1 600cm^{-1} 等处的强峰,均显示分子中含有芳香结构。而 700 及 750cm^{-1} 两个峰则进一步提示该化合物可能为单取代苯的衍生物。在 1 360cm^{-1}、2 920cm^{-1} 及 2 960cm^{-1} 处的吸收又显示含有 CH$_3$ 基。

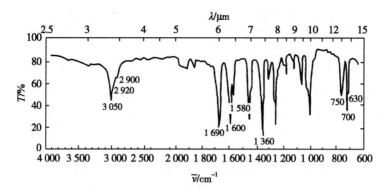

图 16-5　分子式为 C_8H_8O 的化合物的红外光谱

综上，将分子式 C_8H_8O 和上述结构碎片（单取代苯基 C_6H_5-，$C=O$，$-CH_3$）综合考虑，该化合物结构式可能为：

第四节　磁 共 振 谱

一、磁共振谱的基本原理

有些原子核像电子一样，也有自旋现象，而且在自旋的同时也产生磁矩。但不是所有的原子核都有自旋现象。量子力学计算和实践证明，质子数和质量数均为偶数时，自旋量子数 $I=0$，如 ^{12}C、^{16}O、^{32}S 等的核就没有自旋现象；质子数或质量数为奇数时，自旋量子数 $I \neq 0$，核才会产生自旋，如 ^1H、^{13}C、^{15}N、^{31}P、^{19}F 等的核。有自旋现象的原子核有 $2I+1$ 种自旋状态。^1H 原子核的 $I=1/2$，因此有两种自旋状态，两种自旋状态的能量和出现的概率相同。但是若把 ^1H 放到外磁场中，在外磁场作用下，这两种自旋状态的能量不再相等。^1H 的自旋磁矩与外磁场同向的状态（以 α 表示）能量较低，与外磁场反向的状态（以 β 表示）能量较高。两个能级之间的能差与外磁场的强度成正比（图 16-6）。

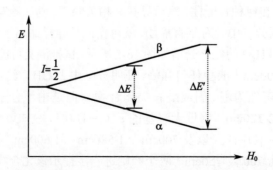

图 16-6　在外磁场中 ^1H 核的自旋态能量与外磁场强度 H_0 的关系

$$\Delta E = E_{\beta} - E_{\alpha} = \gamma \frac{h}{2\pi} H_0$$

式中，h 为普朗克常数；γ 为磁旋比，是磁性核的特性常数；H_0 为外磁场的强度。

在这种情况下如果受到一定频率的电磁辐射（无线电波），而辐射所提供的能量又等于两种状态的能量差，部分 ^1H 核就吸收电磁辐射，自旋方向发生反转，从低能量状态跃迁到高能量状态，即产生磁共振谱（nuclear magnetic resonance，NMR）。如果以磁场强度或电磁辐射的频率为横坐标，以电磁辐射的吸收程度为纵坐标作图，即得到磁共振谱图（NMR spectra）。如果只由上述磁共振所需磁场强度与频率的关系来考虑，则在一固定的磁场强度下，使一个分子中所有氢核发生共振吸收的频率应该是一样的。其实不然，由于不同氢核在分子中所处的化学环境不同（通常将化学环境相同的氢核称为等性质子），发生共振吸收的频率也有差异。正是基于这样一点，才使磁共振谱成为结构分析中非常有用的工具。

要获得磁共振谱，有两种方式：一种是固定外加磁场强度，用连续变换频率的电磁波照射样品以达到共振条件，称为扫频；另一种是固定电磁波的频率，连续不断改变外加磁场强度进行扫描以达到共振条件，称为扫场。目前的磁共振仪采用后一种形式，其装置如图 16-7 所示。测试样品放在磁铁两极之间的细长样品管内，样品一般为溶液，溶剂为氘代溶剂（因为氘核不发生磁共振），如 $CDCl_3$、CD_3COCD_3 等。用固定频率的电磁波照射样品，当外加磁场强度达到一定值时恰与照射频率匹配，样品中某一类型的氢核便发生能级跃迁。接收器收到信号，由记录器记录下来就得磁共振谱。

碳和氢是构成有机化合物的基本元素，因此目前广泛研究的是 H 和 C 的磁共振谱：^1HNMR（氢谱，又称质子磁共振谱 proton magnetic resonance，PMR）和 $^{13}CNMR$（又称碳谱 carbon magnetic resonance，CMR）。

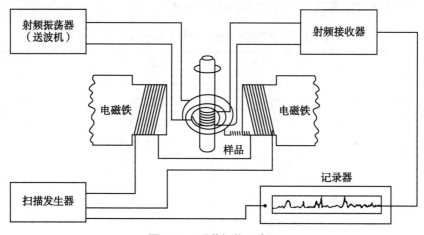

图 16-7　磁共振仪示意图

二、化学位移

有机化合物分子中的氢核与裸露的质子不同，它周围还有电子，这些电子在与外加磁场垂直的平面上绕核旋转并产生感应磁场。感应磁场的方向与外加磁场方向相反，所以氢核实际感受到的磁场强度将比外加磁场略小（图 16-8）。因此，外加磁场的强度要略为增加才能使氢核发生自旋跃迁。原子核周围的电子对核的这种影响称为屏蔽效应。显然，分子中不同化学环境的氢核周围的电子云密度不一样,其屏蔽效应的大小也不一样,因而不同类型的氢核将在不同的磁场强度下发生共振,在磁共振谱的不同位置上出现吸收峰,这种由化学环境不同引起的磁共振信号位置的变化称为化学位移(chemical shift),常用符号 δ 表示。

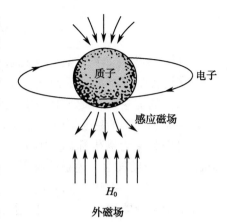

图 16-8 电子对氢核的屏蔽效应

不同氢核共振时的外磁场强度的差别极其微小,只有百万分之几(ppm),若要精确测定各共振信号的绝对磁场强度来表达化学位移在实验上是有困难的。因此,通常采用一个参考物质子的信号作标准,将样品中各个氢核的信号位置分别与此标准比较,测得化学位移的相对值。目前最普遍采用的参考物质是屏蔽效应很强的四甲基硅烷(tetramethylsilane,TMS),其优点是结构对称,在分子中的 12 个 H 只形成一个信号,给出一个尖锐的单峰;并且比大多数分子的 H 都要处在高场,使用起来十分方便。化学位移依赖于磁场强度,磁场强度越大,化学位移也越大。为了消除仪器对化学位移相对值的影响,使其具有可比性,故将相对的频率除以磁共振仪所用的频率,这样化学位移值 δ 表示为:

$$\delta(\text{ppm}) = \frac{\nu_{样品} - \nu_{\text{TMS}}}{\nu_0} \times 10^6$$

式中,$\nu_{样品}$ 为样品的信号频率,ν_{TMS} 为 TMS 的信号频率,ν_0 为仪器的电磁波频率。

由于一般有机化合物中氢核信号都处在 TMS 的低场,即左边,故 δ 常为正值,并自右向左递增,常见氢核的 δ 值范围为 0~13ppm(表 16-4)。

表 16-4 常见各类氢核的化学位移值(δ/ppm)

氢的类型	化学位移 δ	氢的类型	化学位移 δ
F—CH$_3$	4.26	$\underline{H}$—C—O—(醇或醚)	3.3~4
Cl—CH$_3$	3.05	R$_2$NCH$_3$	2.2~2.6
Br—CH$_3$	2.68	RCH$_2$COOR	2~2.2
I—CH$_3$	2.16	RCH$_2$COOH	2~2.6
RCH$_3$	0.8~1.2	RCOCH$_2$R	2.0~2.7
R$_2$CH$_2$	1.1~1.5	RCHO	9.4~10.4
R$_3$CH	~1.5	R$_2$NH	2~4
ArCH$_3$	2.2~2.5	ArOH	6~8
ArH	6.0~8.0	RCO$_2$H	10~12
R$_2$C=CHR	4.9~5.9	RCOOCH$_2$R	3.8
RC≡CH	2.3~2.9	ROH	1~6
R$_2$CHCR=CR$_2$	~1.7		

邻近基团的电负性、空间取向、氢键等因素都会影响 δ 值的大小。概括起来有如下一些规律:δ 值随着邻近原子或基团电负性的增强而增大;烃基氢的 δ 值为芳环上氢>烯基氢>炔基氢>饱和碳原子上的氢;饱和碳原子上的氢的 δ 值为 3°>2°>1°;—OH,—COOH,

—NH$_2$ 等基团上的氢,由于氢键的形成使 δ 值向低场位移,并随测定时的温度、浓度而变化,由于溶剂效应,这些质子的 δ 值可能随测定时溶剂的不同而不同。

三、积分曲线与氢原子数目

在 ^{1}HNMR 中,吸收峰的强度(即峰的面积)与质子数目成正比。根据各组峰的面积比,可以推测各类质子的数目比。对一个分子式已知的有机化合物,若测得各峰相对面积之比,则根据化合物所含的总氢核数,就可算出各峰面积所代表的相应的氢核数。

目前的磁共振仪上都装有积分仪,各峰的面积可用阶梯式的积分线高度来表示。例如,图 16-9 中的三组信号的积分线高度之比为 8.8:2.9:3.8,三个高度总和为 15.5。根据对 - 叔丁基甲苯的分子式 C$_{11}$H$_{16}$,共有 16 个 H,故每一高度单位相当于 16H/15.5 = 1.03 个 H,据此算出各信号所含的氢核数为 a = 1.03×8.8 = 9.1;b = 1.03×2.9 = 3.0;c = 1.03×3.8 = 3.9,即 a 为 9H、b 为 3H、c 为 4H。

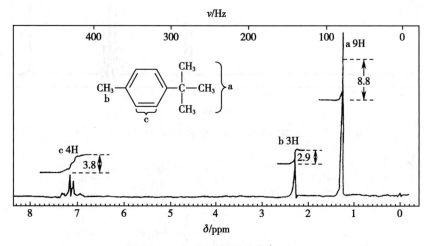

图 16-9 对 - 叔丁基甲苯的 ^{1}HNMR

四、自旋偶合和自旋裂分

有机化合物分子的 ^{1}HNMR 吸收峰并不都是单峰(singlet),也可以分裂成两重峰(doublet)、三重峰(triplet)、四重峰(quartet),甚至更复杂的多重峰(multiplet)等,通常分别以(s)、(d)、(t)、(q)、(m)等字母表示。

图 16-10 是溴乙烷 CH$_3$—CH$_2$—Br 的 ^{1}HNMR。图谱中 δ1.7 的 CH$_3$ 峰分裂成三重峰,三个小峰的强度之比为 1:2:1;δ3.4 的 CH$_2$ 峰分裂成四重峰,四个小峰强度之比为 1:3:3:1。在该化合物中—CH$_3$ 上的三个质子化学环境相同,它们属于等性质子;同样,—CH$_2$ 上的两个质子也是等性质子,但是这些等性质子的信号均发生了吸收峰的裂分,出现多重峰。

分别用 H$_a$ 和 H$_b$ 代表溴乙烷分子中甲基和亚甲基上的质子。H$_a$ 和 H$_b$ 各有两种自旋状态 α 和 β。两个 H$_b$ 的自旋态的组合方式为:① αα;② αβ 和 βα;③ ββ。其中 αβ 和 βα 两种自旋态的能量相等。第一种组合相当于在 H$_a$ 的周围增加了两个与外磁场方向相同的小磁场。假如在没有 H$_b$ 存在的情况下,H$_a$ 应当在外加磁场等于 H 时发生自旋能级的跃迁,那么有H$_b$ 存在的情况下,在扫描时,就会在外加磁场强度比 H 略小时发生能级跃迁。第二种组合

相当于在 H_a 的周围增加了两个方向相反、强度相等的小磁场，对 H_a 周围的磁场强度没有实质影响，因此，H_a 自旋能级的跃迁仍在外加磁场强度达到 H 时发生。第三种组合相当于在 H_a 周围增加了与外加磁场方向相反的两个小磁场，因此只有外加磁场的强度比 H 略大时，H_a 才发生自旋能级的跃迁。显然，当对溴乙烷样品扫描时，甲基上的质子就分裂成三重峰，其面积之比为 1∶2∶1。根据同样的推理，亚甲基上的质子 H_b 在甲基上三个质子 H_a 的影响下将分裂为四重峰，其面积之比为 1∶3∶3∶1（图 16-11）。

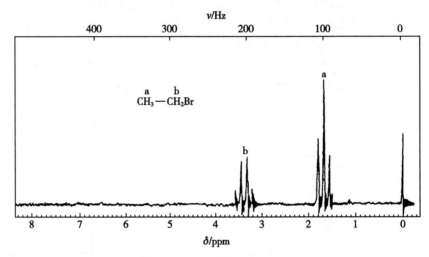

图 16-10 溴乙烷的 ^{1}HNMR

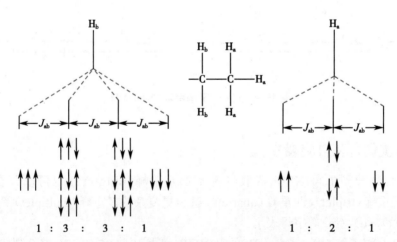

图 16-11 溴乙烷分子中甲基和亚甲基上质子的自旋偶合和自旋裂分

　　有机化合物分子中这种相邻的不等性质子由于自旋而产生的磁性相互作用，称为自旋-自旋偶合（spin-spin coupling），简称自旋偶合。自旋偶合所引起的磁共振峰裂分而使峰增多的现象，称为自旋-自旋裂分，简称自旋裂分。分裂峰中各小峰之间的距离称为偶合常数（coupling constant），用符号 J 表示，单位为赫兹（Hz）。J 值的大小反映了核之间自旋偶合的有效程度，J 值越大，核间自旋偶合的作用越强，而且相互偶合的两组信号具有相同的偶合常数。对某一定化合物，偶合常数只依赖于邻近质子的自旋偶合作用，与外加磁场强度无关。因此，参数 J 对阐明各基团之间的关系极为有用。

常见类型质子的偶合常数如下：

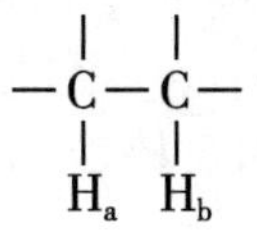

$J_{ab} = 6\sim8Hz$　　$J_{ab} = 12\sim18Hz$

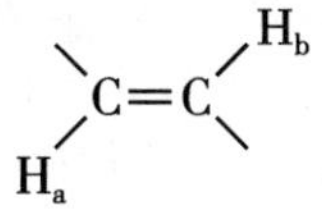

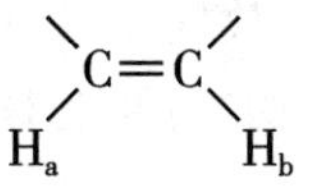

$J_{ab} = 6\sim12Hz$　　$J_{ab} = 0.5\sim3Hz$

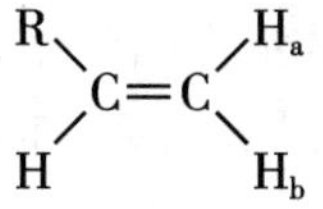

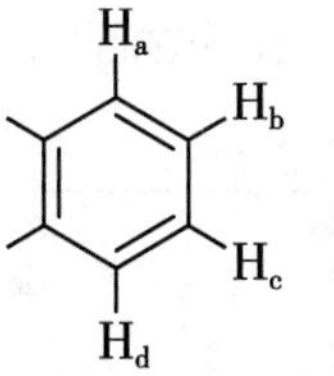

$J_{ab} = 6\sim12Hz$　$J_{ac} = 1\sim3Hz$　$J_{ad} = 0\sim1Hz$

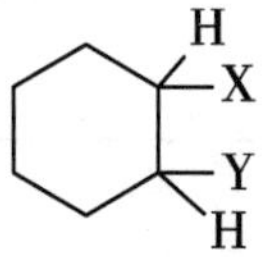

aa键 $J_{aa} = 5\sim12Hz$　ae键 $J_{ae} = 2\sim5Hz$　ee键 $J_{ee} = 2\sim3Hz$

常见的自旋偶合是相邻原子上所连的氢之间的自旋偶合，但是被 π 键隔开或苯环中邻、间、对位的质子也会发生自旋偶合。

对简单有机化合物，NMR 信号的裂分通常遵循以下规律：

（1）一个信号的分裂峰数决定于邻接碳上的等性质子数，如该数是 n，则分裂峰数为 $n+1$。如溴乙烷 CH_3CH_2Br 中，CH_2 的 $n=2$，故邻接的 CH_3 裂分成 $2+1=3$ 重峰；而 CH_3 的 $n=3$，则 CH_2 按 $n+1$ 规律裂分为四重峰。当一组质子分别受到邻接两组质子的偶合，例如丙烷 $CH_3CH_2CH_3$ 中的 CH_2，因两组 CH_3 质子彼此等同，$n=3+3=6$，故 CH_2 信号分裂成七重峰。但在 $\overset{1}{C}H_3\overset{2}{C}H_2\overset{3}{C}H_2I$ 中，三组质子并非等性质子，故第 2 组 CH_2 质子的分裂峰数应为 $(n_1+1)(n_3+1)=(3+1)(2+1)=12$ 重峰。有时因 J_{12} 和 J_{23} 非常接近，会造成分裂谱线的重叠，结果看到的是近于邻接碳上有 $n_1+n_3=5$ 个等性的质子而表现为六重峰。

（2）等性质子彼此不会形成裂分。例如 CH_3 的三个质子属等性质子，彼此互不干扰，当邻接碳或杂原子未连有氢核时，就只形成一个单峰，如 CH_3CO-、CH_3O-、CH_3N- 等。

（3）活泼质子如乙醇 CH_3CH_2OH 中的 OH 质子，虽邻接 CH_2 却通常并不裂分成三重峰，一般只观察到一个单峰，这是由于乙醇的 OH 质子间能快速交换，使 $-CH_2-$ 对 OH 质子的偶合作用平均化的结果。

$$C_2H_5OH(\uparrow)+C_2H_5OH(\downarrow) \rightleftharpoons C_2H_5OH(\downarrow)+C_2H_5OH(\uparrow)$$

（4）各分裂峰的强度比等于二项式 $(a+b)^n$ 展开式各项系数，n 为邻接碳上质子的数目，如二重峰的强度比为 1:1，三重峰的强度比为 1:2:1，四重峰的强度比为 1:3:3:1。

五、^1HNMR 的解析

磁共振谱是目前研究有机结构最有力的工具之一。解析磁共振谱，主要是从其中寻找信号的位置、数目、强度及裂分情况的信息。从吸收峰的位置（即化学位移 δ 值）可知质子的类型；从吸收峰的数目可知分子中含有多少种不同类型的质子；从各吸收峰占有的相对面积可知各类质子的相对数目；从吸收峰的裂分情况可知邻近基团结构的信息。如果再结合红外光谱和其他光谱，就可推测化合物的结构。^1HNMR 图谱的解析通常包括如下顺序：

（1）首先确定样品的分子式，获知所含氢核数。根据分子式求出化合物的不饱和度。并尽可能通过其他光谱或化学反应提供有关结构的信息。

（2）根据积分线高度和总氢核数，求出每组吸收峰所代表的氢核数。

（3）从化学位移 δ 值，判断氢核类型。注意活泼氢在加入 D_2O 前后的信号变化；能形成氢键的质子其 δ 则向低场位移。

（4）从信号峰的裂分情况和偶合常数确定邻接碳原子上的氢核数和相互关联的结构片段。

（5）综合以上各参数来推定样品的结构，必要时再结合其他数据予以确证。对某些简单有机化合物，一个 NMR 就可以确定结构。如被测样品为已知物，则可与标准图谱进行核对确证。

例 16-2　某烃分子式为 C_8H_{10}。其 ^{1}HNMR 图谱如图 16-12 所示，试推测其结构。

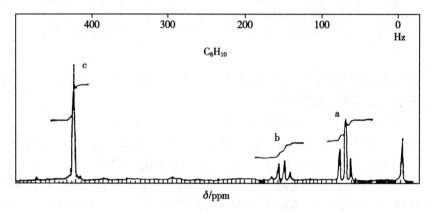

图 16-12　C_8H_{10} 的 ^{1}HNMR 图

解：根据分子式计算化合物的不饱和度 μ：

n_1、n_3 和 n_4 分别为化合物中一价、三价、四价原子的数目。因此，本题中：

$$\mu = n_4 + \frac{1}{2}n_3 - \frac{1}{2}n_1 + 1$$

$$\mu = 8 + \frac{0}{2} - \frac{1}{2} \times 10 + 1 = 4$$

不饱和度为 4，可能含有苯环，^{1}HNMR 图中有三组吸收峰 a、b、c，表明有三种类型的氢。c 峰（$\delta = 7.15$）为苯环氢的信号峰，a 峰（$\delta = 1.25$）、b 峰（$\delta = 2.6$）分别裂分为三重峰和四重峰，按（$n+1$）规律，应为乙基，其中 a 为甲基，b 为亚甲基。根据积分曲线，氢原子的比例为 a 峰：b 峰：c 峰 = 3：2：5。因此 C_8H_{10} 应为乙苯。

六、^{13}CNMR 谱简介

NMR 不仅用于氢核，也用于其他有自旋的原子核，其中以 ^{13}CNMR 用得最多。因为碳是构成有机化合物骨架的主要元素，获得有关碳原子的信息对于有机化合物的结构鉴定具有重要意义。天然强度很大的 ^{12}C 由于自旋量子数为零而没有磁共振信号。^{13}C 的自旋量子数与 ^{1}H 相同，因此 ^{13}C 也有磁共振信号。其基本原理与 ^{1}H 相同。^{13}C 同位素在自然界的强度很低，约为 ^{12}C 的 1.1%；^{13}C 的灵敏度仅为 ^{1}H 的 1/64，需要多次扫描积累方能得到较满意的 NMR 图。

在 $^{13}CNMR$ 图中,最重要的是化学位移值 δ_C 这一参数。信号强度与碳原子数目之间没有定量的关系,因而图谱上没有积分曲线。$^{13}CNMR$ 中的化学位移 δ_C 是确定 C 在分子碳架中位置的依据。同 ^1H 核一样,^{13}C 的化学位移也是自旋核周围电子屏蔽造成的,影响 ^{13}C 化学位移的因素有各种电子效应、碳的杂化状况、构型、构象、氢键、溶剂种类、溶液浓度、体系酸碱性等。在测定 δ_C 时也是以 TMS 为基准物,TMS 的 C 的化学位移定为 0,大多数有机化合物的 ^{13}C 的化学位移在其左边。各种 ^{13}C 的化学位移如表 16-5 所示。$^{13}CNMR$ 具有两个独特的优点即:化学位移范围广,大多数有机化合物的 δ 在 0~250ppm,因而 $^{13}CNMR$ 的分辨率比 ^1HNMR 高 10~20 倍;$^{13}CNMR$ 给出的是分子碳骨架以及与 C 直接相连的质子的信息。从 ^1HNMR 可以推测质子在碳骨架上的位置,而从 $^{13}CNMR$ 可以得到碳骨架本身的信息,因此 $^{13}CNMR$ 和 ^1HNMR 在有机化合物结构鉴定中是相辅相成的,两种谱互相补充或互相验证。

表 16-5　$^{13}CNMR$ 中各类碳的化学位移值

δ_C/ppm	碳的类型 δ	δ_C/ppm	碳的类型 δ
0~40	C—I	65~85	≡C—(炔)
25~65	C—Br	100~150	=C—(烯)
35~80	C—Cl	170~210	C=O
8~30	—CH₃	40~80	C_6H_6
15~55	—CH₂—	110~160	芳环碳
20~60	—CH—	30~65	C—N

第五节　质　谱

有机化合物样品在质谱仪中受到高能电子束的轰击,变成带正电荷的分子离子和碎片离子,这些离子受到电场的加速,然后在强磁场的作用下沿着弧形轨道前进。质荷比(质量与所带电荷之比 m/z)大的正离子,其轨道弯曲程度小;质荷比小的正离子,其轨道弯曲程度大。各种正离子就这样按质荷比的不同进行分离测定(图 16-13),得到的图谱称为质谱(mass spectrum,MS)(图 16-14)。

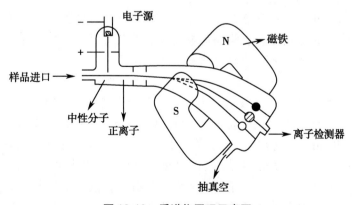

图 16-13　质谱仪原理示意图

质谱可以用柱状图表示。图中横坐标为质荷比 m/z。由于大多数碎片离子只带单位正电荷($z=1$)，m/z 就是碎片离子的质量。纵坐标为正离子的相对强度，以强度最大的离子为100%，称为基峰。由分子离子产生的峰称为分子离子峰，常以 M^+ 表示。分子离子峰位于质谱图中 m/z 最大的一端。一般分子离子的 m/z 就是该分子的相对分子质量。

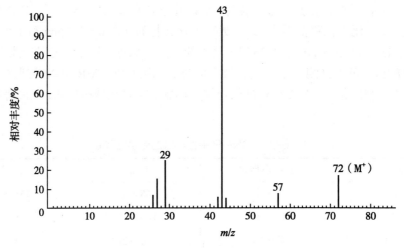

图 16-14　丁酮的质谱图

质谱从 20 世纪 50 年代开始应用于有机化合物结构的研究。随着各种质谱技术、计算机技术和色谱技术的发展，质谱现已成为复杂有机化合物分析和分离的强有力工具。

生物质谱主要用于精确测量生物大分子，如蛋白质、核苷酸和糖类等的相对分子质量，提供它们的分子结构信息；用于生命体系中的微量或痕量小分子生物活性物质的定性或定量分析。

本 章 小 结

紫外光谱、红外光谱、磁共振谱和质谱是分析鉴定有机化合物结构最常用的四种波谱法。前三种光谱属于吸收光谱，是当电磁波照射有机化合物时，分子吸收不同能级跃迁所需能量而形成不同特征的吸收光谱。

紫外光谱是分子中价电子跃迁产生的光谱。紫外光谱主要适用于分子中具有不饱和结构，特别是共轭结构的化合物。吸收峰的最大吸收波长可用于共轭体系的判断，吸收峰的强度可用于定量分析。共轭效应使吸收波长发生红移。

红外光谱是分子振动能级、转动能级跃迁产生的吸收光谱。分子振动方式分为伸缩振动和弯曲振动两大类。当某一光波的频率刚好与分子中某一化学键的振动频率相同时，分子就会吸收红外光。红外光谱一般波数为 $400 \sim 4\,000 cm^{-1}$，$1\,350 \sim 4\,000 cm^{-1}$ 区域为官能团特征区，$400 \sim 1\,350 cm^{-1}$ 区域为指纹区。在解析红外光谱时，从寻找特征峰入手，确定官能团，再仔细归属指纹区有关谱带，综合分析，提出化合物可能的结构。

磁共振谱是强磁场中自旋的原子核吸收电磁波引起共振跃迁产生的吸收光谱。电子的屏蔽和去屏蔽效应引起吸收峰位置的变化称为化学位移。由自旋偶合引起的磁共振谱峰裂分而使峰增多的现象,称为自旋裂分。裂分中相邻两个峰之间的距离称为偶合常数。对于简单峰的裂分,峰的数目符合$(n+1)$规则。根据磁共振谱中吸收峰的化学位移、峰面积和峰的裂分可推断出化合物的结构。

质谱是将有机分子电离裂解成不同碎片的离子,然后将这些离子按照质核比排列而成的一种谱。质谱除了能通过检测分子离子的质核比获得相对分子质量以外,还可以通过分子离子的质核比及强度推测有机化合物结构。

练 习 题

1. 判断题

(1) 在 UV 光谱中,$CH_2=CH-CH_2-CHO$ 价电子跃迁需要能量最小的是 $n \rightarrow \pi^*$。

(2) 基团 $-Cl$、$-OH$、$-NH_2$、$-NO_2$ 均为助色基。

(3) 在 IR 光谱中,$1650 \sim 1900 cm^{-1}$ 有特征强吸收峰,可能是羧基的伸缩振动引起的。

(4) 原子核 ^1H、^{13}C、^{14}N 均有核自旋。

(5) $HCHO$、CH_3COCH_3、CH_3COOCH_3 在 ^1HNMR 中均为一组单峰。

2. 选择题

(1) 确定有机化合物的共轭结构较有效的方法是

    A. UV　　　　　　　　　　　B. IR

    C. NMR　　　　　　　　　　D. MS

(2) 下列化合物中,哪一个的 IR 具有以下特征:$1700 cm^{-1}$,$3020 cm^{-1}$

    A. 苯酚　　　　　　　　　　B. 苯甲醛

    C. 环己酮　　　　　　　　　D. 苯乙炔

(3) 对二甲苯 ^1HNMR 有几组信号

    A. 1　　　　　　　　　　　　B. 2

    C. 3　　　　　　　　　　　　D. 4

(4) 在 CH_3CH_2CHO 的 ^1HNMR 中,各组吸收峰的积分曲线比为

    A. 3:2:1　　　　　　　　　B. 5:1

    C. 3:3　　　　　　　　　　D. 1:4:1

3. 推测结构式

(1) 有 A、B 两种环己二烯,A 的 UV 谱 λ_{max} 为 256nm,B 在 200nm 以上无吸收峰。试写出 A、B 的结构式。

(2) 根据下列化合物的 ^1HNMR 数据,试推测其结构。

1) $C_3H_3Cl_5$　δ/ppm: 4.52(1H, t)　6.07(2H, d)

2) C_4H_9Br　δ/ppm: 1.04(6H, d)　1.93(1H, m)　3.33(2H, d)

(3) 某化合物的分子式为 C_4H_8O,它的红外光谱在 $1715 cm^{-1}$ 有强吸收峰;它的氢磁共振谱有一单峰,积分比例相当于三个 H,有一四重峰积分比例相当于二个 H,有一三重峰积分比例相当于三个 H。试写出该化合物的结构式。

(4) 未知物分子式为 C_8H_{10},其 IR 谱如图 16-15,^1HNMR 谱如图 16-16,试推导其结构式。

(5) 某饱和脂肪酮,相对分子质量为 86,有碘仿反应,其 ^1HNMR 有三组吸收峰,其中一积分面积最大的峰为两重峰。试推测此酮的结构。

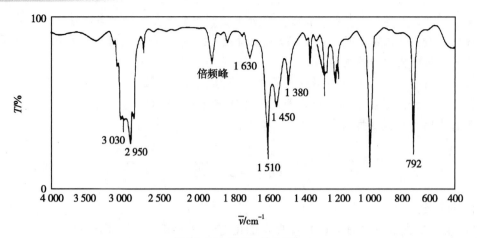

图 16-15 C$_8$H$_{10}$ 的 IR 谱

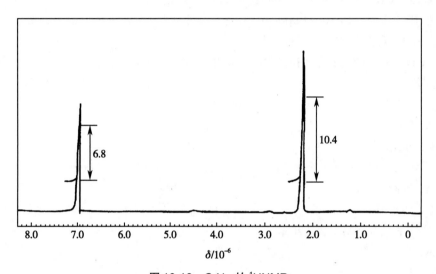

图 16-16 C$_8$H$_{10}$ 的 ^{1}HNMR

（刘燕妮）

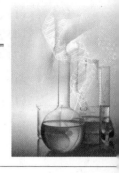

练习题参考答案

第一章　绪论

1. 略

2. 指出下列各化合物分子中所含官能团的名称和化合物的类别

（1）—OH，醇羟基，醇类　（2）—OH，酚羟基，酚类

（3）—NH$_2$，氨基，胺类　（4）—COOH，羧基；C=C 双键，烯酸类

（5）—CHO，醛基，醛类

3. 写出下列各分子式可能的结构式，并指出其所属化合物的类型

（1）CH$_3$CH=CH$_2$，烯烃；H$_2$C—CH$_2$ 环烷烃

（2）CH$_3$CH$_2$OH，醇类；CH$_3$OCH$_3$，醚类

（3）CH$_3$CH$_2$CHO，醛类；CH$_3$COCH$_3$，酮类；H$_2$C—CH$_2$ 环醚

4. 比较下列各组化合物中 C 与 X、O、N 键的极性大小

（1）C—F＞C—Cl＞C—Br

（2）C—OH＞C—NH$_2$

5. 指出下列各组化合物中哪些是 Lewis 酸，哪些是 Lewis 碱

（1）lewis 酸　（2）lewis 碱　（3）lewis 酸　（4）lewis 酸　（5）lewis 碱　（6）lewis 碱

6. 指出下列各化合物分子中碳原子杂化状态

（1）CH$_3$CH=CH$_2$　（2）CH$_2$=C=CH$_2$　（3）HC≡C—CH$_2$—CH=CH$_2$

sp^3 sp^2 sp^2　　sp^2 sp sp^2　　sp sp sp^3 sp^2 sp^2

7. 讨论题（略）

第二章　开链烃

1. 选择题

（1）C　（2）C　（3）B　（4）C　（5）A　（6）B　（7）B　（8）B　（9）C

2. 用系统命名法命名下列化合物

（1）2，3- 二甲基丁烷　（2）2，2，3- 三甲基丁烷　（3）2- 甲基 -1，3- 丁二烯

（4）3- 甲基 -3- 乙基庚烷　（5）顺 -3- 甲基 -3- 己烯　（6）3- 乙基 -1- 戊烯

（7）4- 甲基 -1- 戊炔　（8）3- 甲基 -3- 戊烯 -1- 炔

3. 写出下列化合物的结构式

（1）$CH_3CH-CHCH_2CH_3$
　　　　　$|$　　$|$
　　　　CH_3　CH_3

（2）$CH_3-C=CHCH_3$
　　　　　　　$|$
　　　　　　CH_3

（3）　　　　　　　　　CH_3
　　　　　　　　　　　$|$
　$CH_3CH-CH-CHCHCH_2CH_3$
　　　$|$　　　$|$　　$|$
　　CH_3　CH_3　CH_2CH_3

（4）$CH\equiv C-CH_2C\equiv C-CH_3$

（5）　　　　　CH_3
　　　　　　　$|$
　$CH_3-CH-C-CH-CH_3$
　　　　　$|$　$|$　$|$
　　　　CH_3　CH_3　CH_3

（6）$CH_3-C=CH_2$
　　　　　　$|$
　　　　　CH_3

（7）$CH_3CH-C\equiv C-CHCH_3$
　　　　$|$　　　　　　$|$
　　　CH_3　　　　　CH_3

（8）$CH_2=CH-C\equiv CH$

4. 完成下列反应式

（1）　　　　　Br
　　　　　　　$|$
　$CH_3CH_2-C-CH_3$
　　　　　　　$|$
　　　　　　CH_3

（2）$CCl_3CH_2CH_2Cl$

（3）CH_3CHCH_3
　　　　　$|$
　　　　OSO_2OH

（4）$CH_3-C=O　+　CO_2$
　　　　　$|$
　　　　CH_3

（5）$CH_3CH_2-C\equiv C-Ag$

（6）$CH_3CBr_2-CHBr_2$

（7）　　　　　O
　　　　　　　$\|$
　$CH_3CH_2CCH_3$

5. 用简便易行的化学方法区别下列各组化合物

（1）　2- 甲基丁烷　　　　　　　　　　　　　（－）　　　　　　　（－）
　　　3- 甲基 -1- 丁烯　 ——$AgNO_3$的氨溶液——→　（－）　——Br_2水——→　褪色
　　　3- 甲基 -1- 丁炔　　　　　　　　　　　　↓（白）

$$
\begin{array}{l}
(2)\ \left.\begin{array}{l}
1\text{-戊炔} \\
2\text{-戊炔} \\
\text{戊烷}
\end{array}\right\}
\xrightarrow{\text{AgNO}_3\text{的氨溶液}}
\begin{array}{l}
\downarrow\ (\text{白}) \\
(-) \\
(-)
\end{array}\left.\right\}
\xrightarrow{\text{KMnO}_4/\text{H}^+}
\begin{array}{l}
\text{褪色} \\
(-)
\end{array}
\end{array}
$$

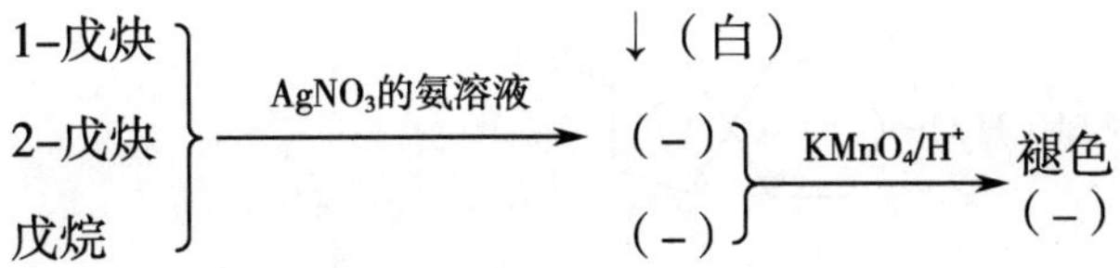

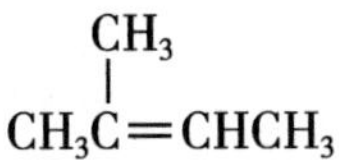

6. 推测结构式

(1) A $\underset{}{\overset{CH_3}{CH_3C=CHCH_3}}$ B $\underset{}{\overset{CH_3}{CH_3CHCH=CH_2}}$

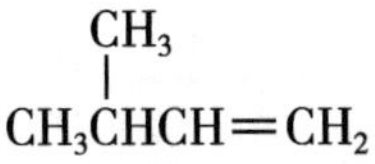

(2) $CH_3CH_2CH_2C\equiv CH$ 或 $\overset{CH_3}{CH_3-CH-C\equiv CH}$

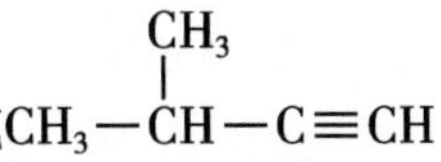

(3) A 的结构式为 $CH\equiv CCH_2CH_2CH_2CH_3$　B 的结构式为 $CH_3C\equiv CCH(CH_3)_2$

　　C 的结构式为 $CH_3CH_2C\equiv CCH_2CH_3$　D 的结构式为 $\underset{CH_3}{CH_2=CHCHCH=CH_2}$

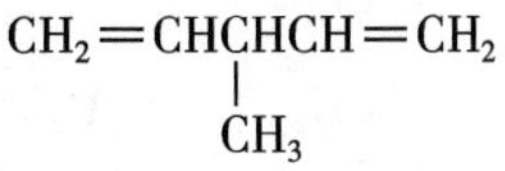

7. 讨论题（略）

第三章　环烃

1. 选择题

(1) B　(2) C　(3) C　(4) C　(5) B　(6) C　(7) C　(8) A　(9) C

2. 写出下列化合物的名称

(1) 1,1,2,3-四甲基环己烷　(2) 乙苯　(3) β-萘磺酸(2-萘磺酸)　(4) 对乙基甲苯

(5) 1,5-二甲基-1-环戊烯　(6) 2,4,6-三硝基甲苯　(7) β-甲基萘

(8) 1-甲基-8-乙基萘

3. 写出下列物质的结构式

(1) 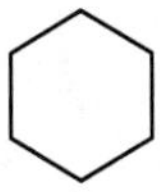 环己烷　(2) 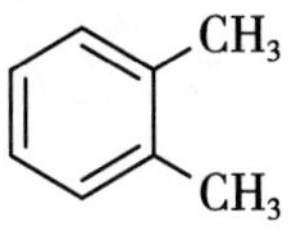 邻二甲苯　(3) 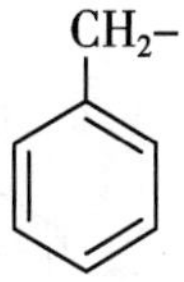 苄基

(4) 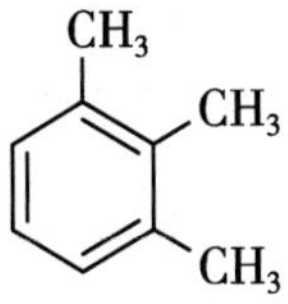　(5) 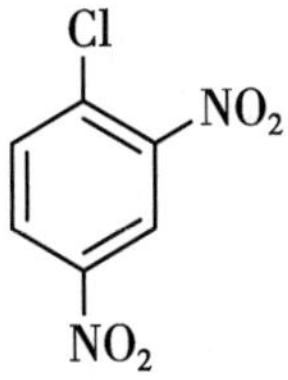　(6)

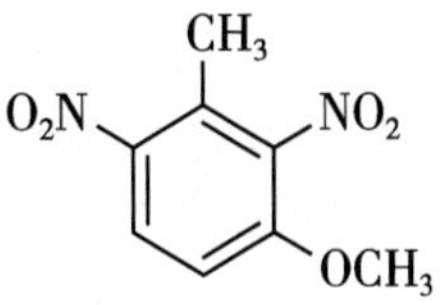

(7) 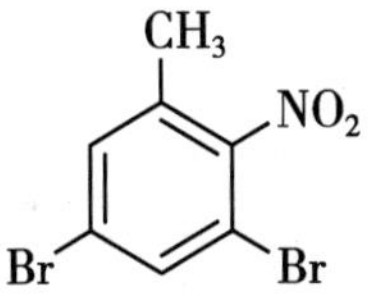　(8) 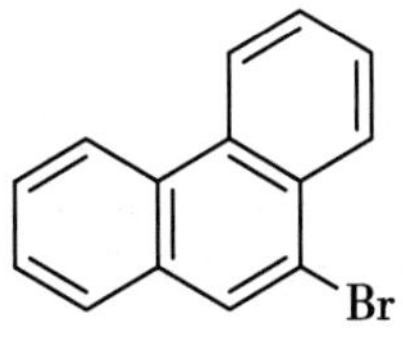　(9)

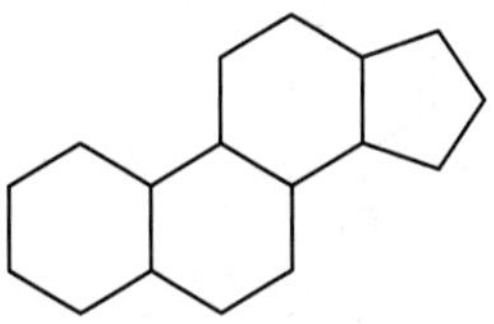

（10） 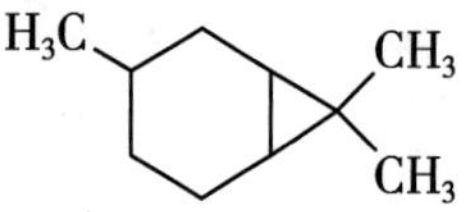　（11）

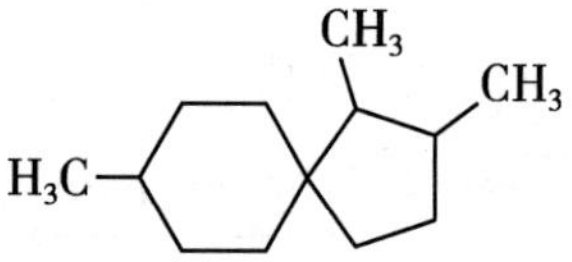

4．完成下列反应式

（1）—CH$_2$—CHCH$_2$CH$_2$Br
　　　　　　　　　　　|
　　　　　　　　　　　Br

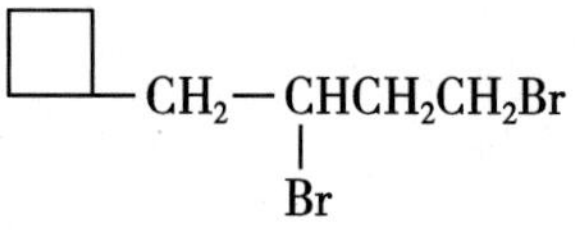

（2）

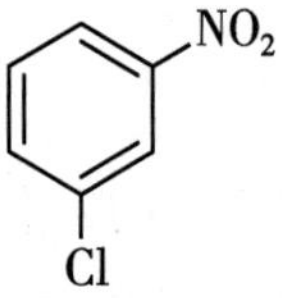

（3） 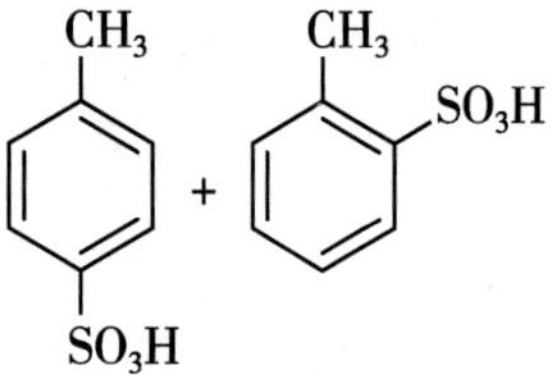 +

（4）C$_6$H$_5$COOH

（5） 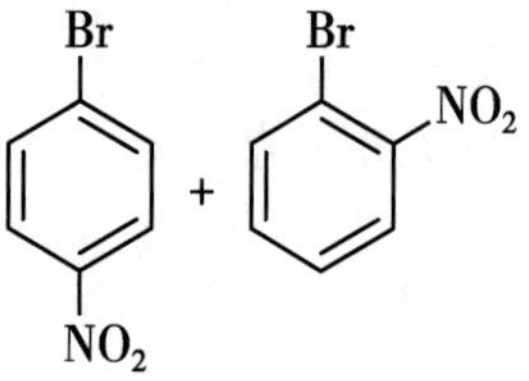 +

（6） 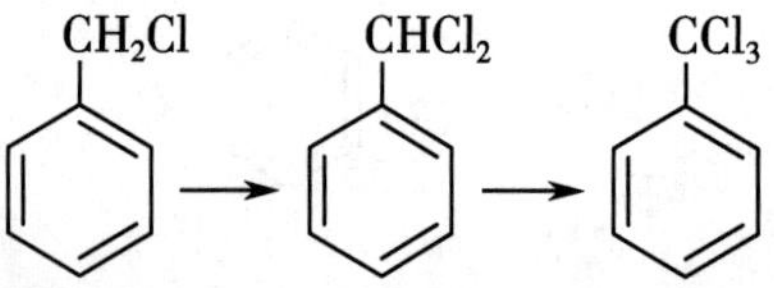 ⟶ ⟶

5．推测结构式

（1）H$_3$C——CH＝CH——CH$_3$

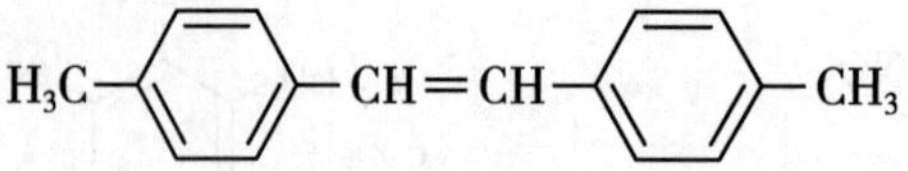

（2）甲为 —CH$_2$CH$_2$CH$_3$ 或 —CH(CH$_3$)$_2$，乙为 H$_3$C——CH$_2$CH$_3$，丙为

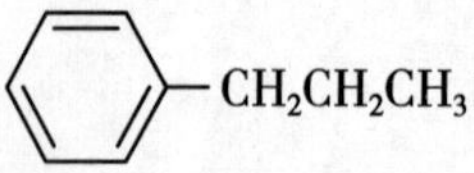

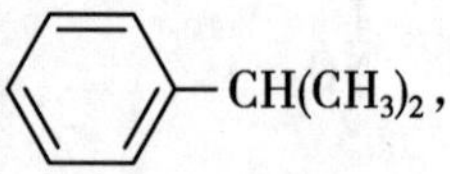

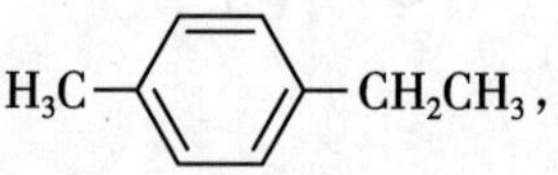

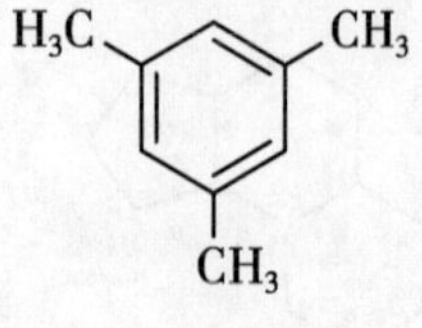

6. 根据苯环定位取代法则，推测下列合成反应的路线，写出反应式

(1)

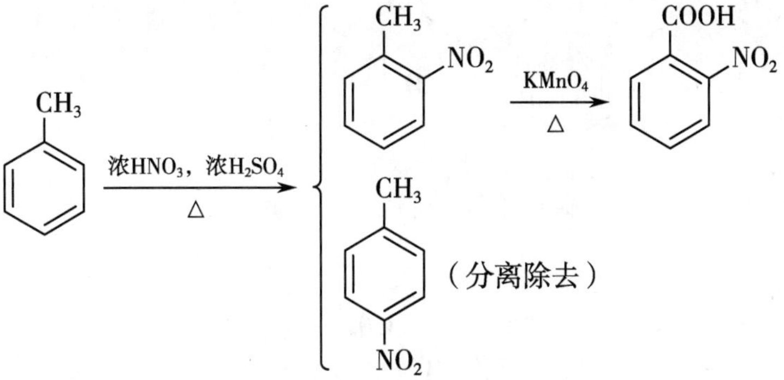

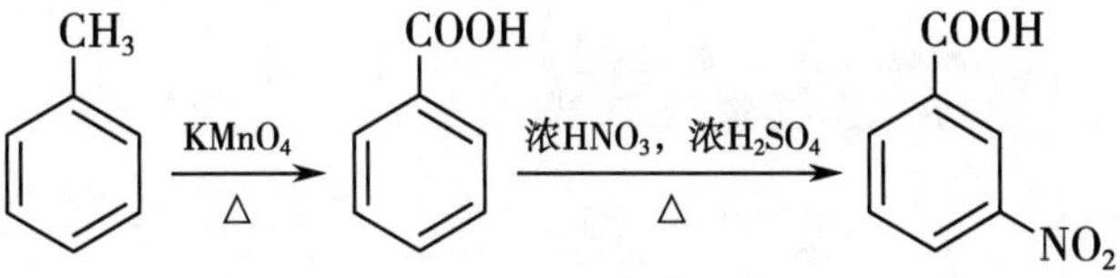

(2)

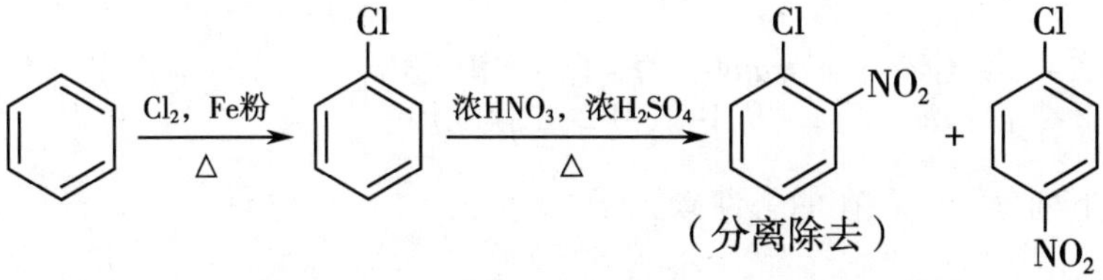

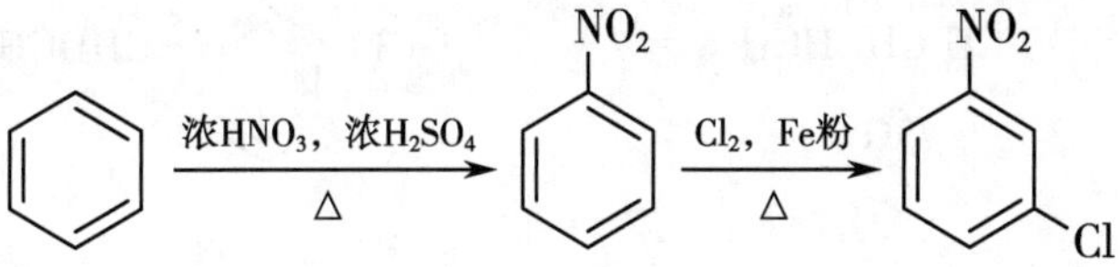

7. 指出下列化合物发生早取代硝化反应时的主要位置

(1) 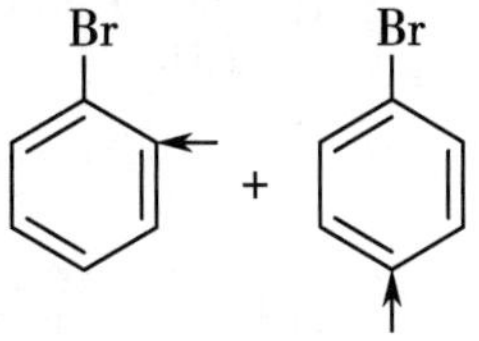

(2) 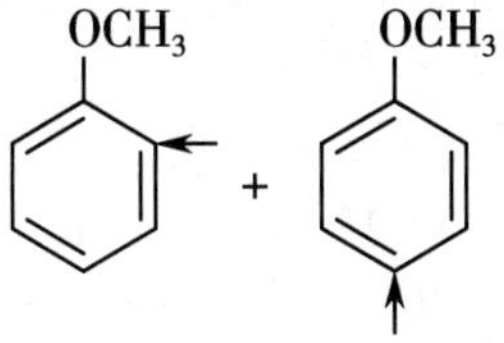

(3) 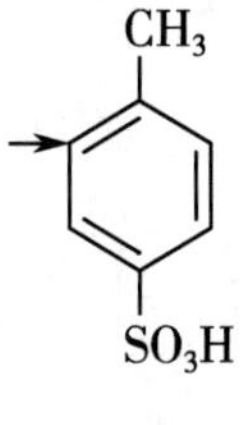

(4) 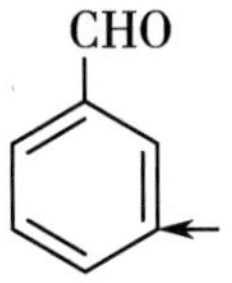

(5) 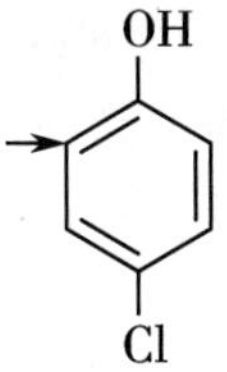

(6) 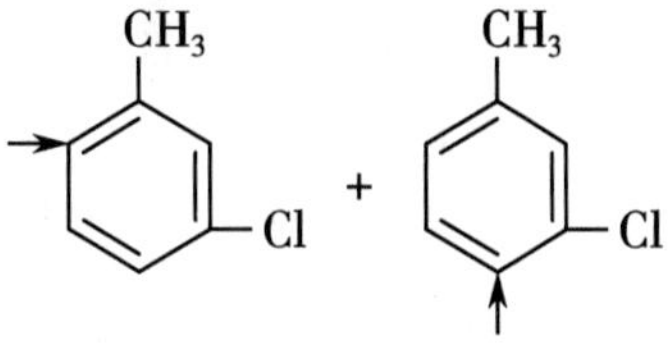

第四章　立体异构

1. 选择题

（1）C　（2）A　（3）B　（4）D　（5）D　（6）A　（7）D

2. 写出它的顺反异构体并用 *cis-trans* 法和 *Z-E* 法分别标明其构型

(1)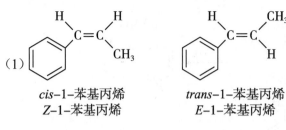

cis-1-苯基丙烯
Z-1-苯基丙烯   *trans*-1-苯基丙烯
E-1-苯基丙烯

(2) 无顺反异构

(3)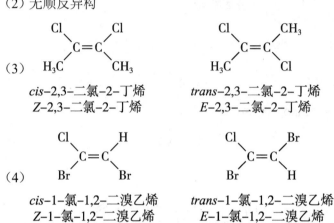

cis-2,3-二氯-2-丁烯
Z-2,3-二氯-2-丁烯   *trans*-2,3-二氯-2-丁烯
E-2,3-二氯-2-丁烯

(4)

cis-1-氯-1,2-二溴乙烯
Z-1-氯-1,2-二溴乙烯   *trans*-1-氯-1,2-二溴乙烯
E-1-氯-1,2-二溴乙烯

3. 用"*"标出下列分子中存在的手性碳原子

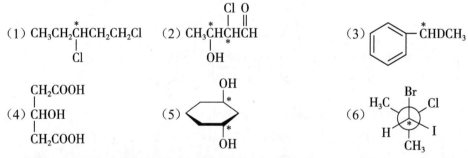

(1) $CH_3CH_2\overset{*}{C}HCH_2CH_2Cl$ 下标 Cl

(2) $CH_3\overset{*}{C}HCHCH$ 带 Cl O，下标 OH

(3) 苯环 $\overset{*}{C}HDCH_3$

(4) CH_2COOH — $\overset{}{C}HOH$ — CH_2COOH

(5) 环己烯 带 OH 两个 *

(6) H_3C Br Cl，H CH_3 I

4. 指出下列各化合物的构型是 *R* 型还是 *S* 型

(1) *R* (2) *R* (3) *S* (4) *R* (5) 2*R*,3*S* (6) *R*

5. 下列各组化合物中,哪些代表同一化合物,哪些互为对映异构体? 哪些是内消旋体?

(1) Ⅰ和Ⅳ,Ⅱ和Ⅲ为同一物;Ⅰ和Ⅱ,Ⅲ和Ⅳ为对映异构体。

(2) Ⅰ和Ⅱ、Ⅳ为同一物;Ⅰ、Ⅱ、Ⅳ和Ⅲ为对映异构体。

(3) Ⅱ和Ⅲ为同一物;Ⅰ、和Ⅱ、Ⅲ为对映异构体;Ⅳ为内消旋体。

6. 推导题

H_3C ▷ CH_3（环丙烷结构）

7. 讨论题(略)

第五章　卤代烃

1. 选择题

（1）C　（2）B　（3）D　（4）C　（5）B　（6）A　（7）D　（8）C

2. 用系统命名法命名下列化合物

（1）1-氯丁烷　（2）2-甲基-3-溴丁烷　　　（3）3-氯-1-丁烯

（4）对溴甲苯　（5）对溴苯基氯甲烷　　　（6）(S)-2-溴丁烷

3. 写出下列化合物的结构式

（1）$CH_3CHCHCH_3$（Cl Cl 在2,3位，CH$_3$支链）　（2）环己基-Cl　（3）对碘甲苯（H_3C-）　（4）$(CH_3)_3CBr$

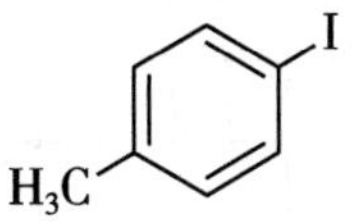

（5）CHI_3　（6）苯基CH_2Cl　（7）CH_2Cl_2　（8）$CH_2=CHCH_2Cl$

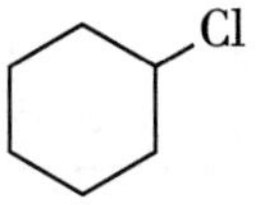

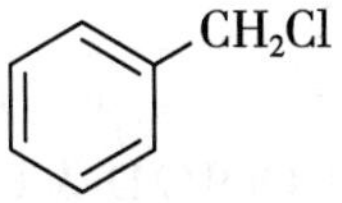

4. 完成下列反应式

（1）Cl-苯-CH_2OH

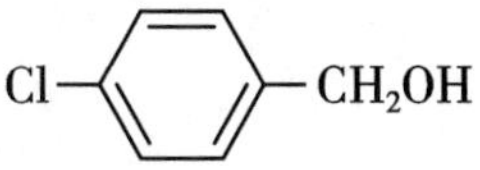

（2）环戊基-CN

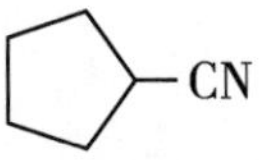

（3）1-甲基环己烯-CH_3

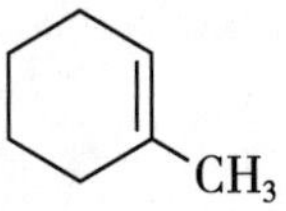

（4）$CH_3C=CHCH_2CH_3$（CH_3支链）

（5）CH_3CHCH_3（Br）　　CH_3CHCH_3（CN）　　CH_3CHCH_3（COOH）

5. 写出 $C_5H_{11}Br$ 的异构体,用系统命名法命名之,并指出伯、仲、叔的卤代烷。

$CH_3CH_2CH_2CH_2CH_2Br$　　　$CH_3CH_2CH_2CHBrCH_3$　　　$CH_3CH_2CHBrCH_2CH_3$

1-溴戊烷（伯）　　　　　2-溴戊烷（仲）　　　　　3-溴戊烷（仲）

$CH_3CH_2CHCH_2Br$（CH_3支链）　　　$CH_3CH_2CCH_3$（CH_3支链, Br）　　　$CH_3CHCHCH_3$（CH_3支链, Br）

1-溴-2-甲基丁烷（伯）　　2-甲基-2-溴丁烷（叔）　　2-甲基-3-溴丁烷（仲）

$BrCH_2CH_2CHCH_3$（CH_3支链）　　　CH_3CCH_2Br（CH_3上下两个支链）

1-溴-3-甲基丁烷（伯）　　　　2,2-甲基-1-溴丙烷（伯）

6. 将下列各组化合物按反应速率大小顺序排列

(1) $CH_3CH_2CH_2CH_2Br > CH_3CH_2CH(CH_3)Br > (CH_3)_3CBr$

(2) $CH_3CH_2CH_2Br > (CH_3)_2CHCH_2Br > (CH_3)_3CCH_2Br$

(3) $(CH_3)_3CBr > CH_3CH_2CH(CH_3)Br > CH_3CH_2CH_2CH_2Br$

(4) 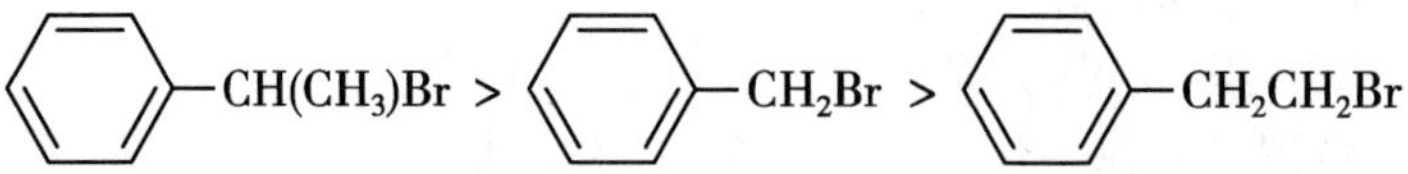

7. 用简便化学方法鉴别下列化合物

$CH_3CH=CHCH_2Br$ —AgNO$_3$/乙醇→ ↓(浅黄)

$CH_3CH_2CH=CHBr$ —AgNO$_3$/乙醇→ (－) —AgNO$_3$/乙醇, △→ (－)

$CH_2=CHCH_2CH_2Br$ —AgNO$_3$/乙醇→ (－) —AgNO$_3$/乙醇, △→ ↓浅黄

8. 推测结构式

(1) A 为 $CH_3CH_2CH_2Br$，B 为 $CH_3CH=CH_2$，C 为 CH_3COOH，D 为 $CH_3CHBrCH_3$

(2) A 为 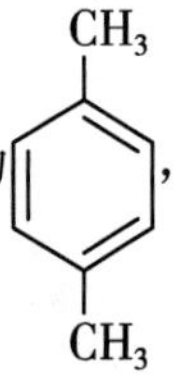，B 和 C 为 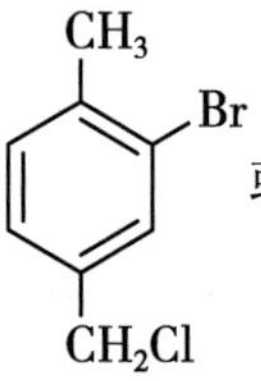 或 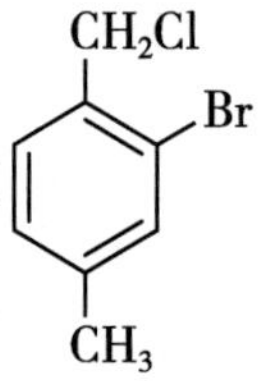

9. 讨论题（略）

第六章　醇、酚和醚

1. 选择题

(1) D　(2) C　(3) D　(4) B　(5) D　(6) C　(7) B　(8) C　(9) A

2. 命名下列化合物

(1) 4- 甲基 -2- 戊炔 -1- 醇　　(2) 5- 甲基 -2- 环己烯 -1- 醇

(3) 3- 苯基 -2- 甲氧基 -1- 丙醇　　(4) 4- 硝基 -3- 甲氧基苯酚

(5) 苯基异丙基醚　　(6) 4- 甲基 -2- 戊硫醇

(7) 甲基叔丁基硫醚　　(8) 1，2- 二甲基环氧乙烷

3. 写出下列化合物的结构式

(1) $H_2C(SH)-CH(SH)-CH_2OH$

(2) 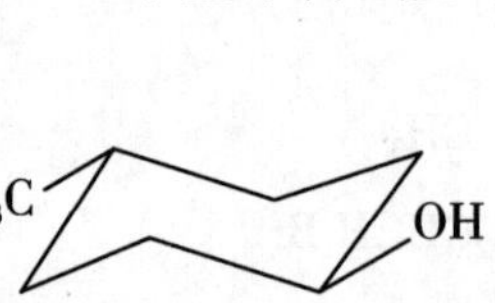

(3) 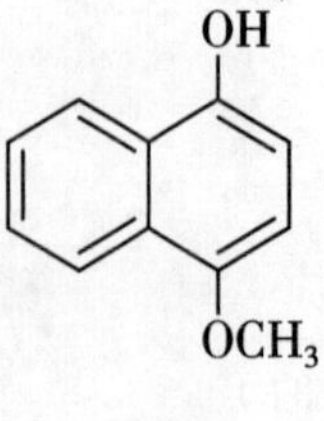

(4) 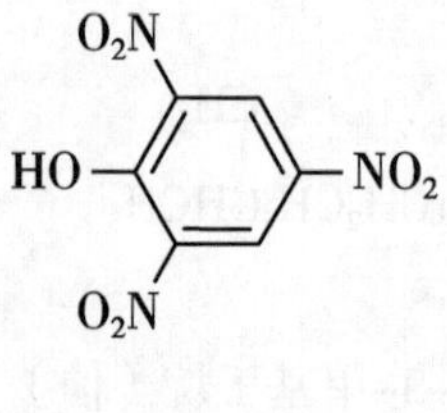

(5)

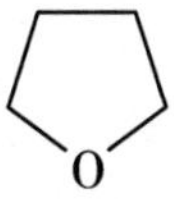

(6)

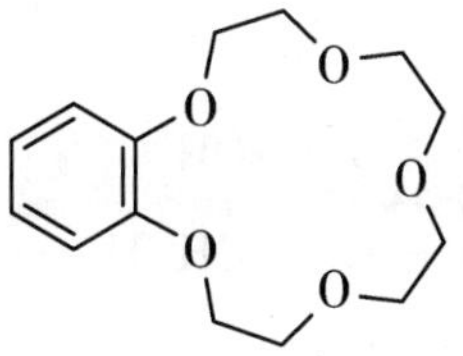

(7)

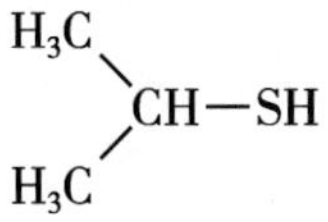

(8)

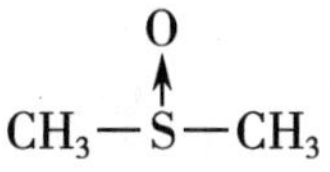

4. 写出下列反应的主要产物

(1)

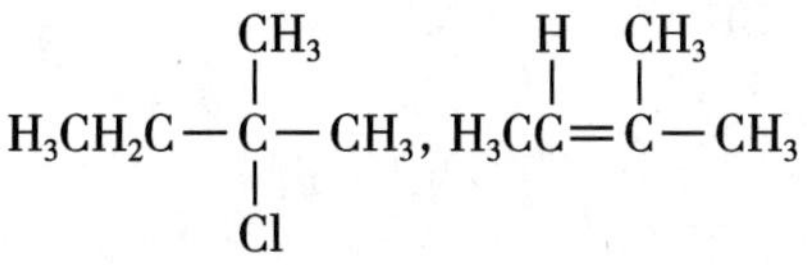

(2) $(CH_3)_2CHCH_2CH_2ONO_2$

(3)

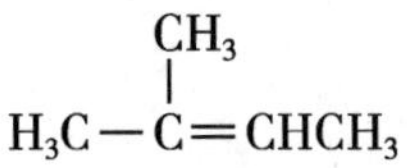

(4)

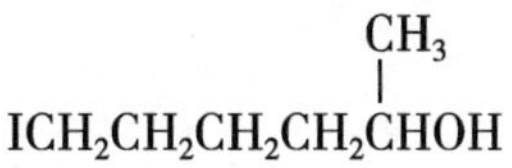

(5)

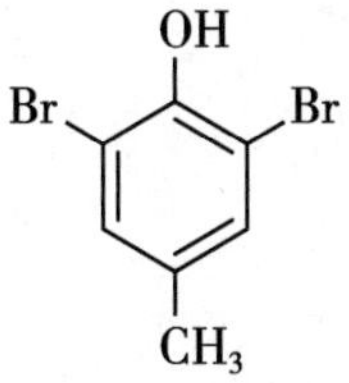

(6)

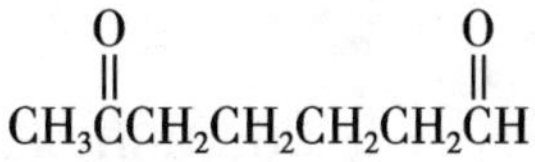

(7)

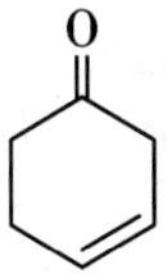

5. 用化学方法鉴别下列各组化合物

(1)
$$\begin{matrix} 乙醚 \\ 正丁醇 \\ 仲丁醇 \\ 叔丁醇 \end{matrix} \xrightarrow{\text{Lucas试剂}} \begin{matrix} 无明显现象 \\ 无明显现象 \\ 数分钟后出现浑浊 \\ 立即出现浑浊 \end{matrix}$$

$$\begin{matrix} 乙醚 \\ 正丁醇 \end{matrix} \xrightarrow{\text{铬酸试剂}} \begin{matrix} 无明显现象 \\ 蓝绿色 \end{matrix}$$

(2)
$$\begin{matrix} 苯乙醇 \\ 苯乙醚 \\ 2,4\text{-}二甲基苯酚 \end{matrix} \xrightarrow{\text{FeCl}_3} \begin{matrix} 无明显现象 \\ 无明显现象 \\ 紫色 \end{matrix}$$

$$\begin{matrix} 苯乙醇 \\ 苯乙醚 \end{matrix} \xrightarrow{\text{KMnO}_4/\text{H}^+} \begin{matrix} 褪色 \\ 无明显现象 \end{matrix}$$

6. 推测结构式

(1) A.

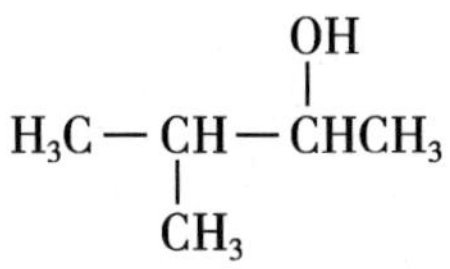

相关化学反应式：

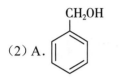

$$\underset{\underset{CH_3}{|}}{H_3C-CH-}\overset{\overset{OH}{|}}{CH}CH_3 \xrightarrow{Na} \underset{\underset{CH_3}{|}}{H_3C-CH-}\overset{\overset{ONa}{|}}{CH}CH_3 + H_2\uparrow$$

$$\underset{\underset{CH_3}{|}}{H_3C-CH-}\overset{\overset{OH}{|}}{CH}CH_3 \xrightarrow[ZnCl_2]{HCl} \underset{\underset{CH_3}{|}}{H_3C-CH-}\overset{\overset{Cl}{|}}{CH}CH_3$$

（2）A. 苯甲醇（CH$_2$OH）   B. 苯甲醚（OCH$_3$）   C. 苯酚（OH）   D. CH$_3$I

7. 合成题

（1）

$$BrCH_2CH_2CH_2CH_3 \xrightarrow[乙醇]{NaOH} CH_2=CHCH_2CH_3 \xrightarrow{HBr}$$

$$\underset{\underset{Br}{|}}{CH_3CHCH_2CH_3} \xrightarrow[H_2O]{NaOH} \underset{\underset{OH}{|}}{CH_3CHCH_2CH_3}$$

（2）

$$CH_3CH_2CH_2OH \xrightarrow[乙醇]{H_2SO_4} CH_3CH=CH_2 \xrightarrow{Cl_2/H_2O} \underset{\underset{HO\quad Cl}{|\quad\ |}}{CH_3CHCH_2}$$

8. 讨论题（略）

第七章　醛和酮

1. 选择题

（1）C　（2）C　（3）B　（4）D　（5）C　（6）B　（7）C　（8）A　（9）C　（10）B

2. 用系统命名法命名下列化合物

（1）2-甲基丁醛　　　　　　　　　　（2）4-甲基-1-苯基-2-戊酮

（3）1,4-戊二烯-3-酮　　　　　　　　（4）5-甲基-2-异丙基环己酮

（5）4-羟基-3-甲氧基苯甲醛　　　　　（6）1,3-二苯基丙酮

（7）3-庚烯-2,6-二酮　　　　　　　　（8）3-乙基环己酮

3. 写出下列各化合物的结构式

（1）HO—〔苯环〕—COCH$_3$　　　　　（2）〔苯环，OCH$_3$〕—CHO

(3) 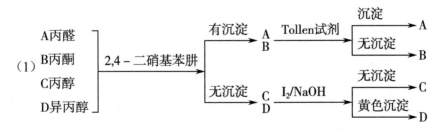

(5)

(6)

4. 完成下列反应化学式

（1）$(CH_3)_3CCH_2OH + (CH_3)_3CCOONa$

（2）$HOOC\text{—}\langle\text{C}_6\text{H}_4\rangle\text{—}COOH$

（3）环己酮-NNHC_6H_5

（4）

（5）$NaOOCCH_2COONa + 2CHI_3$

（6）

（7）$CH_3CH_2\underset{\overset{|}{OH}}{CH}\text{—}\underset{\overset{|}{CH_3}}{CH}CHO$

（8）苯-CH_2CH_3

（9）苯-CH=CHCH_2OH

（10）$CH_3CH=CHC_6H_5$

5. 用简便的化学方法鉴别下列各组化合物

（1）

| A 丙醛 |
| B 丙酮 |
| C 丙醇 |
| D 异丙醇 |

2,4-二硝基苯肼 → 有沉淀 A B → Tollen试剂 → 沉淀 A / 无沉淀 B

无沉淀 C D → I_2/NaOH → 无沉淀 C / 黄色沉淀 D

(2) A. 甲醛、乙醛、苯乙酮 $\xrightarrow[\triangle]{\text{Tollens试剂}}$ Ag↓ Ag↓ (−)   B. 甲醛、乙醛 $\xrightarrow{I_2 + NaOH}$ 无沉淀 黄色CHI_3↓

(3) A. 苯甲醛、苯乙酮、丙酮 $\xrightarrow[\triangle]{\text{Tollens试剂}}$ Ag↓ Ag↓ (−)   B. 苯甲醛、苯乙醛 $\xrightarrow[\triangle]{\text{Fehling试剂}}$ (−) 砖红色Cu_2O↓

(4) A 戊醛、B 2-戊酮、C 环己酮 $\xrightarrow{\text{Tollen试剂}}$ 沉淀→A，无沉淀→B C $\xrightarrow{I_2/NaOH}$ CHI_3↓→B，无沉淀→C

6. 推测结构式

(1)

A 为 $CH_3CH_2CH_2CH_2CH_2CHO$；B 为 $CH_3-\overset{O}{\overset{\|}{C}}-CH_2CH_2CH_2CH_3$；

C 为 $CH_3CH_2-\overset{O}{\overset{\|}{C}}-CH_2CH_2CH_3$；D 为环己醇（带OH的六元环）。

(2)

A 为 $HO-\text{C}_6\text{H}_4-CH_2-\overset{O}{\overset{\|}{C}}-CH_3$；B 为 $HO-\text{C}_6\text{H}_4-CH_2-\overset{OH}{\overset{\|}{C}}-CH_3$

C 为 $HO-\text{C}_6\text{H}_4-CH_2CH_2CH_3$；D 为 $CH_3O-\text{C}_6\text{H}_4-CH_2CH_2CH_3$

7. 讨论题（略）

第八章 羧酸及其衍生物

1. 选择题
(1) B (2) A (3) B (4) C (5) C (6) C (7) D (8) D (9) D (10) A

2. 用系统命名法命名下列化合物
(1) 2-甲基丙酸 (2) 苯甲酸 (3) 1,2-环戊基二甲酸
(4) 2-丁烯酸 (5) 苯甲酰氯 (6) 丙酸乙酯
(7) N-甲基苯甲酰胺 (8) δ-己内酯

3. 写出下列化合物的结构式

(1) $HC\overset{O}{\overset{\|}{-}}N(CH_3)_2$ (2) 苯环-COOCH_3, -OH

(3) $\underset{\underset{Br}{|}}{CH_3CHCH_2}\overset{\overset{O}{\|}}{C}-Br$

(4) $\underset{\underset{CH_3}{|}}{CH_3CHCOOCH_2CH_3}$

(5) $HOOC-COOH$

(6)

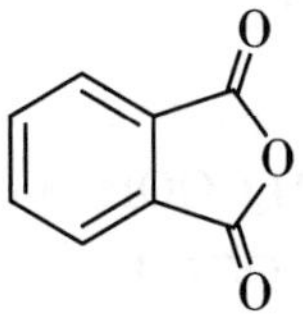

(7) 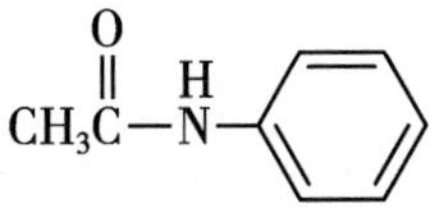 $\underset{CH_3\overset{\overset{O}{\|}}{C}-\overset{\overset{H}{|}}{N}}{}$

(8) $COOH$

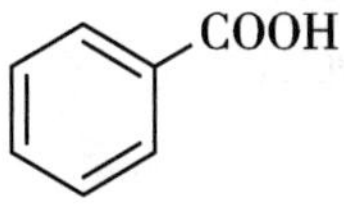

4. 完成下列反应化学式

(1) 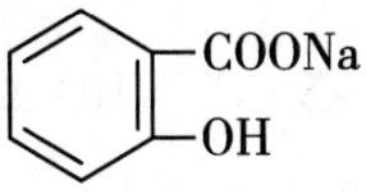 $\underset{OH}{COONa}$ + CO_2

(2) 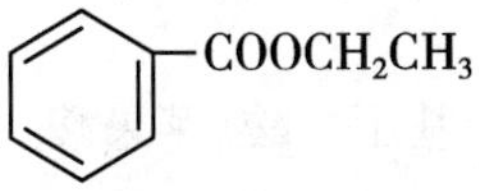 $COOCH_2CH_3$

(3) $\underset{\underset{OH}{|}}{CH_3CHCH_2CH_2CH_2COOH}$

(4) $\underset{\underset{CH_3}{|}}{CH_3CHCONHCH_2CH_3}$

(5)

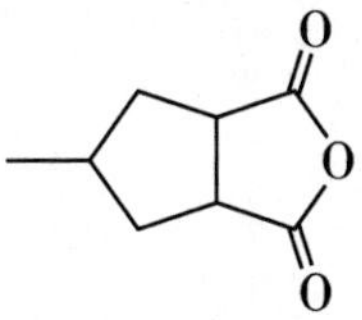

5. 鉴别下列化合物

苯甲酸 $CO_2\uparrow$

苯甲醇 $\xrightarrow{NaHCO_3}$ 无明显现象 $\xrightarrow{FeCl_3}$ 无明显现象

对甲苯酚   无明显现象   显紫色

6. 推测结构式

(1)

A 可能为:

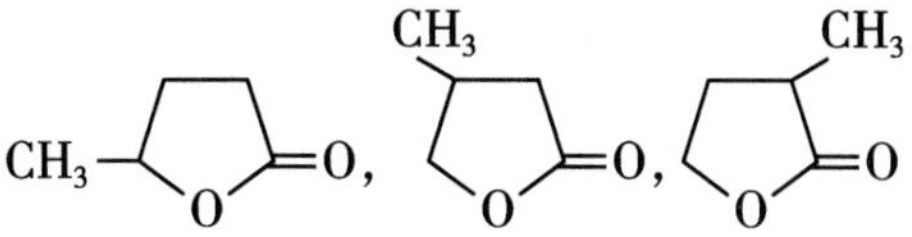

B 可能为: $\underset{\underset{OH}{|}}{CH_3CHCH_2CH_2COOH}$, $HOCH_2\underset{\underset{CH_3}{|}}{CHCH_2COOH}$, $HOCH_2CH_2\underset{\underset{CH_3}{|}}{CHCOOH}$

C 可能为: $CH_3COCH_2CH_2COOH$, $OHC\underset{\underset{CH_3}{|}}{CHCH_2COOH}$, $OHCCH_2\underset{\underset{CH_3}{|}}{CHCOOH}$

（2）

A.
$$CH_3-CH-CO \diagdown$$
$$| O$$
$$CH_2-CO \diagup$$

B.
$$CH_2 \diagup CH_2-CO \diagdown$$
$$ CH_2-CO \diagup O$$

C. $C_2H_5OOCCH(CH_3)CH_2COOH$

D. $HOOCCH(CH_3)CH_2COOC_2H_5$

E. $C_2H_5OOCCH(CH_3)CH_2COOC_2H_5$

F. $C_2H_5OOC(CH_2)_3COOH$

第九章　取代羧酸

1. 选择题

（1）D　（2）B　（3）C　（4）B　（5）C　（6）B　（7）D　（8）B　（9）C　（10）A

2. 用系统命名法命名下列化合物，并写出俗称

（1）丙酮酸　（2）3,4,5-三羟基苯甲酸（没食子酸）

（3）3-丁酮酸乙酯（β-丁酮酸乙酯，乙酰乙酸乙酯）　（4）羟基丁二酸（苹果酸）

（5）2,3-二羟基丙酸　　（6）邻羟基苯甲酸（水杨酸）

3. 写出下列物质的结构式

（1）$\underset{\underset{OH}{|}}{CH_3CHCOOH}$

（2）$HOOC\overset{\overset{O}{\|}}{C}CH_2COOH$

（3）$HO-\overset{\overset{CH_2COOH}{|}}{\underset{\underset{CH_2COOH}{|}}{C}}-COOH$

（4）$CH_3\overset{\overset{O}{\|}}{C}CH_2COOH$

（5）$\underset{\underset{OH}{|}}{HOOCCH}-\underset{\underset{OH}{|}}{CHCOOH}$

（6）$CH_3\overset{\overset{O}{\|}}{C}CH_3$　$CH_3\underset{\underset{OH}{|}}{C}CH_2COOH$　$CH_3\overset{\overset{O}{\|}}{C}CH_2COOH$

4. 完成下列化学反应式

（1）

（2）

（3）$CH_3-\overset{\overset{O}{\|}}{C}-\underset{\underset{C_6H_5}{|}}{CH}-CH_3$

（4）$CH_3\underset{\underset{OH}{|}}{CH}-CH_2CH_2COONa$

(5) $CH_3CH_2 \overset{\underset{\textstyle |}{OH}}{CH} - COOH$

(6)

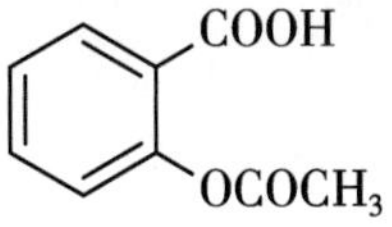

(7)

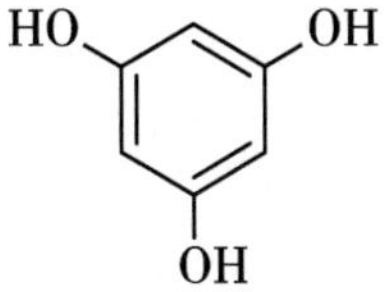

5. 用化学方法区别下列各组化合物

(1)

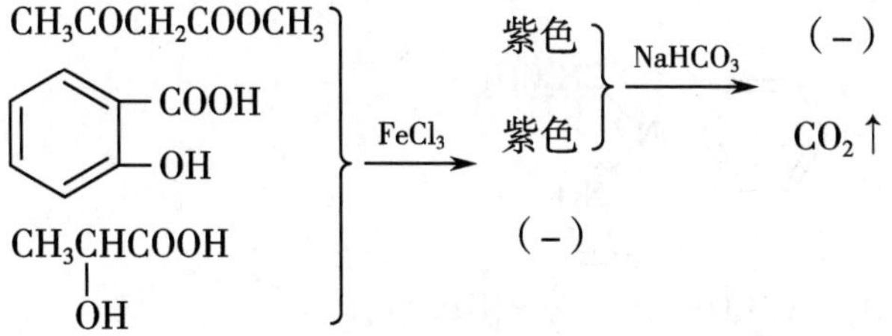

(2)

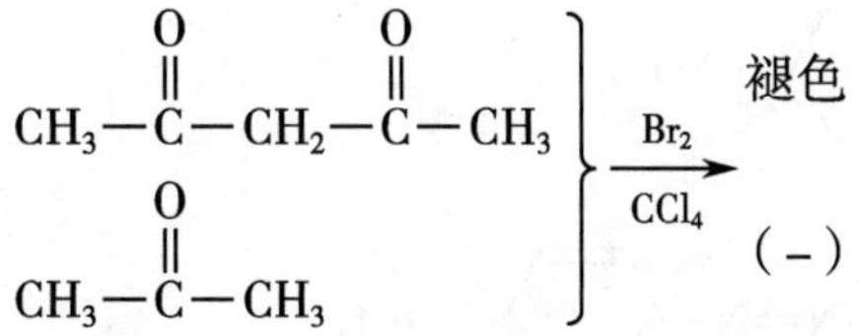

6. 推断题

(1) A. $CH_3\overset{\underset{\textstyle ||}{O}}{C}CH_2CH_2COOH$　　B. $CH_3\overset{\underset{\textstyle |}{OH}}{CH}CH_2CH_2COOH$　　C. $CH_3\overset{\underset{\textstyle |}{Br}}{CH}CH_2CH_2COOH$

D. $CH_3\overset{\underset{\textstyle |}{Br}}{CH}CH_2CH_2COONa$　　E. $CH_3\overset{\underset{\textstyle |}{CN}}{CH}CH_2CH_2COONa$

(2) A.

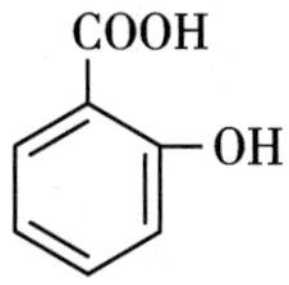

第十章　含氮有机化合物

1. 选择题

(1) B　(2) A　(3) D　(4) A　(5) B　(6) B　(7) B　(8) A　(9) A　(10) C　(11) D

2. 用系统命名法命名下列化合物

(1) 三乙胺　(2) N-乙基苯胺　(3) 2-甲基苯胺　(4) 溴化二甲基二乙胺

(5) 丙酰胺　(6) 乙酰苯胺　(7) 对二甲氨基偶氮苯

(8) 2,2-二甲基-3-乙基-3氨基戊烷　(9) 4-甲基苯甲胺　(10) 氯化3-异丙基重氮苯

3．写出下列化合物的结构式

（1）$[HOCH_2CH_2N^+(CH_3)_3]OH^-$

（2）邻甲基苄胺（苯环上有 CH_2NH_2 和 CH_3 邻位取代）

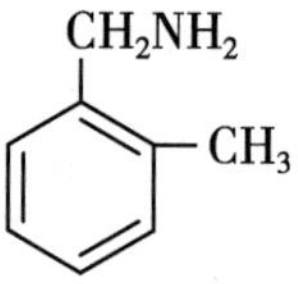

（3）1-萘胺（萘环上有 NH_2）

（4）2,4,6-三溴苯胺（苯环上有 NH_2，两个邻位及对位为 Br）

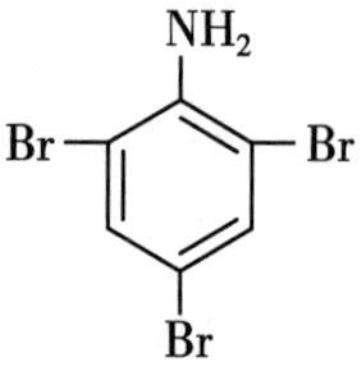

（5）$H_2NCH_2CH_2NH_2$

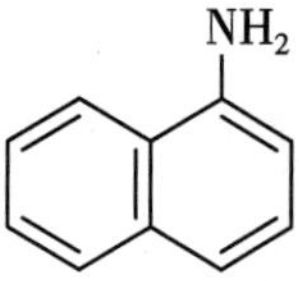

（6）$(C_6H_5)_3P$

4．完成下列反应化学式

（1）$(CH_3CH_2)_3NH^+Br^-$

（2）苯环连 N，N 上连 CH_2CH_3 和 NO

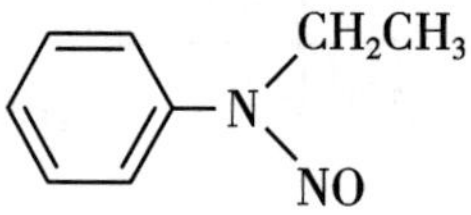

（3）$CH_3O\text{—}C_6H_4\text{—}NHCOCH_3$　　　$CH_3O\text{—}C_6H_4\text{—}NHSO_2C_6H_5$

（4）$CH_3(CH_2)_4NCOCH_3$，N 上连 CH_3

（5）CH_3 取代的哌啶，N 上连 NO

（6）$HO_3S\text{—}C_6H_4\text{—}N_2^+$　　　$HO_3S\text{—}C_6H_4\text{—}N{=}N\text{—}C_6H_4\text{—}N(CH_3)_2$

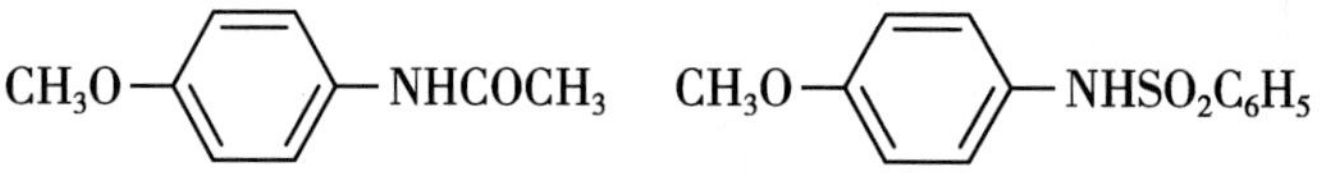

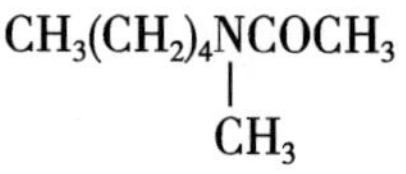

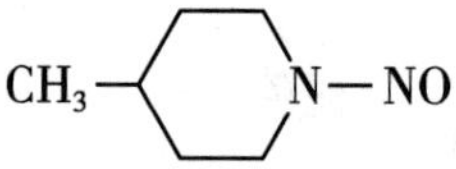

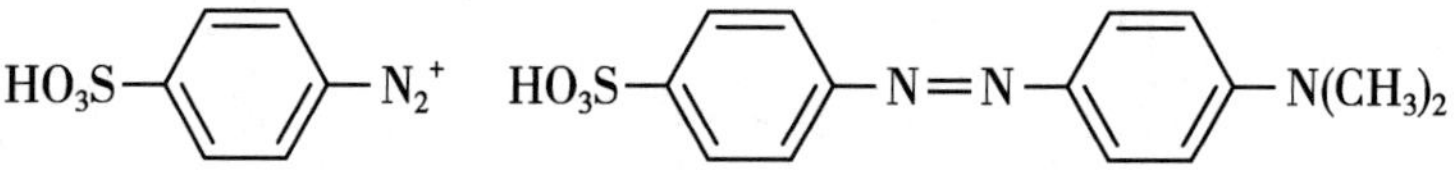

（7）$ON\text{—}C_6H_4\text{—}N(C_2H_5)_2$

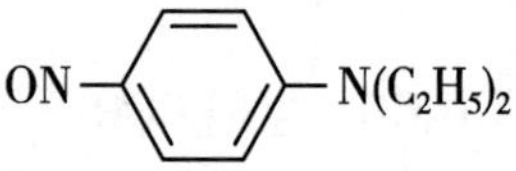

5．用简便的化学方法鉴别下列各组化合物

（1）
$$
\begin{array}{ll}
CH_3NH_2 & \\
(CH_3)_2NH & \xrightarrow[0\sim5℃]{HNO_2} \\
(CH_3)_3N &
\end{array}
\qquad
\begin{array}{l}
N_2\uparrow \\
黄色油状液体 \\
无明显现象
\end{array}
$$

（2） 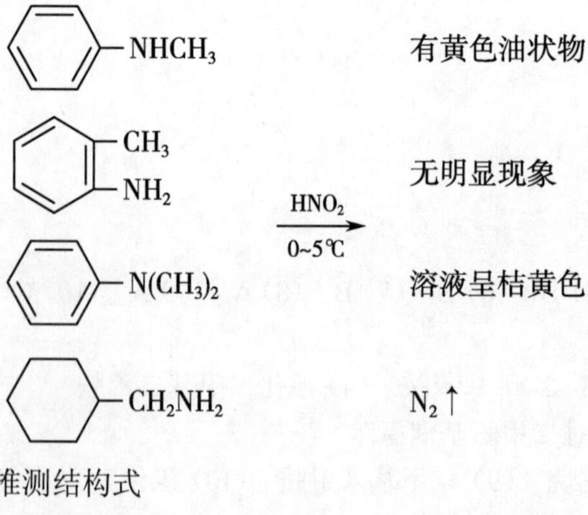
$$
\begin{array}{ll}
C_6H_5\text{—}NHCH_3 & 有黄色油状物 \\
邻甲基苯胺（CH_3, NH_2） & 无明显现象 \\
C_6H_5\text{—}N(CH_3)_2 & \xrightarrow[0\sim5℃]{HNO_2} \quad 溶液呈桔黄色 \\
环己基\text{—}CH_2NH_2 & N_2\uparrow
\end{array}
$$

6．推测结构式

（1）化合物 A 为

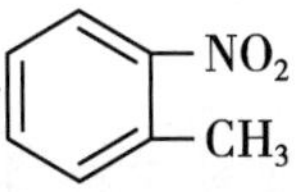

（2）A.

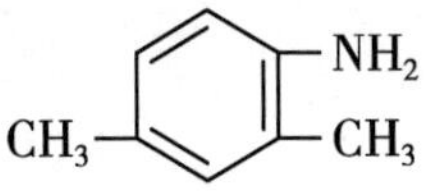

B.

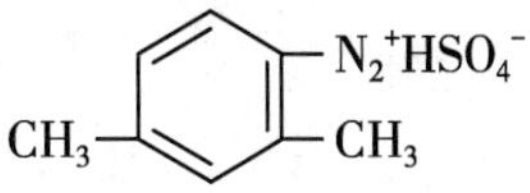

C.

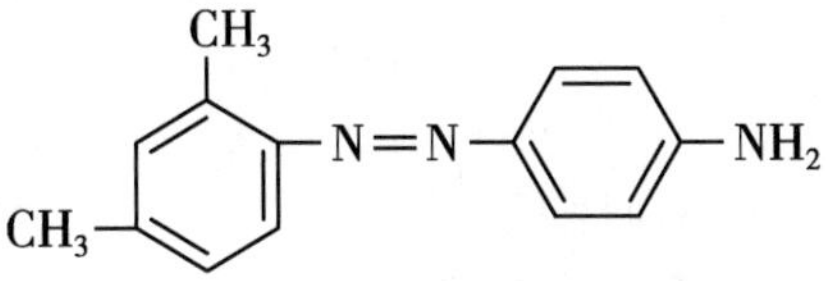

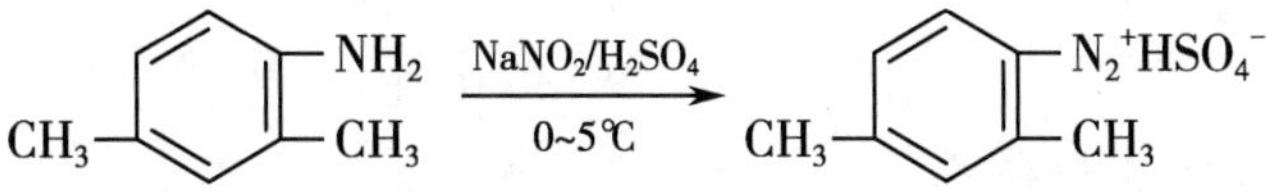

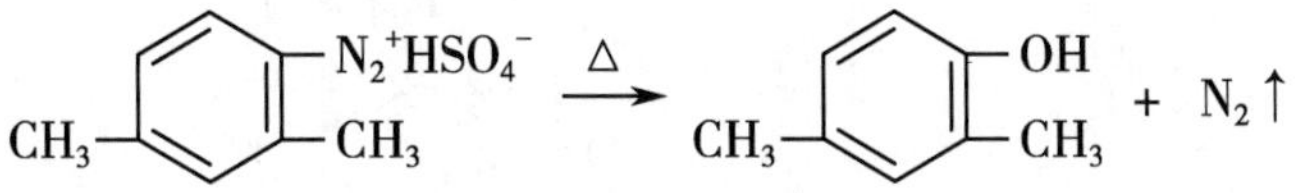

7. 合成题

（1）由甲苯合成间 - 氯甲苯。

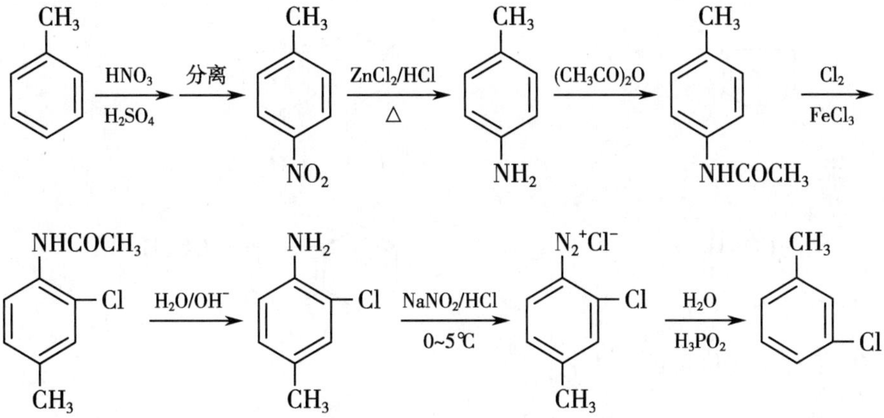

（2）以苯为原料合成 1，3，5- 三溴苯。

提示：芳香族硝基化合物可以被金属（Fe、Zn、Sn 等）和盐酸还原成芳香胺。例如：

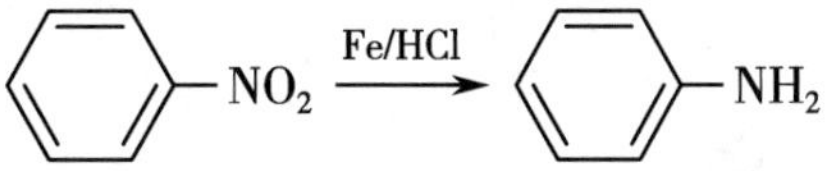

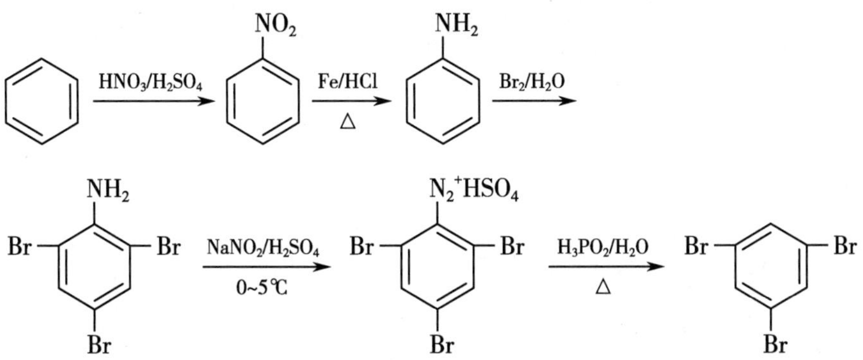

8. 讨论题（略）

第十一章 杂环化合物和生物碱

1. 选择题

（1）B （2）B （3）B （4）D （5）A （6）C

2. 命名下列各杂环化合物

（1）2, 3, 4, 5-四溴呋喃 （2）N-乙基-4-巯基咪唑

（3）2-噻唑甲醛 （4）3-吡啶乙酸

（5）5-羟基-4-氯嘧啶 （6）7-氨基吲哚

（7）4-喹啉磺酸 （8）9-甲基-2-羟基嘌呤

3. 写出下列化合物的结构式

（1）

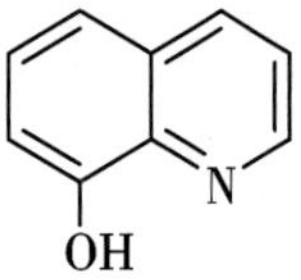

（2）

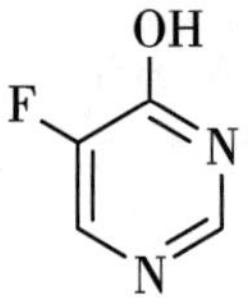

（3）

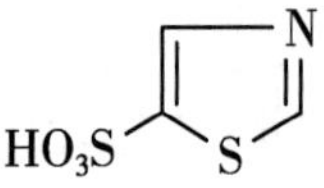

（4）

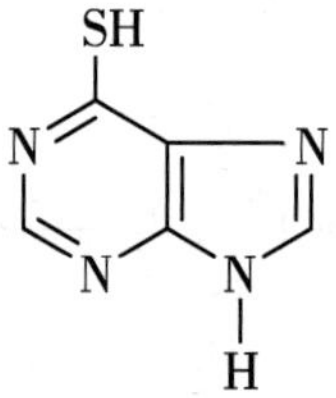

（5）

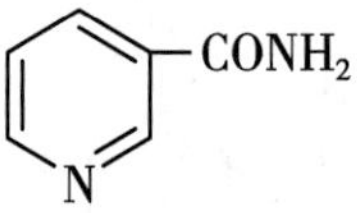

（6）

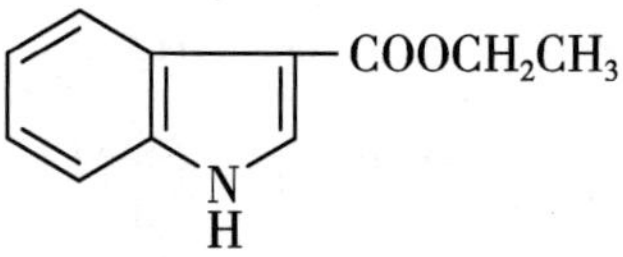

4. 完成下列反应化学式

（1）

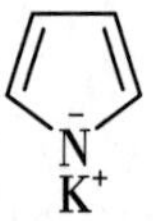

（2）

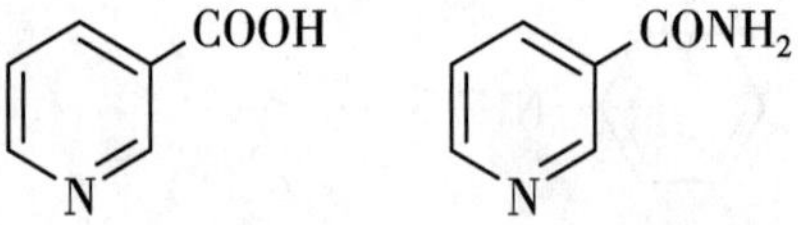

（3）

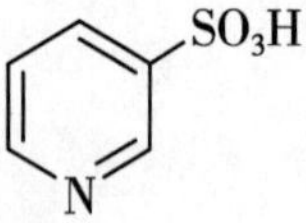

（4）

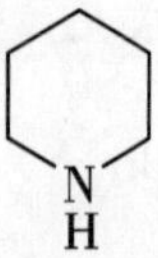

5. 讨论题（略）

第十二章　糖类

1. 选择题

（1）D　（2）C　（3）B　（4）A　（5）D　（6）C　（7）C　（8）C　（9）A

2. 写出下列化合物的名称

（1）β-D- 半乳糖　（2）α-D- 吡喃葡萄糖乙苷　（3）β-D- 半乳糖醛酸

（4）D- 果糖 -1, 6- 二磷酸酯

3. 根据下列名称写出化合物的结构式

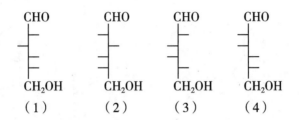

4. 写出 D- 半乳糖与下列试剂的反应产物

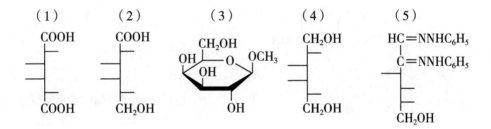

5. 用化学方法区别下列化合物

（1）
| 葡萄糖 | 银氨溶液 | 有银镜产生 | 葡萄糖 | Br₂/H₂O | 溴水褪色 |

葡萄糖　　　　银氨溶液　有银镜产生　　葡萄糖　Br₂/H₂O　溴水褪色
（1）果糖　　△　　　　有银镜产生　　　果糖　　　　　　（－）
　　甲基葡萄糖苷　　　　（－）

　　葡萄糖　I₂　（－）　　葡萄糖　银氨溶液　有银镜产生
（2）蔗糖　　　（－）　　蔗糖　　△　　　（－）
　　淀粉　　　　显蓝色

　　麦芽糖　I₂　（－）　　麦芽糖　银氨溶液　有银镜产生
（3）纤维素　　（－）　　纤维素　　△　　　（－）
　　淀粉　　　　显蓝色

6. 推测结构式

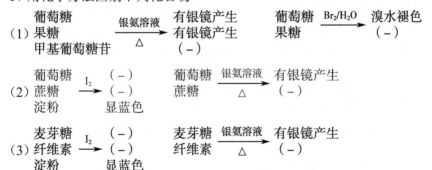

7. 讨论题（略）

第十三章　脂类

1. 选择题

（1）C　（2）D　（3）D　（4）D　（5）A　（6）C　（7）B　（8）A

2. 命名下列化合物

（1）α- 软脂酰 -β- 硬脂酰 -α′- 油酰甘油　（2）胆碱

3. 写出下列化合物的结构式

（1）

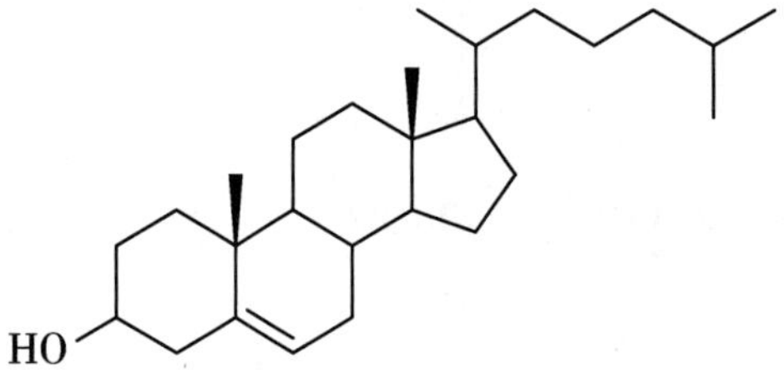

（2）

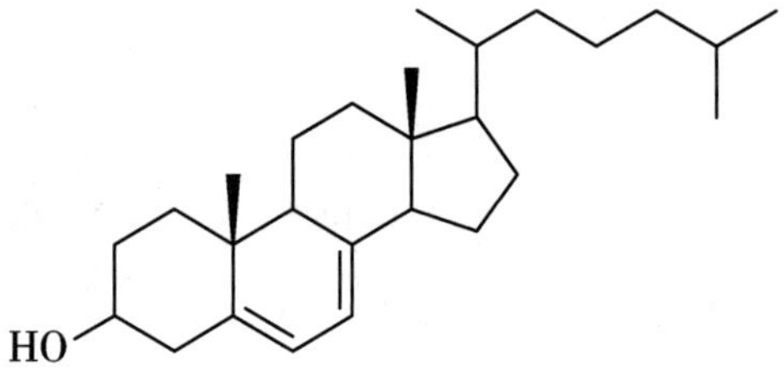

（3）

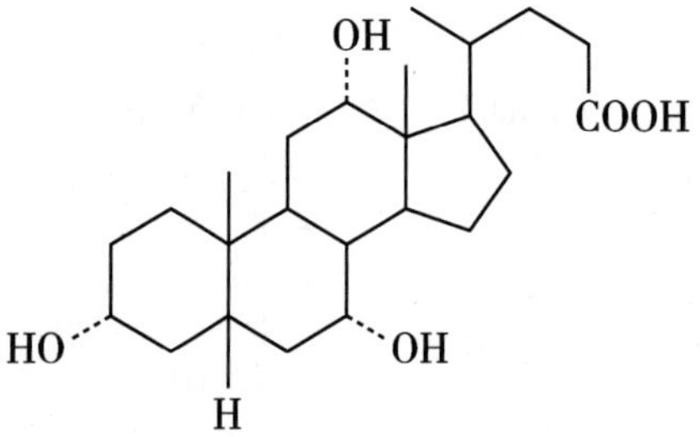

（4）

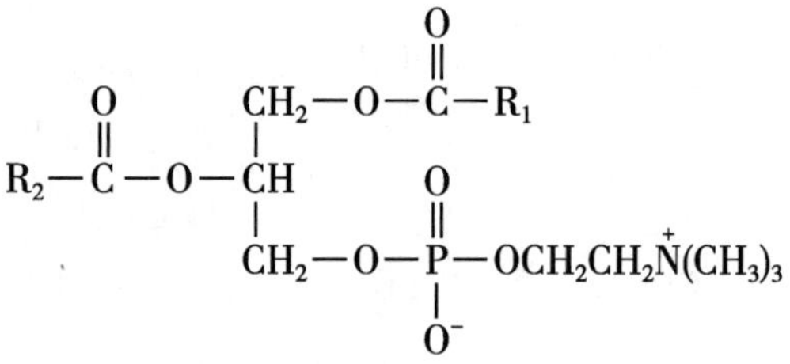

（5）$CH_3-(CH_2)_4-CH=CH-CH_2-CH=CH-(CH_2)_7-COOH$

4. 讨论题

（1）

1）

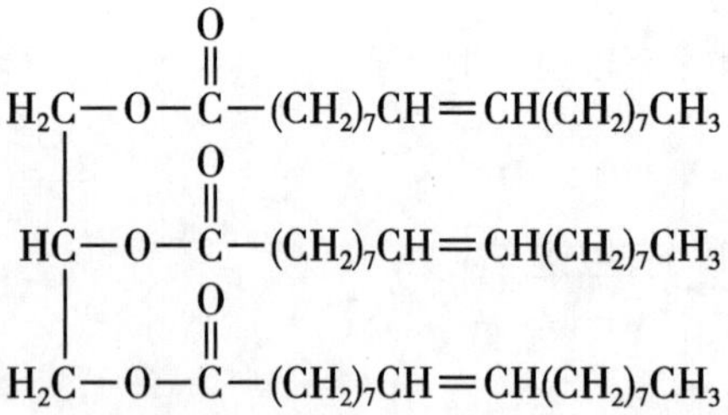

2）

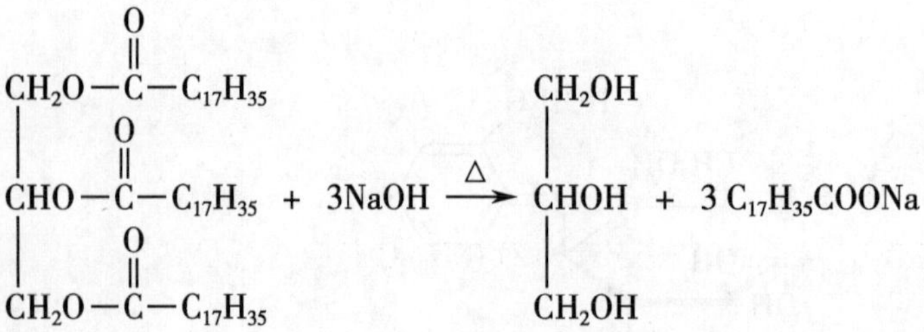

（2）

$$\begin{array}{c} O \\ \parallel \\ H_2C-O-C-R \\ O \\ \parallel \\ R'-C-O-CH \quad O \\ \parallel \\ H_2C-O-P-OCH_2CH_2\overset{+}{N}(CH_3)_3 \\ \mid \\ OH \end{array} + 3NaOH \xrightarrow{\Delta} \begin{array}{c} CH_2OH \\ \mid \\ CHOH \\ \mid \\ CH_2OH \end{array} + RCOONa + R'COONa + H_3PO_4 \\ + HOCH_2CH_2\overset{+}{N}(CH_3)_3OH^-$$

（3）～（6）题（略）

第十四章　氨基酸和蛋白质

1. 选择题

（1）B　（2）D　（3）B　（4）D　（5）A　（6）B　（7）C　（8）A　（9）D　（10）C

2. 命名下列化合物

（1）缬氨酸　（2）苯丙氨酸　（3）苯丙半胱亮肽　（4）天酰丝丙肽

3. 写出下列化合物的结构式

（1）$CH_3CH_2-\underset{\underset{CH_3}{\mid}}{CH}-\underset{\overset{\mid}{NH_3}}{\overset{+}{C}}HCOO^-$

（2）$\underset{\underset{COOH}{\mid}}{H_2C}-\underset{\overset{\mid}{NH_3}}{\overset{+}{C}}HCOO^-$

（3）$\overset{+}{H_3}NCH_2CONH\underset{\underset{CH_2CH(CH_3)_2}{\mid}}{C}HCOO^-$

（4）$CH_3SCH_2CH_2\underset{\underset{\overset{+}{NH_3}}{\mid}}{C}HCONH\underset{\underset{CH_2CH_2COOH}{\mid}}{C}HCOO^-$

4. 完成下列反应式

（1）$\overset{+}{H_3}NCH_2COOH + Cl^-$

（2）$H_2NCH_2COO^- + Na^+$

（3）$\underset{\underset{OH}{\mid}}{CH_2}\overset{\overset{O}{\parallel}}{C}COOH + CH_3\underset{\underset{NH_2}{\mid}}{C}HCOOH$

（4）

含戊环 $CH_2\underset{\underset{\overset{+}{NH_3}}{\mid}}{C}HCONH\underset{\underset{CH_3}{\mid}}{C}HCONH\underset{\underset{CHOHCH_3}{\mid}}{C}HCOO^- \xrightarrow{H_3O^+}$

含戊环 $CH_2\underset{\underset{\overset{+}{NH_3}}{\mid}}{C}HCOOH + CH_3\underset{\underset{\overset{+}{NH_3}}{\mid}}{C}HCOOH + CH_3\underset{\underset{OH}{\mid}}{C}H\underset{\overset{\mid}{NH_3}}{\overset{+}{C}}HCOOH$

5. 写出赖氨酸与下列试剂反应的产物

（1）$\overset{+}{H_3}NCH_2(CH_2)_3\underset{\underset{NH_2}{\mid}}{C}HCOO^- + NaOH \longrightarrow H_2NCH_2(CH_2)_3\underset{\underset{NH_2}{\mid}}{C}HCOO^- + Na^+$

（2）$H_3\overset{+}{N}CH_2(CH_2)_3\underset{NH_2}{CHCOO^-}$ + HCl $\longrightarrow$ $H_3\overset{+}{N}CH_2(CH_2)_3\underset{NH_3^+}{CHCOOH}$

（3）$H_3\overset{+}{N}CH_2(CH_2)_3\underset{NH_2}{CHCOO^-}$ $\xrightarrow{CH_3OH/H^+}$ $H_3\overset{+}{N}CH_2(CH_2)_3\underset{NH_2}{CHCOOCH_3}$ + H_2O

（4）$H_3\overset{+}{N}CH_2(CH_2)_3\underset{NH_2}{CHCOO^-}$ $\xrightarrow{(CH_3CO)_2O}$ $CH_3COHNCH_2(CH_2)_3\underset{NHCOCH_3}{CHCOO^-}$

（5）$H_3\overset{+}{N}CH_2(CH_2)_3\underset{NH_2}{CHCOO^-}$ $\xrightarrow{NaNO_2/HCl}$ $H_3\overset{+}{N}CH_2(CH_2)_3\underset{OH}{CHCOOH}$ + $N_2\uparrow$

6. 推测结构式

A. $^-OOCCHCH_2CH_2COOH$
$\underset{}{\overset{}{|}}$
$^+NH_3$

B. $HOOCCHCH_2CH_2COOH$
$\underset{OH}{\overset{}{|}}$

C. $HOOCCCH_2CH_2COOH$
$\underset{}{\overset{}{\parallel}}$
O

D. CH_2CHO
$\underset{CH_2COOH}{\overset{}{|}}$

E. $\underset{CH_2COOH}{\overset{CH_2COOH}{|}}$

7. 讨论题（略）

第十五章 核酸

1. 选择题

（1）A （2）C （3）B （4）C （5）D （6）A （7）C （8）D

2. 解释下列名词（略）

3. 写出下列物质的结构式

（1）

尿酸

（2）

5-氟尿嘧啶　　6-巯基嘌呤

4.讨论题（略）

第十六章 有机波谱学简介

1.判断题

（1）√ （2）× （3）√ （4）× （5）×

2.选择题

（1）A （2）B （3）B （4）A

3.推测结构式

（1）A. 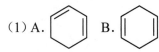 B.

（2）1）$Cl_2CHCHClCHCl_2$；2）$(CH_3)_2CHCH_2Br$

（3）$CH_3COCH_2CH_3$

（4）H_3C——CH_3

（5）$(CH_3)_2CHCOCH_3$

参考文献

[1] 刘永民. 医用有机化学. 上海：第二军医大学出版社，2013

[2] 陈洪超，罗美明，李映苓. 有机化学. 4版. 北京：高等教育出版社，2014

[3] 陆阳. 有机化学. 9版. 北京：人民卫生出版社，2018

[4] 陆涛. 有机化学. 8版. 北京：人民卫生出版社，2010

[5] 邢其毅，裴伟伟，徐瑞秋，等. 基础有机化学（下册）. 4版. 北京：北京大学出版社，2017

[6] 刘永民，徐洲. 医用有机化学学习与测试. 上海：第二军医大学出版社，2014

[7] 陈洪超. 有机化学自学指导. 2版. 北京：高等教育出版社，2009

[8] 李艳梅，赵圣印，王兰英. 有机化学. 2版. 北京：科学出版社，2014

[9] Francis A C，Robert M G. Organic Chemistry. 8th ed. New York：McGraw-Hill，2011

[10] Joseph M H. Organic Chemistry. 2th ed. Belmont：Thomson，2006

中英文名词对照索引

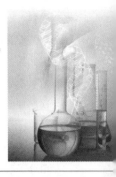

S